THINKr
新思

新 一 代 人 的 思 想

A History of Modern Medicine:
From Renaissance to
the Implant Revolution

[美]
大卫·施耐德 著

张宁 译　马向涛 审校

外科的诞生

从 文艺复兴
到 移植手术革命

THE
INVENTION OF SURGERY
DAVID SCHNEIDER

中信出版集团 | 北京

图书在版编目（CIP）数据

外科的诞生：从文艺复兴到移植手术革命 /（美）
大卫·施耐德著；张宁译 . -- 北京：中信出版社，
2021.9
书名原文：THE INVENTION OF SURGERY: A History
of Modern Medicine: From the Renaissance to the
Implant Revolution
ISBN 978-7-5217-3157-6

Ⅰ . ①外… Ⅱ . ①大… ②张… Ⅲ . ①外科手术－医
学史－世界 Ⅳ . ① R61-091

中国版本图书馆 CIP 数据核字（2021）096808 号

外科的诞生：从文艺复兴到移植手术革命
著者：　　　[ 美 ] 大卫·施耐德
译者：　　　张宁
审校：　　　马向涛
出版发行：中信出版集团股份有限公司
　　　　　（北京市朝阳区惠新东街甲 4 号富盛大厦 2 座　邮编　100029）
承印者：河北鹏润印刷有限公司

开本：880mm×1230mm　1/32　　　印张：18.25
插页：16　　　　　　　　　　　　字数：400 千字
版次：2021 年 9 月第 1 版　　　　印次：2021 年 9 月第 1 次印刷
京权图字：01–2020–2785　　　　书号：ISBN 978–7–5217–3157–6
定价：98.00 元

# 目 录

"施耐德医生，我是凯伦·兰伯特，从伯利兹给您打电话。几年前您曾经治好了我的肩膀，现在我遇到了十分紧急的情况。"电话线那头的声音时断时续，但是我能听出是美国中部口音。"我和我丈夫正在外面旅游，两天前在索道滑行的时候他的保护带断了，结果他从 20 英尺 [a] 高空摔下来。我先生不仅肘关节脱位，同时骨折端还刺穿了手臂。"

凯伦接着解释道，她的丈夫马克被送往附近城镇的一家小医院，但自从他入院 48 小时以来，她还没得到医生的允许去探望。当地医生给马克的肘部复了位（将关节与断骨固定），但收效甚微。她惊慌失措地向我请求帮助，将她的丈夫从简陋的医务室中解救出来，并将他送回美国。

我和团队立即行动起来，与当地一家空中救护公司合作，让他们帮忙在次日用配备护士的私人飞机将他运送到丹佛。救护车在丹佛国际机场与他们会合，将他送到我所在的一级创伤中心，接着我

---

a　1 英尺约为 0.3 米。——编者注

们在凌晨 2 点准备好了紧急手术。

我一整天都在为最糟的情况做准备。我担心会发生危及生命的感染，同时很清楚他恐怕会失去一条手臂。我希望我们能尽量降低他终身残疾的风险，最好保留这条手臂的某些功能。当我在术前等候区见到马克和凯伦时，他们看起来疲惫不堪，神情呆滞，这是可以理解的。马克穿着白色手术罩衫躺在轮床上。凯伦还穿着带有旅游公司标志的短袖衫、卡其色短裤和探险凉鞋。正当我准备给他们"大讲特讲"自己会尽最大努力挽救他的手臂时，马克抬头用旅途劳顿的眼神看着我说：

"我想今年夏天还能接着打垒球，而且我不想留疤。"

我在惊诧之余试着找回话题，感觉有必要让他知道自己面临的严重后果。然而我却未能如愿，他认为既然凯伦的肩部重建与固定手术能成功，那么他现在也能康复。我提到仅仅 100 年前"开放性骨折"的死亡率还高达 80%，并试图告诉他，固定肘部的韧带、肌腱和肌肉非常复杂，还有缝合创伤性撕裂是项艰巨的挑战。但我这一番话没有用。我喜欢马克的乐观，却担心他还不理解患上严重并发症的可能性，以及他的手臂将永远不会复原的事实。

结果奇迹出现了，手术异常地顺利。他不仅没有死，也没有失去手臂，并且其手臂功能恢复完好，没有落下残疾。事实上疤痕都不是很明显。上次我跟他见面是在一场垒球比赛之后，我们回想起他遭遇的折磨并评价了最终的结果。那是我最后一次试图跟他说，他差点失去手臂，而且还险些因伤丧命。马克是一名航空航天工程师，这类工作人员在科罗拉多州的博尔德并不少见。尽管他的智商很高，但他对现代外科学一无所知。事实上几乎所有人，甚至包括很多外科医生，都不了解外科。在我评估他的康复情况，并将他的情况与 75 年前的类似情况相比较时，马克大为震惊，毕竟在二战前的那些年里，没有钢板，没有螺丝钉，甚至没有抗生素。就在不久前，人们还不相信微生物的存在。虽然人们在 19 世纪中叶就发现了首个麻醉药，但手术仍是极其危险的，直到一群医学家和科学家证明，居住在我们这个世界上的肉眼难见的微生物，正是患者感染的原因。这一知识引发了医学和外科学的变革，说服了外科医生在手术前洗手，从而吹响了第一声胜利的号角。

从接受病菌理论到研制出抗生素，中间经过了 70 年的痛苦挣扎。在此期间，外科学慢慢发展起来，但在我们现代人眼里，当时手术的范围和效果都非常有限。同时还有一系列的发明出现，如聚合物和晶体管，现代合金技术和抗生素，私人医疗保险和医保制度也得以建立，共同促使现代外科医学达到现在的水平。

以关节置换、心脏支架、晶状体手术和神经外科分流术为代表的植入手术均是最近 50 年左右的成果。现在全世界每年的植入手术数以百万计，这在一个世纪前是不可想象的。这种科学、艺术、狂妄、想象、疯狂、勇敢和耐心的现代结合成就了一场**植入革命**。

现在有很多外科百科全书和外科医生传记的汇编。最近几十年来只有很少几本书，能将那些帮助我们塑造现代世界的离经叛道之人、勇往直前的先驱者描述得栩栩如生。我们缺少的是一种叙事，一种串联起他们的人生，将他们的故事编织在一起，解释"我们如何走到今天"的叙事。

因此，在本书中，我将讲述关于外科学诞生的故事。现代历史学仿佛已经约定俗成，假设这世上真的没有"孤独的天才"，也几乎没有高呼"我发现了！"的时刻。外科这个领域并非如此，有许多名家大师的天才视角被人低估，但他们看得更远，挑战了时代，为改善人类命运做出的贡献比其他任何领域专家都多。以下是他们的故事。

人生短促，技艺长存；病危转瞬即逝；经验险中来，决定难决断。医生不单单要准备自己如何应对，还要与病患、护理者和外部环境通力协作。

——《希波克拉底箴言》第一节

事实是，如果一个人想要比众生更有见识，那么他的天性和早期接受的训练就必须远远胜过其他所有人。

——盖伦《论自然力》[1]

作为手外科的低年住院医师，我大多在医院的门诊和急诊接触病人，很少在手术室。今年夏天，多例"再植"手术让我忙得马不停蹄。再植手术是对工厂或伐木场工伤事故以及后院燃放烟花造成的断指进行重接修复的手术。患者被急救直升机或救护车从本地区各处送到我们创伤中心，希望能够保住他们的手。

两天前，一个阿曼门诺派（Amish）小男孩在谷仓旁边发生意外，断了三根手指。他叫加布里埃尔，今年五岁，不会说英语，是个典型的宾夕法尼亚州中部的孩子，在一个保持着往昔俭朴生活的隐居社区中长大。其实，他家里几乎没有人能够与我们顺畅地交流。我也治疗过一些阿曼门诺派和老派门诺派（Old Order Mennonite）的患者，他们能轻轻松松说一口流利的现代英文，但有一部分阿曼门诺派没有抛弃他们的"低地德语"方言。

今天早上，我的主要工作是更换加布里埃尔手指上的水蛭。您没看错，这听起来像是中世纪的技术，但是现代医学中也有水蛭的一席之地。再植手术包括复位和固定断指、缝合肌腱以及显微镜下缝合神经和血管。手外科医师完成了这项艰巨的任务之后，必须对动脉和静脉内的血流进行监测，以观察手指是否成活。而水蛭的用途在于分泌具有特殊功效的水蛭素。水蛭素是一种天然的抗凝血剂，来自水蛭的唾液腺，帮助它们摄食血液。在手指上附着一只医用水蛭可以缓解手指充血，从而增加再植断指成活的机会。水蛭吸血后会慢慢膨胀变大，一旦它的身体充满了血，医生就必须换上另一只饥饿觅食的小东西，以继续这场手指上的盛宴。

我走进加布里埃尔的病房，夹杂着厩肥气味的热炉般的空气扑面而来。为了让他的手指血管尽量舒张，病房室温保持在35摄氏度。他的病房里有二十多人，都是阿曼门诺派。男士们留着林肯式的大胡子，身着白衬衫和黑色羊毛吊带裤；女士们头戴旧式田园帽，身着飘逸的深蓝色连衣长裙。我想起来，大多数阿曼门诺派一个星期只洗一次澡。此时正值宾夕法尼亚州的闷热炎夏，他们却身穿厚重的深色羊毛衣服，加上他们大多在农场从事畜牧，这一切使病房臭气熏天，就连我这个大型家畜兽医的儿子，都觉得难以忍受。

　　我带了一罐新鲜的水蛭，瘦瘦小小的深色蠕虫状生物。我在坚忍的加布里埃尔身旁俯下身来，他的手被包裹在厚重的外伤敷料里，有拳击手套的三倍大。我一层一层地拆开白纱布时，人们全都凑过来围观，而我似乎是 765 号病房这个大烤箱里唯一一个汗流浃背的人。拆掉最后一层松散的纱布后，我们都盯着附着在三根手指上的那三只巨大的水蛭。它们像墨汁一样黑，暗暗地透出深红色，一动不动，沾满鲜血，看上去就快要爆炸了。我开始拽第一只水蛭，而它纹丝不动。我感到一阵期待的热浪在人群中涌动。此刻，二十多张脸与我近在咫尺，一股刺鼻的猪粪、马粪和牛粪的气味，外加糖浆、玉米肉饼和凉拌腌菜的味道，混杂在一起向我袭来。我差点儿就吐了。

　　我终于一点点地把那只小吸血鬼从手指上撕下来。"啊！"众人齐声感叹。我又这样重复了两次，另外两根手指上的水蛭也被撕了下来，伤口处渗着血。我从小罐里一只接一只地取出那些黏糊的小东西，提着拽到手指上。这些小东西像鼻涕虫一样慢慢地蠕动着，最终在手指上牢牢地粘住。整个过程，加布里埃尔都面无表情，一动不动，而此刻我们终于再次对视了。除了简单的问候，我们无法进一步交流。但这一刻，我们确实共同体验着几千年来的医学传统——放血疗法的技艺。虽然美国已经不再使用放血疗法为患者进行治疗，但在世界上有些地方，这种疗法仍然像 2 500 年前医学初现时那样得到使用。短短一百年前，我的医学前辈们还想不到，断掉的手指可以再缝回手上。但是，水蛭吮吸"坏血"这一想法，曾经让他们感到兴奋不已。

在塞纳河左岸，迷宫一样的巴黎拉丁区，坐落着数十座隶属于索邦大学的建筑，包括巴黎第五大学（勒内·笛卡儿大学）。该校最宏伟的建筑位于医学院街，是一座 17 世纪的柱廊式建筑，内含一座令人心驰神往的医学博物馆和图书馆。楼内大厅的尽头，矗立着一座真人大小的石雕，一位戴面纱的女性正轻轻掀开罩住脸和上身的织物，露出她平静的面容和祖露的胸乳。雕塑名为《自然向科学揭开她的面纱》（*La Nature se dévoilant à la science*，见彩插 0.1）。

在这座充满知识的殿堂里，这座石雕刻画出文艺复兴和科学革命的精髓，即人类通过科学揭开了自然奇美的面纱。在古希腊的哲学革命和艺术革命过去了几个世纪后，随着知识之光驱逐了中世纪的黑暗，整个欧洲重新燃起一种启蒙的求知欲。15 世纪是一个探索、创新以及通过新技术重塑交流方式的时代，与我们现在的时代别无二致。[2] 莱昂纳多·达·芬奇、克里斯托弗·哥伦布和约翰内斯·谷登堡等人颠覆了当时的社会现状，就像史蒂夫·乔布斯、伊隆·马斯克、杰克·多尔西和马克·扎克伯格在最近几十年中所做的那样；当然，他们也和今天的发明家们一样颇具争议。

我们可以很方便地通过文艺复兴来追溯医学现代性的起源，一部分原因在于从希波克拉底的时代到 15 世纪，几乎没有什么变化。尽管西方世界正从千年沉睡中觉醒，寻医问药仍然没什么用；即使是最精明的医生的照护，都有可能让患者更加危险。戴维·伍顿在《坏医学》（*Bad Medicine*）中的描述可谓切中要害：**在 1865 年之前的任何时代**，不管病人患上了何种疾病，最好的选择都是独自忍受煎熬，远离医生的"照护"。

因此，希波克拉底与盖伦这两位西方医学的翘楚提供的思想关照在将近两千年中基本没有改善患者的处境。当然他们在外科实践领域也完全**没有**贡献。然而，我们必须看到，尽管这两位医学之父像《绿野仙踪》中的奥兹大王那样只是在帷幕后面拉动控制杆，但是在过去的两千年中，他们影响着西方世界的每一位医生，他们的理论因此也至关重要。

这本书将要探讨人类对人体运作方式的理解的蜕变，疾病是如何发生的，以及 21 世纪的外科医生是如何用奇迹般的手段修复、重建生命，甚至重新构想人类的。我在书中几乎不会涉及古老的亚洲医学，或是原始社会治疗师口耳相传的传统医学。尽管古代萨满巫医可能已经有了惊人的认识，但是已经穷途末路又缺乏逻辑关联的知识见解，并不是本书关注的焦点。为外科学的诞生打下基础的一系列重大突破才是本书的重点，包括科学本身的发明，细胞、病菌、现代材料的发现，以及对治疗效果的研究。

斯蒂芬·格林布拉特在他引人入胜的著作《大转向》（The Swerve）中，介绍了伊壁鸠鲁派诗人卢克莱修神话般的长诗《物性论》。这首长诗在古典时代就已失传，凭借它的见解和艺术性令后人铭记，但中世纪没有人读过它。世间流传的都是它有多么伟大的故事，类似于罗得岛太阳神巨像或是巴比伦空中花园的传说。在消失了 1 500 年后，意大利古籍学者波焦·布拉乔利尼（Poggio Bracciolini）于 1417 年在德国南部的一座修道院里发现了这首长诗。

波焦在修道院里闭关三周，从纸莎草古籍中抄写下 7 400 行拉丁文，带着他的珍宝回到了罗马。几十年后，谷登堡发明了印刷机，于是卢克莱修的长诗很快被印刷发行至整个西方世界。《物性论》的发现帮助世界进入了现代，摆脱了"对天使、魔鬼和无形原因的全神贯注，转而关注世间有形之物；明白人类与万物一样由物质构成，是自然秩序的一部分；做实验时，不惧怕自己在侵犯上帝尽力保守的秘密……追求快乐和避免痛苦是正当合理的……认识到尘世令人满足"。[3] 找出文艺复兴的每一项起因是充满挑战的，但这首长诗肯定是原因之一，它破天荒的主张帮助世界"转向"现代性。

是什么让这首长诗如此激进？卢克莱修在开篇就宣称，万物都由看不见的颗粒构成。他进一步假定这些颗粒的存在是永恒的（这是化学之父安托万·拉瓦锡的基本观点）。哈佛大学哲学家乔治·桑塔亚那称此为"人类迄今涌现出的最伟大思想"。[4] 除此之外，我们的诗人还告诉大家，人类并不唯一，我们正处于为生存而战的原始阶段，没有来世，宗教残酷无情，人生的最高目标是增加快乐和减少痛苦。这确实激进。我们可以想象，当这些主张在中世纪末期被重新发掘出来，它们所具有的破坏性。正如古斯塔夫·福楼拜所说："当众神光环褪去，而基督尚未降临，有一个独特的历史时刻，在西塞罗至马可·奥勒留之间，人无依无靠。"[5] 这些思考推动了从占星术到天文学的转变，从炼金术到化学的转变，最终也让亚里士多德的宇宙论转变为牛顿的物理学。

希波克拉底的一生横跨哲学三巨头的时代。他比苏格拉底晚生约 10 年，与柏拉图基本同期，与亚里士多德有 14 年的交集。希波克拉底不仅仅是一位医生，还是著名作家、文化中坚、希腊爱国者和道德家。他与门徒们编写的《希波克拉底文集》共 60 篇（虽然经评估，将近一半并非出自他手），收录的作品大概横跨了一两百年。约翰·布洛克总结说："希波克拉底是赋予医生独立地位的第一人，让他自己与天体观测者区别开来，将医师的职责划定在医学范畴。"[6] 所有早期"治疗师"都是自然哲学家。亚里士多德认为，探究健康和疾病的原理是这些哲学家的主要任务，而这项任务始于对"养生之道"和合理膳食的痴迷。"寻找使身体保持健康、远离疾病的饮食方式这一命题，使人们开始思索身体和食物的成分，以及身体及其各个部位的结构、功能和活动。"[7]

在对细胞、细菌、基因、癌症甚至身体器官没有任何知识背景的情况下，古代的真理追求者们琢磨着人体的功能：难道疾病完全是个谜吗？如果生活在世界每个角落的原始人都痴迷于仰望星空，在月亮的阴晴圆缺中寻找意义，对日出日落苦思冥想，望潮汐翻涌，听风声呼啸，那么转向我们的身体本身去研究跳动的心脏、起伏的呼吸，甚至排尿和排便，又会带来多大的意义呢？

悉达多·穆克吉在《众病之王》中说，古希腊人"专注于流体力学——水车、活塞、阀门、水槽和水闸，这源于灌溉和运河挖掘的水利工程学革命，而阿基米德在浴缸中发现的同名定律则把该学科推向了巅峰。希腊人将对水利学的专注延续到医学与病理学研究中。为了诠释各种疾病的奥秘，希波克拉底根据液体及其容积的特点研究出一套理论，并且自如地运用其来解释肺炎、脓肿、痢疾以及痔等疾病"。[8]

希波克拉底和他的弟子盖伦运用"四体液说"（Four Humors）来解释身体的内部运转和功能紊乱。他的思维方式很像一名液压工程师，从理论上说明我们体内的血管是血液、黏液、黑胆汁和黄胆汁的容器。奥维西·特姆金写道："在消化的过程中，饮食转变为身体的汁液，这些体液……它们是身体（即组织）的营养品，因此，组织的存在要归功于体液。火、土和水等亚里士多德学说中的元素，并不以其本来的形态存在于人体中；它们分别体现为黄胆汁、黑胆汁和黏液。"[9]亚里士多德学说中的第四元素，即气，是斯多葛派所说的"元气"（生命活力或人体第一推动力），也是生命功能与精神功能的载体。

　　要知道这只是希波克拉底在公元前4世纪的思维体系，距离英国医生威廉·哈维有关血液循环的突破性实验还有将近两千年。古代人没有血液循环的概念，他们无法像我们这样从心脏开始追踪血液：先通过主动脉，之后流经较小的血管，一直到最狭窄的毛细血管，再逐渐转为薄壁低压的静脉支流；随着静脉血管逐渐变粗，血管数量也逐渐减少，血液就像不断变宽的河流流向大海，最终汇集到巨大的腔静脉，并由此回到心脏。作为本书的读者，您或许明白，血液并不是一下子"倒进"肌肉，就像在一盒肉上泼血那样的。相反，人体的肌肉中遍布着非常细小的血管，小到肉眼看不见。我们的体内并没有将所有体液（希波克拉底将其简化为胆汁、血液和黏液）集于一处的水库。那么他为什么会这样推测呢？

　　亚里士多德大概是以科学方法解剖动物的第一人，而他的学生狄奥克莱斯（Diocles）可能进行了第一次人体解剖。[10]古代是允许人体解剖的，直到被罗马人取缔。希波克拉底学派的医生应该可以解剖尸体，但那时还没有防腐处理和制冷技术，于是动作需要相当迅速，以避免尸体腐烂使探究过程令人作呕。面对刚刚死去的人或动物，古代医生很可能会切开腹部，看到发臭的肠道中充满了还未完全消化的食物，以及大血管中已经凝固的暗紫色血液。在腹腔内，他们会看到肠道周围有腹水，像温热的苹果汁一样。对肾脏、肝脏和脾脏等器官的处理过程会非常血腥，到处都是热乎乎的凝胶状血液。长在肝脏下面的胆囊已经大得像个梨一样，将其切开后，豌豆大小的胆结石翻滚出来，混着黄色的胆汁汩汩地流到解剖者的手上。胸腔是肺和心脏的家园，肺的四周有胸腔积液，肺叶里也充满了泡沫液体，就像是海绵里被水泡开的茶叶。人在弥留之际，基本上都会在气管和支气管里残留痰液。总之，我们确实能在这里发现四种液体：血液、黄胆汁、黑胆汁和黏液。在不了解器官功能的情况下，早期的解剖学家反复思考着这些液体，寻求以一种统一的"万物理论"来解释宇宙中最耐人寻味之系统的运转模式。一定是在某一个奇妙的时刻（在某具尸体身上），希波克拉底明确地构想并概括出了他的四体液说；还有比这一理论更引人深思、更令人难以忘怀的思想贡献吗？

当一种体液在人体中占主导地位，体液会对其性格和行为产生影响。四种性格分别源自四种体液的说法，我们早已耳熟能详。在希腊语中，黑胆汁是 melancholia，也即我们用来形容性情压抑的"忧郁质"（melancholic）。沉着而头脑冷静的人因为黏液（phlegm）多，成为冷漠而不易冲动的"黏液质"（phlegmatic）。性格急躁、爱生气或者脾气不好的人，是黄胆汁过多的"胆汁质"（choleric）。如果患者体内血液占主导，并且精神饱满或者放纵不羁，那么他就是"多血质"（sanguine），这个词来自拉丁语的血液一词。

在科学革命到来以前，希波克拉底的理论在医学界占有统治地位，因而意义重大。即使是文艺复兴时期的智者，也不得不在没有科学的世界里思考人体功能，他们对希波克拉底学说的诱惑也毫无抵抗力。因为希波克拉底医学的哲学基础是一个谬误，所以当时求医问药是无用的，甚至还会致命。希波克拉底学派充分地解释了为什么他们认为自己的疗法有效，毕竟他们从未发现治疗是无效的。[11] 如果说希波克拉底是医学之父，那么这对父子关系是可疑的；我们无法确定任何医学成果与他（或他的追随者们）的理论相关。

对于多血质的人来说，最符合逻辑的干预方法就是减少血量。如果患者"头脑发热"，或因某种疾病出现皮肤发红、发热的症状（就是我们现在说的"发烧"），希波克拉底学派的医生会给病人采用放血疗法。传统的做法是将静脉切开，但后来用拔罐疗法，将一个杯子吸在皮肤上，或者使用水蛭。因此"放血"是一种试图实现体液平衡的古老技术，这也解释了为什么很多病人经历过放血治疗，且经常有人因此失血而亡。试想一下你自己每次生病发烧时的样子。发烧，即体温升高，是人体对细菌或病毒侵入的一种全身性反应，现在很容易用科学理论来解释。但哪怕你生活在仅仅五代人以前的时代，社区医生都很可能会在床边为你放血治疗。

罗马帝国始于公元前 31 年，当时的希腊和希腊化的埃及统归后来获"奥古斯都"称号的屋大维治下，而奥古斯都的统治到公元 14 年结束。罗马在两百多年的时间里一直是这个强大而和平的帝国的中心。希腊城邦被罗马统治并同化，反过来早期帝国也接纳了古希腊文化。

在这个相对和平有序的时期，古代的另一位伟大医生诞生了，他就是盖伦（130—200 年）。与希波克拉底一样，盖伦也来自爱琴海以东，出生于小亚细亚的帕加马（今天的土耳其贝尔加马）。与希波克拉底出生的科斯岛一样，帕加马也有医神阿斯克勒庇俄斯的神庙。[a] 盖伦的医学训练之旅从家乡开始，后来延伸到士麦那和科林斯，最后在亚历山大里亚停下。奥维西·特姆金写道："亚历山大里亚的建立，是古代学术、科学和医学历史上的一个重要事件。从公元前 3 世纪开始，直到公元 642 年被阿拉伯人征服，亚历山大里亚一直是医学研究尤其是解剖学研究最重要的中心。"您在这本书中会清楚地看到，历史上一直都有"科学和医学研究的中心"。"在那时，人体似乎可以被解剖研究，直到罗马法律禁止了这种研究，让解剖学局限于动物解剖。"[12]

盖伦从亚历山大里亚学成之后满载而归，回到帕加马成了一名角斗士医生。作为早期的"运动医学医生"，盖伦在其职业生涯中，很可能并没有解剖过尸体；不过，在为受伤的角斗士做手术时，盖伦增进了对于解剖学的了解。后来，盖伦被罗马皇帝马可·奥勒留召唤至罗马。在人生的最后四十年中，他就在那里写作、教学，并担任皇帝的侍医。

盖伦不仅是一位有影响力的医生，他还是一位哲学家，一位才华横溢的作家、科学家以及技艺精湛的解剖家（尽管解剖的是猴子和猪）。他以文雅的希腊体写作，笔耕不辍，是个非常多产的作家，"仅留存下来的作品就有 12 卷之多，每卷约 1 000 页"。[13] 如果说亚里士多德进行了第一次动物解剖，并首先推测出人体器官各自的功能，那么正是盖伦将动物尸体解剖和活体解剖（解剖活着的动物）提升到另一个层次。

---

a　传说希波克拉底是大力神赫拉克勒斯的第 20 代传人。他在科斯岛上行医，科斯岛也因此被称为西医的发源地。——译者注

公元前 3 世纪，由希罗菲卢斯（Herophilus）和埃拉西斯特拉图斯（Erasistratus）领导的解剖学大革命已经在亚历山大里亚发生。他们与伊壁鸠鲁生活在同一个时代，在他们出生时，亚历山大大帝刚刚建起这座城市，一座地中海沿岸的边境城市，靠近尼罗河河口，被蛮族环绕。在这座城市里，研究者们很可能对死刑犯的尸体进行过解剖（甚至是骇人听闻的活体解剖）。史蒂文·约翰逊将其描述为"一种蝴蝶效应，在一个领域内的一项创新或者一系列创新，最终会引发另一个领域的变革，哪怕这两个领域表面上看起来风马牛不相及……有时候，变革正是由政治领袖或者发明家的行动产生的……"。[14] 亚历山大里亚这座年轻的城市作为希腊化的前哨，从亚历山大那里继承了吸收当地风俗和人才并培养国际学生的传统，是希腊自然哲学家的理想实验室。在近千年的时间里，它曾是世界上最伟大的学习之都，拥有最大的（古本手卷）图书馆。古埃及的学术知识与古希腊的哲学理论和经验主义结合，再加上被征服的波斯民族和印度民族的贡献，使亚历山大里亚成为盖伦完成学术研究的理想城市。

盖伦的伟大著作《论解剖过程》（*On Anatomical Procedures*）是一个奇迹。这本书是他的最后一部重要作品，以其毕生的解剖学研究为基础写成。盖伦虽然不是解剖学的创始者，但他是解剖学第一位重要的见证人，而这部作品是他的扛鼎之作。与大部分解剖学书籍一样，这本书中关于骨骼、肌肉、血管和器官等方面的知识十分丰富；然而，书中充斥着大篇幅的希波克拉底的体液学说，在今天看来，很多地方荒谬可笑；但是在维萨里于 1543 年出版《人体构造论》（*On the Fabric of the Human Body*）之前，盖伦的这本书一直是业内的金科玉律。我们会发现，因为盖伦的权威地位备受推崇，维萨里在书中只能小心翼翼地批评这位大师级前辈，轻轻地播种下第一颗质疑权威的种子。

盖伦进行的解剖实验使他成为真正的先驱者。解剖实验中也包括惨无人道的活体解剖，结果他没能确证体液失衡的问题，反倒成为发现器官功能的第一人。"通过绑扎和解开输尿管，盖伦证明了尿液从肾脏流向膀胱；他从不同的层面切断脊髓，描述了接下来运动与感觉的丧失；他发现结扎喉返神经（从大脑发出控制声带运动的神经）后可以导致失声。"[15]这位公元 2 世纪的自然哲学家颠覆了几个世纪以来亚里士多德关于心脏是身体"指挥中心"的理论，证实了大脑通过神经向肌肉传递神经冲动。

我们为什么呼吸？古希腊和古罗马的哲学家们在不知氧气这一概念的情况下思考着呼吸的作用。他们推测有一种"元气"，即一种生命活力，必须进入并充满体内。盖伦总结道，这种灵魂的元气从大脑底部的网状动脉丛中涌出，他称之为"奇网"（rete mirabile），之后元气到达大脑中部充满液体的洞穴，即脑室。由于盖伦已经确定冲动起源于大脑，那么脑室中的空隙一定是灵魂的元气之所在。盖伦的"奇网"，灵魂元气之源泉，将在 1 300 年后成为一个重大主题，而此时此刻，他已经引发了一场决定性的大革命，确认了认知起源于大脑。

在盖伦的晚年，也即公元 2 世纪末期，迎来了"和平与稳定大环境的崩塌。大约一个世纪近乎无政府状态的政治环境扰乱了文化和经济生活"。[16]最终，蛮族入侵罗马领土，破坏了帝国的稳定。罗马皇帝君士坦丁一世于公元 330 年迁都拜占庭，并将其改名为君士坦丁堡，即今天的伊斯坦布尔。这对西方文明的发展产生了巨大影响。几十年来，罗马和君士坦丁堡双都并立。然而，公元 395 年，皇帝狄奥多西一世驾崩之后，罗马帝国永久地分裂为西罗马帝国和东罗马帝国。到 5 世纪后期，罗马帝国已经彻底瓦解，接下来是历时千年的拉丁中世纪。

不了解罗马帝国在君士坦丁堡暂时延续的几百年，就无法真正理解西方文明。"西罗马正在走向拉丁中世纪，而东罗马保留着古代遗产。查士丁尼一世甚至成功收复了意大利、非洲和西班牙部分地区，重新统一了罗马帝国；但是这次再统一并没有持续多久，基本上以查士丁尼一世的驾崩而告终。文化上，古典时期的痕迹慢慢褪去；而政治上，在公元 634 年被阿拉伯人袭击以前，东罗马就已经成了拜占庭帝国。"[17] 在罗马帝国最后的分裂过程中，希腊文化（和医学）继续向中东地区传播，先到叙利亚，然后是波斯，最后到达穆罕默德的世界。"穆罕默德于公元 632 年逝世，这位先知的几个继承者……大力资助希腊学问的研究，尤其是医学。阿拉伯学者们如饥似渴地吸收了亚里士多德和盖伦的理论学说。"[18] 我们将看到，阿拉伯学者继承了希波克拉底和盖伦的热忱，并将他们的作品由希腊语和拉丁语翻译成阿拉伯语。这些阿拉伯语书籍成为古代智慧的知识宝库，等待一个适当的时机被译回拉丁语，这个觉醒的时代就是文艺复兴。

人类这一物种已经在地球上生活了约 25 万年，而现代人已经有 8 000 年以上的历史，相当于 300 代人。你可以找一张纸，写上 300 遍"祖"（great）字，每一个字都代表着你的某一代祖先，最后可以追溯到我们在生物学上的"亚当"，即第一个现代人。

　　如此想来，脆弱的 295 代人完全靠大自然的仁慈生存，剩下五代人有幸得到"好医学"的庇佑，其中两代人在现代医学的时代茁壮成长，我将这一时代称为"植入革命"的时代。古希腊和古罗马的医学主导地位一直延续到 16 世纪，最终一项简单而精致的发明创新瓦解了其主导地位。它彻底改变了人类的交流能力，让我们逐步加深了对人体运作方式的理解，并伴随着外科学的诞生，产生了飞跃式的进步。

# 第一章

# 困　境

根据骨关节结核的现有治疗经验，骨性关节强直［关节融合术］是目前所能达到的最令人满意的结果。没有其他方法可以确保同等水平的永久性治愈并避免远期复发。事实是，我们治疗结核病的方法非常有限且疗效甚微。归根结底，控制感染取决于患者本身。我们并没有特异性药物、血清或是治疗剂可以迅速地杀死这种微生物。［只有两件事情］具有实际价值：休息和阳光。

——R. I. 哈里斯，1935 年于安大略省多伦多 [1]

尼尔医生对肱骨近端骨折患者进行肱骨头切除术的最终治疗效果不再抱有幻想。他向达洛克医生提及此事，达洛克医生说道：“别愁眉苦脸的，不如你自己想想该怎么做。”

——查尔斯·罗克伍德（Charles Rockwood），医学博士

听说米兰达再次出现肩关节脱位时，我的心往下一沉。我初次见到米兰达是在一年前，她告诉我双侧肩关节曾经出现几十次脱

位。米兰达是一名癫痫患者，容易罹患某种异常顽固的脱位，让她的肱骨头强制性向后移位，离开关节囊；临床上常见的是前脱位，即肱骨头朝胸壁方向移动错位。大多数完全脱位需要临床医生进行复位，最好是去急诊室在深度镇静的状态下进行；我们要清醒地意识到，几千年来大量患者只能长期带着慢性脱位与肩部残疾生活。

上一次脱位让米兰达特别沮丧，因为这个 25 岁的年轻姑娘和她的医生终于找到了一种可以根除癫痫发作的药物治疗方案。寻找正确的抗癫痫药物是一件非常棘手的事，需要在药物的副作用与癫痫发作所带来的负担、尴尬和不便之间找到平衡。她已经几个月没有癫痫发作了，她敢抱着希望说癫痫终于消失了。但是现在她在我们的急诊室里，痛苦地僵在病床上，用一条胳膊护着腹部，意志消沉，神情沮丧。她知道接下来的步骤，我们会开始静脉注射药物，用强力镇静剂把她"打晕"，然后将手臂外旋，同时用力牵引她的前臂。与脱位相比，更让她难过的显然是癫痫发作。可是话说回来，我的主要工作是让她的肩关节复位。做一名外科医生最光荣的事情，莫过于帮助那些处于低谷的人回到最佳状态。帮助患者转变的一个主要方法就是多给他们希望。我告诉她我们很快就能使她的肩关节复位，但更重要的是，我委婉地建议说，我们以后应该考虑以手术方式来治疗，使肩关节脱位问题彻底成为过去。她似乎还没有意识到自己的疾病可以治愈，我看见了希望的火花在闪动。"真的可能让我的肩膀不再脱位吗？""是的，"我向她保证，"我们现在已经能够结合多种技术，更好地解决肩关节不稳定的问题。今天先在这里处理完，我们在诊所预约一个时间，好好谈谈你肩膀的治疗。"

米兰达最终还是来了我的诊所，我们讨论了手术治疗的方案。经过详细的交谈，她选择了手术。术中，我们对其变形的肩关节囊、撕裂的关节唇（附着于肩关节窝周缘的软骨结缔组织，使肱骨头固定在关节内）以及损伤的关节骨表面进行了处理，使她的左肩重获新生。在接下来的几个月里，她恢复良好，双侧肩关节都没有发生脱位，更重要的是癫痫也没有再次发作。

现在她的左肩手术已经过去半年了，米兰达再次来到了我的诊所，她的肩关节又脱位了。"左肩还是右肩？"我问道。"右边——不是手术的那边。"我的助手克里斯蒂答道。

得知经手术修复的左肩仍然状况良好，我长舒了一口气。我敲开检查室的门，看到米兰达坐在检查台上，她那么紧张，让我有点惊讶。我们彼此熟识，可她十分焦虑，甚至坐立不安。

"米兰达，你最近怎么样？"

"我的癫痫又发作了……对不起。"她脱口而出。

我见过病人这种心怀歉意的回答，他们可能患有偏头痛、癫痫、炎性肠病以及其他不可控的发作性疾病。对因果关系的自我反思，让他们不断怀疑突发疾病都是自己身娇体弱的错。

"这次发作特别糟糕。通常我会有强烈的感觉自己要发作了，但是这次我基本上毫无防备。我的男朋友从来没有见过我癫痫发作，看到抽搐时扭曲成那样的脸，对他来说真的很难。你知道吗，有一次发作时，我的朋友给我录了像，我简直不敢相信自己的样子竟然那么吓人。现在，他看见了我那个样子……"她的眼睛里充满了泪水，声音也越来越小。

我把手放在她的肩膀上安慰她："你知道这不是你的错，米兰达。"

"我就是感觉很差。我还尿了裤子，只能穿着尿湿的牛仔裤离开餐馆。我就是不明白自己为什么会得这该死的癫痫。"

"米兰达，我无法想象你当时有多难过。你受到癫痫发作的折磨，我也很难受。这对你太不公平了。我希望你和你的神经科医生可以稍微调整用药，让你的发作得到控制。而且我向你保证，我会尽我所能，让你的两个肩膀都固定得稳稳当当，不再疼痛。就算癫痫再发作，你的肩膀也会没事。"

当我治疗长期反复脱位的癫痫患者，我经常想到古代的病人，他们因为癫痫发作而受到严惩，因为"恶魔附体"而受到虐待，或被怀疑耍弄巫术。他们突然发作时，身体会翻滚扭动，脸上扭曲的表情以及发作后行为能力的暂时丧失让古人得出结论说，某种超自然力量正统治着病人的身体庙宇。当患者的生命岌岌可危（这被视为要下地狱的征兆），他们的肉身也不断遭到摧毁——头痛、遍体鳞伤、咬伤舌头、意识模糊以及精神错乱。

很少有早期哲学家认识到癫痫发作与阴曹地府无关，而是身体生病的状态。直到 20 世纪，癫痫发作才有办法治疗，基本同一时期也找到了控制肩关节不稳定的方法。开拓医学领域的先驱者们都会为彼时境况痛心疾首。即使在今天，与这些承受不幸的患者交谈时，我都会感到特别痛苦和烦闷，因为我知道他们的疾病（disease）让医学前辈们在很大程度上感到"不适"（dis-ease），同时这些早期医生对于疾病的原因及治疗方法不甚了解，也让我反感。

查尔斯·尼尔（Charles Neer）医生看了一下哈里森太太的肩部 X 射线照片，他马上意识到这位纽约老人在其余生中再也无法用上这条手臂了。一种挫败感在尼尔医生的心里油然而生。他算了一下，这已经是这个月第三起严重的肩部骨折，而他束手无策，至少对病人没有任何帮助。一股无力感在他平静的外表下涌起。他被急召到急诊室来为这位 70 岁的曼哈顿老人做诊断，那天她在家里摔倒，然后被送到长老会医院哥伦比亚大学医学中心（Columbia-Presbyterian Medical Center）。虽然尼尔医生所在的医院是世界上最早拥有"骨折治疗"技术的机构之一，但是在 1951 年，他明白自己对哈里森太太的骨折无能为力，手术、石膏绷带、祈祷，都无济于事。

威廉·伦琴在 1895 年发现了 X 射线，这一发现彻底改变了骨折的治疗；医生不再盲目地治疗扭曲或破碎的肢体，X 射线揭示了骨折的位置和"特征"等详细信息。很快，有关骨折分类的报告就出现在医学期刊上，而这些研究结果最终可以指导治疗。人体中的每根骨骼都有自己的分类法，通常以报告第一作者的名字来命名。20 世纪上半叶，照护骨折患者方面几乎没有取得明显进展，但是外科医生已经开始注意到他们可以预测骨折的模式。

欧内斯特·艾默里·科德曼（Ernest Amory Codman）被誉为"肩关节外科之父"，他于 1934 年出版了《肩关节》（The Shoulder），这是第一本专门为肩外伤治疗而写的教科书，也播下了变革之火种。[2] 他引发了医学领域的许多重大变革，包括疗效研究、医院评级、肿瘤登记，以及肩部手术的发展。尽管科德曼医生是开拓医学领域的先驱人物，特别是在肩部外科领域成就杰出，但是他从来没有发表过有关肩关节骨折、关节炎、肩袖撕裂和肩关节不稳定的文章。科德曼医生的职业生涯动荡不安，他于 1940 年去世，享年 70 岁。接下来是战火纷飞的十年，其间有零星关于肩关节粉碎性骨折脱位的报告得以发表。这些英语、意大利语和德语的文章不过发表于半个世纪之前，然而对于现代读者而言，它们简单得令人震惊，放在今天出版机会为零。文章的作者们得出的结论基本一致，粉碎性和碎裂性肩胛骨的手术，只要能简单地移除碎片，留下一个空荡荡的肩窝和一块瘢痕组织慢慢康复，就算比较成功了，只盼着由手术导致的"连枷臂"留在身体的侧面，保留一点点基本的功能。20 世纪 40 年代的期刊出版物不包括肩关节角向运动的测量，不考虑术后疼痛评分，功能评估也少得可怜。

连枷臂患者需要更为科学（而不是道听途说）的评估，正是年轻的查理·尼尔 [a] 做到了这一点。

在俄克拉何马州维尼塔出生长大的查尔斯·萨姆纳·尼尔二世继承了他父亲的名字，其父是一位出生于纽约，受训于圣路易斯的全科和外科医师，曾在印第安领地（Indian Territory）实践拓荒医学。印第安领地后来成为美国第 46 个州，即俄克拉何马州。老尼尔医生本身也是医生的孩子，查理曾经写到，他的父亲"从未想过我去做医生以外的其他工作"。[3]

查理在 1917 年 11 月 10 日出生，那时俄克拉何马州的维尼塔是拓荒时代小镇的缩影。俄克拉何马州成立于 1907 年，由西部的俄克拉何马领地和东部的印第安领地的众多独立印第安人居住地组成。坐落于俄克拉何马州东北部的维尼塔，位于与堪萨斯州和密苏

---

a　查理·尼尔，即查尔斯·尼尔的简称。——译者注

里州交界处，在老尼尔医生从密苏里州搬来行医时，这里是切罗基族（Cherokee）[a] 居住地的中心。

老尼尔医生在维尼塔镇的主干路口，即威尔逊街和伊利诺伊大道的十字路口附近，开办了自己的诊所，就位于现在的 66 号公路上。通过文献检索，你可以发现老尼尔医生从密苏里州的圣路易斯到斯普林菲尔德再到维尼塔的足迹；1907 年做住院医师的时候，1908 年他在斯普林菲尔德工作时以及 1909 年在维尼塔开诊所后，他都在《美国医学会杂志》（*Journal of the American Medical Association*）上发表过文章。1917 年查理出生，那时他的医生父亲 38 岁。查理在马背上长大，是个土生土长的俄克拉何马州小伙子。老尼尔夫妇期望儿子成为一名医生，于是他们决定把小查理送上火车，让他前往明尼苏达州法里博的沙塔克军事学院（Shattuck Military Academy，现在因培养了大量国家冰球联赛人才而闻名）。小查理在那里读完了大学预科课程，并在网球和橄榄球方面表现出色。沙塔克的优质教育水平为查理进入达特茅斯学院做好了准备，他于 1939 年从该校本科毕业，之后进入宾夕法尼亚大学医学院学习，并且于 1942 年毕业。

1943 年在费城完成实习之后，查理的外科培训因第二次世界大战而中断。他像二战时期的很多医生一样，正常的生活停滞了。尼尔医生曾就职于两大主要战区的野战医院，分别是乔治·巴顿将军指挥下的欧洲战场和道格拉斯·麦克阿瑟将军指挥下的菲律宾战场。此外还有一家在日本的综合性医院。

---

a　切罗基族，北美印第安人的一个分支。——译者注

　　1945 年回到美国后，尼尔医生移居纽约市，这是他人生中第一次来到纽约。在接下来的半个世纪中，出生于乡下的尼尔生活在世界上最为繁忙的城市里，并使自己成为有史以来最有影响力的外科医生之一。他抵达纽约时，正值欧洲医学的领导地位日渐衰落，而他是接过这面旗帜并将其树立在美国的先驱者之一。在骨科领域，他的论文被引用得最多，其培养的肩外科医生成为全世界最有影响力的行业领导者。尼尔医生的文章对肩关节炎、肩袖撕裂、肩关节不稳定、肩部僵硬、肩部疼痛的治疗方式产生了深刻的影响，而这一切都始于他道出我们无力治疗严重肩关节骨折的事实。

　　20 世纪 40 年代后期，尼尔医生在纽约骨科医院（20 世纪 50 年代初并入长老会医院哥伦比亚大学医学中心）完成了骨科住院医师培训，他的导师是骨折治疗方面的几位领军人物：威廉·达洛克（William Darrach）、克雷·瑞·默里（Clay Ray Murray）和哈里森·麦克劳克林（Harrison McLaughlin）。现在骨科分为许多亚专科，比如足踝、运动医学、全关节、脊柱、肿瘤、手、肩肘以及小儿骨科；但是在 20 世纪 40 年代，骨折治疗才刚刚成为骨科的第一项专业，由于冶金学和抗生素发现产生的历史性进步，两者的结合使骨折治疗经历了重要的质变。尼尔医生于 1942 年开始实习，**那是青霉素在美国投入使用的第一年**，这种抗生素扭转了任何开放性骨折（骨折端刺破皮肤）都有可能致命的局面。

　　在没有抗生素的年代，手术行为本身就让所有择期手术都面临风险。因此二战结束以前，将异物植入人体的研究几乎无人问津。历史上植入象牙、骨头、玻璃、金属、塑料和橡胶的记录都非常糟糕，几乎所有的植入都导致了感染，必须移除。今天，我们知道骨折患者和创伤患者会接受最基本的骨折固定，这在几代人之前还根本不存在。骨折患者跟无法自理的中风病人一样，需要卧床数周或数月，才能坐在轮椅上或是站在床旁。由于无法通过手术恢复骨折部位的连续性，早期外科医生并不比古代"接骨师"做得更好。医生并不会直接"修复骨折"，而是给卧床患者打上笨重的石膏绷带，还要配上那些令人眼花缭乱的绳子、滑轮、夹板以及床头上方悬置的吊架。

尼尔医生从太平洋战场回来时，70 岁高龄的威廉·达洛克医生刚刚从外科手术教学的全职岗位上退休。达洛克医生属于世界上首批伟大的骨科医生。他们二人的职业生涯在纽约产生了交集，那短短的几年里，这位外科前辈在尼尔的职业道路上留下了不可磨灭的印记。几十年之后，查理·尼尔仍然称威廉·达洛克医生为"我的领导"。尼尔医生做住院医时，准备发表他的第一篇文章《股骨颈囊内骨折》（"Intracapsular Fractures of the Neck of the Femur"）。该文章后来于 1948 年 11 月在《美国外科学杂志》（*American Journal of Surgery*）上发表，共同作者为时任长老会医院哥伦比亚大学医学中心骨折科主任的哈里森·麦克劳克林医生。这篇只有 5 页的文章在当时非比寻常，它通过列表描述了 13 年间（1932—1944）诊治的 130 例骨折患者，并对其 X 射线结果进行了回顾性分析。130 例患者均为股骨颈骨折，都接受了史密斯-彼得森三刃钉（Smith-Petersen nail）治疗，这套金属板和螺丝钉器械由哈佛医学院的骨科先驱马里乌斯·尼加德·史密斯-彼得森（Marius Nygaard Smith-Petersen）研发。14 张表格缜密地展示了患者资料、病情以及治疗初期的满意度，但明显缺少现代骨科论文中必需的疗效评估、髋关节活动范围以及术后疼痛评分。然而，推理过程、结构安排和精湛的结论，成就了这份天才之作。

这篇髋部骨折论文的六点结论，时至今日，已经成为坚如磐石的真理：

> 髋部骨折复位和固定的最佳时机为即刻进行。（等待手术没有好处。）
>
> 对外展嵌插型股骨颈骨折的有效治疗为内固定和避免卧床。（尼尔明确表示，当骨折稳定后，下床活动更有利于恢复。）
>
> 处理得当的切开复位，比闭合复位和盲钉更可靠、用时更短，而且并没有增加危险性。
>
> 切开复位不会增加之后无菌性坏死的发生率。（手术本身不导致骨头坏死——导致坏死的是骨折。）
>
> 只有经过客观评估之后，才知道疗效如何。（尼尔呼应了17和18世纪的伟大科学家和外科医生的观点：**不要轻信别人的话**。）
>
> 几乎所有失败的内固定都与不规范的操作有关。（此处，尼尔在他第一篇文章的最后一句话中明确指出，**技术非常重要**。）

1949年，查理·尼尔在髋部骨折论文发表后不久，完成了他的住院医师培训。他随即成为坐落于曼哈顿上西区的哥伦比亚大学内外科学院的骨科助理教授，并在骨折科任职，治疗从颈部到足趾的骨折。那时，只有几家世界级医院开设了骨折科，它们都为自己配备这一新科室而感到自豪，曼哈顿居民就可以选择在这样的医院住院治疗。1928 年竣工的长老会医院哥伦比亚大学医学中心坐落于晨边高地（Morningside Heights），主要服务曼哈顿上城区和布朗克斯区的居民，而刚开通不久的乔治·华盛顿大桥（1931 年竣工）跨越哈得孙河，连通了河对岸的城郊社区，这也使医院的服务区域延伸至新泽西州。

查理·尼尔入职哥伦比亚大学可谓恰逢其时。医学院和大学的合并、校园和桥梁的建造以及战后的繁荣为他带来了源源不断的患者。50 年后，尼尔医生回想时说："我在长老会医院哥伦比亚大学医学中心下属的纽约骨科医院骨科做住院医师时［1946—1949 年］，唯一用于治疗盂肱关节问题的方法是融合术或切除术，以应对结核、感染和旧伤。我开始对肱骨近端严重移位性骨折和脱位感兴趣，并对这类损伤此前的治疗方法进行了研究……包括切开复位和内固定，封闭复位，以及移除肱骨头。"4

能够指导骨科住院医师查理·尼尔治疗肩部骨折和脱位的资料极少，并且没有对实践有用的信息。欧内斯特·科德曼的巨著《肩关节》长达 500 页，集中讨论了冈上肌腱和滑囊，却没有提供肩关节炎和骨折的有效治疗方法。我们不能责怪这位波士顿外科医生的付出是徒劳无功的；他于 1940 年去世时，还不知道青霉素、用于固定骨折的螺钉或者关节置换。关于骨折的外科治疗，科德曼只是说："……早期手术的效果远比延误几个星期要好。处理肱骨头骨折的外科技术展现给我们的更多是实现快速而舒适的康复，而不是确保最终的疗效，因为大多数情况下，康复是自然而然就能做到的。固定不当是大多数正常功能恢复延迟甚至失败的原因。"[5]科德曼的论述仅此而已，没有技术建议，当然也没有对植入物的评价，因为在 1934 年这些根本不存在。

　　查理·尼尔做住院医师期间可以参考的另一本重要教材是艾奥瓦大学的骨科主任亚瑟·斯坦德勒于 1946 年出版的《上肢创伤性畸形和残疾》(*The Traumatic Deformities and Disabilities of the Upper Extremity*)。斯坦德勒编写了一本到那时为止最全面的肩部、肘部和手部外科技术指南；但按照今天的标准，它几乎没有任何价值。对于肱骨头骨折合并脱位的肩部骨折治疗，斯坦德勒建议"沿腋襞切开，直接穿过皮下组织，通过钝性剥离，露出肱骨头并将其切除"。[6]切除肱骨头是唯一可以考虑的选择，真是简单到难以想象。

　　查理·尼尔毕业后不久，杰斐逊医学院（Jefferson Medical College）的骨科主任安东尼·费德里科·德帕尔马教授于 1950 年出版了一部突破性的著作。这本《肩外科学》(*Surgery of the Shoulder*)比之前的书籍描述更生动详细，有丰富的插图，实用性也更强。有意思的是，书中没有提及青霉素或其他抗生素，也没有讨论感染问题。在这部长篇巨著中，有几页详细介绍了肩部的骨折和脱位，但与当时其他的骨科教科书一样，肱骨头骨折的治疗方法极其粗糙。德帕尔马写道："……尽管我们知道这种手术会导致严重的功能障碍，但是切除肱骨头不可避免。"[7]在后续的章节里，他的态度又有所缓和："经过谨慎的处理，患者在肢体控制与无痛活动范围上可能会获益良多。"[8]

　　在查理·尼尔职业生涯的早期，最具权威性的著作都得出了相同的结论：遇到严重肩部骨折和脱位时，唯一的治疗方式就是切除肱骨头。患者只能听天由命，心存侥幸，希望连枷臂比截肢好。

尼尔医生来到医学中心的 12 层看望哈里森太太。她已经被收治在骨科病房，等待一两天之内通过手术取出肱骨骨折的碎片。查理·尼尔早年谢顶但体格健壮，身后跟着几个住院医师，他们都不满 30 岁，因从没上过战场而沾沾自喜。这支医疗小分队大步流星地走进了老太太的病房，尼尔医生坐在她的床边。哈里森夫人的 X 射线检查显示出她受伤的严重性：臂骨（肱骨）上半部分已经断成几块，肱骨头就如同一颗青苹果被掰成了两半。骨科医生需要向病人讲解她受伤的严重程度，以及相应的治疗计划。

"哈里森太太，你的手臂骨折情况很严重。肱骨断成了很多块。"

她的手臂被一块亚麻布紧绑在身体上，眼镜也摔坏了，再加上因为跌倒而眼圈乌青，老太太看上去狼狈不堪，愁眉不展。

"哈里森太太，我们没办法保住你的肩关节。但是我也不能放任不管。我们需要带您去手术室，切开后将所有碎骨取出。目前唯一的治疗手段就是取出所有碎骨，缝合肩部肌腱，然后闭合伤口 。"

尼尔医生是个言简意赅甚至沉默寡言的人。他停下来，等着哈里森太太仔细考虑他的建议。

"哦，"她犹豫着，"我会没事的吧？我的胳膊还能用吗？"

"很难讲。这是个相当少见的损伤，医学文献中没有太多的指导，但是我认为，您的手臂以后可能无法再举过头顶了，穿衣服、做家务将会比较困难。很遗憾，但是我只能告诉您，您的手臂能动的基本只有胳膊肘和手腕。"

哈里森太太瘪着嘴，噙着眼泪沉默了一阵之后，尼尔医生继续说道："我对这个问题已经感兴趣好几年了。我们在治疗您这种骨折方面确实方法有限，我也花了不少时间去寻找更好的办法。怎么描述这些骨折的类型，骨折有多常见，还有怎么改善骨折的情况，我在世界各地做骨折治疗的同事们意见都不一致。但一切都要看我们这里患者的治疗情况，这也是我一直在坚持研究的课题。"说完，住院医师们陪着尼尔医生走出病房，直奔骨科门诊。

这些住院医师熟悉尼尔医生的新课题，他要分析以前的病历和 X 射线照片档案，回顾自 1929 年以来该医学中心肩部骨折患者的治疗结果，也就是检查其在曼哈顿晨边高地建院以来所有的肩部骨折病例。这对于雄心勃勃的年轻外科主治医师来说可不是个小任务，他非常清楚在医院病案室里需要多么坚定的决心——那些发霉的灰色档案夹和手写的外科病历挤满了书架的每一个缝隙，新式荧光灯在头顶上发出吱吱的噪声，油墨的气味弥漫在整个病案室中。

与尼尔几年前发表的髋部骨折论文相似，这个病例评估项目需要付出巨大的努力，仔细钻研骨折治疗科和手术室的病历簿。查理·尼尔想要对 23 年（1929—1951）里到纽约骨科医院就诊的所有肩部骨折 / 脱位患者进行评估。他想确定其中有多少损伤涉及肱骨头骨折以及脱位。如今，想要开展这一课题的年轻外科医师会联系病案室，提交 ICD-10 代码（美国国家标准诊断代码，例如 S42.241A 代表右肱骨近端严重骨折），之后信息技术部门将在几分钟内大量生成该类别的病例名单，并提供人口统计信息和医院编号。掌握了这些细节之后，熟练的数据分析师就可以打开医院的电子医疗档案和影像软件，在任何一台电脑上访问他的信息宝库。但尼尔医生需要的是一身考古学家的本领，从一本本咖啡桌大小、笔迹模糊的病历簿中爬梳患者条目，而这些单行手写的条目只简要描述了患者的最基本的信息：姓名、出生日期和骨折情况。

除了为患者看病的时间之外，尼尔医生抓紧每一刻分析建院以来接诊的肩部骨折和脱位患者的病史。虽然那些"单纯"肩部骨折的患者被仔细列入表格中，但是他们并不是其研究对象。他知道这些病人大部分不需要手术即可恢复良好。另外，对于那些肩关节脱位的患者，他也按时间进行了记录，但同样没有进行深度评估。尼尔医生在寻找肱骨近端粉碎性骨折合并肱骨头脱位这种难治组合的患者。渐渐地，枯燥的工作使一些不幸遭受这种可怕联合打击的患者露出了水面。在评估进行了几个月之后，尼尔医生（和他的助手们）一共确认了过去 23 年间医院收治的 1 796 例肩部创伤患者。这些患者中有一半以上（51.2%，921 例）为肱骨颈骨折。共有 784 例患者肩关节脱位（占医院接诊病例的 44%），71 例患者有粗隆骨折（粗隆是肱骨顶端肩袖肌腱附着处的大隆起）。在医学中心接受治疗的所有患者中，只有 20 例肱骨近端骨折合并脱位，在所有肩部创伤患者中仅占 1.1%。也就是说，每年受这种伤的患者还不足 1 例，而这正是查理·尼尔第一篇肩部创伤论文的主要内容。不过，这篇论文最重要的意义在于阐释那 20 例患者当时得到的治疗效果是多么不尽如人意。

《肱骨颈骨折合并肱骨头粉碎性骨折伴脱位》（"Fracture of the neck of the humerus with dislocation of the head fragment"）发表于《美国外科学杂志》1953 年 3 月刊上，作者为查理·尼尔、托马斯·布朗和哈里森·麦克劳克林。[9] 在确定了那 20 例患者作为研究对象之后，尼尔医生对他们的病历进行了分析。他们的平均年龄为

56 岁，作者对这个年龄段的描述是"介于年轻人和老年人之间"。典型的发生机制是患者从与身高差不多的高度跌倒。关于治疗，只有两例最终以保守治疗（未手术）处理。三例尝试通过手术保留肱骨头并重新拼接骨折碎片，在处理其中一例时外科医生成功将肱骨融入了肩窝。

在早期收治的 20 例患者中，有 16 例进行了肱骨头切除。其中某些患者的部分肌肉和肌腱被缝在肱骨干断端的上部，这跟车祸后用强力胶带将侧面的后视镜绑回去没什么两样。在论文的结果部分，作者概述了平均随访时间和病人的满意度。这几位作者在文章中让人印象最深刻的结论大概是："不论［重建］手术是否与［肱骨头］切除术同时进行，切除肱骨头后，盂肱关节的运动范围通常在 5 度至 25 度之间。"

如果一名普通患者能垂直向上举起手，评估人员会将运动范围描述为前屈 160 度。在 1953 年的这篇文章中，典型患者只能勉强有力气让手稍微离开身体。换句话说，受伤的肩膀基本上变成了强直肩，也就是完全僵死的肩膀。

仅仅几代人之前，慢性结核病和外伤还残酷地伤害着许多这样的纽约市居民，留下一条无用残肢的情况也十分常见。不知何故，在切除肱骨头的 19 例患者中，14 例"对他们的治疗结果感到满意，并且表示他们能在无明显残疾的状态下进行日常工作"。尼尔和他的同事们不敢苟同："然而，切除术后有限的运动范围和疲劳疼痛，说明了置换假体作为运动轴支点的价值。"

在第 257 页，文章正文的最后一栏中，有一张图片展示了一个闪亮的金属物体，作者称它为"新近设计发明的关节置换假体，目前正在研究"。文章的最后结语断言："置换假体在逻辑上是可能的，在处理肱骨头重大损伤方面可能很有价值。其真正价值还有待确定。"

就像手捧爱迪生发明的灯泡一样，不插电源，你就无法确定自己看到的是什么。但是随着时间的流逝，外科医生会意识到，有史以来最重要的肩外科医师在其首篇关于肩部创伤的文章中，悄悄地为我们预先描绘了外科发展的未来。这一未来的蓝图不仅对肩关节有用，而且对所有关节都有效。异物能够植入体内这一命题，将唤醒工程师、生物学家和外科医生的想象力，并带来人类历史上意义极为重大的一场剧变——植入革命（Implant Revolution）。

第二章

# 纸张、先知和印刷机

　　我努力地想着今天是星期几。我星期六早上来到医院，准备在医院食堂与住院医师同事们一起"整理清单"，检查挂号病人的登记情况并大概安排一下全天工作。作为一名低年住院医师，我明白大部分的"脏活累活"都会由自己在周末完成，又因为手外科专业组要随时应答创伤中心的呼叫，我知道自己有可能遭遇60个小时的残酷战斗。万一我运气差了点儿，一个周末呼叫不停，就彻底完蛋了。我刚拿着煎饼和清单坐下，对讲机就把我叫到了创伤中心。

　　第一位创伤患者发生了摩托车车祸，其主要受伤部位集中在右臂。他的右手已经伤得一塌糊涂——开放性骨折、肌腱暴露、血管破裂、皮开肉绽。我看一眼就知道他的手术得做几个钟头，而这一天才刚刚开始。越来越多的手外伤患者陆续来到急诊室，白天变成了黑夜，而患者并没有减少。直到星期天早晨，我刚有个机会可以小憩一下，又有人在切百吉饼时受了伤，急诊室把我叫下楼咨询。一拨又一拨的外伤患者，源源不断地涌进急诊室；我的工作是稳定病情、评估患者并做好术前准备，如果没有其他的事情耽搁，就去手术室报到，协助手术。

星期天深夜，一个周末都没睡觉的我能量耗尽，精疲力竭，一个来自宾夕法尼亚州中部的 24 岁伐木工人被急救直升机送了过来。他右手的四根手指被连根锯掉，而且巨大的锯条把手指都碾没了。我们只能期望通过手术清理创面边缘，过一段时间这只手就会变成"连指手套"的样子，他还可以像用高尔夫球杆一样用它。过了一会儿，他的家人开车到了。我们总是很难开口，向家属传达没有奇迹发生、断肢无法挽救的沉痛消息。但是，毕竟这是 1996 年，别无选择。

黑夜慢慢融入清晨，周日变成了周一。这意味着要先开早会，然后去手术室参加全关节置换手术。我依然努力撑着没合过眼，疲劳使我感到极度压抑。很少有人能理解真正的精疲力竭状态，以及疲劳导致的大脑短路和深入骨髓的酸痛。在持续睡眠不足的状态下，我一直表现得不错，但是过了 50 个小时以后，习惯和意志力开始变得毫无意义。保持清醒需要极度专注，保持反应灵敏则根本不可能。那种感觉好比食物中毒时产生的强烈呕吐感，或镜子反射的一道阳光刺得你睁不开眼，如果思维在极度疲劳的状态下强制断电，身体就会瞬间崩溃，面朝大地，倒在路人脚下。就像你在巴士上小睡时发生了车祸一样，突发的碰撞让你突然清醒，脑袋乱晃，你倒吸一大口气，踉跄的双腿跌跌撞撞地想在幻境中站稳，伸出胳膊想要找个依靠。做住院医师时，这种看似由药物引起的状态，与我大脑最原始部分（我要休息，寻求慰藉，基本需求，除此以外……别无他物）之间的战争，通常会发生在手术室里，就在我们准备做手术的时候。凭借洪荒之力，我奇迹般地熬过了全天的手术马拉松。此刻，我把这个周末的工作在脑子里拼凑整理，想起来今天要做的最后一件事就是再看一眼那位失去右手手指的伐木工人。

佩莱格里尼医生（Dr. Pellegrini）是我的科主任，现阶段他决定着我每分每秒应该在哪儿。那些以急诊室为题材的电视剧和讲述外科住院医师故事的电影，都极其戏剧化地表现科主任严苛地领导着他手下的住院医师，但它们还是大大低估了现实中主任的权力，以及年轻医师的自惭形秽和无助。我在五楼遇到佩莱格里尼主任（我们都叫他"老大"），还有我的住院总医师杰夫·伍德，得知患者家属现在都聚集在病房里。在黑暗的楼道里，我是唯一一个已经三天没睡觉的人。有一天晚上，我同样睡眠不足，在空无一人的医院走廊里，我竟然走着走着就睡着了，踉踉跄跄地撞上了扶手，就像是兄弟会的新人被戏弄以后走回家一样。"老大"就在旁边，大剂量的肾上腺素让我还能保持直立行走，但是我特别后悔自己星期六早晨没多带一套换洗的袜子和内裤。我肯定臭得像个连轴加班的实习医生，屁股泡在三天没换的内裤里，加上裹在湿袜子里的汗脚，让我极度渴望回家躺倒。

我们一行三人在病房里见到患者及其家属，告诉了他们这次意外将永远改变他的生活这一严峻的事实。作为一名蓝领工人，他知道自己未来会永远困难重重。我以为自己是个善解人意的人，尤其是作为一名外科住院医师，但是此时此刻，我已经彻底沦为心理学课堂上的失眠测试对象——只想躺下，顾不得其他事情了。而且我不得不羞愧地承认，我当时还暗自想着，这位也是让我整夜无眠的原因之一。患者家属都是工人阶层，浑身散发着香烟、油炸食物和潮湿发霉的气味。他们了解情况后都低着头，沉默不语。我们一致同意明天再做一次手术，继续为其手部残肢清创。

走出病房，我心中长舒一口气，决定直奔家门。这时我听见患者父亲在黑暗的走廊里大声喊着，叫我等一下。我咬牙切齿，快要气炸了："还有什么事？已经没什么可说的了！"

患者父亲停了下来。他穿着破旧的法兰绒上衣和粗蓝布裤子，留着一头浓密的短发，红翼工装靴上沾满了泥。我心想他最多也就50岁，然后他犹犹豫豫地开口了："抱歉占用您的时间，但我有一个问题。"救命，赶紧饶了我吧，快说啊。我心想。

曝晒后的粗糙皮肤和沙哑的嗓音，会让人以为他是一个常年烟不离口而且长期室外劳作的粗人，但是他慈祥的目光透露出一种谦逊的教养。"我不是个聪明人，也不懂医，但是……"他欲言又止。我等着，浑身酸疼。"我活了一把年纪了，今年43岁，看到我的孩子一只手残了，没有未来，就像要了我的命一样。"

他伸出自己粗糙且长满老茧的手，每根手指都因辛勤劳作而粗壮有力。他轻声地问道："有可能把我的手指截掉给我的孩子吗？"

五千年前，在南美洲、非洲和亚洲，原始部落民族在同一时期，不谋而合地构想出一整套收割野生棉花、将其纺成棉线并织成材料的工序。[1]如斯文·贝克特在《棉花帝国》中详述的那样，棉花成为一种开启工业革命的材料，既是研究全球航运、资本和奴隶贸易的课题，也表明人们意识到棉花本身是一种理想的多用途材料。俗话说"成功有很多父亲"，这句话可能是在暗示，许多发明家会枉自宣称他人的创新是自己的功劳。但我们换个思路解读，它也强调了这样一个事实：几乎所有的发现和发明的灵感，都是同时降临在多个人身上的。[2] 无论是飞机、电灯、科学理论（比如进化论、相对论、微积分）、卫生纸还是注射针头，"技术进步势不可当"意味着伟大的想法会在同一时间的多个地方竞相盛放，等待收获。

想法的并行发展可以用"路径依赖"（path dependence）的概念来解释，即创新因循的是一种特定且可预测的进程。"在发明或运用钢铁、水泥、电力、计算机以及理解核物理学之前，铀矿的开采并没有什么意义。"[3] 过早提出的发明听起来就像幻想，比如"时光机"，而创新通常是在万事俱备的情况下出现得恰逢其时。演化生物学家斯图尔特·考夫曼（Stuart Kauffman）创造了"相邻可能"（adjacent possible）一词，来解释生物系统为何能在组成过程中通过递进且能耗较小的变化来转化成更复杂的生物系统。[4] 史蒂文·约翰逊在《伟大创意的诞生》（*Where Good Ideas Come From*）中将"相邻可能"这一概念运用到科学、文化和技术领域，"相邻可能是一种变幻莫测的未来，它盘旋在事物当前状态的边缘，就像绘制一张当下如何重塑自己的所有路径的地图……每一种新组合都在其相邻的可能性中增加更新的组合"。[5]

本书在本质上说的就是"相邻可能"。回想起来，外科学的崛起遵循着一种简单的模式：科学家和医生之间的联系不断加强，推动了发现和交流，小型研究团体了解了人体功能，19世纪的医生解锁了疾病发生过程的细胞学基础，20世纪的外科医生发现了治疗方法。每项进步都建基于之前的突破性进展，每项进步又带来向下延展的进步。

出乎意料的是，医学崛起的首要基础是印刷术的发明。印刷革命被称为"人类文明通史的有机组成部分"，[6]是一个多项技术结合的经典案例，但是印刷术成为现实还需要一次重大的领悟，而且它恐怕与你以为的不一样。

不管是什么样的环境因素（也许是冰期）驱使了我们的原始祖先加强他们的社会纽带，语言和艺术方面的重要发展在过去的三万年中一直加速进行着。但是，直到最近五千年才出现了书写文字，也就是说人类 99.9% 的时间都活在没有文字的世界里。在文艺复兴时期，科学诞生之前的人类在战胜疾病方面所面临的最大障碍是，无法在广泛的学者群体中分享知识的发现。写在纸莎草纸上的手抄文本在向遥远地区的研究者传达新信息方面效率极其低下。医学要想蓬勃发展，让外科学成为现实，需要的是［借用史蒂夫·乔布斯介绍 iPhone（苹果手机）时的一句话］**"突破性的通信设备"**。

大约在公元前 3000 年，与文字的发明时期不谋而合，埃及人发现并巧妙地利用了一种十分普遍的植物：纸莎草。埃及的湿地在培育农作物之前都长满了纸莎草，这种四处丛生的翠绿色植物的茎秆呈三棱状，其独特的内部结构将会给埃及社会带来影响长达几千年的改变。纸莎草纸曾经在整个地中海地区被广泛使用，但生产仍然被埃及垄断，而且除了死海古卷以外，其他以纸莎草为载体的文献都出土于埃及。

亚历山大图书馆由马其顿王国的希腊人托勒密一世下令建造，他是公元前 3 世纪埃及的统治者。这座图书馆不仅位于重要的文化中心和港口，而且其最大的优势在于靠近纸莎草生产中心。"每一艘停靠在亚历山大里亚港口的船都被搜查［文字材料］，查获的所有材料都要为图书馆提供副本。任何主题的作品托勒密都想要，无论诗歌还是散文，三个世纪后，图书馆成为拥有 70 万卷馆藏的知识宝库。"[7]

盖伦的家乡帕加马位于小亚细亚。当地统治者在同一时期也渴望建立一座宏伟的图书馆，但是托勒密一世察觉到对方是个竞争对手，于是拒绝向这座安纳托利亚的城市运输纸莎草。据普林尼记载，帕加马人只能自己发明创造一种新型书写材料，这种纤薄的材料不仅耐用，而且供应充足。这便是后来众所周知的"羊皮纸"（pergamum）。它由兽皮制成，制造者先将兽皮浸泡在石灰水中，再进行除毛并烘干。之后兽皮被放置在架子上，用石头进一步刮薄并打磨平滑。最终生产出来的羊皮纸非常薄，在适宜的环境下，十分柔韧又耐老化。

欧洲的各国语言都保留了"pergamum"一词作为羊皮纸的名称，但英语称其为"parchment"。羊皮纸的三种主要材料来源是绵羊、山羊和小牛，但最优质的材料是"犊皮纸"（vellum），也就是专门用小牛皮制造的纸，而胎牛皮更是难能可贵！现在世界上仍然在制作羊皮纸，使用范围包括特殊文稿（比如在真"羊皮"上复制文凭证书）、珍品藏书以及图书装订。

耶稣离世后不久，罗马人用羊皮纸取代了木简来制作手抄书。纸莎草纸不适合作为木简册的替代品，因为折叠和缝制的过程会使书脊部分变得非常脆弱。[8] 羊皮纸抄本的使用与基督教的兴起息息相关；在埃及发现的所有早期基督教文献都是羊皮纸手抄书，而同时期的非基督教文献基本都是长卷轴（scroll，拉丁文为 volumen，书卷之意）。不同于纸莎草纸，"羊皮纸可以在任何地方制作，在各种气候条件下都能保存完好。但是，像纸莎草纸一样，其制作也需要大量的劳动力，并且成本更高。制作一本书可能就需要多达两百只动物。［使用羊皮纸］意味着文献具有重要意义，而且需要持久地保存"。[9]

公元 1400 年左右，约翰内斯·谷登堡在德意志地区的美因茨出生。尤利乌斯·恺撒离世后不久，美因茨就作为罗马的要塞建立起来了；到 15 世纪时，这里已经发展成为一座重要的小城镇，是欧洲主要的犹太教学术中心。黑死病在谷登堡出生的数十年前横扫了美因茨，人们把疾病归咎于犹太人群体，认为是他们"向井水中投毒"，数以百计的犹太人在市中心广场上被活活烧死，这在那个时代是非常典型的现象。瘟疫让美因茨的居住人口从 2 万人减少至6 000 人，[10] 剩下的莱茵兰人 [a] 只能另寻瘟疫的替罪羊，同时又无力承担已经腐败至极的教会提出的无理要求。

谷登堡的家族在当地铸币厂参与帝国货币敕造工作，他从小对铸币工具非常熟悉，包括凸模（punch）、凹模（die）、铸模（mold）。"令人吃惊的是，约翰内斯·谷登堡自幼就被一群工匠包围着，他们能够在钢铁上刻字，其分辨率至少是现代激光打印机的 6 倍，甚至可能是 60 倍。当时的神圣罗马帝国皇帝西吉斯蒙德授予了美因茨制作帝国货币的权利，随之而来的是对新设计和新凸模的需求。"[11]

在 15 世纪早期的莱茵兰，制作印刷机所需的所有零部件，对于工匠来说都已经触手可及。大量使用木螺钉和曲柄臂的压力机，自古以来被用于制酒或榨油，接近 15 世纪时也用于干燥纸张。凸模在手工艺行业已经很常见，用于制作奖章、硬币、盔甲和装饰

---

a    莱茵兰，德国西部莱茵河两岸地区。——译者注

品。纸张早在几个世纪前就从中国传入，而纺织业者已经非常熟悉油墨。时机已经成熟，只等一位创新者连点成线，发动革命。

谷登堡在一个金匠家庭中长大，应该亲眼见识过在凸模上刻印单个字母的艰辛。据估计，一个技艺娴熟的凸模工匠需要一整天才能制作出一个凸模；一页标准印刷纸大约需要 3 000 个凸模。[12] 也就是说，10 个工匠组队工作一整年，才能制作出足够的凸模来填满一页纸。"这是个彻头彻尾的噩梦，在经济上毫无成功的希望，完全不切实际，比中国的印刷术差 10 倍。"[13] 约翰内斯·谷登堡的创意并不是发明活字（type）本身，甚至不是凸模，他的突破性贡献来自一个独特而巧妙的想法——铸造模具，并使模具可以重复使用。

他构想出一种可以重复使用的形式，一种避免每次印刷完字母后都需要重新铸模的模具（见彩插 2.1—2.3）。两块立体的 L 形模具头尾相接包围着凹版（matrix），铁弹簧则用来固定这些可以活动的模块。这种"斜接式"（mitered type）模具还有利于制作出尺寸相同的字母，使印刷效果更具视觉美感。因此，从根本上说谷登堡的媒介革命是一系列过程：先是制造阳模（patrix，即凸模），然后是阴模（即凹版），手动铸模，最后创造活字。他改变了世界，但并不是像我们通常总结的那样"发明了印刷机"，而是发明了一种能够快速打造出可重复使用模具的方法，这种方法才是巨大的进步。

谷登堡是个追求经济效益的资本主义者，但他未曾从自己的发明中获利。事实上，他去世时身无分文，且鲜为人知。油墨、印刷和纸张的实验继续进行着。人们发现橡树瘿（黄蜂幼虫在橡树上形成的球状物）中的化学成分与烟灰、油和水相结合，可以制成理想的印刷油墨。使用动物脂肪为纸张上浆的过程也得到了优化。谷登堡和他的搭档曾致力于控制纸张的湿度，一张湿度完美的纸可以更好地吸收凸模上的油墨。接下来便是其杰作印刷版拉丁语圣经通行本面世的时机了。

　　放眼乾坤，这部作品在任何意义上都堪称杰作。"谷登堡宏伟的印刷本圣经，两卷共计 1 275 页，不仅在美感上可以与手抄本相媲美，在精确度方面还要更胜一筹。一场媒介革命正在酝酿。不过，它表面上看起来没有革命性，这一点最为关键，否则没有人会购买。"[14] 其实，印刷本圣经呈现给当时世人的是一种新的书写文字形式，由于中世纪的抄写都非常精准，这套新式的印刷书籍在人们的眼中，可能是一部华丽而优雅的抄录艺术作品。

　　谷登堡以其惊人的才华和坚韧最终获得成功，但他几乎将一切都输给了他的搭档和同事们，自己勉强维持生计，才秀人微。他制造了史上最伟大的出版物之一，也就此引发了一场革命——宗教改革——让统一的天主教面临永久的分裂。[15]

　　当我们提到欧洲始于 14 世纪的求知欲觉醒，只考虑文艺复兴时期的艺术家和美第奇家族对他们的赞助就太过简单了。在科学的前沿阵地，"复兴"的特征之一就是怀恋古典思想，这种怀旧之情在很大程度是由人们在意想不到之地重新发现古代文本点燃的。

　　在拜占庭查士丁尼一世统治时期（527—565 年），没有人能够真正猜到，在不到一个世纪后，掌控地中海和近东地区的无上强权会从阿拉伯半岛内部崛起。其创始者会组织起氏族和部落，提出一种新的宗教，将从尼罗河到阿姆河之间的区域统一于同一种语言之下，鼓励保存古代智者的科学和数学知识。这位先知出生于麦加，当时的那个小村庄现在已经是宗教仪式的中心。至今，穆斯林每日祈祷时都要朝着它的方向朝拜。

公元 570 年，穆罕默德出生时，麦加已经是朝圣之地，因为"黑石"出现在那里，而黑石据说是易卜拉欣<sup>a</sup>找来的陨石。在穆罕默德成为领袖之前，每年都有一次公开的休战期，以便交战的部落可以聚集在麦加，朝拜他们各自不同的神灵。重要的是，由于麦加在穆罕默德出生时已经是朝圣的目的地，每年一度的朝圣出现了商业化发展的趋势。

穆罕默德在统一当地部落与氏族并说服他们放弃原有信仰的过程中，表现出卓越的领导才能和非凡的天赋。他成功地创造出第一个伊斯兰社会的核心。[16] 这看似只是一位荒漠梦想家为小城而设的计略，最终却缔造出一种宗教文化，几个世纪以来，它不仅将希腊人的学识保留下来，而且孕育出新的科学发现。

伊斯兰学者赛义德·侯赛因·纳斯尔（Seyyed Hossein Nasr）认为，"就像这片土地上乳香的气息飘至罗马帝国和中世纪的欧洲一样，阿拉伯半岛的精神芬芳——圣洁的伊斯兰教——也感染着世界各地的穆斯林，无论咫尺天涯"。[17] 伊斯兰教的影响进一步延伸到文化层面，为世界注入了对古代文化的求知欲，保留和翻译了古人的著作，并帮助架起通往文艺复兴的桥梁。"介于罗马帝国衰落和科学革命之间的那一千多年，并非知识的荒原。古希腊的科学成果先后在伊斯兰教的宗教机构和欧洲的大学中得以保留，某些方面还得到了改进。"[18] 阿拉伯半岛又被称为"阿拉比亚之香"（Arabia

---

a　易卜拉欣即《圣经·旧约》中的亚伯拉罕，是传说中古希伯来民族和阿拉伯民族的共同祖先。——译者注

Odorifera），因其历史上用香料来遮掩腐肉的恶臭，而伊斯兰作家所散发的知识芬芳，成为中世纪仅有的一些"新鲜空气"。

公元 632 年，穆罕默德逝世时，阿拉伯半岛的大部分地区已归其伊斯兰神权统治。几十年的动荡中，出现了逊尼派和什叶派的分支。公元 661 年，第一个王朝——逊尼派倭马亚哈里发王朝——在大马士革成立。倭马亚家族掌权将近一个世纪，在此期间，其扩张范围涵盖北非、西班牙以及中亚大部分地区。"他们统治了之前属于拜占庭帝国的领土。在这片土地上，他们开始学习古希腊科学。还有一部分古希腊学识来自波斯，在伊斯兰教崛起之前，波斯王国的统治者就非常欢迎古希腊学者的到来，那时正值查士丁尼一世下令关闭新柏拉图学派的学园。基督世界所失成为伊斯兰王国所得。"[19]

伊斯兰教的黄金时代始于公元 750 年，倭马亚王朝被阿拔斯哈里发王朝推翻。阿拔斯王朝的统治者在底格里斯河畔建立了一座新城，即当时世界上最大的城市巴格达。阿拔斯王朝最初计划吸纳借鉴的是波斯文化，而当时的波斯人崇尚希腊文化。随着阿拔斯王朝的穆斯林开始接纳希腊哲学、医学和科学（可能还包括诗歌和戏剧），他们最终也接纳了来自埃及、中国和印度等其他地区的古老智慧。结果，阿拉伯帝国呈现出欣欣向荣又错综复杂的社会形态，教育和科学水平普遍发达，成为从希腊哲学家到文艺复兴早期先驱者的信使。

马蒙（813—833 年在位的哈里发）派遣使团前往君士坦丁堡求取希腊手稿，从而开启了世界历史上一次伟大的知识传输。翻译的传统始于医生侯奈因·伊本·伊斯哈格（Hunayn ibn Ishaq），后来还包括他的儿子和侄子。译者们将柏拉图、亚里士多德、盖伦和希波克拉底的著作，以及欧几里得、托勒密等数学家的专著翻译成阿拉伯语。历史学家菲利普·希提将穆斯林学者智慧的惊人增长与欧洲的停滞不前进行了比较，他认为"在东方的哈伦·拉希德[a]和马蒙深入探究希腊思想和波斯思想的时候，他们同时代的西方伙伴，查理大帝及其麾下贵族还在浅尝书写自己名字的技艺"。[20]

　　阿拉伯半岛学识的黄金时代横跨公元8—13世纪，自亚历山大大帝的时代以来，这片广袤的区域第一次实现了政治上和经济上的统一，"先前分裂这一区域的政治屏障已经消除，意味着来自不同地区、不同民族的学者可以相互交流往来"。[21]阿拉伯科学崛起的同时，伊斯兰教在从比利牛斯山到巴基斯坦的广大地区传播，这并非巧合。而阿拉伯语也成为当时的通用语言，来自非洲、伊比利亚、波斯或者阿拉伯的作家均用阿拉伯语写作。

　　由哈里发马蒙创立的智慧宫成了全世界的学识中心。亚历山大里亚曾经是知识之都，坐拥古希腊和古罗马的手稿，并以产自本地的纸莎草作为书写原料；而巴格达则成为哲学探索和科学探索的新守护者。在那里，文献被翻译成阿拉伯语，并抄录在当地制作的纸张上，人们可以通过阿拉伯语来阅读所有的文献。[22]智慧宫在早期吸纳了印度数字（从1到9）、十进制系统和"0"的概念。阿拉伯人用以表达抽象公式的系统（能让世界各地的高中生们大惊失色）由花剌子米（al-Khwarizmi）发明和推广，他将其称为"代数"（al jabr）。阿拔斯王朝的穆斯林掌握了世界上的种种学科知识，包括炼金术、数学、科学和法律。伊斯兰图书馆的蓬勃发展，使欧洲的

---

a　哈伦·拉希德是马蒙之父，在位期间（786—809）同样大力发展文化学术研究。——编者注

图书馆相形见绌，西方中世纪的科学与文化也就此长期停滞不前。

　　阿拉伯传统的奠基人是叶尔孤白·本·伊斯哈格·萨巴赫·肯迪（Yaʿqūb ibn Isḥāq aṣ-Ṣabāḥ al-Kindī），一般被称作肯迪（al-Kindi，拉丁文写作 Alkindus）。他出生于巴士拉（今伊拉克南部），拥有阿拉伯贵族血统，被称为"阿拉伯的哲学家"。肯迪博学多才，在翻译亚里士多德和新柏拉图学派的著作，以及希腊科学家和数学家的著作方面，起到了至关重要的作用。

　　拉齐（al-Razi，拉丁文写作 Rhazes）是中世纪最重要的医生之一。这位学者在波斯出生，在巴格达学习和受训。拉齐不仅翻译著作，还描述了天花和麻疹。更为关键的是，他第一次严肃认真地挑战了盖伦不容置疑的权威。例如，拉齐推测发烧只是一种防御机制，而不是体液失衡问题。他的贡献令人惊叹，他是"一位思考者，明确地质疑一位古代伟人，并通过实证的方法检验了曾经被世人普遍接受的理论，同时对一个领域做出了自己的原创性贡献"。[23]

　　另一位波斯出生的阿拉伯医生是伊本·西拿（ibn Sina），又被称为阿维森纳（Avicenna，980—1037 年在世）。世人普遍认为他是希波克拉底以来最伟大的医生。据说，阿维森纳十岁就已经记住了《古兰经》，他也非常博学，在哲学、科学和医学方面都有大量的杰出作品。他出版了举世闻名的《医典》（*The Canon of Medicine*），这部多卷巨著汇编了大量医学知识，后来被翻译成拉丁文，成为西方数百年的经典。直到 17 世纪，《医典》都是欧洲各医学院（蒙彼利埃、博洛尼亚、巴黎）的主要教科书。[24] "威廉·奥斯勒爵士（Sir William Osler）在 1913 年的演讲中，认为阿维森纳是'有史以来最著名的医学教科书作者'。奥斯勒还补充说，阿维森纳作为一位执业医生，是成功医师的典范，同时也是政治家、教师、哲学家和文学家。"[25] 阿维森纳被称作"中世纪的权威之源"，[26] 他大概是伊斯兰世界丰富多彩的文化启蒙运动中最伟大的使节。

智慧宫以西 3 000 英里 [a]，坐落着安达卢西亚（Andalucía），即今天的西班牙，穆斯林称之为安达卢斯（al-Andalus）。穆斯林对西班牙的统治最终于 1492 年瓦解，但其统治期间正值伊斯兰的黄金时代，当时积累下来的大量文化、科学、语言和建筑传统沿用至今。

阿布·卡西姆·宰海拉威（Abu al-Qasim al-Zahrawi）以其拉丁文名字阿尔布卡西斯（Albucasis，公元 936—1013 年）闻名于世。他在科尔多瓦附近出生长大，其祖先来自阿拉伯半岛的安萨尔部落。他被视为中世纪最伟大的外科医生。"跟医学的其他分支比起来，那些虚无缥缈的理论对外科的束缚相对较小，所以［阿尔布卡西斯］力求将医学从哲学和神学中分离出来。"[27]《医学手册》（*Al-Tasrif*）大约成书于公元 1000 年，是他将近 50 年医学实践的成果，其中包含了历史上最早的外科手术器械图片。在此后的 500 多年里，这本外科百科全书是欧洲大学的标准参考书。阿尔布卡西斯说："我所知道的一切都是我自己刻苦阅读古代书籍的结果，我渴望理解书中所讲内容并运用这门科学。然后我加入了自己毕生的观察和经验。"如果说，阿尔布卡西斯是用阿拉伯语写下这本杰作的，那么它是如何找到进入拉丁语世界之路的？

---

a　1 英里约等于 1.6 千米。——编者注

康斯坦丁·阿非利加努斯（Constantinus Africanus），意即非洲人康斯坦丁，约 1020 年在迦太基的凯鲁万出生。那是地中海沿岸的一个城市，当时已经成为重要的伊斯兰学术研究中心。康斯坦丁首先在突尼斯学习医学，但他走南闯北，曾经到过巴格达、叙利亚、印度、埃塞俄比亚、埃及和波斯，这在他的时代实属惊人。康斯坦丁在返回迦太基（现在的突尼斯）的途中，经过意大利那不勒斯附近的萨勒诺，当时那里被看作欧洲领先的医学教学中心。但萨勒诺并没有给康斯坦丁留下什么印象，他回到了突尼斯，可能没想过再与那里有什么交集。然而在几年之后，他因涉嫌使用巫术而被流放。非洲人康斯坦丁酷爱图书收藏，同时也是一个穆斯林，他在流放时带上了自己珍藏的阿拉伯语古希腊经典、伊斯兰医学巨著、国际先进的医学培训技术和他自己能讲多种语言的能力。

康斯坦丁综合了阿拉伯人的医学知识，有时甚至随意抄袭，创作了多部拉丁文医书，包括外科手术、预后症状、医学实践、泌尿道、胃肠道疾病和医疗器械的论著。他最著名的长篇巨著是《医学全书》（*Liber pantegni*），这是首部拉丁文的综合性医学著作。[28] 康斯坦丁忙着编写《医学全书》时，他已经皈依了基督教，并成为位于那不勒斯和罗马之间的卡西诺山修道院的本笃会修士。他人生的最后十年都致力于医学教科书的拉丁文翻译工作。

康斯坦丁代表着当时世界正在发生的变化：一个来自地中海的穆斯林皈依了基督教，将阿拉伯语著作翻译成拉丁文，预示着意大利诸行省将重回天主教会的控制之下，拉丁经院哲学崛起，西方世界将主导医学教育领域。萨勒诺将以"世界上第一所医学院"闻名于世（虽然希腊人、埃及人和阿拉伯人会为此争论不休），有些学者将康斯坦丁称为点燃文艺复兴之光的穆斯林。

翻译运动的第二位主要人物是克雷莫纳的杰拉尔德（Gerard，1114—1187 年在世）。康斯坦丁是西方世界的外来者，将外面世界的作品和语言引入拉丁文化中，而杰拉尔德是一个土生土长的"局内人"，他出生于意大利的克雷莫纳，也就是为我们生产斯特拉迪瓦里提琴的城市。他离开意大利，来到了当时仍然属于科尔多瓦哈里发王国的托莱多。在托莱多这座城市里，手稿和图书馆随处可见，既有阿拉伯语的古代典籍，也有伟大的阿尔布卡西斯的新作品。[29] 在接下来的 40 年中，杰拉尔德翻译了数学、天文学、哲学和医学方面的专著。当时很可能还活跃着"另一个"从事医学翻译的"克雷莫纳的杰拉尔德"，因为那里翻译学校非常普遍，涉及古代学术著作的翻译时，通常有很多作者愿意出力。"杰拉尔德翻译了阿拉伯医学百科全书如阿维森纳的《医典》，开阔了西方医学学者的眼界，让他们看清了一个事实：医学是一种理性科学，可依循逻辑和方法论来研究，并以哲学和自然秩序为坚实基础。"[30]

康斯坦丁和托莱多翻译家们的作品激发了人们学习的兴趣，将欧洲学术从长达千年的漫长冬眠中唤醒。穆斯林使纸张更加普及，加上拉丁语版本的原始资料大量出现，推动了知识分子的觉醒。直到 15 世纪，手抄书一直是几千年来手稿的标准格式，所有的西方书籍都要经过手工抄写。[31] 抄写员们经常聚在修道院的"缮写室"（scriptorium）里，在一位抄写员主管的密切监督下抄录宗教文本。在谷登堡革新印刷术以前，书籍制作一直是一项异常繁重且成本高昂的工作，但是图书制作的机械化彻底解锁了新思想的传播力。

"文艺复兴是历史上为数不多的自我发现时期，而不是对过去做后知后觉的解读。"[32] 显然，对于任何一个求知的灵魂来说，文艺复兴都是一个绝无仅有的时代。整个欧洲的联系交往让伟大的思想者们见识到了古典著作与其他智者的洞见。人们都能够接触到专业权威的论著，反过来也激起了讨论和不同见解，对权威的广泛批判也由此触发。

到了 15 世纪，师徒口授的知识传播方式被永久改写。2 500 年前，希波克拉底及其追随者创建了医学和外科学的基础；基督教时代早期，盖伦在那些论著的基础上继续前行，他的权威性在欧洲固若金汤，仅在伊斯兰的智慧宫受到了某些挑战。拉丁语译本和纸张传入欧洲，推动了经院哲学的诞生，促进了萨勒诺、博洛尼亚、帕多瓦、巴黎、蒙彼利埃和牛津等地高等教育机构的兴起。在 15 世纪中期，正当君士坦丁堡落入奥斯曼土耳其人手中，教堂变成清真寺的时候，印刷术的出现释放了一股知识的洪流：深刻见解、科学观察、星象图表、哲学沉思、宗教观点、政治批评以及有关人体的思考，包括对人体的构成、功能及其功能障碍，还有外科手术在什么情况下可以发挥作用的思考，纷纷涌现。世界上第一部伟大的医学教科书印刷本，将在 1543 年由一位 29 岁的天才精心制作出来，此书将永远改变医学，乃至整个世界。

第三章

# 维萨里与《人体构造论》

我盯着父母藏书的书架，试着决定自己接下来要翻阅哪一本"世界百科全书"。我的父亲是一位兽医学研究人员，虽然我们没什么钱，但是我的家人在 1976 年像那时的很多家庭一样，决定"投资未来"，购买家庭百科全书。对我来说，这是世界上最伟大的发明，信息按照字母排序并浓缩在 22 英寸 [a] 厚的套装里，正如广告所说，让知识的世界在指尖游走。我一收到这套珍贵的丛书，就一口气翻阅了几个小时，读到了"阿巴拉契亚国家步道"、"国会荣誉勋章"和"世界各国国旗"。

我拿出第 8 卷，书脊上是字母 H。我不是在特意寻找什么，只是看看能翻到什么感兴趣的内容。我倚在向日葵花色的帆布沙发上，大拇指翻着书页，浏览标题。在翻到最后几页时，我呆住了。这四张纸不同于其他那些光滑的铜版纸，是透明的塑胶材质，每张塑胶片上印着人体的一层结构。

第一页的人体形态图没有皮肤，目视左侧。身体右半部分也

---

a　1 英寸等于 2.54 厘米。——编者注

就是靠近书脊的一侧，胸部、腹部、右臂和右腿被完整的肌肉覆盖；而身体的左侧只画了胸腔。我非常着迷地看着肺和内脏。翻到这页的背面，可以看到身体正面的内部——整个胸腔和肌肉。第二页的正面，左臂只显示了肌肉，但肺部、肝部、胃部和肠道都清晰可见，它们仿佛闪着湿漉漉的光泽，栩栩如生。每个器官都注有数字编号，并对应着页边浅蓝色纵栏中标注的说明。翻到第二页的背面，我非常兴奋地发现了大脑——头骨内部的颅腔。

第三页显示了肺部、心脏、大血管、胰腺和肾脏。我翻来覆去地看着这页，按照标注的编号，记住了器官及其位置，不确定它们之间是否相互连接，但是每个内脏或器官都有各自的用途，这一点让我印象深刻。最后一张大部分是骨骼和神经，翻过这页，可以看到人体的背面。我找到了第 159 号肌肉——臀大肌。它听起来像个难以启齿的词儿，我幼稚地笑了起来。

光看这些图片，我不明白食物是如何在入口之后来到胃部的，但是随附的文字说明告诉我，食道是液体和已咀嚼食物的通道，小肠吸收食物颗粒，之后它们进一步被胰腺分泌的消化酶分解。任何未被分解和吸收的食物都会继续进入大肠，在那里，身体抽出其中的水分留下"废物"。还是小学生的我琢磨着，"废物"等于"粪便"吗？

这部百科全书的其他地方都没有出现过如此特别的图示，它传递给我的信息非常明确：在所有卷册中，人体是最重要的主题。虽然其他话题仍能激起我的兴趣，但是这些解剖图最令我着迷。其实它们一直萦绕在我的脑海中，我经常回来翻阅这几张塑胶片。

15 世纪，谷登堡发明了印刷机，君士坦丁堡落入奥斯曼土耳其人手中，扬·胡斯和圣女贞德被处以火刑，美第奇家族权势显赫，哥伦布驶向新大陆，犹太人在宗教裁决期间被驱逐出西班牙，还有"发现"（discovery）一词问世。

1492 年 10 月，哥伦布偶然发现新大陆时，他并没有合适的词语可以描述"遇见一个未知的世界"的行为过程。哥伦布用西班牙语和拉丁文撰写航行日志，但是只有葡萄牙语中有"发现"（discobrir）一词。在 15 世纪晚期之前，作家们不太容易解释"发明"或"发现"的概念，往往要借用其他说法，比如"一种前所未有的新技术"[1]。

戴维·伍顿在《科学的诞生》中断言：

> 1492 年美洲大陆的发现为知识分子创造出一种可以投身其中的新事业，即发现新知。这一事业要求社会和技术满足一定的前提条件，比如有可靠的交流手段、共同的专业知识，以及能够排除众议和裁断争议的专家群体。这些专业人士中，首先是制图师，接着是数学家，然后是解剖学家，再后面是天文学家……[2]
>
> 因此，"发现"这一概念与"探索、进步、独创性、真实性和新颖性等想法密不可分，它是文艺复兴晚期的典型产物"。[3]

波兰天文学家哥白尼（1473—1543 年在世）提出了日心说，将太阳看作我们太阳系的中心。他生活的那几十年，恰逢"许多重大变革将一切'可获取的资料'传递给所有的读书人，而我们现代人几乎意识不到这一点。认真研究这些变革能够帮助我们解释，为什么在 16 世纪末之前，星图绘制、地图绘制、统一年表、编纂法典以及书目汇编等工作的体系，都发生了翻天覆地的变化"。[4] 观星者发觉他们可以用图表来描述夜空；而早期的解剖学家，即人体制图师，同样能绘制出错综复杂又颇具预见性的人体解剖图。

印刷文化用了整整一个世纪的时间才将古代哲学家的手抄记录融会贯通并完整呈现在书中，同一时期流行的精美绘画与图表也大大提升了作品的质量。比如佛罗伦萨的出版商能够展示亚里士多德的哲学著作，而 16 世纪的智者也有机会重温有史以来最权威的医生盖伦的作品。1543 这一年见证了人类历史上两部伟大著作的出版：哥白尼具有开创意义的手稿于纽伦堡出版，他恰好也于那一年去世；另外一本是解剖学著作，由 29 岁的安德雷亚斯·维萨里撰写，他在其中斗胆挑战伟大的盖伦。这部精心编纂的杰作《人体构造论》为医学教育的新生奠定了基础。

1204 年，欧洲人在教皇英诺森三世的授意下发动远征，由威尼斯提供补给的十字军洗劫了君士坦丁堡这座古城，并将掠夺的珍宝带回了亚平宁半岛。洗劫之物包括艺术品、雕塑、贵重金属和古代文献手稿。来自君士坦丁堡和其他被征服领土的古代哲学家作品"使一部分人了解到，曾经有一个时代的光芒远胜于今日，当时的人更强调人性而非灵性。由此吹起了一股人文主义的新风，人们开始重视思想自由，而不是中世纪哲学神学家所要求的无私顺服。人文主义鼓励对人类潜能的探索和人性的表达，尤其是在文学和哲学领域以及一切艺术形式中"。[5]

君士坦丁堡于 1453 年向奥斯曼土耳其人投降，而东方的基督徒大规模西迁是欧洲再次觉醒的重要因素。当时意大利和西班牙的翻译机构已经拥有译自阿拉伯语的拉丁文作品，但是拜占庭人带着他们的古希腊手稿来到意大利城邦之时，正值谷登堡完善活字印刷。

15 世纪，一群工匠离开了君士坦丁堡，逃往威尼斯。威尼斯人以其先进的船舶技术、贸易网络、会计系统和丰富的银行知识，成为拜占庭的主要权力掮客已经几十年了。驶向威尼斯的艺术家和技师中有一队玻璃工匠，他们发现自己身处于世界上最大的商业贸易中心之一。彩色玻璃的制作自古罗马就已经存在，但是拜占庭的工匠们将制作工艺提升到了前所未有的高度，使彩色玻璃作为一种新奢侈品进入人们的生活。然而，在水城威尼斯，玻璃制造商因动辄"失火累及邻里"留下了不光彩的名声。[6] 于是他们跨过潟湖，搬至穆拉诺岛上。一个创新中心就此形成，而"玻璃之岛"也成为该工艺的完美典范，至今仍然是精美玻璃制品的产地。

史蒂文·约翰逊在描述这一巨大突破时写道：

> 穆拉诺的玻璃工匠安杰洛·巴罗维尔（Angelo Barovier）用不同的化学成分进行试验，历经多年，几经失败。最终他将富含氧化钾和锰的海藻烧成灰烬，然后把它们加到熔融玻璃中。混合物冷却之后形成了一种透明度极高的玻璃。由于它就像是最透明清澈的石英晶体，巴罗维尔将其称为水晶玻璃（cristallo）。这就是现代玻璃的诞生。[7]

　　令人惊讶的是，现代透明玻璃的制成使多项关键的创新得以实现，这些创新推动了现代科学的诞生，并定义了文艺复兴的开始。透明玻璃被偶然制造出来，紧接着镜子和曲面玻璃也（几乎）偶然地被制造出来，镜子和小曲面透镜的问世将在接下来的一个世纪中以意想不到的方式彻底颠覆医学和科学领域。

　　威尼斯人已经发现了制作水晶玻璃的技术，那么下一个主要的挑战便是制作更大的玻璃平面，考虑到玻璃制作一开始总是吹制玻璃泡，而玻璃泡必须在冷却时迅速变平，这并不是一件容易的事。在进一步研制玻璃的实验中，有一些来自远方的基础材料帮助生产出最优质的玻璃，包括来自埃及的草本植物和来自地中海贸易伙伴的沙子。为了制造出更大的平面玻璃板，他们改进了方法，先将玻璃吹制成圆柱体，再纵向切割熔融玻璃并将其放平。早期镜子的制作采用在冷却中的玻璃的背面贴银薄片的技术，但是玻璃和金属的收缩系数不同会导致玻璃破裂。穆拉诺人发明了一种含有汞和锡的合金，它使玻璃不易碎裂，并形成光泽饱满、高反射度的表面。[8]镜子尽管仍然属于奢侈商品，但是已经得到普及，在文艺复兴早期的威尼斯和佛罗伦萨，它们已经成为日常生活的一部分。"这是对人最私密的一层的揭示，在镜子出现之前，普通人一辈子都没有真正清楚地见过自己的面容，只能在水池或者抛光金属的表面看到破碎而扭曲的大致模样。"[9]

　　因此，15 世纪中期的一系列发展为社会学意义上的颠覆性变革奠定了基础。在这几十年中，卢克莱修的长诗《物性论》在德意志的修道院被发现，透明水晶玻璃和高级镜子在威尼斯制成，君士坦丁堡落入奥斯曼土耳其人手中并导致古希腊手稿流往意大利，

活字印刷机问世。一般认为"个人主义"诞生于公元 1500 年，[10]
精制镜子和首批自画像在同一时期出现也绝非偶然。刘易斯·芒福
德在《技术与文明》中写道："自我意识、内省、与镜像对话是与
新客体一起发展出来的。"[11] 人类第一次能够看到他自己，当人本
身成为注意的焦点，财产权和法律惯例开始围绕着个体发展，而不
是像以前那样围绕家庭、部落、城市或王国等集体单位展开。[12] 15
世纪中叶新出现的个人主义和人文主义促使精英奇才凝视自己的内
在，去探索思想的动机和人的躯体，或以哥伦布式的说法，去"发
现"人体的构造。随着黑暗时代渐行渐远，我们的内在思想和身体
构造变成当时探索的沃土。将目光聚在人体上的勘测者们，对他们
面前所展开的"新大陆"还一无所知。

　　大约在公元前 150 年，即希罗菲卢斯和埃拉西斯特拉图斯的时
代，人体解剖在亚历山大里亚的衰落预示了医学院的消亡，而那里
曾经是世界上最先进的科学研究中心。公元前 30 年，亚历山大里
亚被纳入罗马帝国后，帝国进一步编纂了反对人体解剖的法典，于
是人体解剖在法令和大众宗教情感上都遭到反对。[13] 正如我们所看
到的那样，盖伦成为不容置疑的解剖学权威，即使他从来没有进行
过人类尸体的解剖或者尸检。他的调查研究以动物为基础，包括农
场动物和地中海猕猴。

　　8—13 世纪，人体解剖禁令在穆斯林担任知识领袖的时代也一
直持续着，只有零散的一些原创性解剖研究。"伊斯兰的解剖知识
只是给盖伦穿上了穆斯林的外衣"，[14] 而伟大的阿拉伯翻译家们仅
仅重述了盖伦的主张。有一种令人好奇的观点认为，为了方便将死
在遥远东方的十字军士兵运回家乡，人们会将尸体肢解后蒸煮，再

将骨骼清理干净，而这一行为可能为人体解剖的复兴奠定了基础。

在亚平宁半岛，学习医学的兴趣再次被点燃，首先在萨勒诺，之后是在博洛尼亚和帕多瓦，这使年轻的研究者无视 1299 年卜尼法斯八世的禁令进行了首次人体解剖。禁令"并非针对人体解剖，而是禁止蒸煮那些客死他乡之人的尸体［以便回乡安葬］……尽管教皇从未颁布过任何专门反对解剖尸体的声明，但是似乎有某些过于狂热的地方教会神职人员有意无意地反对解剖实践"。[15] 认为教会禁止解剖是错误的想法；讽刺的是，这些禁令其实是罗马帝国的异教徒颁布的，其效力一直持续到 14 世纪，而正是他们的意大利后代最有力地挑战并推翻了这些法律。

来自意大利博洛尼亚的医生蒙迪诺·德·卢齐（Mondino de Luzzi）成为中世纪第一个重要的解剖学家。他于 1316 年出版了经典著作《解剖学》，这是第一本专门研究解剖学的现代书籍。蒙迪诺看似十分倚重盖伦的论著，但这本书的大部分内容显然是以他自己的解剖学实践为基础的。《解剖学》通俗易懂，简明扼要，条理清楚，它将指导此后 200 年的解剖学家，并点燃整个欧洲的医学求知欲。博洛尼亚大学由此成为解剖实践和人体研究复兴的第一故乡，[16] 这次复兴在 14 世纪很快就延伸到帕多瓦、威尼斯和佛罗伦萨，到了 1501 年，又传播到锡耶纳、佩鲁贾、热那亚和比萨。这里要再次强调，尽管 14—15 世纪天主教会充满罪恶，但是它并不像我们通常认为的那样禁止人体解剖。

解剖学知识崛起、人文主义的自我认识和丰富的艺术表现在意大利的文艺复兴时期同时出现绝非偶然。在 16 世纪早期，波提切利、达·芬奇、米开朗琪罗、拉斐尔、丢勒和提香同时出现，他们互相竞争，偶尔也有合作。1502 年，贾科莫·贝伦加里奥（Giacomo Berengario）被任命为博洛尼亚大学外科学和解剖学系主任，接了蒙迪诺的班。他编写过一部近千页的巨著《蒙迪诺评注》（Commentaria，1521 年出版），也只有印刷革命才使其成为可能。贝伦加里奥是第一位"没有一直受制于盖伦或穆斯林学者等早期权威观点"[17] 的医生，他相当相信自己对人体及其功能的看法。重要的是，他对艺术也有浓厚的兴趣，甚至拥有拉斐尔的名画《施洗约翰》（John the Baptist）。《蒙迪诺评注》尽管还很粗糙，却是第一部整合了文字和插图的解剖学书籍，贝伦加里奥也被称为"第一位较好地认识到解剖插图真正意义的解剖学家"。[18]

尽管外科手术还局限于脓肿切开、给战场伤员做初步检伤分类以及应急处置，但整体趋势是人们对身体运作方式的理解日益加深。随着印刷术的改进、木刻版画的完善以及新的科学研究方法出现，一位年轻的解剖学家兼外科医生撰写出史上罕有的伟大著作的舞台已经搭建好了。

1514 年，安德雷亚斯·维萨里在比利时的布鲁塞尔出生。他出生在一个很有社会地位的家庭，父亲安德里斯是御用药剂师，而祖父是马克西米利安一世的御医。在那个王室成员经常出行的时代，王室车队的行进使维萨里的父亲很少在家。维萨里受益于精英教育，先是在布鲁塞尔，少年时又去了附近的鲁汶。在鲁汶大学的城堡学院（Castle School），十几岁的维萨里学习了包括亚里士多德学说在内的哲学和艺术，并精通希伯来语、希腊语和拉丁文。出身于医学世家的维萨里选择了医学院并不奇怪。1533 年，他踏上了前往巴黎的道路。

维萨里就读于巴黎的医学院，期望自己能在四年内获得学位。现在看来，获得医学学士学位需要四个学年的学习似乎有些奇特。现代外科医生可能会问，他们在学什么？这个专业课程为什么花那么长时间？那时没有显微镜等仪器，也没有生理学（研究人体动态功能）、病理学（研究器官和细胞疾病）等概念，微生物学（研究细菌和病毒）还完全没有出现，而外科手术仍然非常原始，今天我们在加里曼丹岛保留着石器时代生活的村庄里还能见到这类外科手术。我们只能推测，当时的医学院学习盖伦的医术和古希腊医学，其中充满了哲学思想和谬误。维萨里在巴黎学习了三年，但后面我们会看到，他在获得学士学位之前被迫离开了那里。

在安德雷亚斯·维萨里来到被称为"光之城"的巴黎之前，那里的理发师、外科医生和内科医生还在为获得社会声望和认可争论不休。根深蒂固的人体解剖禁令使医生对任何解剖学研究都毫无兴趣。因为解剖学研究与外科手术紧密相关，所以内科医生完全没有动力去严肃认真地研究人体，当然更不会去碰尸体。现代读者可能会认为，如今的内科医生和外科医生，不论他们专攻于哪个领域，一开始都是同一所医学院的同学。但是在中世纪，内科医生和外科医生并不在一起学习受训。外科医生会由医学专业的老师单独教导；而理发师的学习则远低于这个水平，他们没有学过拉丁文，当然也没有学过希腊语，只能偶尔从内科医生和外科医生的指导中学到少许。理发师最早聚集于修道院周围，他们会为中世纪进入修道院的教士削发。而在过去一千年中，理发师逐渐成为理发、剃须和希波克拉底式放血疗法的操刀专家。在1540—1745年的英国，理发师跟外科医生不分彼此。最终理发师成为专门负责剃须和理发的群体。只有理发店门前的条纹彩柱提醒我们，他们以前还有个工作是给顾客放血。

就像中世纪的教士对教区居民实行控制一样，"拉丁文的使用沿袭了古老的权力与控制传统……掌握拉丁文便拥有了开启奥秘之门的钥匙"。[19] 在多年剑拔弩张的气氛中，巴黎终于在 1516 年就医疗体系的等级问题达成了协议——内科医生继续高高在上，而外科医生接受了位居其下。巴黎人并不愿效仿领先的博洛尼亚人和帕多瓦人，没有像他们那样卷起袖子，亲自解剖和研究，法国内科医生拒绝接触尸体，他们稳居宝座，居高临下地讲课，而外科医生则从旁进行实际的解剖操作。

15 世纪时，外科已在意大利城市得到了一定程度的尊重，但是在法国、德国和英国等欧洲北部国家，外科医生得到的尊重远不及内科医生。他们的公会（相当于现在的工会）由外科医师和理发师共同组成，严格设立会员准入的规矩和标准。"理发兼外科"的技艺看起来更像是古希腊和古罗马时代的"手术"，仅限于最基本的创伤稳定化处理，包括骨折、刀剑伤口以及因为从中国引入火药而出现的新型创伤。

14 和 15 世纪的欧洲战场见证了火药的巨大威力，而来自枪炮的"爆炸伤"似乎比以往所见过的任何外伤都严重得多。安布鲁瓦兹·帕雷（Ambroise Paré，1510—1590 年）作为一名理发师兼外科医生的儿子，从未上过正规的医学院，却成为四位法国君主的御用外科医生。法国第一位伟大的外科医生帕雷彻底改变了战争创伤的治疗方法，并通过其著作（以法语写成，而非拉丁文）成为一位颇富影响力的人物。文艺复兴早期的内科医生发现他们对严重枪伤患者束手无策，那些伤口比人类曾经面对过的任何创伤都要复杂。于是，这些患者就留给了理发师或外科医生。而且在牛顿时代之前，人们很难理解是**火药推动弹片所产生的能量**而非碎片中的某种"毒药"造成了如此严重的伤害。教皇尤里乌二世的外科医生乔瓦尼·达·维戈（Giovanni da Vigo，1450—1525 年）在他 1514 年和 1517 年出版的著作中，推测枪伤是一种"由火药引起的中毒"，应该模仿角斗士受伤时所使用的古老疗法，用沸油烧灼，以毒攻毒。我们可以想象，沸油烧灼可以止血，于是误导创伤专家断言治疗有效；但实际上，这只能扩大"损伤区域"并造成更严重的创伤。不幸的是，维戈的观点影响面很大，导致战地外科医生们乖乖地在这些爆炸伤口上浇油。

在 1575 年出版的《帕雷全集》（*Oeuvres*）中，帕雷简明地描述了自己在 1536 年都灵战役期间所遭遇的危机。在一场伤亡惨重的战斗之后，深夜时分，帕雷的沸油已经耗尽。他记录道：

> 最后，我没有油了，被迫使用一种由蛋黄、玫瑰油和松节油制成的助消化药为伤员疗伤。那个夜晚，我辗转难眠，心想那些没有得到沸油烧灼的伤员将会中毒身亡。这想法督促我天一亮就去探望他们。出乎我意料的是，那些敷了助消化药的伤员的伤口没有红肿或发炎，基本不疼，所以他们整晚休息得很好。而另一些使用了沸油烧灼疗法的伤员却发着烧，同时伤口周围红肿，剧痛无比。从那时起，我再也不用如此残酷的烧灼疗法去治疗那些受了枪伤的可怜人。

帕雷偶然发现了一种更好的方法，无意中进行了一次对照研究。更重要的是，他发表了这一研究结果，与当时固若金汤的学术权威背道而驰。帕雷将对早期的外科手术产生重要的影响，因为他还提倡结扎（缝合）血管，在截肢后使用假肢，他还改善了产妇分娩的处理方法。书籍印刷技术的适时出现则为帕雷著作的出版送上了有利的条件；而且正如我们在后面还会反复看到的那样，战争为医学的进步提供了肥沃的土壤。

安德雷亚斯·维萨里于 1533 年进入医学院学习，帕雷在同一年也来到世界上最古老的医院——毗邻巴黎圣母院的主宫医院。维萨里接受的是当时的典型医学培训。盖伦派理论在此如日中天，维萨里接受的解剖学指导充其量算是入门。维萨里在这里第一次表现出他极高的求知欲，或者说他贯穿一生的特立独行。在他自立门派以后，他承认如果只接受教授的教导，"如果我在巴黎学医时，没有自己动手研究，而是毫不怀疑地全盘接受了那些毫无技术可言的理发师为我和同学们做的……肤浅随意的器官展示"，自己就不会成功。[20] 正如我们在后面的历史上一次又一次看到的那样，外科学是由精工巧匠、古怪分子、孤独的天才、给人启迪的导师和特立独行的老顽固共同打造的。维萨里就是其中之一。他多次造访巴黎圣婴公墓，挑选腐烂的尸体和爬满蛆虫的骷髅，后来他回忆自己在墓地里度过了漫长的时光，"时常遭到凶恶野犬围困"。[21]

当神圣罗马帝国皇帝查理五世和法国国王弗朗索瓦一世之间的战争爆发，安德雷亚斯·维萨里被迫回到布鲁塞尔，因为在人们眼中，他成了一个生活在巴黎的佛拉芒敌人。他在布鲁塞尔郊外的鲁汶医学院迅速安顿下来，并很快开始在当地搜寻尸体。维萨里和一个内科医生朋友在城墙外寻找死刑犯尸骨的时候，撞上了一具吊在绞刑架上的尸体。他对尸体进行了检查，推测尸体最初曾在稻草上被焚烧，但是上面的肉已经被鸟类啄食干净了。他还观察到尸骨因为有干枯的韧带连接而保存完整。维萨里回忆道：

> 我发现尸体已经干枯，没有任何一处潮湿或腐烂，于是利用了这个天赐良机。在朋友的帮助下，我爬上木桩，将股骨从髋骨上拽下来。这一拽，手和手臂连着肩胛骨也都掉了下来，但是一只手的手指、两块髌骨，还有一只脚已经不见了。我连续往返几次将这些肢体偷偷带回家，此后就剩下头和躯干了。到了晚上，我故意让自己被关在城外，这样就可以想办法取下胸腔——它被牢牢地系在链子上。我太渴望拥有那些骨头了，以至于半夜三更独自置身于那些尸骨中。我奋力爬上木桩，毫不犹豫地一把拽下望眼欲穿之物。

维萨里用沸水对这些骨头进行了软化之后，切掉了韧带和软组织。他继续写道：

> 最后，我偷偷地把所有骨头都煮了一下，令其为我所用。在把它们清理干净后，我将其组建成标本并保存在鲁汶。[22]

在鲁汶短暂停留之后，维萨里前往意大利的帕多瓦，那里是世界顶尖医学院的家园。维萨里正是在帕多瓦大学参加毕业考试的。

帕多瓦大学近 400 年历史的学术档案告诉我们，他"在这场严格的考试中表现优异……考官毫无异议，一致让他通过"。[23] 令人惊讶的是，毕业之后第二天，维萨里就被任命为外科学和解剖学系主任。尽管他在四年中辗转就读于三所学校，他仍然在系里脱颖而出，显然某种不同寻常之事正在帕多瓦酝酿。

1537 年 12 月，维萨里毕业后的一天，这位新任外科学和解剖学系主任在一名 18 岁男性的尸体上开始了自己的首次解剖学实践，这次解剖将持续 18 天。维萨里遵循蒙迪诺设立的方案：首先是腹腔，之后是胸腔、头颈、颅脑，然后是四肢。人们发现，这当中最大的变化就是维萨里集所有角色于一身，他既是讲师，也是示教者和解剖者。这位声望显赫的内科医生，从他高高的宝座上走下来，手握手术刀站在尸体旁，担当起外科医生的角色。他不必对着书本念出蒙迪诺或盖伦的观点，因为他们的著作对他来说早已烂熟于心。刚满 23 岁的维萨里还推出了一种新的教学方法，即为学生张贴图例或者图表。这是一个真正潜心于传道授业的人，而不到一年，他便出版了自己的第一部著作《解剖图谱》(*Tabulae Anatomicae*)。绘图的方式突破传统，反映出维萨里的观察结果，证实他所想要传达的信息，具有很高的助记价值。《解剖图谱》在威尼斯印刷，使用了 6 张尺寸为 19 英寸 × 13.5 英寸的大木刻版画解剖图。1538 年出版的这本书第一次暗示盖伦学说有不可靠之处。维萨里在盖伦的描述中发现了前后不一致的地方，于是这位年轻的解剖学家开始了自己的研究课题，拒绝接受过去的权威，除非自己证明他们是正确的。

两年后，维萨里出版了另一位解剖学家论著的修订版——

约翰·君特（Johann Guinter）[a]的《解剖学原理》（*Institutiones Anatomicae*），该书后来成为配合解剖学讲座和演示的教学文本。从某种意义上说，这本书大部分是抄来的，维萨里对原作进行了修改，并不断添加新的内容。尽管他替别人的作品出修订版有些奇怪，不过还有更糟糕的：维萨里的文字和插图后来被其他的出版商一字不差地完全剽窃。

16世纪30年代后期，维萨里开始对盖伦的著作进行全面分析，加入希腊语翻译并对其解剖描述进行学术性评估。对于维萨里来说，盖伦并非永远正确这一点，已经越来越明显。在巴黎和鲁汶一些教授的鼓励下，他开始大胆地准备编写一部里程碑式的作品，以挑战盖伦的权威。在这个过程中他借助了新印刷技术的优势，也得益于北意大利在文艺复兴早期已经广泛提高的艺术审美水平。在这次调查研究期间，维萨里与英国人约翰·凯斯（John Caius）同住，他也二十多岁，来帕多瓦学医。凯斯曾经就读于剑桥大学的冈维尔学院。他应当是协助了维萨里的希腊语翻译工作，但是他比维萨里更忠于盖伦原作。历史学家奥马利（C.D. O'Malley）说："虽然凯斯与维萨里实际上是一代人，在他们的时代，人体标本解剖已经在进行，基于解剖学的科学治疗也已经开始；但是在精神上，凯斯属于对盖伦深信不疑的上一代，那时的医学人文主义者认为盖伦掌握了解决所有医学问题的关键，因此那些由原汁原味的希腊典籍精确翻译而来的拉丁文著作，才是他们可以为医学界提供的最大福音。"[24] 后来凯斯回到伦敦并大获成功，将冈维尔学院从财务危机

---

a    约翰·君特（1505—1574），文艺复兴时期德意志内科医生，比较常见的名字是约翰·温特·冯·安德纳赫（Johann Winter von Andernach）。——编者注

中解救出来，学院在 1557 年以他的名字重新命名，成为如今举世闻名的剑桥大学冈维尔与凯斯学院。

维萨里在帕多瓦和邻近的博洛尼亚忙碌着，他的教学和解剖天分吸引着学生们。"重要的是，无论维萨里去哪里做校外讲座，一股掘墓盗尸的浪潮都会在当地出现。"[25] 刚入土的公民和罪犯成为维萨里及其"解剖学"的养料。当时的一份报告说："［在帕多瓦］某位修道士的情妇突然去世……尸体被帕多瓦学生从她的坟墓中盗走并进行了公开解剖。他们异常勤奋地从尸体上剥下了整张人皮，唯恐被那位修道士认出来。"[26]

通过挑战自己所学的传统智慧，维萨里变得比任何人都更了解人体。在探索与发现的时代，航海家已经在海图上绘制出南美洲、非洲、印度和东亚的海岸线；维萨里的探索课题与之类似，并在很大程度上关乎人类的进步，他迫切地想以最出色的方式传达这种知识。

《人体构造论》的正式编写始于 1540 年初，维萨里刚过完自己的 25 岁生日。他希望《人体构造论》能够指导解剖和成为了解人体的指南。这不仅仅是一本关于人体的书，不是那种给离群索居的绅士的消遣。这是一部为医生定制的指南，其后的精简版《概要》更是专门为医学生设计的。《人体构造论》的内容包括对解剖每一步所需的器械的描述（配有图片），还介绍了煮沸和清理骨骼的技术，以及全部肌肉、关节、器官和神经的解剖过程。有时候，他一连几个星期独自待在帕多瓦的家里写作和反思。维萨里可能花了至少一年的时间编写《人体构造论》。早期出版物中的木刻版画取自他亲手所绘的插画，而《人体构造论》中的插图最后全部由专业画家绘制。印刷革命赋予了维萨里及其插图绘制团队极强的再生产能力，而他的前辈们编写的是"一次性"书籍，其文本通过手抄得以流传，而插图在每次复制时都需要重画一次，连续复制之后，质量会大大降低。

在其早期著作中，维萨里已经暗示了盖伦的论述前后矛盾以及他缺乏人体解剖经验的问题。《人体构造论》一书不再继续暗示，只有些许细节提到了这位医学大师。在《人体构造论》的引言部分，维萨里肯定地说道：

> 在帕多瓦那所世界上最著名的高等学府……我教授外科学，而由于解剖学与之相关，我致力于研究人体的结构。所以，我曾非常频繁地在帕多瓦和博洛尼亚进行解剖实践，同时，我抛弃了学校流行的荒唐手法，我的演示和教学操作与古代传统没有任何不同。

然后，他提到了包括盖伦在内的解剖学诸神，并批判了他们的信徒：

> 对于真心关心解剖的人来说，他们［早期的解剖学家］似乎对人体解剖毫无兴趣。我不明白究竟是什么让他们如此坚定地依赖其领导者［盖伦］的著作，再加上其他人解剖的失败，他们竟然将盖伦的学说简化为一段概要（如果说他们真正理解过盖伦的话），并且不敢越雷池一步。

如此铿锵有力的文字竟出自一个 28 岁青年笔下，不过在引言的后半部分，他又委婉起来：

> 现在，我无意批判盖伦的错误教导，他无疑是解剖学教授之王；我更不希望从一开始就被认为是在背叛这位做出大量有益贡献的作者，对他的权威不闻不问。[27]

用马克·安东尼的话来说，"我是来埋葬恺撒的，而不是来赞颂他的"。维萨里接下来引用了两百多个实例，它们都显示盖伦在"人体结构及其使用和功能"方面存在错误。他所传达的信息逐渐清晰：旧王已死，新王当立。

本章前面提到了安布鲁瓦兹·帕雷，有些人认为他是第一位伟大的外科医生。我们可以认为，维萨里通过强调外科使用双手的技巧，使外科学从理发师兼外科医师这一无足轻重的位置上升了一个档次，他照亮了外科学发展的前路。在《人体构造论》一书中，维萨里感叹道，人类忽视了"最基本的工具——手，于是［医学在动手操作方面］遭到轻视，由没有接受过专业训练的普通人来诊疗"。[28] 古代早期的医生使用膳食、药剂和双手来行医，而维萨里时代的医生，已经不知不觉地"大幅退化，他们把烹制以及给患者准备膳食的一切工作都留给了护士，把药物的调剂留给了药剂师，把双手的工作留给了理发师"。[29] 家庭出身良好的维萨里提出要与患者亲密接触，尽管这会使自己污秽不堪，臭不可闻。古代的医生"专门致力于治疗脱臼［关节脱位］、骨折、外伤……使勇士们从标枪、飞镖以及其他战争恶魔所带来的痛苦中解脱"。[30] 维萨里希望外科医生能够继续用自己的手来治疗病人，"像希腊人那样，藐视那些内科医师的窃窃私语，如同这样做能让诸神称心如意一般"[31]——当时不少内科医生对"动手"进行解剖和治疗的技艺不屑一顾。大家公认，帕雷的功劳是以更明智的方法治疗战场上的外伤，以更温和的方式处理血管破裂；而维萨里使人体研究重获关注，并强调了动手的重要性，这两项成就使他成为外科学历史上最重要的人物之一。

准备好关于解剖的文字部分之后，维萨里开始制订插图部分的最终方案。由他委托制作的杰出绘画，经木刻印版大规模地转印到纸张上，成为我们大多数人都可以看懂的插图。大画家提香（1490—1576 年）一辈子都生活在威尼斯共和国。提香在他极为高产的那段时期，在威尼斯拥有一个画室。人们认为《人体构造论》中最精美的插图就很可能出自那个画室里的一位青年才俊之手。书中的插图分为四大类：介绍性插图、肌肉示意图、首字母配图，以及绝妙的解剖图。所有这些精致的艺术作品都先绘制在纸上，然后镜像转刻到相同尺寸的木刻印版上，这一步任务艰巨。木刻印版由梨木制成，工匠将其按纹路锯开，并以热亚麻籽油擦拭，然后极为精密地、小心翼翼地雕刻。在木刻印版完成之后，维萨里给位于瑞士巴塞尔的一位印刷商写了一封信。他选择的是约翰内斯·奥普瑞努斯（Johannes Oporinus）。他是巴塞尔的希腊语教授，在学者中以注重细节和高品质制作闻名。1542 年 9 月，这封信件和所有的木刻印版搭上一辆从威尼斯出发的货车穿越阿尔卑斯山到达巴塞尔。接下来，奥普瑞努斯和他的团队在维萨里的协助下，花了几个月的时间整理手稿和木刻印版，到 1543 年夏天，成书初现。尽管当时大多数用于印刷的木刻印版要么被回收，要么被丢弃，但是《人体构造论》的印版保留了几个世纪，其间失踪了几十年。有传言说，那些印版被藏在慕尼黑大学的图书馆里，人们经过一番调查，于1936年在图书馆阁楼的一个大箱子里发现了它们，而且印版保存完好。[32] 可悲的是，在第二次世界大战期间，这些印版全部被炸毁，如今荡然无存。

　　《人体构造论》中有两张大幅的介绍性图像。第一幅是扉页，第二幅是维萨里本人。扉页图像是有史以来最伟大的木刻印版图像之一；它的视角、清晰度、构图和对绘画技巧的驾驭叫人叹为观止，哪怕它只是一幅手绘作品。而这幅绘画还被雕刻大师刻成了印版上的浮雕，简直更加让人难以置信。这幅图描绘的是一次公开解剖，众人群集（我数了一下，至少85人，不包括尸体、一只狗和一只猴子）挤在解剖台周围，维萨里正在示教一具尸体的内脏。（见彩插3.1）它让人想起拉斐尔于1511年完成的《雅典学院》（*The School of Athens*），其实那幅图像的右侧有一个人看起来就很像《雅典学院》中的柏拉图，传统说法认为其原型是1519年去世的莱昂纳多·达·芬奇。但在这里，他没有像柏拉图那样指向天空，而是指向尸体。这是维萨里的理想吗？如果天文学家在丈量星空，我们的解剖学家是不是在丈量人体？

　　肌肉示意图在一整张页面上画得满满当当，事实上，在少数保留至今的《人体构造论》原版副本中，每张纸要比普通对开尺寸[a]大，展开后更比原页面大出1/3。这些大幅图纸描绘的是活动的尸

---

体，它们没有皮肤却并非没有生命，面容极度痛苦地扭曲着，令人毛骨悚然。这些插图具有连续性，表示解剖的层次在深入；随着解剖层次逐渐深入，附着在身体上的肌肉也越来越少。肌肉示意图设置在威尼斯田园乡村的背景中，人体高高地栖息于山丘上，教堂和乡村建筑点缀在地平线上（见彩插 3.2）。

首字母配图贯穿全书，成为段落之间诡异甚至惊悚的小插曲。开启新一段落的大写首字母字号很大，以前都是手绘的装饰，但印刷术问世之后，木刻印版让印刷变得更有效率。《人体构造论》中的首字母配图使用了字母表中 2/3 的字母，且每张配图都包括裸身男童或者小天使，他们恶作剧般地参与掘墓、盗尸、煮骨、接骨，更恐怖的还有在活猪身上做实验。[33] 这一切都让人想起我们祖先曾经忍受的那个可怕的时代，然而子孙后代也正是从那个时代中受益匪浅。所谓前人栽树，后人乘凉。

解剖图本身就是最引人注目之处。在写给奥普瑞努斯的信中，维萨里叮嘱他，所有印刷尽量"美观而轻巧"，木刻印版的使用尽可能"精确而优美"。书中插图标注了字母以便与对应的文本关联，这还是第一次。阅读维萨里的文字时，这些字母可以引导读者在插图中找到特定的身体部位。此外，页边空白处的数字和字母还帮助读者对照检索其他插图。维萨里所取得的突破是多方面的，他为人类呈现出一部震撼视觉的教学杰作，并不时挑战着 1 500 年的权威。这几百页的文字和插图清晰易懂又美妙绝伦地呈现出人体及其功能；维萨里论及生理学和器官功能的部分，会时不时地挑战盖伦的观点。当然，书中明显的缺陷是有关神明、邪灵，以及灵魂存在于何处的讨论——毕竟还要再等几百年，高级显微镜才能揭开细胞及其功能的秘密。

维萨里说："我意识到，由于年龄的原因——我现在 28 岁——我的成果没有什么权威性，而且因为我频繁暗示盖伦教导中的谬误，没有看过我做解剖演示的人自然会攻击我，而这本书在攻击声中无处存身。"[34] 但事实正相反，维萨里的杰作一经问世便大受欢迎，而他也成为一位举世闻名的解剖学家和外科医生，大约两百年内都无人匹敌。

我承认，自己是一个顽固不化的书迷。如果有幸手持一本珍贵的无价之宝，对我来说那感觉的确不同寻常。我花了几个月去联络伦敦惠康图书馆（Wellcome Library）的档案管理员，建立了彼此之间的信任关系，又填写了准许进入特殊档案室的一系列必填表格，终于等到了亲自研究《人体构造论》1543 年副本的这一天。这是世界上最伟大的医学图书馆之一，因为珍本档案室禁止携带钢笔，我将背包和钢笔锁在储物柜里，扫描学者证通过安检，来到了大楼的顶层。我确实有些忐忑不安，尽管准备充分，我还是担心自己一路来到伦敦，最后仍然无功而返。最后与我往来邮件的一位名叫罗斯的档案员，我刚通过最后一道安检门进入内室，他就立即向我走来。"是施耐德医生吗？欢迎来到惠康图书馆。看一下《人体构造论》吧？"

我坐下来，意识到他做过功课，上网做了调查，确定我不是那种冒名顶替的骗子，来到至圣之殿糟蹋这些无价之宝。等罗斯再次出现时，他抱着一本 16 英寸 × 11 英寸的浓绿色巨著。那本书的尺寸令我惊愕得目瞪口呆，真的如同一部书中神兽。绿色的皮革表面光滑润泽，肯定还没超过一百年，我当时就琢磨原本的装订是什么样子的。罗斯把书放在档案桌上，打开之前，种种仪式感在我心中油然而生——身心净化、郑重其事、肃然起敬。由于罗斯和我此前并没有一同翻阅过珍本，我感到他想要确保我会恰当地照顾好这件珍宝。《人体构造论》一书在世界上仅有大约 100 件副本，而这一本保存得完好如初。

《人体构造论》原封不动地放在我旁边。我和罗斯开始用泡沫块和白色帆布豆袋搭起一座小山。档案文献的使用宗旨要求我们小心翻阅单页纸张，时时刻刻照顾书脊，尽量减少触摸，不可发生意外。罗斯一遍又一遍地尝试把书放在黑色泡沫楔子对角中间的凹槽里，让书自然地打开。[a] 感到右侧的支撑力度不够，这位图书管理员又在楔子上加了一个豆袋。调整摆弄了几分钟后，《人体构造论》终于可以阅览了。

淡淡的彩色线条勾勒出页面的边缘，我被这些线条打动了，久久地凝视着。它们似乎是手绘的，几乎每一页都有。我手中的这本《人体构造论》是 1543 年的初版印刷本，这意味着维萨里本人可能亲手摸过这本书。有 400 年历史的纸张，状态完好，没有修补，边缘也没有磨损。

我想看一幅大型插图，于是翻到书的后半部分，看到了一张折页。这张超大的页面令我震惊。整张页面是一幅人体静脉和动脉血管的详细图示。我将其先展开一半，再沿底部完全展开。这幅全身

---

a    先用黑色泡沫搭出两个楔形模型，然后将两块模型成角最小的一侧对角放置，中间形成凹形，并辅以帆布豆袋进行支撑调整，将书放置在中间的凹形部分，使其在打开状态时比较自然，尤其可以避免伤及书脊。——译者注

动静脉血管的示意图是一张木刻印版印刷而成的，真是令人叹为观止。人体结构上标有数十个字母和数字，该页其余部分写满了血管的名称，全部为拉丁文。我看得如痴如醉。

回到书的前面，肌肉人体图映入眼帘，一页接一页地向我展示了解剖的进展，附着的肌肉依次减少，很像我心爱的"世界百科全书"中那一套透明塑胶插图。一切都是从这里开始的，维萨里凭借这本集教学性和艺术性于一身并敢于批判盖伦的绝世杰作，抛出战书并宣告"我将亲自观察，并通过调查研究来向自己证明，什么才是正确的"。在接下来的百年中，这一决心落地生根，并点燃了一场科学革命。

# 第四章

# 科学的崛起

让我们期盼……一系列发明竞相涌现，如春风雨露降临
人间，可以在某种程度上征服并战胜人类的需要和苦痛。

——弗朗西斯·培根《伟大的复兴》，1620 年

他们的首要目的仅仅是一种满足感——呼吸更自由的空
气，彼此安静地交谈，不沉迷于那个悲凉时代的激情与疯狂。[1]

——托马斯·斯普拉特《皇家学会史》，1667 年

1715 年，在伦敦某个春光明媚的清晨，一群年轻的科学家，
为了满足人们永无止境的好奇心，聚集在世界上最伟大的俱乐部。
几周前，天文学家埃德蒙·哈雷大胆地宣称：他仔细研究了星图，
计算了太阳和月亮的运动轨迹，并鼓起勇气预言，4 月 22 日早上
会有一次日全食吞没整个伦敦市。他向天文学爱好者发出邀请，到
鹤苑（Crane Court）的皇家学会来一起见证奇观。

我们听过很多古代占星师预测食相的传闻故事。这些预言通常
会预测数月甚至数年之内的食相。但食相并不十分罕见，所以这样

的预言也不算十分大胆。然而，哈雷（他是皇家学会成员，能够与恃才放旷的艾萨克·牛顿交往）选择了另外一种方式，他邀请天文学的天才们聚集到这座古老的城市，给出了具体的日期时刻，甚至具体到分钟。自1104年以来，伦敦还没有发生过**日全食**，而600多年来几乎没有发生任何技术进步。大多数的英国人仍然相信女巫、狼人、独角兽和魔法，尽管日心说和新的数学为有识之士所接受，但这对普通老百姓并没有实际用处。

日全食是圣经中记载的事件。对于那些在万里无云的日子里目睹过一次**日全食**的幸运儿来说，那几分钟的暗无天日非常梦幻，也确实像魔法一般。我们曾经像凝望天空的玛雅人一样，忠诚地与自己的同胞们并肩，一瞬间就被淹没在行星、恒星和卫星的旋涡之中。

哈雷计算了日全食的轨迹，并发布了他的预测图。他希望通过公布这一事件的来临，可以尽量减少恐惧，同时借助不列颠群岛以及整个欧洲大陆的有识之士，得出更多的计算结果。

哈雷拿着羽毛笔，花了数周时间回顾了过去几十年中由"自然哲学家"记录下来的数据表。在1662年之前，学者之间的科学信息是不会共享的，但是《皇家学会哲学汇刊》（*Philosophical Transactions of the Royal Society*）改变了这一切。哈雷能够从多年的天文记录中收集数据，经过反复测定，他确信一场日食即将发生。邀请发出得非常及时，殷实的知识界人士们身穿马甲，头戴假发，在破晓时分到达鹤苑。

鹤苑是伦敦市中心舰队街旁边的一条狭窄小巷，当时的伦敦市区位于现代大伦敦地区的中心地带，被城墙包围。1666年伦敦大火差点烧毁了伦敦的整个核心地带，而鹤苑就处于受灾区域的最外围。坐落于鹤苑尽头的建筑便是皇家学会的会议厅，正是在这里，科学史在阴晴更迭中铸成（见彩插 4.1）。

发生日食之前的几个小时里，你是看不到月亮正在接近太阳的，因为它被恒星的亮度盖过，所以肉眼根本看不见它。但可以明显感觉到辐射热的减少，尤其是晴天的时候，会感到一种无风无云的奇特凉意萦绕于身。

天亮后不久，日食就在伦敦发生了，那时刚过早上 8 点；一个小时后，日全食于 9 点 9 分出现。在接下来的三分钟里，黑暗主宰着伦敦，哈雷的预言实现了，而且与他预测的时间分毫不差。因为大量的天文学家和科学家都准备好了器材和记录仪，他们对月亮表面以及日全食的确切持续时间进行了重要的观测。

对于那天在鹤苑的幸运观测者来说，他们的内心一定充满了乐观情绪吧？他们无疑会对哈雷心存感激，并且还有一丝敬畏。人类竟然具有这种预测能力，这也一定让他们欣喜若狂。但他们心中更重要的想法一定是，这世间还有什么是我们无法预测、体验并征服的？

戴维·伍顿对此总结道："对科学革命的一种基本描述是，它代表了数学家对哲学家权威的成功反抗，而二者又共同反对了神学家的权威。"[2]

亚里士多德哲学的一项基本原理是（天体）不变，[3]然而最后一批用"肉眼"观测的天文学家如哥白尼、第谷·布拉赫和约翰内斯·开普勒，已经能够观察到恒星的爆发并预测行星的运动。戴维·伍顿认为，第谷发现新星（距离地球 8 000 光年，在热核反应中融合在一起的两颗恒星）是科学革命开始的切实标志。它不是革命的起因，却吹响了揭竿而起的号角，是反叛开始的标示牌。亚里士多德沉迷以"质"（qualities）来解释世界，提出土、空气、火和水的四大元素说，而第谷辛勤地收集数据和观测天象。科学革命领袖以测量仪器、数字、数据表和计算方法代替了诡辩的对话传统与学术智者的伎俩。简而言之，他们将大自然乃至世界**数学化**了。[4]

1610 年 4 月，伽利略·伽利雷的《星际信使》（*Sidereus Nuncius*）一书在出版几周后来到了布拉格，开普勒迫不及待地想要了解伽利略看到了什么。该书的扉页上称伽利略是一位"佛罗伦萨的绅士"、一位"帕多瓦的数学教授"。扉页中间，单独一行写着"PERSPICILLI"一词，伽利略用这个词来称呼望远镜（见彩插 4.2）。

在这本书的开头，46 岁的伽利略描述了他的望远镜是如何诞生的。10 个月前，即 1609 年 5 月，伽利略收到一个消息称，一名荷兰人借助透镜和一根管子组装了一个望远镜。经过一番思考，伽利略"最终决定自己潜心钻研望远镜，先探究其原理，明白原理之后，再深入研究折射理论，思考如何找到发明类似器材的方向。我先准备了一根铅管，在管子的两端分别装上了两块玻璃镜片，它们一侧是平的，而另一侧分别是凸的和凹的"。[5]

在本书中，我们将一次又一次地看到，某个科学领域的突破来自精工巧匠的坚持不懈，他们专注于眼前的问题，并亲自参与工具、器械和测量仪器的制造。望远镜这一创新的出现，首先要依靠透明玻璃工艺在穆拉诺的发展，随后荷兰人和德国人对曲面玻璃的制造进行了完善。伽利略亲自准备镜头，打磨每一块玻璃片的尺寸和形状，想要将一台 3 倍小型望远镜变成适合天文观测的放大工具。他改进后的望远镜，放大倍数至少为 8 倍。[6]

伽利略意识到这一观察器材在军事领域大有用途，便前往威尼斯的元老院，那里是最高行政官所在地。在威尼斯圣马可大教堂的钟楼上，他展示了望远镜相对于肉眼的优越性。1609 年 8 月 21 日，围观的人们本来看不到远方的船只，但是伽利略用他的 8 倍望远镜，向元老院展示了对威尼斯潟湖地带构成潜在威胁的战舰。望远镜可以及早发现敌军战舰，对于海军来说是极大的优势，元老院对此前景感到非常满意，伽利略获得了双倍的薪资和帕多瓦大学终身教授的职位。后来他又发明出放大 20 倍的望远镜，用于天文观察。

伽利略在帕多瓦度过了 18 年（1592—1610 年），1599—1602 年他与英国人威廉·哈维在这所大学中产生了交集。在刚刚迈入 17 世纪的意大利大学城里，人类社会的两位科学巨匠共居一方天地：伽利略是世界上第一位物理学家、观测天文学家和实验科学家；哈维是世界上第一位生理学家，解释了血液如何通过我们的血管在体内循环。伽利略和哈维代表着那个时代天壤之别的两种境遇，伽利略是被宗教裁判所审判的最后一批科学家之一，他因为信奉日心说，人生的最后十年都在软禁中度过，而哈维作为詹姆士一世的御医和牛津的"医学博士"（Doctor of Physic）声名鹊起。

"托马斯·霍布斯在 1665 年写道，他认为在哥白尼之前没有天文学，在伽利略之前没有物理学，在威廉·哈维之前没有生理学。"[7] 哈维和伽利略都以机械运动的眼光来看待世界，觉察到事物按轨道运动或循环。他们洞悉卫星的移动或血液的流动，以及运动物体的轨迹和速度，这些确实非同凡响，但受限于简单的欧几里得几何学。

　　科学革命已经发起，然而人类社会迫切需要一种惊世骇俗的洞察力，以数学方式来描述和预测世界。在伽利略去世的同一年，在伦敦以北的偏远村庄里，艾萨克·牛顿出生，这位早产的遗腹子也许是人类历史上最伟大的天才，他将以物理学定律和微积分学来丈量我们的世界。

　　1610这一年，伦敦市成为北海海域的主要港口，城市人口激增，25万人口享受着伊丽莎白时代的英国文艺复兴。威廉·莎士比亚、本·琼森、约翰·多恩等文学巨匠成为舞台上的主角。《麦克白》在环球剧院的演出使众人乐在其中，哪怕3 000名观众连洗手间都没有。在新大陆，詹姆斯敦定居地正在搭建，而詹姆士一世也刚刚发起阿尔斯特种植园（Ulster Plantation）的殖民计划，他还下令将古代《圣经》文稿翻译成英文，并以他的名字来命名英译本。

　　17世纪的世界十分脆弱，欧洲大都市的居民"极易罹患疾病，承受肉体折磨甚至过早死亡……预期寿命只有三十多岁"。[8]瘟疫、流行病、饥荒、过密的人口、极度贫困以及恶劣的卫生条件，让伦敦一面富丽堂皇，一面疮痍满目。新式机构崛地而起，传统陋习污秽不堪。

　　1610年3月，伽利略的《星际信使》问世，没多久这本书就来到了伦敦四大"律师学院"之一的格雷律师学院（Gray's Inn）。那里是诉讼律师及法官的专业协会，总部设在伦敦市中心的石砖建筑群内，看上去与常春藤院校的宿舍楼相仿，已经有几百年的历史了。即使在今天，观光客漫步其中，也很可能遇见头戴白色假发、身穿红色衣袍的诉讼律师前往附近的法院出庭。这就像在华尔街附近遇到西装革履的年轻经纪人，或在麻省总医院附近遇到彻底无眠、不修边幅的住院医师在连轴加班后踉跄着回家。确实，衣装就是识人的标准，甚至是人的标志。

《星际信使》来到了诉讼律师和大法官们顶冠束带的权力世界。伽利略这部作品的主角是超新星，然而对于格雷律师学院中的某位政治哲学家来说，这位意大利天才本人才是信使。那位大律师便是弗朗西斯·培根，他自己从未做过科学实验，却被大多数人尊为实证科学之父。

弗朗西斯·培根出身显赫。1561 年，他出生于泰晤士河畔的一座恢宏宅邸之中。这位小神童 12 岁那年就进入剑桥大学学习。天资超常的培根使其肖像画家在画布上题写道："唯愿绘其所想。"才华横溢的美誉伴随着培根的一生。培根喜欢静默深思，在科学上充满求知欲，是一位"志向高远、视野广阔"[9]的思想家。他身兼专业律师、政治家、国王的廷臣与顾问等众多角色，他也战战兢兢、不遗余力地为人类社会的进步而奋斗着。

培根"过着活跃的公共生活，在伊丽莎白女王和詹姆士一世执政时致力于政治事务和法律改革。1618 年，培根担任大法官这一要职，直到他被指控贪污而遭罢免。在人生最后的那些年，他如痴如狂地写作，产出了大量有关自然哲学、政治和历史的作品"[10]。这些文字大部分写于他的晚年，那时的他已经被朋友、妻子和国王统统抛弃了。

培根在三部伟大的著作中完成了"重新思考我们的思考方式"这一课题，最后一部在其去世之后才出版。当时的大学教育深陷在亚里士多德学说徒劳无益的泥淖中，已经无力产生新的知识。更糟糕的是，大学里的哲学思想以亚里士多德的"第一性原理"（first principles）为基础，根本无法挑战这些哲学家的结论。"培根拒绝接受一切不利于新发现以及无法帮助改变世界的既有知识。"[11]

　　当制图师在空白处画下新大陆，太阳系也向人类展露出新的行星和卫星，有识之士面前出现了一系列新的现实。文艺复兴晚期思维开放，"'发现'［真理］这一概念与探索、进步、独创性、真实性和新颖性等思想密不可分地联系在一起"。[12] 几个世纪以来，所谓"学术"只是亚里士多德的猜想的汇聚，几乎没有新的知识出现，只有一些对其结论的新评注。培根意识到这种世界观带有极大的局限性，他在《学术的进展》（*The Advancement of Learning*，1605 年出版）和《伟大的复兴之新工具论》（*The Great Instauration, New Organon*，1620 年出版）中揭示，"当今的逻辑思维方式无法产生科学发现或发明新科学"。[13]

　　培根认为我们发现知识的过程存在缺陷，并着手提出一种发掘新真理的**方法论**。这一条理清晰的思考方式将引导我们走向**科学方法**——未来的科学家会将臆测转变为假说，然后进行系统的观察和测量，从而得出结论，最终发展为**以实验结果为基础**的综合性理论，而这些理论又将引导科学家们走向新的假说和新的实验。没有人比培根更强调方法论，[14] 甚至笛卡儿也比不过他，也正是培根提出了"阐释"（interpretation）的概念。[15] 古老的占星术和炼金术将转化为现代的天文学、物理学和化学，从神秘莫测甚至超乎寻常的非科学技艺转变为采用科学方法的技术学科。然而医学革命还要再等一个多世纪，直到 19 世纪后期才能彻底摆脱希波克拉底和盖伦的束缚。

批判旧式哲学家时，培根"将经验主义者比作蚂蚁，说他们'只会收集和使用'，而理性主义者相当于蜘蛛，'从体内抽丝，在身外织网'。他又将这两种昆虫与蜜蜂做对比，蜜蜂既从花园山野中采集原料，'又将原料通过自身力量转化并消化和吸收'。他接着说道，哲学家的工作是去效仿蜜蜂"。[16] 如此深刻的见解出自一位文人学者，他没有科学教育背景，也完全不了解数学和实验室。培根冥冥之中感到会有更多的科学发现，探测到更多的行星，也会有更多的观点得到表达。虽然他不太可能想象到微积分、电力或者载人飞行的发明，不过有意思的是，他确实想象过一种新药。

培根的最后一部作品是《新大西岛》（*New Atlantis*），于1627年也即他去世后的第二年出版，这是一部未完之作。他在书中"构筑了引人瞩目的科学乌托邦主义"。[17] 培根总结道，对人类有用的伟大事业包括"延长生命、逆龄生长、永葆青春、治愈绝症和缓解疼痛"。[18] 为此，显微镜观察必须得到发展，病菌必须得到了解，化学必须精进，流行病学也要基本形成。在即将到来的几个世纪中，疫苗和对疾病的预防将产生意义深远的影响，但是要达到从"逆龄生长"到"缓解疼痛"等一系列目标，人类还需要很多突破来引发植入革命。

培根惊人地预言，未来的社会将由仁慈的哲学家领导，而科学家将发挥主导作用。他向往新式学府，那将是一座伟大的研究所，"一所设施齐备的科学机构，能够对自然的奥秘进行广泛调查研究"。[19] 这位法学家描述的基本上就是现代的研究型大学。在外伦敦地区偏远的圣奥尔本斯镇高兰伯里（Gorhambury），有一座大型砖石府邸，炉火的温暖笼罩四周，烛光静静地闪亮，培根曾在这里梦想过一座新式学府和一种新颖的思维方式。如今的高兰伯里府邸躺在废墟中，但是通过一条私人所有的"许可路线"可以进入那片拥有 450 年历史的断壁残垣。当我置身于废墟中，凝望青翠起伏的山丘上牛羊遍布，古树斑驳，脑海中浮现出一个问题：培根会如何看待今时今日的高等教育和科学研究，比如查尔斯河南北两侧的哈佛大学和麻省理工学院，又比如带领人类社会进入太空时代的工程学、DNA（脱氧核糖核酸）研究、癌症治疗、计算机编程以及飞速发展的人工智能？

弗朗西斯·培根将自己设想的这种机构命名为"所罗门宫"（Solomon's House）。的确，几十年来他沉浸于哲学讨论和法律辩论，然而就像世界上的其他所有学者，他缺少一种"对自然的秘密进行研究的机构"。仅在两代人之后，培根设想的"所罗门宫"就会因为皇家学会的组成而成为现实，而它出现在伦敦也并非偶然；但这两代人要一路经历内战，将国王斩首，偶然地汇聚一堂，还要经历一次王权复辟，才能创造出世界上第一个天才协会（genius society）。

几个世纪以来，英格兰的君主们不断地增强王权，扩大影响力，终于在亨利八世、伊丽莎白女王及其继任者詹姆士一世统治时期，实现了君主的最高统治权。教会和国家统一起来，土地和资产由国王控制，对君权神授的鼓吹达到了前所未有的程度。1625 年，国王詹姆士一世的儿子查理一世继承王位，国王与议会之间的局势日趋紧张，最终议会遭到解散。议会与国王开战，结果查理一世于 1649 年被斩首。英格兰由奥利弗·克伦威尔及其内阁统治了十年左右，但是议会在 1660 年恢复了君主制并拥立查理二世为国王。

下议院和上议院的权力从未如此强大，至今仍享有统治整个英国的权威。

在查理二世登上王位之前的半个世纪中，罗马天主教会仍然在欧洲大陆上迫害着具有异端科学思维的基督徒，而英格兰的天主教徒也面临着类似危及生命的迫害。由于君主制复辟以及英国人对天主教的反感，再加上新国王对知识话题的兴趣，那些勇于探索新知识的哲学家终于找到了他们效忠的对象。

这短暂的几年中，伦敦风平浪静。英格兰政权在经历了王位空缺的过渡期后终于找到了政治和理智上都能被接受的平稳态势。就像历史多次证明的那样，革命**期间**和革命**之后**出现的哲学进步往往是意义重大的。

弗朗西斯·培根曾经为科学写下檄文。"因此，培根最主要也最为深远的贡献在于，他是一位针对科学的思考者。他思考什么是对科学发展有利的条件，什么是确保科学不断进步的变革和进程，科学将如何开启全新的知识领域，还有科学在改善人类生存状况过程中的技术实现与道德实现。"[20] 所罗门宫渐渐地走进了现实。1660年11月28日，三十几人来到伦敦格雷沙姆学院（Gresham College）听28岁的克里斯托弗·雷恩（Christopher Wren）讲授天文学。当晚出席会议的人士是那个世纪中一些重要思想家，包括罗伯特·波义耳（Robert Boyle）和亨利·奥尔登堡（Henry Oldenburg）。

查理二世适时地为新兴科学家们颁布了特许令，于是这一团体被称为"皇家学会"，全称为"伦敦皇家自然知识促进学会"（The Royal Society of London for the Improving of Natural Knowledge）。早期的成员们很快就意识到这一"尊贵的学术团体"肩负重任，是世上"最好的俱乐部"[21]；学会不久便开始在伦敦定期举行会议，办讲座，做报告，国王查理二世也经常出席，尤其是在做科学展示或解剖演示的时候。"关于我们的任务，"一位皇家学会成员在 1674 年匿名写道，"我们一致同意，或者都应该同意，不是粉刷旧房子，而是建造新房子。"革命就是除旧布新。[22]

同时期也有其他的天才学会成立，例如法国科学院（Académie des Sciences，1666 年由路易十四建立）；但是创刊于 1665 年、至今的仍在发行的《哲学汇刊》，毫无疑问是世界上最早的科学出版物。"皇家学会发明了科学成果的发表机制和同行评审机制。它使英语代替了拉丁文，成为科学话语的主要语言。它使实验研究系统化，鼓励甚至十分坚持以清晰的表达方式代替浮夸的修辞。它将世界各地最好的思想汇集在一起，开创了现代科学。"[23]

《哲学汇刊》的副本以学报的形式刊印，自然是寄往牛津和剑桥，最后终于来到一位年轻人的手中。他孤独而执着，节制有度而天生专注力非凡。他便是艾萨克·牛顿。

现在看来，艾萨克·牛顿的降生就如同救世主下凡。圣诞日的早上，他出生在一座农庄石砖宅邸的卧房中。他的父亲是个不识字的自耕农，继承了当地一座精心修筑的灰白色石灰岩宅邸和周围的谷仓。但他在艾萨克出生的几个月前就去世了。

从伦敦驱车往北，经由 A1 高速公路，三个小时后就能到达林肯郡的耕地和森林，那里坐落着一座小村庄，名叫伍尔斯索普（Woolsthorpe）。牧场和连绵起伏的山丘围绕着一群群的人家，就像遍布在英国乡村的成千上万个小村庄和教区一样。然而，在村落的东南角，一组石砖建筑显得与众不同，被完好地保存了几个世纪。这便是伍尔斯索普庄园，艾萨克·牛顿爵士的出生地和故居。附属建筑和谷仓在东面，朝西而坐的古式石宅前有一座苹果园，其中一棵不同寻常的老树仍然结着果实。这棵树历经瘟疫、大火、雷击和动乱，和它曾经那位著名的主人一样，经受了时间的考验。

石灰岩庄园宅邸有两层楼，牛顿的卧室在楼上，室内一扇大窗面朝苹果园。低矮的门廊、用于烹调的宽敞壁炉、吱吱作响的不平整地面，不断提醒着我们这座建筑的年龄。大窗外的苹果树虽然颇具艺术气息，但论科学实用性则远不如房间里的另一扇小玻璃窗。这扇朝南的小窗让太阳照射进来，让牛顿在英国漫长的冬季，特别是他需要一缕缕不间断的白光时，也能获得充足光线。"现代世界的总建筑师"[24]就是在这间简朴的乡舍中构想着未来。

母亲的再婚给了艾萨克的成长沉重的一击。他的母亲嫁给了附近教区的一名圣公会牧师，而结婚的条件是抛下年幼的艾萨克。艾萨克由外祖母在伍尔斯索普抚养长大，不知道他性情孤僻且一生不愿与人交往是否来自童年的创伤。他终身未婚，缺少深厚的友情关系，让人怀疑他是否患有自闭症或者其他社交障碍问题。艾萨克10岁时，他的母亲再度丧偶，她带着与艾萨克继父生的三个孩子回到了农庄。然而，艾萨克并没有在伍尔斯索普融入家庭生活，而是被送往8英里之外的格兰瑟姆（Grantham）的寄宿学校。

在格兰瑟姆，牛顿开始熟读勒内·笛卡儿的作品。这位杰出的法国哲学家与培根一样是新西方哲学的主要奠基人之一。"我思故我在"是笛卡儿最广为人知的名言，但是他在数学和物理方面的贡献产生了更为深远的影响；最重要的是，他坚持机械唯物主义的世界观和宇宙观，坚持实证调查并强调科学的研究方法，这与培根的观点不谋而合。在不久的未来，牛顿将借助笛卡儿的技术发展自己的理论。

随着牛顿一天天长大，人们越来越清楚地发现他不适合做农场主。就像亚伯拉罕·林肯和阿尔伯特·爱因斯坦一样，艾萨克也经常因为"胡思乱想"而被他人批评。幸好艾萨克被剑桥大学录取了。经过三天的旅程，他一路向南，于1661年6月在剑桥大学三一学院安顿下来，全心投入他的学术使命。到三年级时，牛顿已经没有可学的东西了。这对于现代人来说简直不可思议，但是牛顿在剑桥短短几年间就学完了当时的数学和物理。

接着在1664年，一场骇人听闻的剧变席卷英格兰。瘟疫，这种古老的天灾，开始在南方地区夺走生命并散播恐惧。由于黑死病的肆虐，全英国的城市和大学变得空空荡荡，剑桥大学也于1665年关闭。艾萨克回到了伍尔斯索普的家，第一次与自己的母亲和同母异父的妹妹们一起生活。面对大流行病，中世纪人的本能让人离群索居，独自生活，所以牛顿称得上有史以来最伟大的"独奏艺术家"。

1665年，如日中天的皇家协会正在准备出版物；而艾萨克·牛顿则躲在伍尔斯索普庄园二楼的卧室里。未知的谜团像瘟疫一样困扰着牛顿，他开始了长达18个月的课题研究，这将成为有史以来，理论家所进行的最富成果的震惊世人的课题。牛顿用蝇头小字一丝不苟地写下笔记，这些珍贵的纸张来自以前一位导师的遗赠。在这段孤独的时光里，他一个人解开了光的奥秘、万有引力的意义和热力学定律，还有积分和导数的微积分概念，由此，一切现代数学和现代科学得以实现。

是什么使月亮一直悬挂于高空？它为什么没有坠落到地面，或者干脆飞走？为什么所有物体都有一定的重量将它们拉向地面，又为什么总是垂直下落？古希腊和文艺复兴早期的哲学家们尝试揭开轨道和物体的奥秘，却徒劳无果；牛顿运用了当时所有的数学知识，并进一步发掘出更多的知识。

太阳直径是月亮直径的 400 倍，而太阳与地球的距离也刚好是月亮与地球距离的 400 倍，这一惊人的巧合解释了为什么它们在天空中看起来大小差不多，并且从数学的角度解释了出现日全食的可能性。天体从升起到降落跨越的地平线为 180 度，这两个天体在空中所占的弧度对应的角度则是 0.5 度，这意味着你可以在整个天空中排列出 360 个相连的月亮。也许是巧合，也许是天意，如果你躺在伍尔斯索普的苹果园里，凝望那棵古老的苹果树，一颗苹果在天空中所占弧度对应的角度也是 0.5 度。牛顿关于物体下落的思想实验和月亮受地球牵引的思想实验都是在伍尔斯索普开始的，后来他又初步简单计算了月亮的大小、月亮与地球的距离、运行的速度，思考了牵引的力量是什么，这都对他的思想实验起到了促进作用。尽管他还需要很多年才能创造关于万有引力和热学定律的综合术语，但是在林肯郡乡村的那段日子里，牛顿凝望着月亮，有时甚至直视太阳，他在那片土壤中播下了未来的种子。

起初，皇家学会缺少自己的正式聚会场所，但是聪慧的成员们并没有原地等待，而是时刻谨记拉丁语格言——切勿轻信人言（ *Nullius In Verba* ）。这座当代"所罗门宫"将一切新知识建立在证明的基础上。知识界采用了培根提出的经验主义思考过程，质疑旧观念，检验新理论，报告新发现。学会从最一开始的中心人物就是罗伯特·波义耳，他是一位又高又瘦的爱尔兰贵族，毕生致力于科学实验。现在每个化学专业的学生都非常熟悉他解释气体状态的波义耳定律，而这在 17 世纪是异常深刻的见解。波义耳长期以来的实验室助手是英国人罗伯特·胡克，他是一位杰出的技术科学家、器械和仪器的制造者，也是个脾气暴躁的搭档。

从一开始就参与其中的还有克里斯托弗·雷恩，一位博学的解剖学家、天文学家、物理学家，但他最著名的还是建筑师的身份。1666 年，雷恩的无穷精力和精巧的建筑学知识得到了实践的机会，一场大火将伦敦市中心的所有建筑夷为平地，而一些占卜师在此之前曾因为惧怕这个年份中"666"的隐喻，预言了那年将有火灾发生。

学会中天才荟萃，没人宣称自己是顶尖科学家或者哲学神童，令他们与众不同的是这里集合了行业专家，属于世界首创的科学组织。"早期科学更多是依靠协作而不是孤独的深思"，[25] 这话说得没错，不过伍尔斯索普的那位年轻人属于例外。

不论是在伍尔斯索普还是在剑桥，或是在后来的伦敦，牛顿的非同寻常之处都是他的专注力。一个崇拜者问他如何想到引力的概念，牛顿答道："不断地思考。"遇到理论瓶颈时，他真的会废寝忘食。他不喜欢运动，也没有业余爱好，对吃喝玩乐或是兄弟会都没有什么兴趣；唯有知识探索引诱着他。他破解了潮汐的秘密，却从来没有见过大海——这是多么不可思议的事；然而他清心寡欲的生活方式却创造出对物理运动、光和引力的深刻见解。在现实世界中，他对世界运转机制的那份强烈求知欲，就从来没有超出以他为中心半径 100 英里的范围。

在伍尔斯索普，牛顿在学术上是孤独的。1665 年，他开始探索数学课题和哲学课题，首先是证明二项式定理，而二项式定理直到今天仍是数学的基础。这位 23 岁的年轻人做了多少农活和家务？我们不清楚，但是很明显他进行了巨量的脑力劳动。

对于那些曾经在高中和大学的微积分课程中苦苦挣扎的读者来说，一个人先后发明出微分和积分的过程是有些惊人的。（关于发明微积分的先后顺序，牛顿和德意志人莱布尼茨争论了很久，牛顿从未将这一荣誉拱手相让。）牛顿发展了微积分数学，以处理他思考行星运动和引力的性质时所面对的复杂计算。接着他抛开新制造的数学武器，又转去研究自己在剑桥外乡村集市上购买的玻璃三棱镜。

天空中的彩虹始终具有相同的颜色排布（红、橙、黄、绿、蓝、靛、紫）；但除此顺序之外，人们对其一无所知。它们为什么总是以相同的颜色顺序出现呢？牛顿回到自己楼上的卧室，他在木板上开了一个小孔，用木板覆盖住室内那扇朝南而开的小窗，这样就能够分离出一束射入暗室的光线。这一束午后的日光，尤其是在阳光明媚的冬日，会穿过棱镜，衍射成一道彩虹洒落在远处的墙上。牛顿的神来之笔是，他在分离出来的一条光束路径上放了**第二个棱镜**，想观察会不会出现第二次色散，出现另一道彩虹。亲爱的读者，你猜是会出现另一道彩虹，还是光束保持了它原本的颜色，又或者变成另一种颜色？

答案是，第二个棱镜折射出的是相同的颜色。根据这一结果以及其他的一些表现，牛顿得出结论，阳光或白光，是由彩虹的颜色组成的。为了确定这一点，他设计了一个实验，设置好一系列棱镜或镜面的角度，使光线最终聚焦在一点。当不同颜色的光汇聚在一起，就产生了白光。"牛顿的日光色散实验仅由两个棱镜折射完成，如此精妙的构思，如此小心的操作，再加上精确的描述，堪称科学史上的里程碑。它确立了有关自然的伟大真理，也为从观察到理论的推导艺术提供了榜样；它如同来自往昔的灯塔投来的一束光，令皇家学会同时期的其他活动都黯然失色。"[26]

在伍尔斯索普的"奇迹之年"里，牛顿还进行了有关引力理论的基础研究：探索月亮为什么在高速行进和自转的同时，仍然能够高悬在我们头顶，没有飞走或者坠入地面。他仅仅通过基本的估算和新的数学知识，就能够向自己证明所有的物体都有引力，有史以来第一次理解了物体为什么会下落，水为什么会流动，炮弹射出后为什么在空中划出弧线，以及天体为什么能在空中运行。这些概念在后来的几年中支持了他的热力学定律，但是此时，当牛顿漫步于庄园，他更喜欢仰望月亮，他终于明白是什么力量使它悬于高空，这让他心中充满快乐。

至此，牛顿所见之处的一切已可令他心满意足。月球在空中沿着轨道运行；阳光照射在伍尔斯索普农场的小溪上，让水面波光粼粼；苹果"咚"的一声掉在果园的草地上；邻家男孩儿扔出的石子划出一道弧形轨迹；甚至就连他自己眼睛的功能都符合他正在探索的力学定律。牛顿是一个非常虔诚的人，他的这些观察使他相信，周遭的一切都符合自己提出的"机械宇宙观"的概念，那是一种有秩序的现实，只要他潜心研究，其中道理皆可知晓。他后来总结道："在 1665—1666 年瘟疫大流行的那段日子里……我的数学与哲学创造性思维正值巅峰。"在林肯郡的那片荒野中，牛顿对地球的看法转向了一种新的哲学理解。在对知识的考察中，"这是思想史上独一无二的"。[27]牛顿清楚，**只有他自己**理解了机械运动的规律，这使他格外快乐。直到多年后，他才迫不得已将自己的发现透露给皇家学会成员。

牛顿在自己的奇迹之年取得了重大的研究成果——创造出现代数学、光学和力学；之后，他回到了剑桥，因为导师艾萨克·巴罗（Isaac Barrow）退休，他接替了巴罗的席位，迅速晋升为卢卡斯数学教授。（最近一位为我们熟知的卢卡斯教授是斯蒂芬·霍金。）巴罗是皇家学会早期成员之一，他离开了剑桥，前往伦敦，成为学会和他的剑桥门生之间的纽带。多年来，巴罗一直敦促牛顿与伦敦及其他各地的多位成员取得联系，但是这位隐居避世的教授竭尽全力避免与他人联络。十年后，1675年，艾萨克·牛顿终于在皇家学会的一次会议中露面。

随着时间的流逝，牛顿克服了孤僻和嫉妒心理。起初，他坚决不透露自己的发现，但是一小圈信得过的朋友，例如艾萨克·巴罗、罗伯特·波义耳和埃德蒙·哈雷，劝说他揭开那层遮住秘密的朦胧面纱。人们初次领略他的天才是试用他亲手制作的望远镜。后来，牛顿有关科学研究的文章开始如涓涓细流，经年累月，陆续传递到奥尔登堡手中。对于一个致力于信息传播的学会来说，这些来自身边智者的记录拨弄着每一个人的心弦，令他们眼前一亮，同时也感到自愧不如。

另一种新发现在此不久之前降临英伦海岸：咖啡。伦敦的第一家咖啡馆在1652年开业，到1663年，伦敦的古罗马城墙内已经有82家咖啡馆。[28]正当皇家学会兴起之时，"咖啡出现了，它被称为醉酒、暴力和欲望的解药，一种纯粹思考、思辨和智慧的催化剂"。[29]启蒙运动正在这座城市中生机勃勃地展开，在大街小巷的咖啡馆，在家家户户的屋檐下，牛顿等人成为争论的焦点。

1687年，艾萨克·牛顿出版了他的杰作《自然哲学的数学原理》。我们人类非常幸运，因为善于社交的哈雷能够循循善诱，说服本不情愿的牛顿分享其力学和数学的想法。《自然哲学的数学原理》是牛顿的一部力作，是科学史上最重要的著作之一。在这部著作中，牛顿以无人能及的聪明才智，精心讲解了物理定律、引力原理、天体运行以及物体运作背后的原因。这本书为科学革命做好了准备。

牛顿后来升任皇家学会会长和英格兰王室铸币厂总监。他于84岁时与世长辞，终身未婚，没有子嗣。他虔诚地信奉宗教并潜心研究炼金术，曾经被经济学家约翰·凯恩斯描述为"最后一位魔法师、最后一个巴比伦人和苏美尔人、最后一位伟大的思想者，以一双发现的慧眼观察着有形的知识世界，人类还不及万年的知识遗产，最初也是在这样的目光下建立起来的"。[30]无论牛顿多么渴望探究宗教和魔法，他发现的都是一个新的"世界体系"，这个体系为未来所有的高级运算提供了基础的数学结构，包括发射宇宙飞船去探索彗星和其他行星所需要的数学知识。

本书在这里要讲的并不是彗星和宇宙飞船，而是科学的诞生，它为医学的兴起提供了支持，奠定了基础。正是17世纪的科学家们从理论上说明，我们能够以科学方法调查研究并系统整理这个世界。其中最著名的科学家就是培根、笛卡儿和牛顿。"在西方哲学家中，培根或许是最早给自然科学中的有意义发现赋予'自然法则'这一概念的人。当他在定义中提到'法则'（law）的概念，这种法则既非出自一位神圣的立法者之手，也非上天的安排或监视，更不为目的论服务。"[31] 笛卡儿和牛顿以充分的理由宣称他们的发现是普遍真理和定律。这种思维方式将打开医学现代化之路的大门。牛顿去世不过几十年后，又一名不平凡的人物抵达伦敦，成为世界上第一位讲科学方法的外科医生。

虽然皇家学会才成立短短几年，但其成员立即意识到灵感和变革的浪潮将彻底改变他们的人生。于是他们决定撰写学会的创办史，这是一个大胆的举动，甚至有些浮夸。1667 年，学会获得国王的特许刚过五年，托马斯·斯普拉特就撰写了《皇家学会史》（*The History of the Royal Society of London for the Improving of Natural Knowledge*）。卷首插图为国王查理二世的半身像被戴上桂冠的版画，两侧为弗朗西斯·培根和学会第一任会长威廉·布隆克尔（William Brouncker）。

在《皇家学会史》的序言中，斯普拉特声明将此书献给他们的王室资助人查理二世，将人类从"谬误的束缚"中解放出来的荣耀应当归于国王。接下来，斯普拉特反思了古人对旧时哲学家的看法：

> 显而易见，古人对取得自然发现者充满敬意，他们赋予其神圣的荣誉……**自然的探索者、思辨学说的传授者，乃至自然的征服者本身都应享有高贵的声誉**。[ 引文强调部分为引用者所加 ]

最后，斯普拉特提出，荣誉和纪念不仅仅属于发明家，还应该属于国王。他总结道：

> 真神本身并未忘记向我们指明世俗技艺的价值。从亚当到挪亚，世界上第一代君主的历史中并没有提到他们的战争或者胜利。记录下来的却是，在他们生活的许多年里，教会了子孙后代牧羊、耕作、种植葡萄、搭帐篷、建造城市、弹竖琴和风琴、制作铜器和铁器。如果他们因一项自然发现或机械发明而得到神圣的纪念，**那么陛下肯定会因为创立了发明家一脉相承的传统而流芳百世**。[引文强调部分为引用者所加]

如其所言。皇家学会的会员们发现了原子裂变、氢、双螺旋结构和电子。他们发明了万维网，创立了同行评议制度。这个世界上的首个科学组织，是一座真正的所罗门宫，它为现代科学的发展铺砌出未来之路，从而为医学在 19 世纪转变为科学学科奠定了基础。不过，我们首先看到的是，一位性格粗犷的苏格兰人来到伦敦，他从未接受过正式教育，却不可思议地成为世界上第一位讲究科学方法的外科医生。

# 第五章

# 哈维与亨特

> 小时候……我喜欢琢磨云和草，还有叶子为什么在秋天变黄。我观察蚂蚁、蜜蜂、飞鸟、蝌蚪和石蚕，总是缠着大人们问一些没人知道或者没人在意的问题。[1]
>
> ——约翰·亨特

> 听他讲课时，我对自己说："这是阳光雨露，拨云见日。"我觉得自己以前所学，相比之下什么都不是……我想我可能也会像亨特先生那样，自己去思考。[2]
>
> ——亨利·克莱因

迷宫般的外科重症监护室（SICU）由三个病区组成，主要为病入膏肓或病情极不稳定的患者提供术后护理。过去四周里，我每隔一天就连续上班 36 小时。尽管我已经是外科实习生（做外科住院医师的第一年），但我还从来没有机会进手术室。作为一名 SICU 实习生，我的工作反倒是照顾外伤患者和术后患者，相对于转入普通病房的患者来说，他们需要更高级别的照护。在普通病房，没有气管插管患者，静脉滴注药物相对简单，不像在重症监护室，随时都要关注患者的生命体征。

刚开始的几天，我彻底崩溃了。我们几个实习生很快就意识到，我们显然不具备照护 SICU 患者生命的资格和能力；我们极其忧惧因为一个小差错就害死一个在生死边缘挣扎的病人。SICU 的护士质疑得没错：尽管我们刚获得了医学博士学位，却毫无实践知识。如果有人咨询慢性髓细胞性白血病中遗传物质的易位，我们会滔滔不绝地讲起酪氨酸激酶；但是如果问我们一个简单的呼吸机设置问题，你看到的将是一副副呆若木鸡的表情。不过，我们都进步很快。一个月过去了，呼吸机、静脉注射、管线维护、外用内服、病床设置都变得简单明了，易于操作。

现在到了我在 SICU 实习的最后一周，我花了很长时间照顾特拉维斯。特拉维斯是一个 16 岁的宾夕法尼亚州大男孩儿，两周前，一次橄榄球训练后，他载着一车的高中队友，在路上被一辆水泥运输车拦腰撞击。三名年轻人当场死亡，特拉维斯被送到创伤中心时已经心脏停搏。我的住院医师同事在急诊室对他进行了抢救，按照从喉咙到耻骨的"创伤拉链"做切口，夹住主动脉以防止其完全破裂，勉强维持他的生命。从发生意外到现在的这两周里，特拉维斯经历了多次手术，紧急抢救呼叫三次，并面临多系统器官衰竭。

SICU 对患者的身体状况的监护水平堪称惊人。做住院医师之前，我还没有完全了解今天的器械和药物在监测体内气体浓度、血压、心率和清醒程度方面已经如此强大。我在医学院学到的生理学知识（器官与细胞功能的关系）派上了用场。当然，也不是任何情况都可行的。特拉维斯送来时已经死亡，被创伤医生的英勇果断救回一命，从那以后，他经历了几次手术，同时还与肾功能衰竭、艰难梭菌肠道感染、严重的水肿和四肢肿胀等危重并发症做斗争，而且他已没有脑电波活动信号。他已经开始散发死亡的气味。我起初不明白 ICU 的护士为什么说他们能够闻到死亡，现在我明白了，艰难梭菌的刺鼻气味混杂着铜绿假单胞菌肺炎的霉味，这在上呼吸机的病人中太常见了。几天前更换中心静脉插管时，特拉维斯的一位护士跟我预测，他活不成了。我今天不得不惭愧地承认，他就像那些溺水身亡的人，失踪后又被浪冲刷了好几天。

昨天，特拉维斯的父母来问，可不可以把他心爱的爱尔兰雪达犬"蜂蜜"带到 SICU。他们说这对特拉维斯有好处。我也喜欢狗，但是对于把家庭宠物带到这个肃静的地方，我慎重地持保留意见。在一个首要任务是控制感染的地方，为什么要冒这个险？这家人一开始被拒绝了，就去申诉他们有将"蜂蜜"带来医院的权利并且赢了官司，可以将特拉维斯的这位挚友带到他的病床前。当时我几天没睡觉了，已经感觉到通宵后第二天的午后最为难熬，我精疲力竭，无精打采，身体不堪重负。老实说，我根本不在乎"蜂蜜"来没来，没精力管。

特拉维斯躺在 ICU 的病床上，嘴里是气管插管，胶管上缠着用来固定的粉色绝缘胶布，胶布分叉贴在他的脸颊上，电子输液泵发出低沉的声音；他的身下是充气垫，有助于防止褥疮，纱布敷料保护着胸部、腹部和四肢的手术伤口；他全身肿胀，毫无生机，虽然胸部仍然随着呼吸起伏，但那是呼吸机的作用。自从被直升机送到创伤中心那一刻起，他就一动也没动过，我觉得他也不会再动了。此刻，我越来越焦躁不安。

在特拉维斯父母和妹妹的陪同下，他的爱犬"蜂蜜"颇具排场地走向 SICU 的 2 号病房。我都怀疑它能不能认出特拉维斯。我站在病房的玻璃滑门处，随时准备着阻止那条狗意外踩到医用管路或电线。"蜂蜜"一步一步地走进房间，脑袋警觉地一顿，目光停留在特拉维斯的身上。它又特意向病床挪近了几小步，脑袋靠近床栏，然后坐下来，静静地观察着。这一系列有意的动作，激起了我的好奇心。我看了一眼特拉维斯的家人，他母亲以手掩口，父亲目不转睛地看着。"蜂蜜"站起来，设法通过床栏的开口把鼻子探进去，并用鼻子触碰特拉维斯的手，它在引诱主人的回应。现在大约有十位住院医师和护士挤在门口，大家想亲眼见证男孩儿和他的爱犬互动的超现实瞬间。"蜂蜜"不由自主地发出一声哀伤的犬吠，继续蹲坐着。就在那时，我仿佛看到一根手指微微一动。特拉维斯的手动了吗？我们都一动不动地站在那里，寂然无声，每个人都盯着他的左手。这时我看见特拉维斯的头缓缓地向左转，浮肿的眼睛仍然闭着，虽然动作极其细微，但这显然是有意识的自主性动作。"蜂蜜"又叫了一声。就像再次发动一辆报废多年的旧车一样，特拉维斯慢慢地重新启动了。他的头不自觉地抬起来。"太好了！""不会吧！""我的天哪！"我们都不禁出声地自言自语起来。特拉维斯继续回应着"蜂蜜"：时间一分一秒地过去，他的四肢一点一点地动起来；这让"蜂蜜"更起劲地吠叫起来，用鼻子和爪子磨蹭他的主人，发出一阵阵哀鸣。某种神秘的力量正在拉着特拉维斯起死回生。终于，他睁开了眼睛。这一刻，我们都感到不知所措，也无话可说。特拉维斯的父亲感觉到了我们早先的疑虑，他看着我的眼睛对我说："我告诉过你，我儿子和他的爱犬之间有种特别的感情。"

六个月后，我走在医院门诊大楼的公共走廊里。实习期仍然非常折磨人，而我的当务之急是熬过剩下的几个月，之后就可以转到骨科做住院医师。我猜自己当时正处于白日梦游状态，目光呆滞，直到感觉两个人径直向我走来。那个年轻人我应该不认识，但是我认识那位年长的先生，就是想不起来在哪儿见过。他转身对他的儿子说道："特拉维斯，这位是挽救了你生命的外科住院医生之一。"我一脸茫然，我根本没认出特拉维斯，而他身上唯一能让我认出的是脖子下面气管切开术留下的疤痕。他的父亲又补充道："'蜂蜜'将你唤回人间时，施耐德医生也在场。"我顿时不知道该说什么好，最后说了一句："很高兴见到你，特拉维斯。"


500 年前，西欧人仍陷于原始状态的泥潭中，过着与两千年前的罗马人和希腊人差不多的生活。泥泞的街道、动物粪便、疫病和城市人口的膨胀，让当时人类所承受的痛苦甚至超过了我们狩猎时代的祖先。尽管印刷机彻底改变了传播速度，但是在 16 世纪中期天文学家获得突破性进步之前，几乎没有新知识诞生。16 世纪晚期，照护患者的医生几乎不懂人体功能，更不可能了解各个器官的功能。17 世纪初，还没有人能够理解呼吸的过程以及人体如何从饮食中摄取营养，人们也不理解心脏为何在胸口搏动。

公元 1600 年，一个就读于剑桥医学院的英国青年辍学后，决定冒险前往欧洲的经院哲学之乡意大利，来到了威尼斯附近的帕多瓦。威廉·哈维（1578—1657 年）几年前在剑桥大学冈维尔与凯斯学院取得了学士学位，但他感觉自己在意大利会有更大的发展，于是前往多佛尔港，准备跨越英吉利海峡。

同伴们都无一例外地顺利登上了开往加来的船，而威廉·哈维却在港口被相关负责人揪了出来。

"你不能走，得关起来。"负责人告诉哈维。这位年轻的剑桥大学生非常愤怒，但也只能眼睁睁地看着他的朋友们乘着客船驶离，渐渐地消失在黑夜中。那艘船在航行中突然遭遇风暴，客船倾覆，船上人员全部死亡。这场灾难的消息传到了多佛尔后，作为唯一一名没被允许登船的乘客，哈维找到了那位扣住他的负责人。为什么单单哈维被独自留在了英国海岸，而他的朋友们却全部溺亡？

那位负责人告诉哈维："两天前的晚上，我梦见了哈维医生要跨越海峡去加来；我在梦中收到警告要阻止你。"尽管这位负责人完全不认识哈维，但是他的预知梦境却救了哈维一命。哈维也经常讲起这个故事，证明自己一生的特殊使命乃是天意。[3]世界首位生理学家也许是上天钦定的。尽管哈维还要过很多年才能向世人公布他所发现的心血管系统功能，但是他的探索之旅在"科学实验时代"之初就已经正式起航。

与后来的艾萨克·牛顿一样，威廉·哈维出身于英国的自耕农阶层，其家庭经营一座小农庄，重视对子孙后代的教育培养。16世纪和17世纪是社会阶层跃升的绝佳时期，以牧羊为生的父辈为哈维未来的成功积累了充分的资源。尽管他父亲自己没受过教育，但是父亲经济上的成功让威廉及其兄弟在未来受益匪浅。

这位未来的英格兰王室**专职御医**在肯特郡出生长大，他对自家农场里的蜘蛛、马、狗、猪和鸡充满了好奇心。与年长他14岁的威廉·莎士比亚一样，哈维被送去读文法学校，精通希腊语、拉丁语和希伯来语。到帕多瓦后，由于拉丁语是资深学者的通用语，他轻松地学到了很多知识。哈维来到帕多瓦学医可谓恰逢其时，16 世纪的前辈如维萨里、法洛皮奥（Falloppio）和欧斯塔奇（Eustachi）等人，早已使帕多瓦成为世界上最伟大的医学学习中心。

对外国学生来说，帕多瓦有最优越的学习环境。法国人、英国人、德意志人以及英国侨民学生，以民族为单位组成小团体（Nations），有规矩、有组织地相互联系着。哈维来到这里几个月就当选为英国学生团体的"委员"，这一职位给他带来了一些特殊待遇，包括在博宫（Palazzo del Bo）新建成的解剖演示厅 ᵃ 的前排席位，那里是欧洲第一个也是最古老的解剖演示厅。

博宫是帕多瓦大学最古老的建筑。站在楼前深色的花岗岩鹅卵石上，人们无法立即洞悉这座大楼与周围其他中世纪和文艺复兴时期的建筑有何不同。具有 500 年历史的博宫是一座玫瑰色的三层石制建筑，设有中央庭院。柱廊式拱门和石框窗户的背后，坐落着那些世界上最著名的教室。在帕多瓦，哥白尼为日心说据理力争，伽利略讲解着行星的运行轨道，维萨里使解剖学重获新生。这里的演讲厅、考场和解剖演示厅已有数百年的历史，它们曾经是医学界最伟大创新者的舞台。

走进庭院并跟随意大利语导览标识来到管理办公室的入口，我很失望地发现博宫因施工而关闭。我在手机上查了一下电子邮件，

---

a　解剖演示厅（anatomy theater），本意为"解剖剧院"。——译者注

确定自己预约了这座古迹的私人观光时间。警察用不流利的英语让我离开，告诉我这里不允许逗留。我试着跟他说自己有预约，但是没用，我必须离开。我垂头丧气地走到马路对面的佩德罗基咖啡馆（Caffé Pedrocchi），这是欧洲最古老的咖啡店之一。我得规划一下自己接下来的行程安排。

喝着美味可口的意式咖啡，我仔细想了想，然后又穿过马路，再次来到博宫门前，询问有预约能不能进去参观。我感到自己的坚持已经让警察非常不耐烦了。他摆了摆手，坚持说博宫关闭期间禁止任何人入内。

我不顾警察的阻挠，在博宫周围徘徊，锁着的金属大门里面便是楼梯口，径直向上通往博宫的教室。一切近在咫尺，却可望而不可即。我猜古代的考场就在楼上的某个地方，天知道那辉煌壮观的解剖演示厅在哪儿。

"先生——请问您是来参观我们教室的美国外科医生吗？"我转身看到一名年轻的负责人，说话带着浓重的意大利口音。

"是！"我大声说道。障碍因此瞬间消除，弗朗西斯卡向我摇晃着一大盘万能钥匙，微笑着转向那扇庄严的大门，用一把沉甸甸的钥匙熟练地打开了老化的机械装置。我们迈上楼梯，走向博宫的第一层。

我们首先来到博宫最大的教室，它已在此挺立五百年，无数著名学者曾经出现在这里，教室内装饰着他们的家族徽章和国徽。弗朗西斯卡指向那些我已熟习多年的名字，他们代表了解剖学、医学和科学的传奇。我独自一人站在伽利略曾经授课的大厅中，满怀敬意地走近讲台，静静地望着它。几百年过去了，这里的空气中依然凝结着魔力，人类思想史上最伟大的思想家们就是在这里提出了他们的观点。

接下来是一间木制天花板的教室，是专门给医学生做学位最终答辩的地方，而且沿用至今。室内的桌子呈 U 形摆放，中间有一把小木椅。桌子后面所有的绿色皮面座椅都面向那把简朴而孤单的木椅，候选人坐在木椅上面对一连串问题的攻击，来证明其具备获得帕多瓦大学学位的资格。奶油色的石灰墙上挂着专家们的陈年画像，这无疑进一步增添了毕业生的焦虑感。我仔细观察了欧斯塔奇的表情，察觉到一种精明绝顶的气场。愿他的在天之灵能够知晓他和他的兄弟们开创的是怎样一番事业。

弗朗西斯卡郑重地为我领着路，她面带微笑地问我是否准备好参观解剖演示厅，我热切地说准备好了。离开这间历经时光沉淀的临街房间，我们穿过一扇小门，走进一间光线昏暗且天花板低矮的小屋子。

我向前探着脖子、弯着腰，躲开手工切割的倾斜房梁木，在一片漆黑中跟着向导的声音行走。弗朗西斯卡打开墙角处的一个开关，我才注意到一组小灯包围着我。我还是不明白自己身在何处，但是当眼睛开始习惯低亮度的状态后，我意识到自己正站在一个巨大的漏斗中。这个房间整体有 40 英尺高，是一个多层且不断上升的同心椭圆结构。我身处世界上最古老的解剖演示厅之中，正站在尸体解剖台的位置上。

这一高大宽敞的室内空间被打造成剧院结构，整个演示厅由原木制成，并手工嵌入木板。观众席很陡，上面的每一层由环形木板作为地面支撑，宽度刚好能站下一个人。每一层环形结构的内侧设有一圈木制围栏，高度大约与膝盖处持平。演示厅为观众站立观摩解剖而设计，扶手和栏杆（胡桃木雕刻而成）可以防止晕厥的人向前跌倒。

　　帕多瓦解剖演示厅于 1594 年由西罗尼姆斯·法布里修斯（Hieronymus Fabricius）主持修建，他继承了维萨里的解剖学传统，是哈维的老师。解剖演示常常在一年中最冷的月份进行，那时腐烂的尸体没有那么刺鼻难闻。作为英国学生团体的委员，哈维在解剖示教时可以在前排。哈维所学的大部分知识仍然是亚里士多德时代的旧医学，回到英国后，他会继续实践这些学说。当时并非一个科学分析的时代，医学仍沉浸于希波克拉底的体液学说之中，医生对器官功能的理解还非常原始。事实上，哈维在一生总体上讲还是一个盖伦派医生。

　　哈维于 1628 年出版了《心血运动论》（*On the Motion of the Heart*）。要理解这本书的革命性，我们首先要考虑哈维从老师那里学到了哪些有关心脏和血管的知识。盖伦对血液的生成、心脏功能以及血液流动的结论，是神圣而不容置疑的——并且完全错误，按照今天的标准更是错得离谱。从古希腊和古罗马时代到文艺复兴早期，没有研究者能够精确可靠地解剖任何哺乳动物并查明血管和心脏的用途。没有一种适当的方式可以使动物在镇静的状态下被切开胸腔。所以，任何动物实验都非常恐怖，解剖者需要先将可怜的小东西紧紧地捆绑固定几秒钟，然后匆忙地切开胸腔。动物在整个实验过程中慢慢地流血至死。在这种情况下，人们几乎没有时间去思考血液的流动和心脏的活动功能。无人理解这些功能是如何联系在一起的，也就不足为奇。

盖伦及其后的每位解剖学家都面临着大血管的迷宫，有些血管的直径与花园的胶皮软管一样大，它们向四面八方伸展，围绕着奇形怪状的实体器官。现在解剖学专业的教材，以不同的颜色绘制出动脉、静脉以及血液流动的循环路径，但是在古代，展现在人们眼前的是打开的胸腔，其中一个搏动的心脏和无数难以识别的血管，如同一个无法破解的谜团。

1 500 年来，医学生所学到的是，根据血管壁的厚度不同，人体内部有两套截然不同的平行血管系统。亲爱的读者，如果今天您和我同在解剖实验室里，我可以为您展示人体全部血管的主要区别特征：一种是薄壁纤细的静脉，另一种是厚壁粗壮的动脉。不论血管的位置如何，位于腹腔还是四肢，静脉和动脉始终属于这两个主要类别。

盖伦错误地总结道，由于血管壁的厚度，动脉本身就具有搏动的能力。更糟糕的是，经典盖伦派学说认为肝脏是血液的来源。尽管血液从经过消化的食物中吸收营养这一点是正确的，但是盖伦错误地认为，血液受到各个器官和肌肉组织的引力影响，在静脉血管中呈潮汐式双向往复流动。为了让自己的整套想法逻辑通顺，他提出一种理论，说所有的器官都"吸引"血液流向自己，并"消耗"了血液及其中的活力。

盖伦及其门生无法理解肺的功能，他们认为生命活力或者"元气"在每次呼吸时进入肺部，不然还能怎样解释呼吸冲动？他们总结道，是神圣的呼吸赋予了脉搏生命，动脉血也由此从深紫色变成鲜红色。另外，根据他们的观点，血液从心脏的一侧自然地通过心室间隔上的大型孔隙流向另一侧。

盖伦对于心血管系统功能的最后一点错误观察是，每个器官都消耗血液，吸收生命活力。多余的血液只不过是蒸发了。总之，人体的各个部分吸引着血液向其自身流动，吸入元气，蒸发掉所有多余的血液。如果血液通过动脉的搏动不断地涌入器官终端，那么除了说明血液在静脉中双向往复流动，还有什么其他方法可以解释静脉的功能呢？

如此这般地讲解心脏和血管的功能，谬误令人咂舌。

1602 年，威廉·哈维从帕多瓦医学院毕业，返回肯特郡短暂停留后移居伦敦，他在那里生活了 55 年，只在英国内战期间暂居牛津。哈维很快迎娶了一位家庭出身良好的女人为妻，她是詹姆士一世的御医之女。尽管哈维不是伦敦人，但他的社会地位稳步攀升，并于 1607 年获得医师学院（College of Physicians）的会员资格，那是一群最受尊敬医生的小圈子。即使在学院内部，哈维的名望也步步高升，短短几年就成为财务主管。

这位"身份卑微而知识丰富的乡村男孩"[4]接受了伦敦的人情世故，他攀登着社会阶层的云梯，走向詹姆士一世的宫廷。与他的病人弗朗西斯·培根一样，哈维对国王总是曲意逢迎，终于在 1618 年被任命为"专职御医"，同年培根也被任命为大法官。詹姆士一世驾崩后，查理一世于 1625 年成为国王，不久便任命威廉·哈维为"常任御医"，这是一个更具权势、更有名望的头衔。这一新头衔不只为哈维带来地位和财富，更为他储备了进行调查研究的时间和资源。毫无疑问，与弗朗西斯·培根的接触和一流的医学培训经历，让哈维为更科学地评估心血管系统做好了准备。

不断上升的地位和头衔使哈维的医学实践日益丰富起来。他和太太没有子女，这也让他有更多的自由时间进行研究。1615 年，哈维成为卢姆雷恩（Lumleian）解剖学讲师。在人们的眼中，他是技艺娴熟的解剖家，也是天资聪慧的讲师，讲课时总是有板有眼地挥舞着一根 16 英寸的银尖鲸骨教鞭。他身着"黑色披风、紧身短上衣、棱纹黑丝长袜和高跟长筒靴"，这种高雅的装束将哈维与伦敦的芸芸众生区分开，在人群中显得颇为与众不同。

事业上的成功使哈维可以转过头去做自己喜欢的事。三十多岁时，他已经习惯了白天行医接诊、晚上居家研究的常规作息。儿时对植物和动物的痴迷一直还在，他在伦敦收集的水生生物和陆生动植物标本以及农场动物，将成为未来发现的起点。哈维正在引发一种重要的转变，他实际上将帕多瓦带到了伦敦，他的家庭实验室逐渐成为一个小型博宫。5 一场革命正在酝酿：短短几年的研究后，哈维将得到人类最伟大的发现之一。

哈维的研究动力完全来自他自己。他带着无尽的好奇心，几乎每晚都在进行解剖实践，甚至完成了一项各种鸟类的肛门解剖学比较研究。如果是在 21 世纪，美国国家卫生研究院资助实验室里的鸟类研究学者或许可以承担这样一项课题，因为它很可能带来源源不断的论文发表和终身教职，但是哈维将它作为一项个人探索课题，结果会如何呢？

帕多瓦的另一位解剖学家，维萨里的学生雷尔多·科伦波（Realdo Colombo，1515—1559 年）是描述血液流动与肺部关系的先驱。他说："血液由肺静脉输送至肺部，在肺中精炼之后，与空气一起经肺静脉进入左心室。"6 虽然这一观点并非完全正确，但突破性在于他认为不是只有空气从肺部回到了大血管中，而是"精炼的"血液从肺部回到了大静脉。科伦波还反驳道，血液并非像亚里士多德和盖伦希望的那样，绕过肺部后通过心脏中间的孔隙从一侧流向另一侧。

有了科伦波的榜样，哈维开始研究心脏及其背后的运行机制。他已经亲眼见过鱼和小动物的血液搏动，通过医师学院的关系，他弄到了一具绞刑犯的尸体，这为他的研究带来了重大的突破。他将这具尸体运到位于鲁德门家中的私人研究区域，把尸体放在解剖台上，借着烛光，他切开了胸部，掰断了肋骨。

在排干胸部大血管中的新鲜血液之后，哈维发现死者的心肺袒露在自己眼前。解剖学家解剖出心脏时，直接从心脏顶端伸出来的、最显眼的动脉就是肺动脉，也就是从心脏的右侧将乏氧血输送到肺的大直径血管（见彩插页 5.1）。哈维将一根细绳缠绕在肺动脉上并扎紧，使液体无法流动。哈维小心翼翼地切开右心室之后，将一根金属管插入心室，并尝试将水注入其中。在肺动脉被扎死的情况下，水无法通过，更重要的是，水并没有穿过分隔左右心室的厚壁间隔。哈维切开左心室，未观察到一滴液体。他说："我保证没有孔隙。"[7] 盖伦是错的。

解开扎紧肺动脉的细绳，哈维再次将水注入右心室，几秒钟的工夫，水便涌入左心室。这些带着淡淡血色的液体显然是从心脏的右侧经过肺部组织，然后通过肺静脉又回到心脏并流向心脏左侧的。这一瞬间，他知道科伦波是正确的。科伦波坚称心脏向肺部输送血液，血液返回心脏时，呈现生机勃勃的鲜红色。

威廉·哈维已经对心肺之间的相互关系确信无疑，但是他对心脏功能还是感到困惑。他应该继续质疑盖伦吗？对于医生来说，质疑盖伦确实是亵渎神明。还是说，他应该相信心脏与所有的器官一样，舒张时将血液引向自身？解剖了绞刑犯的尸体后，哈维又回去研究他的水生动物，其中有些动物的表皮是透明的，于是他可以仔细观察它们跳动着的小心脏。渐渐地，随着小型生物解剖实践的增加，哈维对心脏自身吸入血液这一观点所萌生的怀疑越来越强烈。

哈维切开一条鱼的胸腔，看到微小的心脏快速地搏动着，甚至目睹了血液流经透明的主动脉。他将手指放在心脏上，能够感觉到它的收缩，这使他进一步确信心脏更像是一种肌肉组织，而不是一个吸入空气（或血液）的风箱。用鳗鱼做实验时，哈维切开鱼的胸腔并取出了跳动的心脏。他把心脏放在解剖台上，那颗小心脏继续搏动着，即使他将心脏切成一片一片的，每一片都还在收缩着。哈维现在完全确信这颗心脏是一块肌肉，而且有一个收缩的活动阶段。哈维正在解开一项伟大的生命之谜。

多年来，威廉·哈维进行了无数的动物实验。他经常用狗来做实验。以现代标准看来，哈维用成百上千的动物做实验，在丝毫没有考虑其感觉或意识的情况下让它们死去，是相当残忍无情的，我们很难为他辩护。事实上，无论哈维发现的成果有多么重要，他的活体解剖实验都令人恐惧不安。在 17 世纪，斗熊、斗鸡和公开虐待动物的行为司空见惯，直到 1835 年，英国才通过了《禁止虐待动物法令》（Cruelty to Animals Act）。此前，大部分的英国人认为动物无法感到疼痛，一只狗被虐待至死，在他们心中引起的情感冲突，就跟今天我们拍死一只蚊子的感觉差不多。

经过许多实验之后，哈维对心脏内部及其周围的血液流动已经确信无疑，但是他仍然对血液的起源以及血液在哪里消失感到迷惑不解。这是科学发展中一个真正伟大的时刻——哈维意识到，研究心脏的功能需要某种计算。在天文学、物理学、数学和生物学雏形初现之时，哈维开创了一个全新的科学分支。

推断出心脏的活动阶段是收缩（systole，希腊语）之后，哈维意识到他可以估算出心脏泵出的血量。现在看来，他的计算相当保守，但是计算结果使他得出了正确的结论。哈维猜测，心脏每次收缩时，无法将所有血液全部挤出心室，而是只释放出舒张期（或放松状态）心室血量的一小部分，于是他估算出每次收缩时所释放的这一小部分血量约为 1 打兰 ª（相当于 1/8 盎司）。这是一个安全的估算，但远远低于实际血量。

哈维估计心脏每分钟至少跳动 30 次，按一小时 60 分钟、一天 24 小时做乘法，如果非常保守地估计每次收缩排出 1 打兰的血量，那将意味着每天有近 5 万打兰的血液通过搏动进入动脉。如果盖伦及所有古代医生一直以来的推测是正确的，肝脏每天需要不断地造出大量的血液，这对于哈维来说简直无法想象，希波克拉底医学理论的真实性根本经不起推敲。

世界上第一次生理学计算得出结论：盖伦显然大错特错。两百年后，拉瓦锡的观察才使质量守恒成为定律，而此时哈维的推断非常简单，肝脏根本不可能像消防栓那样，每天涌出那么多的血液。

---

a    打兰（dram）最早为古希腊和古罗马的一种计量单位。它既是常衡制单位，也是药衡制单位。按作者括注，此处应为药衡制体积单位，即液量打兰，等于 1/8 盎司，约为 3.6 毫升。——译者注

我们现在知道，按人均体重 150 磅 [a] 来说，心脏每次搏动输出量为 70 毫升，这样每日心脏的输出血量超过 7 000 升，或者说，有将近 2 000 加仑（约 7 500 升）的血液流经心脏。哈维要是知道每天有超过 40 桶的血液流经心脏，他肯定会气得捶胸顿足。

如果肝脏并没有源源不断地生产血液，那么血液是从哪里来的呢？也许更为关键的问题是，血液到达最终目的地后发生了什么？它确实蒸发了吗？

哈维的最后一个实验可能是受到了他在帕多瓦的导师法布里修斯的启发。哈维离开帕多瓦之后不久，法布里修斯出版了《论静脉瓣》（*De venarum ostiolis*）。在这本书中，他探讨了瓣膜的功能。法布里修斯并不知道静脉中的血液是从四肢流回心脏的，于是他无法正确地判断"小门"或者静脉瓣膜的功能。他用布料止血带扎住受试者的手臂，静脉便肿胀起来；然后，法布里修斯用手指按住止血带附近的一根静脉，却发现他无法迫使血液流向手部。他总结道，瓣膜"阻挡并延迟了"血液的流动，这明显误解了静脉瓣膜的功能。他的研究以错误的亚里士多德理论为基础，这使他无法看到真相，但是其论著确实启发了他的学生通过重复实验去发现真相。

哈维重复了导师的实验：他将布料止血带牢牢地绑在用人的手臂上，证实了法布里修斯所观察到的血液无法流回手部的现象，因为"小门"禁止回流。由于哈维不盲目相信盖伦派学说，他在解释这个小实验的结果时，就具有更大的自由空间。如果你的手臂上

---

a　1 磅约等于 0.45 千克。——编者注

可以看到静脉，那么重现这个实验就很简单：将一条围巾或者橡皮筋紧紧地绑在肘部上方的手臂上，试着迫使血液流向手部。由于静脉瓣膜的存在，血液根本无法在肢体中"反向"流动。解开止血带后，血液会继续流向心脏（见彩插 5.2）。

哈维离他伟大的综合性分析仅差一步之遥。他思考着这些过程：心脏搏动时涌出大量血液，血液在肺部"获得生机"，鲜红的血液通过动脉输送到人体的各个组织，再结合血液从四肢流回心脏的单向通道这一新发现，哈维顿时明白了。后来，他写道："我独自一人思考了很长时间后……我发觉……血液确实通过动脉流向静脉，并由此返回心脏右心室。"

哈维终于有了结论。血液由强大的左心用力泵出，通过主动脉和动脉搏动到达全身，经过某种神秘的交换，同样的血液被输送至静脉系统以返回心脏，之后被推入肺部以获得空气。因此，它是一个封闭的系统。哈维的研究是在复式显微镜发明之前进行的，他的肉眼无法看到人体每个器官中"毛细血管床"上那些越来越小的微型动脉分支。

最终，哈维想道："因此，我开始自己思考，血液是不是在做**环形**（circular）运动……"希波克拉底、亚里士多德、盖伦以及我们所有的祖先都没有看到心脏功能的真相。在帕多瓦结识了伽利略的哈维向人类宣告，血液在我们的体内沿着双重循环轨迹运行，一条是通向人体的体循环，另一条是通向肺部的肺循环。血液并不是简单地涌入终末器官，而是在血管内流经器官和肌肉；哈维去世后不久，新型显微镜仪器就将揭开这一秘密。简而言之，哈维的伟大在于他揭开了**血液循环**的真相。

马尔切洛·马尔比基（Marcello Malpighi，1628—1694 年）是一位意大利科学家，他首次描述了在微动脉与微静脉之间存在微血管。他的首次突破性进展来自一次青蛙实验，他在检查青蛙肺部仍在涌动的血液时，借助一块简单的放大镜，看到了介于动脉和静脉之间的一团中间组织。血液循环的路径终于被描绘了出来，马尔比基称之为毛细血管（见彩插 5.3）。

威廉·哈维在英格兰和欧陆各地不断地讲解着自己关于心血管系统的看法，终于在 1628 年出版了经典巨著《心血运动论》。哈维的这部代表作成为科学领域有史以来最重要的著作之一，书中对人体机械构造的理解，反映出他与勒内·笛卡儿志同道合的机械宇宙观，并使他成为领域内的重要先驱人物。

笛卡儿和哈维改变了 17 世纪的知识观，再加上弗朗西斯·培根的经验归纳法，自然哲学转变为一种科学的调查研究过程。后来的皇家学会的重要创办人罗伯特·波义耳将人体比作一台"液压发动机……由自然精心架构而成"。哈维的"头脑对于当时的知识和文化精神极为敏感，他的想法充分体现了时代精神"。[8] 他的研究首次从数学和生理学的角度解释了人体，成为新兴实验时代的基石。哈维去世后不久，皇家学会成立了，然而继承其衣钵的并非皇家学会的科学家和自然哲学家，而是另一位对自然情有独钟的英国人，当初他像个无人问津的流浪者一样游荡到伦敦，如今却长眠于威斯敏斯特大教堂里。

1540 年，英格兰国王亨利八世将两个行业公会联合起来，统一为"理发师-外科医师公会"。接下来的许多年里，外科医生饱经各种苦辣辛酸和挖苦讽刺，终于在 1745 年脱离组织，成立了自己的"外科医师公会"，它后来成为皇家外科医师学会（Royal College of Surgeons）。理发师和外科医生为了得到人们的认可而争执不休，在 18 世纪中期，他们都可以提供理发服务，进行简单的脓肿引流，施展有效或无效的放血疗法，但也仅此而已。然而，1745 年外科医生独立后，至少暴露出一项重大问题：他们没有自己的解剖演示厅，这使他们争先恐后地寻找场地以及合适的监管人员。

威廉·亨特（1718—1783 年），苏格兰人，著名的内科医生、产科医生和解剖学家。他在格拉斯哥附近长大，之后在爱丁堡、莱顿、巴黎和伦敦接受了一流的教育培训。1744 年，在圣乔治医院完成医学培训后不久，威廉·亨特以私人授课的方式开设了一门解剖课程并宣传道："先生们有机会在整个冬季课程中，像在巴黎一样学习解剖技艺。"[9]

威廉·亨特的解剖学校在伦敦尚属首例。（令人惊讶的是，伦敦第一所特许医学院成立于 1785 年，但是在此之前，圣巴塞洛缪医院已经进行非正式教学好几个世纪了。）1746 年，亨特在科文特花园租了间公寓并开办解剖学校，到 1749 年，学校搬至附近的科文特花园 1 号大厦，并大获成功。（现在那里是一家苹果产品专卖店！）学校成功开办，亨特的解剖实践也随之增多，采买与准备尸体的工作便需要委托他人来协助完成。无奈之下，威廉让比他小 10 岁的弟弟约翰·亨特搬到伦敦，协助他打理学校的工作。

威廉·亨特"身着绫罗绸缎，头戴银白色卷式假发，与苏格兰知识分子共进晚餐，［穿梭于］咖啡厅和剧院、解剖室和理发店……以及科学和艺术这两个迥然不同的世界之间"。[10]而他的弟弟约翰，却与他有天壤之别。约翰 13 岁辍学，可能患有阅读障碍，人称是个"笨手笨脚，缺乏教养，基本没受过教育的乡下小伙子……有一头吓人的红发"。[11] 两人上次见面时，约翰只有 12 岁。10 年不见，他的生活已是饱经风霜。约翰·亨特是家里 10 个孩子中年龄最小的，出生时父亲已经 65 岁了。他搬到伦敦时，9 个哥哥姐姐中的 6 个已经去世了。在充满不安和疾病的世界里，威廉是他唯一稳定的依靠。

约翰·亨特拒绝接受英国文法学校的传统教育方式，而是选择在乡间游荡，研究南拉纳克郡的花鸟鱼虫。如果说有什么事能让我们"三岁看老"，那就是他好像面对腐烂之物也不觉得恶心，对一切通常令人反感的东西基本免疫。约翰·亨特没有走上先去伊顿读预科，再到牛津或剑桥获得学士学位的路，而是带着永不满足的好奇心、天生的怀疑主义和饱经沧桑的坚韧来到了伦敦。

1748 年，年仅 20 岁的约翰·亨特抵达伦敦，尽管缺乏正规的教育经历，但是他已经准备好了在解剖学校做哥哥的助手。解剖学校已经开办两年了，正在蓬勃发展。他们几乎不了解对方，好在威廉正急切寻找一个能够处理所有尸体的跟班。约翰最好还能为解剖讲座做好尸体的准备工作。1748 年 9 月，新学期即将开始，威廉和约翰在科文特花园的解剖室解剖死者的一条手臂。多年来孤僻的性格和猎奇心使约翰自学成才，他熟练地操作着手术刀，让威廉大为惊讶——约翰是个天生的解剖家。和弟弟第一次做解剖研究时，威廉告诉这位没上过学的毛头小伙子，他具有成为优秀解剖学家的潜质，永远也不会失业。[12]

如今，世界上的每所医学院都由专业人员对尸体进行整体防腐处理，严格地施用防腐固定剂以防止腐烂。防腐剂经由尸体的血管注入体内，这样便可以渗透到全身的各个组织器官。在冷却的条件下，尸体能够储存数年而不发生腐烂。解剖实验室在整个学期里也不会让路过的人闻到组织腐烂的气味。学生第一天看见一具死尸会感到震惊，但在接下来的日子里，你意识到永远也不会遇到蛆或者脓，恐惧也就逐渐消失了。

科文特花园的解剖学校面临的主要难题是尸体本身。到18世纪中期时，欧洲大陆的许多国家已经放宽了古罗马时代关于人体解剖的禁令，但是英国仍然严格禁止采买尸体。在16世纪的伦敦，死刑犯尸体会少量分配给理发师-外科医师公会。亨特学校开办后的这些年中，禁令几乎没有什么变化。在夏天的那几个月里，尸体会在温暖的环境中散发腐烂的恶臭，因此被禁止解剖，但入秋后天气转凉，标志着另一个解剖季节的开始。每年在伦敦被处以绞刑的罪犯多达50人，其中甚至包括一些犯下偷窃手表等轻罪的人。

几个世纪以来，因犯一直被关押在位于圣保罗大教堂和今天的伦敦证券交易所附近的新门监狱（Newgate Prison），并在史密斯菲尔德被处以绞刑。该区域就在世界上最古老医院之一的圣巴塞洛缪医院附近，也是苏格兰独立战争领袖威廉·华莱士被处以绞刑并裂尸示众的地方；在亨利生活的时代，更常见的行刑地是泰伯恩刑场（Tyburn Tree）。在海德公园的东北角，大理石拱门附近，贝斯沃特路的三岔路中间立有一块小牌匾，以纪念"泰伯恩之树"的位置。这棵"树"是由三根柱子架起的绞刑架，从12世纪至1783年，不计其数的罪犯在这里被处以死刑。绞刑执行场面非常壮观，围观的众人庆祝着正义，被罩住头部的受刑者扭动身体、挣扎着想要呼吸，或者只求速死，使之成为一场惊悚骇人的消遣。

与威廉搭档的 12 年中，约翰·亨特的主要工作是采办尸体。约翰的身高只有 5 英尺 2 英寸（约 1.57 米），但是，多年来的辛苦劳作给了他宽厚的肩膀和结实的双手，使他成为一名干将，能够妥善地保住刚刚死去的珍贵尸体。放任自由的狂欢场所需要一个行为粗放的无赖，而约翰·亨特，这位下刀精准的解剖学家、英国的传奇外科医师和科学人才的典范，正是专干脏活的尸体管家之完美人选。

议会通过了《1752 年谋杀法》（The Murder Act of 1752），规定要以更为得体的方法施行绞刑，并禁止绞刑后埋葬罪犯。这增加了他们得到的尸体数目，但是仍然不够。还有其他地方可以得到尸体吗？

令人震惊的是，约翰·亨特成了一个史上有名的掘墓大盗。

对新鲜死尸的渴求将约翰·亨特变成窃尸贼中的佼佼者。"1748 年 10 月，威廉叫嚷着他的学生需要更多的尸体，约翰·亨特几乎没有犹豫，在夜色的掩护下走出科文特花园，手持铁锹和撬棍，前往附近的墓地去搜寻刚下葬的尸体。他很有可能先带着学生们去一家小酒馆喝了几杯，为他完成后面恐怖的地下工作壮行。"[13]

在伦敦和爱丁堡，以及后来的英属北美殖民地，专业的盗墓贼将墓地洗劫一空，成为很多家庭的噩梦。他们被称为"掘尸人"，这些窃贼在半夜三更时掀起刚翻过的土壤，在坟墓的顶端垂直向下挖出一条狭窄的通道，直到碰上木棺。他们撬开廉价的木制棺盖，让尸体的上半身露出来，然后用绳子将尸体从其安息之地拽出来。[14] 接下来这伙人会把尸体装入马车并连夜运至解剖家的后门地下室入口。

约翰与威廉·亨特一起工作了 12 年，哥哥在衣着考究的上流社会和王室贵族中声名显赫，最终成为王后夏洛特的产科医生（王后育有 15 个子女，包括未来的国王乔治四世和威廉四世）；而约翰，从一开始与尸体为伴，一步一步地成长为解剖学专家。他以采买新鲜尸体为职业，而这位"喜欢喝一杯的年轻人，毫不装腔作势，甚至脏话连篇，显然赢得了为他提供尸体的法外之徒的喜爱"。[15]

他们一起工作的第一个冬天，就发生了一个惊人的转变：约翰使用手术刀时显露出超乎寻常的技术，到 1749 年春天，"威廉宣布他的副手已经完全可以胜任学校所有的解剖工作"。[16] 夜半掘尸人成功地发展为一名权威认可的解剖家。在学校工作一年后，约翰开始考虑给活体开刀，这在当时简直是天方夜谭。威廉遵循着在伦敦成为著名医生的传统路线——从名牌教育机构毕业，并向知识界证明自己。而对于约翰来说，成为外科医生的道路却大为不同，他没有正式地上过学考过试，也没有机构认证他有能力成为一名有前途的外科医生。

类似于现在欧美外科住院医师的工作还要再等上 150 多年才会出现。1749 年，约翰·亨特忙着结识伦敦地区德高望重的外科医师，希望有机会成为他们中的一员。威廉·切塞尔登（William Cheselden，1688—1752 年）是新成立的外科医师公会的负责人，他自己曾在莱斯特和伦敦学习解剖，给执业外科医生做学徒，从而成了一名外科医生。（1800 年，外科医师学会得到特许状之后，第一次对外科医生的资质提出了要求，持有大学的学位并被皇家医师学会录为成员之后，才能接受培训，成为一名外科医生。）在切塞尔登去世之前，约翰·亨特跟随他在其家庭门诊和切尔西的皇家医院学习了几年。在切塞尔登眼中，约翰不是一个年少无知、不经世故的乡下大男孩儿，而是一个嗜爱解剖的年轻人，他认定亨特是其外科王国的继承人。

多年后，威廉·亨特回忆道："如果让我来安排一个有适当天赋的人走上功成名就的康庄大道，我会选择一名优秀的实践解剖学家，让他进入大医院治疗病患，解剖死者。"[17] 威廉更倾向于选择一个接受过正规解剖训练的候选人，而不是一个跟着没有正规教育背景的外科医生学习的青年，一个粗俗无知、欺世盗名之徒。威廉写下这段话时，肯定是在暗指自己的弟弟。

尽管指导培训约翰·亨特的是最优秀的外科医生——先是切塞尔登，后来是圣巴塞洛缪医院的珀西瓦尔·波特（Percivall Pott）——但是他古怪甚至粗鲁野蛮的脾性从未改变。要真正理解亨特对解剖学和尸体解剖的热忱，只要想想他将**味觉**视为医生至关重要的武器，你就立刻明白了。"胃液是一种带有几分透明的液体，尝上去有一点点咸。"[18] 医用手套还要等一个世纪才会出现，但我们还是会震惊，到底是什么驱使亨特先生把散发着恶臭的手指伸进嘴里，去品尝那些渗液和残渣。他追随乔瓦尼·莫尔加尼，试着从器官这一基础层面来理解疾病。在了解人体这条路上，亨特显然没有禁区。"不管是从气味还是味道来说，精液都是一种淡然无味的物质，但是当你将其含在口中，它会产生一种类似于香料的温热，这种感觉还会持续一段时间。"[19]

许多医学生会对腐烂的气味表现出普通人程度的厌恶，从而限制了他们从事外科专业和妇科专业。如果你询问任何一个经历过标准医生工作的普通外科医生或者妇科医生，他们上一次面对令人作呕的刺鼻气味是在什么时候，他们都会飞快地用一个悲惨的故事来盛情款待你的发问。每所医学院都有优胜劣汰的过程，那些无法克服对恶臭作呕的申请人将被淘汰。对腐烂物体"胃口大开"的人可以继续，"耐力较差者"（也就是说，正常人）进入皮肤科或者放射科等专业。即使两鬓斑白、经验丰富的手术室老将，在遇到严重的病例时，也无法克服这种深入骨髓的"反感，一种避开疾病的生理机制"，[20]这种生理机制最终是为了保护我们免受可能威胁生命的感染。后人会感激约翰·亨特似乎没有恶心的能力，这种能力再加上亨特探究的精神和顽强的决心，使他成为那个时代的杰出外科人物。

约翰与威廉·亨特一起工作了十几年，其间他们在探究人体构造方面取得了巨大发现。他们对淋巴系统的描述，也许只差准确地揭示胎盘与子宫壁之间的血管**没有共享血液**，这与他们一直以来的假设不同，而约翰·亨特对妊娠晚期死亡的孕妇进行了仔细的解剖之后发现了这一点。对伦敦妊娠中期死亡和妊娠期满后死亡的孕妇进行多年的解剖之后，威廉于 1774 年出版了《人类妊娠子宫的解剖学图解》（*The Anatomy of the Human Gravid Uterus Exhibited in Figures*，见彩插 5.4），这部超大开本作品，是有史以来最伟大的解剖学著作之一。解剖工作全部由约翰·亨特完成，文字则出于威廉之手，由扬·范·莱姆斯戴克（Jan van Rymsdyk）配以精美又不失严肃的插图。

约翰·亨特由切塞尔登和波特培训了几年，并于 1754 年夏天在圣乔治医院做外科学徒，此后他开始治疗第一批患者。这个粗俗的乡下男孩儿正在变成一名客观冷静的科学家，而且从一开始，他就一丝不苟地记录下了观察结果。

历史学家温迪·摩尔描述了这样一位早期患者，他是一名年轻的烟囱清扫工，染上淋病导致尿道狭窄（尿道梗阻）并引起尿痛：

> 亨特在其中倾注了他与生俱来的科学好奇心，这促使他终生以实验方法对待外科手术。他为那位沉浸在痛苦和沮丧中的清扫工建好了病例档案……起初，亨特试图采用传统方法来疏通狭窄的尿道，这想必是从波特那里学到的；这种典型的治疗方法需要试着推入一根"探条"，也即由蜡制成的圆柱塞，有时要试着将其插入尿道以强行疏通。这种方法失败后，亨特的性格让他决定自己试验其他方法，而且重要的是，他对结果做了记录。亨特推测可以在探条的末端涂抹上腐蚀性药膏，通过灼烧来移除堵塞物、疏通尿道……［他首先使用了氧化汞，结果造成强烈的灼烧性疼痛，然后］清扫工表现出极强的忍耐力，于是亨特将一片"银丹"，即硝酸银，固定在［一根纤细的中空插管］末端，将其探入尿道……［亨特记录道］"两日一次，三次之后，他来告诉我，他排尿好多了；第四次使用腐蚀性药膏时，插管通过了狭窄的尿道；此后不久，探条也可以通过尿道，直至他完全康复"。亨特欣然记录下这些。这是实验医学的胜利。他的方法是从传统方法入手，分析结果，以改进为目的形成新的假说并实现其结果，这将成为他贯穿职业生涯的标准实践方式。最终，这个方法将为亨特的外科学革命奠定基础。[21]

　　与 150 年前出生的威廉·哈维一样，约翰·亨特也是一个狂热的自然主义者，酷爱饲养动物。与哈维比起来，亨特有一个明显的优势，在他生活的时代，大英帝国牢牢地控制着海上霸权，这使亨特可以收集世界各地的珍稀动物，包括亚洲水牛、一头狮子、一只豺、一只澳洲野犬和两头豹，他将这些动物饲养在伦敦西部乡下的住所，位于肯辛顿的伯爵宫。由于他的奇特动物园邻近伦敦的上流社交圈，一些学者认为亨特是儿童读物中"怪医杜立德"（Dr. Dolittle）形象的灵感来源。[22]

　　约翰·亨特带着永无止境的好奇心，将新鲜的人体标本和稀奇古怪的活体珍禽异兽收集在一起。他的研究出于自身的兴趣爱好，直至 1767 年，他才开始在《皇家学会学报》上发表文章。他在脑神经、泪腺以及青春期男性睾丸下降方面取得了突破性发现。本杰明·富兰克林曾经写道："这是一个实验的时代。"[23] 没有人比亨特更能体现出那一新纪元的时代特征——他首次进行了一些胚胎学研究，包括细致的特征分析并做了笔记。

　　大多数 18 世纪的解剖学家认为，每一种生物从存在之初就保持其自身的微缩模样，在子宫或者卵中一步步地长大。约翰·亨特认为这十分荒谬，他非常明智地选择了小鸡作为研究对象，开始自己探索这项课题。亨特频繁地从母鸡身下偷出鸡蛋，然后小心翼翼地敲开，用镊子剥离外膜并检查极其微小的胚胎。胚胎这时还活着，他把这个短暂存活的小生命放入一碗温水中，并通过肉眼和显微镜进行检查。最后，他将所有的标本放入酒中，从而建立起胚胎在卵内三周的发育时间表。其他学者在胚胎学研究成果出版方面会掩盖亨特的光芒，但是他在这一课题上的研究，表现出他一丝不苟的科学手法。

在圣乔治医院治疗病患才短短几年，亨特在解剖学和外科方面的声望就吸引学徒们慕名而来。小威廉·希彭（William Shippen Jr.，1736—1808 年）便是由亨利指导的早期学生之一。老希彭是一位自学成才的费城医生，也是宾夕法尼亚大学和普林斯顿大学的创办者，他认识到欧洲医学教育对儿子成长的价值，于 1758 年送儿子漂洋过海，小希彭经过 7 周的海上航行，来到英国学习。

年轻的威廉·希彭于 1754 年从刚成立的普林斯顿大学毕业，[24] 然后花了 4 年的时间跟随父亲学习。由于希彭父子能够找到的医学教科书非常有限，老希彭决定送幼子去投奔"英国在解剖和注射等方面最杰出的解剖学家"。[25] "比利" [a] 于 1758 年抵达伦敦，距离约翰·亨特自己来到伦敦才仅仅 10 年，当初他还是一个少不更事的乡下佬，而现在他已经负责指导北美殖民地最有发展前途的医学后辈了。

威廉·希彭住进了约翰·亨特在科文特花园的房子，在 1758—1759 年的冬季学期深深折服于这个苏格兰人，完全沉浸在解剖学研究中。威廉的一则日记中这样描述他的一天："6 时起床，6—8 时手术，8—9 时早餐，9—14 时解剖，14—15 时午餐，15—17 时解剖。17—19 时讲座，19—21 时手术，21—22 时晚餐，就寝。"一周又一周过去了，威廉完全掌握了如何有条理地进行人体解剖；在许多晚上，他和约翰·亨特开怀畅饮，闲谈聊天。"希彭长时间跟在亨特身边，在解剖室里度过，他敬畏这位魅力非凡的老师，他

---

a　比利（Billie）在英语中有时是威廉（William）的简称或昵称。——译者注

似乎有让年轻学生迷上解剖学的诀窍。"[26]

西半球的第一所医学院成立于费城，最初被称为费城学院，即后来的宾夕法尼亚大学，由威廉·希彭和约翰·亨特的另一名学生约翰·摩根共同创办。费城坐拥美国最古老的医院，也拥有第一所医学院，以及第一所"天才学会"，即美国哲学学会（American Philosophical Society）。虽然费城是美国现代外科发展的摇篮，但是可以说，约翰·亨特才是新大陆解剖学和外科学之父。

亨特从荒郊愚人到解剖圣人的神奇转型，很大程度上是因为他全心全力地献身于自己所热爱的事业——盗尸、解剖和传授。一代又一代医学生沿着前人的脚步来到伦敦，他们立即为亨特"平易近人"的天性所深深吸引，他"一边喝着酒，一边讲着自己的故事，和大家一起开怀大笑"。[27]但是成功不只来自他和蔼可亲的天性。他执着地寻找着人体结构和功能的真相，这带领他系统地"质疑每一种既定的实践方式，提出改进方法的假说，并通过严密的观察、调查研究和实验来测试这些方法是否有效"。[28]要想让外科这样的以手术为基础的科学取得真正的进步，约翰·亨特需要大量的病例，尽管大都市日益增长的人口让各种疾病也集中起来，但如果不是其他一些与众不同的经历，他也很难成为一位著名的外科医生。

在历史学家所认为的第一次世界性大战中，英国和法国于海陆交战七年之久，1763年，这场战争以英国掌握霸权和法国的衰落告终。在战争的第五年也即1761年，英国负责战事的大臣老威廉·皮特决定将兵力集中在法国的西海岸和贝尔岛。在此几个月前，1760年秋，约翰·亨特被任命为军医。他遵循了希波克拉底的古老智慧——"想当外科医生的人，应该到战场去"。登上医疗船"贝蒂号"的约翰·亨特知道前方等待自己的必然是悲惨的灾难。经过一周的海上航行，"贝蒂号"抵达法国大西洋沿岸，第一场攻击也惨烈地开始了。由 130 艘战舰组成的英国舰队面对着一个几乎坚不可摧的小岛，一道道悬崖峭壁矗立在蜿蜒曲折的海岸线上。

开战几天后，英军伤亡数百人，那些挣扎于生死边缘的战士被送往"贝蒂号"，受枪伤的水手和士兵往往由亨特及其外科医生团队进行治疗。"木船在暴风雨中颠簸飘摇，亨特以其原始的外科手术挽救着负伤流血、奄奄一息的生命。"[29] 人们常问一个由来已久的问题：为什么战争中使用的"伤亡人员"（casualty）一词既包括伤者又涵盖死者？答案是，在第二次世界大战之前，大多数重伤战士可能会在很短时间内死亡，因此"伤亡人员"基本等同于"必死无疑"。"在没有麻醉剂镇痛的情况下，许多伤员在截肢手术中死于休克，或者在外科医生探查伤口并试图取出弹片时失血而死。他们的尸体被匆匆海葬。在船上臭气熏天的医务室里，那些躺在吊床上的伤员，由于伤口感染而患上败血症，也一天一天地相继死亡。"[30]

两周过后，英军第二次攻岛，并成功地在棚屋当中搭起了一处临时医院。在这里，约翰·亨特开始研究治疗战伤的适当方法。其他大部分外科医生都坚持探查伤口这一古老的治疗方式，而亨特开始意识到，或许"少即是多"。他的外科同事们将沾满污垢的手指和器械伸进伤口，这实际上造成了更大的痛苦并加速了死亡。亨特采取了十分克制的处理方式，尽管他有多年的解剖经验以及众所周知的手术水平，他却选择了不去探查、扩大枪伤，而是"悄然无声地"对伤口进行处理。

岛上第一周的生还概率使亨特越发相信保守治疗是更好的方法，他惭愧地意识到，长期以来，外科医生其实都违背了希波克拉底治疗病人的核心原则——"首先，不要造成伤害"（primum non nocere）。在一场交战中，五名法国士兵中枪，但是没有被俘。虽然其中一些人伤势严重（包括被子弹穿透胸部和大腿），但是他们藏在谷仓里，躲过一劫，直到四天之后才被发现。亨特在照护这几位伤员时发现，未接受任何治疗的法国兵比那些不幸被"治疗"的英国军人的情况要好得多。最终亨特相当于做了一次对照实验，他得出结论，尽管没有接受所谓的标准手术探查，所有静养的士兵无一例外都痊愈了。交战双方都出现大量人员伤亡，因此可以对两种治疗方法进行一对一比较，结果揭示出侵袭性治疗的愚蠢之处。

毫无疑问，亨特的战地医疗经历令他疲惫不堪又振奋不已，同时也收获颇丰。如此大量的外伤病例磨炼了他的技术，他对治疗伤口和如何看待感染等问题，也进行了更加深入的思考。亨特在岛上待了一年多，然后又去葡萄牙度过了一段时间才返程回家。1763年，他回到伦敦时，乔瓦尼·莫尔加尼的著作《疾病的位置与病因》（*De Sedibus et causis morbourum per anatomen indagatis*）逐渐广为人知，最终于1769年被翻译成英文。《疾病的位置与病因》是一部令人钦佩之作，它第一次将症状与患病器官联系起来，是现代病理学和医学的基础。亨特天性好学，他对治疗过程进行了科学的规划，再加上莫尔加尼的著作对人体的思考提供了全新的思路，这偶然凑成的条件使初步的手术治疗第一次成为可能。

是这样吗？难道印度、波斯、埃及和亚述等古代帝国没有尝试过原始的外科手术吗？虽然古代帝国的智者对人体功能的看法被错误的信息所误导，但是他们既然有能力做手术，那么这种痛苦的手术又是如何在古老民族的人民身上进行的呢？答案是，阿片。

阿片是一种源自罂粟的古老物质，这是一种原产于地中海东部的被子植物，在中东和印度一带被广泛种植。古希腊和古埃及的医学文献都提到了阿片的使用，有早期外科手术的地方，就有罂粟的栽培。罂粟花的踪迹跨越了帝国，用其汁液制成的产物（包含阿片类生物碱吗啡和可待因）对贸易运输、医药的现代化以及宗教传播都产生了重要影响。线香、香料和丝绸的贸易路线，大多为陆路或靠近海岸的海路，然而地理大发现时代形成了世界范围的海上航行，以及茶叶、烟草、蔗糖、棉花和药物的国际贸易。

17 世纪时，荷兰东印度公司和英国东印度公司开拓了洲际贸易，在其成立后的百年中，专门从事香料和茶叶贸易。欧洲国家对中国的陶瓷、丝绸和茶叶等奢侈品需求量很高，但是中国几乎没有对欧洲商品的相应需求。最后的解决办法是，英国将印度的鸦片[a]生产商业化，并向中国市场销售会使人高度上瘾的鸦片。鸦片市场在东方的日益繁荣，使这种灵丹妙药也不可避免地大量涌回母国英格兰，英国出现了对吗啡及同类产品海洛因和可待因的需求，也就不足为奇。

托马斯·西德纳姆（Thomas Sydenham，1624—1689 年）被视为英国医学之父，因他制成了一种以阿片特制的酊剂，并称之为

---

a　阿片用作毒品时称为鸦片。——编者注

"阿片酊"，这是一种阿片、雪利酒、肉桂、藏红花和丁香的混合物。阿片酊几乎成为所有英国内外科医生的日常必需品，这也使亨特可以在乙醚和氯仿麻醉出现之前的那个世纪里进入禁地探险。实际上，我们或许也可以说，其他一些早于亨特的人是第一位重要的外科医生（例如帕雷和波特等人），但只有亨特是最后一位在没有全面麻醉的情况下开展手术的伟大外科医生，而他所享受的那些成功部分要归功于阿片。

两年的国外经历为亨特带来了他一直以来希望收获的成果，他得到了社会地位优越、对哲学感兴趣之人的承认。他从未改变自己对繁文缛节的蔑视，也没有失去对酒和粗话的热爱，但是他"充沛的精力、广泛的兴趣爱好和热情洋溢的性格"[31]赢得了皇家学会成员们的青睐。1767年亨特作为"技艺精湛的博物学和解剖学领域人才"，[32]被选举为学会成员。在享有盛誉的学会内部，亨特还荣升为一个秘密小团体的成员，他们时常在伦敦的咖啡馆中，与詹姆斯·瓦特、詹姆斯·库克和内维尔·马斯基林（Nevil Maskelyne）等杰出人物一起展开激烈的辩论。

约翰·亨特于1768年在外科医生大厅（Surgeon's Hall）通过口试，取得了外科医师公会的执照，终于有权称自己是一名外科医生了。亨特终于真正地拥有外科医生这一头衔时，他的学生威廉·希彭和约翰·摩根已经在费城开办了医学院，并成为外科学和医学教授。在取得执照的五个月内，约翰·亨特的身份也随即发生了相应的变化，他被任命为圣乔治医院（见彩插5.5）的全职外科医生。亨特刚满40岁，事业上的成就和名望继续攀升，呈青云直上之势。

约翰·亨特继续组建着自己的动物园和外科标本库。作为圣乔治医院的一名外科医生，对绝望病患的治疗欲望和忍耐力，进一步推动了他的外科实践。医院的地理位置紧邻白金汉宫和圣詹姆斯宫，这也是威廉·亨特后来被封为夏洛特王后的御医并担任其产科医生的原因之一，但是如此高贵的头衔，似乎不会出现在约翰·亨特的身上。

约翰·亨特对解剖学的热情和高超的教学技巧，从科文特花园的小解剖学校完美地转至鼎鼎有名的圣乔治医院。粗野无礼的苏格兰人已经完成了华丽的转身，成为英国首都外科医生中最先进的科学思想家。在即将到来的几十年中，将有多达 500 名学生被其怀疑主义精神和研究方法深深吸引，接受指导，学习医学。多年来，他致力于动物实验，坚持不懈地收集外科标本，这些实践活动渐渐使他相信，古代对疾病的认识和体液失衡的观念存在着考虑不到位之处。

古代人在并不了解病程的情况下就对病情进行干预，这犯了严重的错误。亨特的前辈们在黑暗中蹒跚而行，而他构想出简单的实验来理解治愈、炎症和病程。他以炉火取暖，以烛光为伴，凭借着最原始的检查器械，对各式各样的动物和身体状况进行了分类调查。在亨特的实验中没有禁区——甚至可以用他自己的身体实验。

在乔治王时代的伦敦，随意的性行为使性传播疾病（包括梅毒和淋病）遍及这一帝国首要港口城市的大街小巷。当时距离人们就细菌理论达成共识还有一个世纪的时间，性病是微型杀手在男女之间传播的最好例证，但是人们依然没有发现罪魁祸首。亨特决定从疾病传播的某个方面开始探究，他想知道，仅梅毒病人的硬下疳分泌物就可以携带疾病并传播给其情人吗？另外，亨特还尝试确定淋病和梅毒到底是两种不同的疾病，还是同一种疾病的不同表现。为了进行此项研究，亨特设计出一个方案，给一个没有性病史的无症状健康人士接种取样于淋病患者的乳白色分泌物。但是，哪里才能找到这样一个志愿者，知情而且自愿将性病患者的溃疡分泌物接种在……自己的阴茎上？盗尸的外科医生怎么样？

亨特进行了惊人的自我接种实验，并以第三人称严格地记录了实验结果。他从未说明病人的身份，但是大多数学者认为，亨特本人就是实验对象。1767 年 5 月，亨特记录道："周五，以针头蘸取来自淋病的性病物质［乳白色分泌物］，并刺入阴茎两次；一针刺入龟头，另一针刺入包皮。周日，被针刺部位出现瘙痒，一直持续至周二。"[33] 几位同事和学生在当时的记载显示，亨特承认他给自己接种了硬下疳，这一不争的事实令人严肃地意识到，任何情况也无法使约翰·亨特停下钻研人体奥秘的脚步。

日子一天天过去，阴茎上的一处"瘙痒"发展为感染的结痂，很快就产生了分泌物，"尿道口有些翻起，排尿出现异样感，所以尿液中应该也存在该分泌物质"。[34] 这时，他还无法确定自己正在出现的是淋病症状还是梅毒的早期阶段症状，但是不到 10 天他就意识到梅毒正在自己体内萌发，他的阴茎末端长出了溃疡性硬下疳，同时腹股沟出现腺体肿大。是亨特疯了，还是那永不满足的求知欲，让他毫无保留自我保护意识，在没有必要的情况下令自己终身患病？亲爱的读者，请思考一下这个事实：淋病是自限性疾病，通常不出现复发；梅毒则不然，它是一种微生物导致的终身感染，数年间会一次又一次地发作，表现为三种主要的临床表现，其中包括大脑和脊髓的感染，在最后一个阶段（三期）导致精神失常。亨特先生自己刺破其性器官时故意涂抹的就是这种微生物。

自我感染七个月后，约翰·亨特的皮肤上长出"铜色斑块"，扁桃体出现溃疡。在接下来的三年中，他一直在溃疡上涂抹汞，直到症状彻底消失。我们尚不清楚他是否发展到了三期梅毒，但是他最终在 65 岁时死于心脏病；在未经治疗的梅毒患者中，将近 1/3 的人会出现心脏疾病，这可能与梅毒有关。亨特对于拿自己做实验的恐怖忍耐力令人难以接受，但我们会对他面临未知事物时的奉献精神敬佩不已。

亨特不顾一切的奉献精神让我们的内心纠结不已，不过了解医学史的学生们也必须承认，外科医生通常对令人厌恶之事免疫，甚至可以自我牺牲。既能忍受令人作呕之事，又对疾病深恶痛绝，这两股力量达到一种奇特的平衡，许多医疗领域的突破便源于此。就像消防员痛恨火，却勇往直前地冲进火场，医者厌恶甚至畏惧致病微生物，却义无反顾地投身于流行病的狂流。约翰·亨特架起了从古老的中世纪放血疗法到科学式外科医学的桥梁。就像探险家和开拓者们甘愿生活在一片原始的荒野中，在外科医学仍然相当落后的情况下，亨特心甘情愿地陷入了那片一无所知的泥潭，为外科学的诞生和发展奠定了基础。"亨特认为所有的外科手术均应遵循科学原则，建立在推理、观察和实验的基础上。"[35]

亨特的讲座经常批判和颠覆传统观念，他认为"放血疗法不仅无效，而且还具有潜在危险"，[36] 他是最早提出这一建议的外科医生之一。接下来的一代英国著名外科医生深入领会了亨特对现代外科的影响，又谱写出许多传奇经历。皇家外科医师学会的会长亨利·克莱因第一次参加亨特的讲座完全是出于好奇，听完讲座后，他说道："听他讲课时，我对自己说：'这是阳光雨露，拨云见日。'我觉得自己以前所学，相比之下，什么都不是……我想我可能也会像亨特先生那样自己去思考。"[37]另一位来自圣巴塞洛缪的伦敦著名外科医生约翰·阿伯内西（John Abernethy）总结道："我相信他在医学界发起了一场伟大而重要的革命……可以肯定地说，他的著作完全颠覆了我的思想。"[38]

　　1776年，世界的另一场革命打响，难以让人理解的约翰·亨特也在这一年被任命为国王乔治三世的外科医生。有人说他是《化身博士》主人公的原型——表面上是莱斯特广场上受人尊敬的医学实践者[a]，背地里却是罪孽深重的夜半盗尸贼。然而毫无疑问的是，他是外科学的奠基人。约翰·亨特耗尽一生的精力和财力进行医学探索，最后身无分文，只有他收集的大量外科标本和医用珍奇发明被捐赠给了皇家外科学会，与他同时代的那位蒙蒂塞洛的美国哲人[b]如出一辙。

　　约翰·亨特于1793年在伦敦圣乔治医院参加医院工作人员会议时去世。当时，亨特正在为一个有关住院医师的问题争论不休，他生命的最后一刻以愤怒告终。他"表达着自己的观点，在反抗中死去，正如他这一生所为"。[39]他在没有麻醉、对不孕不育也没有任何了解的时代，进行了取石和囊肿切除等原始手术，以及对创伤的初步处理和治疗。在他去世半个世纪后，乙醚宣告面世，以一种

---

a　伦敦莱斯特广场中心公园曾竖立雕塑胸像以纪念约翰·亨特，广场上的其他雕塑包括莎士比亚、牛顿、约书亚·雷诺兹、威廉·贺加斯等。——编者注

b　蒙蒂塞洛的美国哲人，指托马斯·杰斐逊，他于1770年开始建造蒙蒂塞洛庄园，用于展示探险远征所发现的植物标本、活体植物、工艺品，以及欧洲的雕塑和绘画。——编者注

全新的方式给手术刀下的患者带来了抚慰。

我们能在后来柏林的朗根贝克（Langenbeck）、维也纳的比尔罗特（Billroth）和英国的利斯特（Lister）身上看到亨特的影子；在亨特的职业生涯中，他从未像现在的外科医生那样洗过手，也没有想象过细菌的存在。最具讽刺意味的是，这位在医学领域几乎没接受过正规教育的外科巨人，却对外科医生的科学培训产生了最大的影响。他从理论上说明，"医院……不仅应该是为穷人提供援助的慈善机构——我们甚至可以说，外科医生在这里获得治病经验，然后到富裕的患者身上碰运气——而且还应该是培养未来外科医生的教学中心"。[40]"我的动力，"亨特总结道，"首先是为医院服务，其次是传播医学知识，因为所有人都可能与这门技艺产生关系。"[41]

在亨特去世前不久，另一名年轻的费城人来到伦敦。这名学生的父亲询问亨特，他的儿子需要读哪些书。"亨特便带着他们来到解剖室，几具正在解剖的尸体躺在那里。他声明道：'这些就是您的孩子在我手下将要读的书，其他基本都不需要。'"[42]亨特当然是正确的。在 18 世纪，几乎还没有哪本医学教科书能准确解释或帮助探讨疾病的起因和治疗。

随着外科学的起步，盖伦派医学濒临消亡。一个世纪前，威廉·哈维去世时的情景让人们警醒地回忆起希波克拉底的信仰。1657 年，威廉·哈维中风后发现自己无法说话，"他的舌头麻痹了，动弹不得"。[43]哈维叫来他的药剂师，比画着示意把他的舌头切开，这个操作完全符合盖伦的体液学说，认为"放血"会促进语言能力的恢复。对于这位揭开血液循环之谜的人来说，脑出血和中风的奥秘仍然深邃玄妙，野蛮地割伤舌头"根本没用……于是他的生命走到了尽头"。[44]

约翰·亨特显然是在医院里死于心脏病发作，如果此类事情发生在当今世界上任何一家高水平的医院里，那么肯定会有一组包括医生、护士与技师的急救人员做出"快速反应"。虽然亨特在去世的时候没有得到及时抢救，不过他可怜的灵魂没有遭受毫无意义的盖伦派治疗。亨特安葬于威斯敏斯特教堂，在他的墓碑上镌刻着"科学外科奠基人"的字样，这位奠基人彻底地改变了解剖学、医学教育和外科学，使外科学从一项卑微的副业提升为一项未来可期的专门职业。

# 第六章

# 病理学

虽然我们切入身体内部，但是我们看到的仍是事物的外在，只不过创造了新的表象以供观察……大自然倾其所能，使身体各部分的运作隐秘而微，我想即使借助显微镜或者其他发明，也没有人可以参透其中之奥妙。

——约翰·洛克

堪萨斯大学冷冰冰的太平间仍然令我感到忐忑不安，尽管我是一位经历过二十余次尸检的老手。在即将升入医学院三年级的时候，我申请到世界一流病理学家与研究专家克拉克·安德森医学博士的骨科研究实验室的奖学金，于是我选择去他的实验室做研究。除了研究癌细胞系和骨形态发生蛋白（BMP，一种引发和控制骨生长的信号传导物质），我还负责与安德森医生一起进行尸检。此时此刻，正值深冬，我被叫到太平间，调查当地一名牛奶送货员的死因。

太平间与解剖实验室完全不同。医学院一年级时，我们渐渐习惯了解剖室里的尸体——在一连几个星期的解剖过程中，散发着防腐剂气味的尸体的僵硬结构会慢慢地呈现出来。有段时间，我和另外两个解剖助手每天要按照解剖手册的指导说明，对一具 74 岁女性尸体的某个特定解剖部位进行探查。随着时间的流逝，被 70 具尸体包围的新奇感不见了，对他们背后的故事和人格的疑问也逐渐消失了。

来到太平间，我看到一名中等肥胖、体态健壮的 38 岁送货员，全身赤裸地躺在不锈钢尸检台上。尸检室有三张结实的工作台，专为尸检解剖而设计，每张工作台的中央台面都布满凹孔，台面四周设有水槽，槽内水流可以冲走血液、体液以及被感染和被污染的残留物。尸体被安置在中央台面上，病理科医生可以通过脚来控制录音设备和麦克风，记录他在尸检过程中给出的意见。

与每家医院的太平间一样，这个工作站也位于与世隔绝的地下室，远离来往的人流和诊区。当你身处这鲜有人至的环境，即使是在白天，内心也会充满孤独感和恐惧感；再想到死尸就存放在冷藏柜中以便随时检查，这种感受会变得尤为突出。在医院深处，空气中弥漫着不祥的寂静，耳边回荡着尸检台上单调的冲水声，这里没有对生命的挽救，只有对死亡的解释。

安德森医生解释说，黎明时分，这名送货员在屋外卡车旁的雪地里被发现，发现时面部朝下，卡车启动着。救护车飞速赶到现场，他的太太惊慌失措、悲恸欲绝，充满了焦虑和无助。经急诊室抢救无效，急诊医生宣布死亡，并将其送到地下室的太平间。每个州都有各自的法律，指导当地的验尸官是否应当下达尸检命令；在这个案例中，死者在没有目击者的情况下，于家中非正常死亡，所以最后需要对其尸体进行检查。

我们身着蓝色刷手服和一次性纸质手术衣，与在手术室的穿戴毫无二致。防水手术衣提供了一层保护和一点点温暖，戴上防护镜可以防止体液溅入眼睛。我们准备好简单的器械托盘，之后就要"亲自查看"［"尸检"（autopsy）一词的字面含义］了。

我戴着手套，一只手按住死者的躯干。因为死在冰天雪地里，再加上刚刚在尸体柜中冷藏了几个小时，他的身体异常冰冷。安德森医生手握尸检刀，醒目的大刀片专门用于做胸前的长切口。我又瞥了一眼死者的脸——面容扭曲，面色发青，由于他趴在雪地里死去，脸的右侧被压平了。几个小时前他还活着，现在却变成一具僵硬的尸体，一动不动地躺在那里，看上去就像是一具人造的假尸；只有切开宽阔的胸膛才使我确信——他是人。

安德森医生沿着胸腹正中做了一个纵切口，起点始于胸骨上窝（胸骨顶端覆盖气管的薄层皮肤），然后绕过肚脐向下止于耻骨。

用器械剥开皮肤边缘之后，我准备好骨锯，以劈开胸骨。彼时我已经学会了使用骨锯，安德森医生让我从正中劈开胸骨。这与心脏外科医生使用的是同一种器械。作为一个医学生，能够在成为医生之前操作真正的外科器械令我感到兴奋不已。我在骨缘之间放置一个肋骨牵开器，转动曲柄一周便可以使肋骨张开。

当胸骨被劈开后，心肺就暴露在眼前。深红色的心脏一部分包裹在鼓起的肺中，肺部是影影绰绰的、湿乎乎的一片灰白色器官。心和肺的颜色、结构、功能和重量截然不同，就如同阴阳结合。胸腔包裹着心脏与脆弱的肺组织，其周边由肋骨环绕而成，底部是强健的膈肌，它是胸腔与腹腔的分界线。膈肌上有三个一英寸大小的裂孔，分别有食道、主动脉与腔静脉穿过。我们小心地切开厚厚的膈肌，保护好血管与食道的完整性，避免血液或食物的渗漏。

接下来是腹腔，我们在这里遇到小橄榄球似的肝脏、肾脏、消化道（胃、小肠和大肠）、脾脏、膀胱和胰腺。由于我们非常仔细，没有损伤肠壁，因此还没完全消化的食物和大肠中的粪便都没有溢出。

作为医学研究人员，我们在检查这些器官时有几种选择。最老式的方法就是简单地用手进行探查，靠观察来推测死因。

另一种更为先进的方法是将胸腔和腹腔内的器官切下来。罗基坦斯基法（Rokitansky method）是将器官成组切除，放在旁边桌上进行检查。菲尔绍法（Virchow method）是将器官逐个切除，在原处进行探查，并提取组织样本以进行显微镜分析。与徒手探查相比，这种方法可谓是巨大的飞跃。

当天我们要使用的技术，不雅地说，让我想起与父亲和兄弟们在家乡怀俄明州的牧场上狩猎时学到的"宰鹿"法。勒蒂勒法（Letulle method）首先需要将喉部至肛部的所有器官和消化系统暴露出来，然后将它们一齐切除。在切断腔壁上的软组织粘连之后，病理科医生托出心脏、肺、消化系统以及腹部的所有器官，它们之间仍然互相连接着，留下被挖空的腔体。在解剖台上，这些器官脱离了周围的体壁，所以评估就变得更加容易，我们可以轻松地对每个器官进行逐项检查。我的导师喜欢使用这种方法，而且毫无疑问，其发明者应该出身于一个猎人家庭。

我和安德森医生完成了大量的器官切除工作之后，费力地将这一堆滑溜溜的组织转移到解剖台上。在这里，我们开始慢慢地切开器官，寻找明显的异常状况；同时对组织进行取样，将样本放入带有标签的小塑料器皿中，倒入福尔马林并拧上橙色的盖子。

头部是最后探查的部位。将尸体顶部的头发分开，沿颅骨顶部做长切口之后，就可以很容易地将头皮向侧面剥下，露出颅骨。用专门的锯沿颅骨切开，并剔除软组织粘连后就可以看到光滑且厚实的乳白色脑膜。这层结构被称为硬脑膜（拉丁语：坚强母亲），切开后可见脑组织。在颅底切断神经连接与脊髓后，安德森医生托出一团胶状物质，并（不可思议地）将一个完整的人脑交给了我。

这位先生的大脑非常坚实，呈粉色，布满了通常会随年龄增长而萎缩的沟回，不过这位年轻人的大脑比较光滑饱满，相对于他的颅骨来说似乎大了一些，里面填满了生命之源。我们用手指对大脑皮质一丝不苟地进行检查，在沟回之间查看是否存在血管破裂或肿瘤的迹象。经过肉眼检查，我们没有发现该器官有明显异常之处。

安德森医生和我分立在一张狭窄解剖台的两侧，用双手将大脑牢牢地固定住。他抓起一把长度为 12 英寸的手术刀，看上去很适合切火鸡，然后开始像切面包片一样对大脑进行切片处理，每片厚度约 1/3 英寸，并将切片放在一个大盘中。最后他切出了一整盘大脑切片，几乎就像一盘大号曲奇饼干一样，这样可以对整个大脑进行彻底的检查。这种方法比计算机断层扫描（CT）和磁共振成像（MRI）的出现早几十年，是深入研究死者脑结构的唯一方式。

完成所有器官和消化系统的解剖之后，我们再次将注意力转向他的心脏。其他一切都正常的话，我们的怀疑就集中在急性心肌梗死或心脏病发作上。在导致猝死的严重心脏病发作病例中，心肌通常并没有明显变化，也就是说没有肉眼可见的变化。对于死亡之前与心肌缺血斗争数日的患者来说，其心肌会变得苍白——甚至发黄。这位送货员的心脏看起来没什么异常，因此现在我们把注意力放在了他的冠状动脉上。

心脏是我们身体的泵站。虽然我们的全部血液都来自心室的搏动，但是血液并不会灌入这个泵本身的肌肉组织。心肌需要它自己的供应血管，即冠状动脉——主动脉离开心脏时的分支。两支主要的动脉，一左一右，生出小动脉分支，伸展到肌肉深处，以提供氧气和脂肪酸（作为燃料）。我们从心脏表面就可以看到冠状动脉。借助外科手术器械，我们对冠状动脉进行了解剖，以备镜检。

在我们的心脏中，左冠状动脉分成两个主要分支，它们距离主动脉仅 1 英寸，供给心脏最重要的左侧部分，正是这里有力的收缩将血液推送到全身。通过进一步的解剖，我们分离出左前降支动脉（俗称"寡妇制造者"），并将这段 2 英寸长、意大利面般粗细的血管切下，泡入福尔马林中。它摸上去又硬又脆，安德森医生若有所思地看着我，像个调查员一样表现出对这名男子死因的强烈怀疑。我想他知道我们已经发现了真凶——脱落的胆固醇和脂肪凝块刚好阻塞了这支最重要的、其粗细程度却与其重要性极不相符的血管。安德森医生对这名男子及其家属的体恤同情，一下子就超越了科学信条和病理学。

经过福尔马林的整夜浸泡，"固定"的小块组织样本得到了进一步解剖，关键样本被放入蓝色的小塑料盒中以备镜检。这些小盒子跟嘀嗒薄荷糖（Tic Tac）的塑料盒差不多大，我们把它们装入仪器，为样本分次加入不同浓度的酒精，每次间隔半小时，酒精浓度逐步增加；再加入二甲苯有机溶剂，目的是阻止一切细胞变性或细菌生长，同时对原组织样本进行脱水处理。接下来，仪器会将塑料盒浸入石蜡中，而这些蜡块仿佛就是保存组织标本的微型时光机。

我将一堆蜡块码放整齐，交给我们实验室的技术员，她把这些蜡块装到徕卡切片机上，这种机器会将蜡块切成一串极薄的切片，就像那种圣诞节的装饰拉花一样。她再把石蜡切片嵌入载玻片，然后带到染色站。在使用深紫色和红色的苏木精-伊红染色之前，载玻片上的组织切片几乎是看不到的，不过染色之后，组织截面会清晰地显现出来，并表现出细胞分化的不同形态。技术员将玻片一片一片拿出来，放入盛有化学染色剂的小金属杯中浸泡30秒或者更短的时间，再以她自己习惯的方式从杯底取出玻片并进行干燥后，它们就可以放在显微镜下观察了。

我迫不及待地想要先看看号称"寡妇制造者"的冠状动脉玻片。我将玻片放置在显微镜载片台上，蔡司显微镜上的小平台中间设有一个小孔，光线可以从下面穿过。我低下头，通过目镜观察，并旋转聚焦环，直到细胞清晰可见。动脉的横切面显示，该动脉已经完全被血栓和动脉粥样硬化阻塞，我盯着杀死这位患者的致命杀手，仿佛心脏病发作那一刻的真实情景得到再现，并于一瞬间凝固在眼前这张小玻片上。这个斑块使宝贵的血液无法流入心脏中最关键的部位，心肌失去了燃料和氧气，停止泵血，最终导致死者倒在了车道上。

人类对死亡和疾病的理解已经远超出我们最早的推想。短短几代人的时间里，我的前辈们通过学科的专业化训练、怀疑主义的态度、显微镜和化学染剂，掀开了死亡的面纱，解开了疾病的秘密。如今在太平间里，我借助病理学家的器械便能够科学地解释这名男子的死因，即使我无法理解我们的生命为何如此脆弱。

在 17 世纪中叶，意大利的帕多瓦可以宣称自己是意大利文艺
复兴时期知识的重要发源地，其重要性甚至超越了世界上最古老的
博洛尼亚大学。帕多瓦培养的孩子包括维萨里、法洛皮奥、哈维和
伽利略；而随着 18 世纪的到来，一位博洛尼亚大学医学院的学生，
在毕业后不久来到帕多瓦，终生献身于一项震撼人心的研究课题，
即将为医学世界带来永久性的改变。

乔瓦尼·巴蒂什·莫尔加尼（1682—1771 年）19 岁毕业于
博洛尼亚大学。毕业后不久，他组建了一个面向学生和毕业生的
知识分子学会，名为"不眠学院"（Academia Inquietorum）。作
为一名刚毕业的学生，莫尔加尼读到了西奥菲勒斯·博尼图斯
（Theophilus Bonetus）的新书《墓地》（Sepulchretum），这是一部
数千个临床病历及相关尸检的资料集，由博尼图斯汇编而成。这些
处于萌芽阶段的医学文献，来自一系列不同的作者，遗憾的是，文
献未经整理，内容凌乱无序，几乎无法阅读。年轻的莫尔加尼"却
全神贯注地读起了《墓地》……他开始明白，这本书建立在最基
本的事实之上"。[1] 起初他着手修改此书，但是后来将其发展为一
部以他自己的病例为基础的全新著作。

作为一名初出茅庐的年轻医生，莫尔加尼开始这项研究课题时
大概 20~21 岁。他收集了自己正在治疗患者的信息及尸检结果。通
过仔细的观察和敏锐的临床分析，以及为了支持其临床结论而偶尔
进行的生理学实验，他将一个一个的病例汇编成书。"在这项艰巨
的任务中，我们看到了他作为一名执业医师的聪明才智，一名卓越

的解剖学家的顶尖技术，一名实验生理学家的足智多谋，以及他对细节的锲而不舍。"[2]

莫尔加尼在准备这本书的过程中投入了多少耐心？接下来的60年里，他一边在博洛尼亚和帕多瓦治疗病人，一边收集信息和整理资料，编写这本即将改变医生看待患者的角度以及思考疾病本质的著作。莫尔加尼于1761年出版了《疾病的位置与病因》，那时他已经80岁高龄，仍然在给病人看病。

《疾病的位置与病因》以谈话形式编写，仿佛写给朋友一样，是写给一位年轻医生的70封信件，写信的对象也许是虚构的。这70封信件中总共涉及700个病例，系统地分为5卷：头部疾病、胸部疾病、腹部疾病、外科与常见疾病及附录（包括索引）。对书中的每一个病例，作者都"提供了详尽的病史，评析了当时想法的变化，引用并探讨了权威的观点，于是作者自己的逻辑推理过程也一步步地逐渐清晰起来"。[3]这些病例经过数十年的精心编纂和整理，学生可以按症状（例如"胸痛"）查阅，对具有相同症状的病例进行调查研究，寻找真实病因以及可能有效的治疗方法。

在此100年前，伽利略对违背科学的、充满迷信的天文观发起了挑战。在莫尔加尼所生活的时代，世界各地的医生们仍然陷在古老的希波克拉底传统里，固执地相信体液、季节规律、瘴气、恶劣空气和天谴的影响。莫尔加尼的《疾病的位置与病因》可以说是对体液学说的致命一击，它转变了医生的思维方式，使他们开始思考"体内特定结构中某种病态的具体表现"。[4]作为医生和解剖学家的莫尔加尼总结道，症状就是"患病器官的哭诉"，这大概是医学史上最反传统的陈述。这一对疾病的新认识，言简意赅又切中要害，使医生把注意力集中在某个特定器官或身体部位上。莫尔加尼不去仰望星辰，抛开神秘体液失衡的看法，意识到疾病是（往往处于痛苦中的）器官功能失调的表现。

60 年间接诊的数百个病例使莫尔加尼确信，疾病发生的模式可以被观察出来。18 世纪，药理学正处于萌芽期，医生（尤其是外科医生）在很多时候是无能为力的。但是，莫尔加尼对器官引发的疾病了解日深，并且可以根据经验预料尸检的结果。或许他的学说还未成功挽救过生命，但是数十年如一日的研究，使他对自己在尸检台上所见状况的预测越来越有信心。《疾病的位置与病因》很快被译为法语、英语和德语。当时正值美国独立战争时期，也就是美利坚合众国诞生的时候，世界各地的医生开始明白，一系列症状对应特定的患病器官。

关于医学的进步，有一个不言自明的事实：对受伤或患病的器官进行评估，是真正理解该器官（及组成器官的细胞）实际功能的最好方法。笛卡儿曾提出人体只是一台机器；莫尔加尼则促使医生们以钟表匠或机械师的眼光来看待协调一致的"身体-机械"结构，在正常情况下，这个结构会完美而和谐地运转，而医生的主要任务就是诊断出现问题的部位。从此医生在工作中要仔细聆听患病器官的"哭诉"，一丝不苟地观察和检查患者，然后根据经验说明他们饱受摧残的原因。

莫尔加尼不仅是解剖病理学之父，还被誉为现代医学诊断的开创者。"他的研究和结论在伦敦、巴黎、维也纳和柏林开花结果。因此，我们可以说，莫尔加尼及其研究彻底击碎了旧医学学派的教条，新医学也由此开始。"[5] 奇怪的是，我们对莫尔加尼这个名字并不十分熟悉，但他确实是启蒙运动最重要的人物之一。他的学生包括让-尼古拉斯·科维萨尔（Jean-Nicolas Corvisart，1755—1821年）和皮埃尔-查尔斯-亚历山大·路易（Pierre-Charles-Alexandre Louis，1787—1872年），这两位医生帮助巴黎在 19 世纪成为世界医学圣地。后来变革的钟摆又荡回了巴黎以东，一位来自维也纳的杰出医生，尝试完全以病理学为基础来行医治病，在没有强大的医疗器械作为辅助的情况下，他在自己的职业生涯中完成了超过 3 万例的尸检解剖。

1848 年，一股政治剧变的浪潮席卷了欧洲大陆，几乎每个欧洲国家及其世界各地的殖民地都受到了一定的影响。这次革命运动挑战了封建领主和贵族的地位，为下层阶级赢得了更为广泛的民主权利，同一年甚至还有《共产党宣言》的诞生。德意志各邦和奥地利帝国的革命活动对医学和学术界产生的促进作用尤其显著，与 20 世纪 60 年代的美国大学校园十分相似。在维也纳，墨守成规的医学旧贵族与年轻的革命新秀对峙不下，这是“新旧之战、知识的自由派与保守派之战、真正科学的疾病观与老派医学的模糊理论之战”，在维也纳大学医学院如火如荼地进行着。运动的领导者是波希米亚人卡尔·冯·罗基坦斯基（1804—1878 年，见彩插 6.1）。

罗基坦斯基理解莫尔加尼及其法国弟子的重要性，孜孜不倦地深入挖掘疾病和死亡的根本原因。对疾病的研究越深入，他对器官功能的理解越深刻。如果说莫尔加尼是解剖病理学和医学诊断之父，那么是罗基坦斯基一字一句地打造出病理学的宫殿。

维也纳总医院现在是维也纳大学本科校园的所在地，宽阔的庭院和巍峨的建筑仍然保存完整，只是如今住在其中的是波希米亚奥地利学生，而不是痛苦的病人。校园西北部的施皮塔尔大街（Spitalgasse）上坐落着脑研究中心，这是一座威严壮观的三层建筑，外部围有石砖和金属护栏，建筑顶端有一组古希腊古罗马人物雕塑，以及奥地利双头鹰盾徽。在人像下面，距地面50英尺的地方，有一行以镶金浮雕刻写的拉丁文，只有读到它才知道这栋建筑曾经有着与现在截然不同的功用。"INDAGANDIS SEDIBUS ET CAUSIS MORBORUM"意为"对疾病位置与起因的调查"，这显然是对莫尔加尼革命性著作的致敬（见彩插6.2）。这里曾经是罗基坦斯基的病理学研究所，一座医学音乐厅，他漫长的职业生涯中完成的超过3万例的尸检解剖，便是在这里操作和演示的。

按照这座研究所的组织结构，在总医院死亡的每一个病人都会送到这里进行尸检，这也使欧洲医学的领导地位转移至维也纳。这个时期的维也纳汇集了一批医生，并由此诞生了病理学、皮肤科、精神病学、眼科和外科等专科医学领域；在临床推理和科学观察方面，罗基坦斯基对年轻的医生们产生了极为重要的影响。在研究所的后面，有一个专门为罗基坦斯基做讲座和演示而建的演讲厅，那里也是维也纳的传奇外科医生特奥多尔·比尔罗特做手术的地方，维也纳美景宫美术馆展出的塞利希曼（A.F.Seligmann）的著名画作便记录下了这个场景。

令人感到难以置信的是，罗基坦斯基在没有显微镜的情况下进行了成千上万例的尸检解剖，就像哥白尼没有望远镜。罗基坦斯基所有的那些尸检都是对器官和组织简单而粗糙的手工检查，这严重限制了他对病因的理解产生概念性的飞跃，但是他在世界上具有重要的领导地位，这一点是毫无疑问的。与他们的天文学同人一样，医生需要将研究对象放大，通过进一步的观察才能点亮思维之路。再有几次无心插柳的发现，人们就能见识到显微镜这种仪器的威力了，并借此促成启蒙运动中最伟大的生物学发现。

皇家学会成立伊始，显微镜就是万众瞩目的焦点。发明者罗伯特·胡克是一位无神论者，爱好解决问题，组建工具，他于1665年出版了开创性著作《显微图谱》（*Micrographia*）。那时皇家学会也刚成立几年。该著作是第一本对显微镜下的微观世界做出描述的重要出版物，击碎了人们长期以来对肉眼不可见的世界的很多假设。胡克在绘图方面技术高超，他绘制的图纸对读者非常有吸引力，并激发了欧洲各国天才同行的想象力。其中，最为著名的大概是一张绘制在大幅折页上的跳蚤图纸，它显示出跳蚤的每一根纤毛和瓦片状叠甲，说明跳蚤并不是毫无防御能力的小蚋虫，而是一种具有甲壳的微型小怪兽（见彩插6.4）。生物的大小固然重要，但是显微术专家即将向人类展示生物结构表现出的功能。不过最微小的生物才是人类最大的威胁这一观点，还需要200年才能确凿地证实。胡克绘制的跳蚤完美地将人类的注意力转向了微观世界，这种昆虫的大小虽然肉眼可见，但是其他一切细节都完好地隐藏在其纤毛中，让人无从得知。无独有偶，正当胡克于1665年阐明跳蚤的结构特征之时，又一次大瘟疫袭击了伦敦，后来人们才发现，跳蚤是这场瘟疫的细菌携带者，而毫不知情的胡克解剖和描绘跳蚤时简直是在玩火。

胡克也花了大量的时间研究植物的结构。他的显微镜放大倍数刚好可以细致地观察到植物组织的基本构成要素，他将自己在软橡木的微观结构中所观察到的“小房间”称为“细胞”（见彩插6.3），这一新创造的术语将用于以后所有动植物的显微研究。直到 19 世纪中期，在现代化学的帮助下，人们才发现生命的细胞基础。

提到"显微镜"，我们的脑海中一般会立即浮现出一个画面：一根倾斜的黑色金属管镶嵌在 U 形底座上，载物台上放着一张载玻片。当然，今天的显微镜还会有一根电源线，使底部的灯泡从下方照亮载玻片，聚焦环和调节旋钮则可以移动载物台和载玻片。数百年来，显微镜一直都是这样的结构。然而世界上第一位显微术专家安东尼·范·列文虎克所使用的是"珠形显微镜"（见彩插 6.5），这是一种外形古怪、能力有限的仪器，却能够让他以前所未有的方式看到活细胞。

列文虎克是一名荷兰测量工和布料商，他经常通过望远镜观察远方的地标建筑，用放大镜去数布料中的线股（这使我们想起数据表单中的"线程数"）。他把一个极小的玻璃珠磨制成高度数凸透镜，并将其固定在一块桨状金属片上。在靠近玻璃珠的地方有一根细针，他把自己想要观察的微型物体用蜡固定在针尖上，就可以对物体进行仔细观察，通过转动螺旋钮还可以使被观察的物体上下前后移动。几十年来，列文虎克与皇家学会保持着通信联络，他向学会提交了微观世界的图纸，描绘了这台原始而实用的仪器所展示出来的肉眼看不见的世界。

列文虎克最初在《皇家学会学报》上发表的文章主要关于蜂刺、虱子和一滴池水中隐藏的世界，但是不出几年，他便惊人地发表了一篇关于精子形态的文章。1677 年，他在写给皇家学会的信中表达了自己想要提交这篇论文的意愿，"如果贵会认为学者们可能会对这些观察产生反感，认为它们不堪入目，那么我恳请您将此视为私人研究，并按照尊意，发表或者销毁"。到 1678 年，他的文章对"动物生殖器官之种"的本质进行了探讨，绘制了兔和狗的精子图。他格外小心地写道，检查自己的精液时，"我所观察的只是自然本质，依靠的并非罪恶的自渎，而是夫妻生活的自然结果……"[6]

数千年来，人们对孕育的真相争论不休，早期的显微术专家非常渴望探求精液成分的形态。对于这些早期科学家来说，确定子宫内部的发展还相当困难，但是蜿蜒游动的精子"幽灵"，与蝌蚪或者显微镜下的原生动物非常相似，都借助鞭毛的推动前行，这印证了人们从开始思考"生命从哪里来"的问题以来就一直存有的猜测。同样重要的是，精子看上去并**不是**动物的微缩版，在成形以后才进入子宫。随着显微术的出现，许多人都想知道他们能不能在狗或者兔子的细胞里找到小狗或者小兔子。但精子更像是为驶入子宫而特意打造的小机器，尽管其机制还未被洞悉。

随着显微术的进步，一场惊人的转变发生了。正如培根几十年前预测的那样，发明创新的成果会被分门别类地归纳，再进行筛选，然后通过"合理地运用思想体系"，最终产生知识的无形框架。[7]凯瑟琳·威尔逊认为："科学破坏了人们脑海中熟悉的世界，并以一个陌生的世界取而代之，这一新世界在富于想象力的同时，又抵制人类价值观的投射。"[8]呈现于眼前的新事实使科学家们改变了古老的结论，采纳了新的理论，不过奇怪的是，人们为显微镜带来的发现狂热了半个世纪之后，微观世界研究者的头脑却平静了下来。

关于想象力，启蒙运动作家贝尔纳·德·丰特内尔笔下的哲学家主人公说："……我们的头脑充满了好奇，而我们的眼睛比较差劲……我们想知道的不只是眼前所见……因此，真正的哲学家在一生之中，不会相信双眼所见之物，努力神化未见之物。"[9]透明玻璃的发明、镜片制造的创新、复式显微镜的组建，以及微观图示的广泛出版，终于让人们自鸣得意，止步于此。谁会一直盯着跳蚤、精子和昆虫眼球的图画？到 18 世纪末期，尽管工业革命正在世界各地轰轰烈烈地展开，显微术还是停止了前进的步伐。想想卡尔·罗基坦斯基进行了 3 万例的尸检，都未曾试图使用一台仪器来检查组织，哪怕这台仪器能够彻底转变他的解剖实践，你就能理解当时显微术衰落的程度了。现在的一些科普作家，如戴维·伍顿，深入地思考了 17—18 世纪的医生和科学家无法使组织显微术研究取得进步的原因。其实，有一个相当明显的原因能解释发展的停滞，即缺乏能够使组织变得栩栩如生的可靠染料。

现在的病理实验室可以解剖并准备组织，以供微观检查。我们首先将极薄的组织切片嵌入载玻片，然后把它装在显微镜的载物台上，打开灯，低下头，通过复式显微镜的镜筒来观察，我们会看到细胞及其支持组织的模糊轮廓，但是几乎无法区别或评估细胞的结构或功能。如果你从来没有见过文森特·凡·高的系列画作《向日葵》，那么我为你展示一幅气氛悲惨忧郁的低分辨率黑白版《向日葵》，其实一点儿用也没有。相反，如果你面对面近距离观赏文森特的作品，面对帆布上的湖蓝色背景，观看错落有致的鲜黄色和奶糖色花瓣，欣赏一笔一笔画上去的浓重色彩，你就会同意他是在弹奏一曲"蓝色与黄色的交响乐"。[10]

虽然现在有人会批评 17—18 世纪显微术专家，但他们要理解那时候缺乏显示色彩的技术，也没有灯光照明；尽管当时有简单的植物染料，但是在 19 世纪中期以前，化学的发展还非常有限，用于反复实验的化学试剂并不存在。发生在伦敦东区的一场愉快的意外，将为单调乏味的科学世界带来色彩。

安托万·拉瓦锡（1743—1794 年）是一位科学天才，他致力于条理分明地分析化学反应，确定火焰为什么燃烧、我们为什么呼吸以及物质为什么发生反应。经过严谨的实验和全面的分析，他进一步证实了"质量守恒"的观念，认为"没有物质消失，也没有物质产生，一切只是发生了转化"。即使我们不能笼统地称拉瓦锡是"化学之父"，那也可以称他是"化学计量之父"，他发现了化合物是由分子按照精确的比例构成的，可以通过化学反应形成，既可能化合成更大的分子，也可能分解成更小的分子组合。

拉瓦锡出身于古老的法国贵族阶层，从不平等的贵族统治中受益颇丰。他排列出第一张元素表，并设计出一套科学命名法来描述物质世界的基本构成要素。就像一名训练有素的大厨对发酵粉、泡打粉、糖和鸡蛋的用途了如指掌那样，拉瓦锡渐渐地明白了元素之间如何相互反应，金属为什么生锈，植物怎样从土壤中吸收矿物质，又如何从空气中吸收化学物质。他以天才的眼光，将世界看作由各种成分和原子构成的混合物，在他的影响下，其法国同行和其他欧洲的同行总结出，世界可以用其基本构成要素来描述。可悲的是，拉瓦锡没能平安地度过法国大革命，在 50 岁时被斩首。拉瓦锡的一位学生在大难临头前逃往美国，他就是化工帝国的创始人 E.I. 杜邦（Éleuthère Irénée du Pont）[a]。

---

a　E. I. 杜邦是美国大型化学公司杜邦公司的创办者。——编者注

在俄国化学家德米特里·门捷列夫于 1869 年制作出元素周期表之前，一个"有准备的头脑"收获了天赐良机——这次偶然的发现使初级化学转变为可以与数学、物理相提并论的一个专业领域。1853 年，15 岁的威廉·亨利·珀金进入了伦敦的皇家化学学院，虽然伟大的拉瓦锡是开拓化学领域的先驱，但是年轻的威廉在其伦敦东区公寓中的发现，推动了现代化学的发展，并带来了生物学、医学、制药业和时装业的变革。

教授交给他合成奎宁的任务（奎宁在当时是唯一一种有效的抗疟疾药物），于是他带着试剂、烧瓶和仪器回了家，希望可以制造出那种提取自一种南美洲植物的珍贵药品。那时，他住在伦敦沙德韦尔地区的卡布尔街（Cable Street），1856 年复活节放假期间，18 岁的珀金一个人在他的家庭实验室里，以"煤焦油"为基本原料开始了实验。煤焦油是一种在缺少空气的条件下加热煤炭而产生的黑色液体副产品。在新兴的工业革命中，煤焦油是一种常见的工业废料，而珀金在自己楼上的房间中，就以这种脏东西开始进行氧化实验。实验并不顺利，他又加入了重铬酸钾，生成了黑色的水样沉淀物。用乙二醇清洗烧瓶时，沉淀物变成了深紫色，最初他将这种紫色称为"推罗紫"（Tyrian purple），后来改称"藕荷色"。[11]

千百年来，紫色一直是象征皇族权贵的用色。在古罗马时代，1.2 万只贝类生产出来的腓尼基的推罗紫染料，才能染制一件罗马托加袍大小的衣物。人们也尝试过植物染料，但总是褪色。珀金马上意识到自己这一发现的价值，对染料的"牢度"进行了试验。他从垃圾废料中发现了一种持久耐用、物美价廉、需求量很大的材料，并很快申请了发明专利。到 19 岁时，珀金在伦敦郊外开办了一家染坊，从自己的偶然发现中赚取了丰厚的利润。看起来，炼金术还是可能成为现实的。

珀金这一发现的真正价值，并不只是布料染色，它还有更为神通广大的用途。化学发展成为一个工业领域，化学家们竞相把煤焦油制成其他颜色，希望可以像珀金一样赚大钱。然而，故事发生了惊人的意外转折，化学实验并没有产生新的染料，而是合成了具有生物效应的新分子。这种新知识所创造的早期产品之一是对乙酰氨基酚，即今天的药物泰诺。新生的合成染料工业中迸发出关于化学反应的新知识，使医学、摄影、香水、食品和爆炸品等领域取得了巨大的进步。

随着人们对化学结构了解渐深，具有专业化学知识的企业在欧洲大幅增长，尤其是在德国，巴斯夫（BASF）、拜耳（Bayer）、爱克发（Agfa）和赫斯特（Hoechst）等公司相继成立。自19世纪80年代开始，现代制药公司如雨后春笋般迅速出现。其中一些公司如默克（Merck），早就作为主营植物提取物的药房存在了许多年，但是对合成化学的新认识将这些药房变成了重要的工业化学研究机构。像先灵（Schering）、宝来惠康（Burroughs Wellcome）、雅培（Abbott）、史克（Smith Kline）、帕克-戴维斯（Parke-Davis）、礼来（Eli Lilly）、施贵宝（Squibb）以及普强（Upjohn）等小企业都竞相发展为研制新药的巨头。[12]

两百年来几乎停滞不前的显微术领域也如大梦初醒。"由于19世纪60年代以前，没有良好的固定剂、石蜡包埋技术、切片机和伊红染剂，显微病理学的先驱们获取检查样本的最常用方法是刮擦并修整组织切面，或用液体和抽出物制成涂片。"[13]毫无疑问，当血液和皮肤取样成为现实，19 世纪 30—40 年代的首次突破性观察将随之产生。

　　由于德国对染料和化学实验的开放态度，显微镜学家自然而然地开始尝试为**组织**染色。科学家们不断地尝试改变化学方程式，已经使布料染色实现了更高的色彩渗透率和色牢度，适合医用的染料配方出现只是时间问题。直到珀金发现化学染料的十年后，当人们注意到洋苏木这种南美洲植物时，才出现了可用于显微镜玻片的染色剂。洋苏木又被称为"墨水树"，是原产自新大陆的一种树木，其树根和树干在蒸煮时会产生一种浑浊的红润染料，[14] 几百年来，这种植物一直被用来给棉花染色。西班牙人和玛雅人都使用这种染料，美国士兵在南北战争期间也使用过。

　　一个半世纪以前，苏木精被确定为有效的哺乳动物组织染色剂，它可以使平淡无色的组织样本呈现出深紫色墨水般的色调。科学家将各种不同的化学物质添加到苏木精中，经过一系列的实验，终于生成了一种化合物，能够轻易地给细胞内部着色，后来这一部分结构被称为细胞核，DNA 和 RNA（核糖核酸）便位于其中。在苏木精出现十年后，另一种粉红色染料伊红被发现了，它容易附着于细胞的其他结构上，使细胞整体呈现出紫红色渐变。尽管新发现的染料大大改善了实验材料所呈现的视觉效果，但是它整体看上去还是像只用一支蜡笔涂抹的填色书。

　　用酒精和干燥剂清洗玻片上的材料，会使组织样本呈现出视觉变化，于是德国的组织学家们开始反复尝试化学物质与组织接触的顺序和时机，仿佛在玩一场科学领域的捉迷藏游戏。后来出现了连续使用两种染色剂的复染法，最终在 1876 年，苏木精和伊红的染色组合诞生了，并成为沿用至今的标准染色方法（见彩插 6.6）。[15]

如今在全世界的细胞病理学实验室里，每天有近 300 万张玻片会用到苏木精-伊红染色法，这两种化学染色剂的组合必定是地球上最成功的化学试剂组合之一。自医药现代化以来，化学和制药领域的所有进步都没有改变这一事实，苏木精-伊红染色法所使用的两种化学物质大概是医学领域中最为可靠的分子。在过去的 150 年中，它们所接触的生命几乎超过了任何其他的药品。苏木精-伊红染色法的阴阳互补意味着，组织中的各种成分肯定会被染成粉色或深紫色，研究人员现在可以将目光集中在构成组织的单个**细胞**上了。

虽然工业化学诞生于英格兰，但是它很快便在德国学术界安了家。光学、制药学、工程学、生理学和放射学，这些在未来将支撑起医学发展的科学堡垒，与德国浪漫主义思潮同时发展起来。意大利医学因莫尔加尼的成就而新近获得过领导地位，最终又促成了法国医学的新一轮复兴，让医生的注意力转向了病人及其症状。19世纪中期，维也纳医学在世界上名列前茅，许多专科领域即将在那里诞生，最后一位凭借肉眼进行观察的伟大病理学家罗基坦斯基，给全球各地培养了许多有才华的医生。但是，德国人以高涨的热情和文化认同感接纳了一切新科学，不容置疑地接过了科学事业领导者的桂冠。全世界医生当中执牛耳者的头衔，将从罗基坦斯基传到一名柏林工人身上。他性格狂热、博学多才，热爱显微镜，通过染色剂和德国制造的镜头（如蔡司和徕卡），建立了**疾病的细胞基础**这一概念。

几乎没有哪一个医学生和年轻医生比鲁道夫·菲尔绍更能吃

苦。年轻好学的菲尔绍于 1821 年在波美拉尼亚出生，是当地农民和会计的孩子。1839 年，他以班级第一名的成绩从当地中学毕业后就读于柏林大学下属的军事医院。在全称为腓特烈-威廉大学的这所学府里，菲尔绍的导师是约翰内斯·穆勒，穆勒是"一位生物学家、比较解剖学家、生化学家、病理学家、心理学家和特级教师"，他培养了一代又一代伟大的德国医生。穆勒的职业生涯以生理学开始，主要研究神经功能、视网膜机制和耳部感觉器官的功能。随着科学的发展，医学的研究对象也变得越来越细微，穆勒的一个早期课题就是普通视力极限的研究。

穆勒的精力异常旺盛（他可能患有躁郁症，发作时表现得狂躁不安，或严重抑郁，无法工作[16]）。他喜欢思想上与他志同道合且同样不知疲倦的学生。特奥多尔·施旺（1810—1882 年）是穆勒的早期学生之一，极力拥护他的朋友、植物学家马蒂亚斯·雅各布·施莱登（1804—1881 年）在不久前提出的细胞学说。施莱登和施旺两人在 1838—1839 年的研究解释了细胞的生长、功能和相互作用，为重新认识细胞在动植物体内的重要性奠定了坚实的基础。当时化学已经有了原子论，现在生物学具备了细胞学说。

1838 年，穆勒很快将显微镜运用到自己的工作中，不久便开始使用显微镜检查肿瘤的细胞结构。这一系列的发展变化以及 1839 年的革命性剧变，使年轻的医学生鲁道夫·菲尔绍在医学道路上大步前进。就像两个超新星发生了碰撞，爆发出来的知识能量在科学史上几乎无人能及。

鲁道夫·菲尔绍精力充沛且聪明绝顶。他精通欧洲多国语言，并学过古希腊语、拉丁语、希伯来语和阿拉伯语。除了多种语言能力之外，他还热衷于研究考古学、人种学和政治学。20 岁时，他在从柏林寄给父亲的信中写道，他的人生目标是习得"大自然在天地之间的一切普遍知识"。这位盛气凌人、信心十足的德国人，身材单薄瘦小，眼镜后面是一双猫头鹰般敏锐的黑眼睛。他在医学院即将毕业时写道："……如果你认为，让我引以为傲的是自己的知识，那你误会了。我关注的是不完美之处，我总是有意识地追求尽善尽美，对于知识的发展进步，我比大多数人更积极努力，这才是我的骄傲。"[17]

　　菲尔绍于 1843 年从医学院毕业后，一开始就职于柏林的夏里特医院（Charité Hospital），在病理学家罗伯特·弗罗里普（Robert Froriep）的手下工作。1845 年，也就是他毕业两年后，菲尔绍发表了一份病例报告，报告中的 50 多岁的女性厨师在柏林死于不明疾病。尸检发现其器官的血液中含有一层黏稠的乳白色物质，像蜡一样漂浮着。这名 24 岁的医生第一眼看到这种物质时必然认为是脓，因为苏格兰医生约翰·休斯·贝内特（John Hughes Bennett）在四个月前首次将这种疾病描述为化脓。然而，菲尔绍并不认为这是"血液化脓"或者感染。他将血液样本涂在显微镜玻片上，使用原始的胭脂红染料对细胞进行染色，然后仔细地观察该液体的成分。眼前出现了一群巨大的圆形细胞，散布于小的红细胞之间，这让菲尔绍感到茫然，他不知道该如何解释这一现象，于是决定就按照其外观将它描述为"白色血液"（weisses Blut）。后来，在 1847 年发表的文章中，菲尔绍采用了希腊语的"白血"（leukemia）一词来描述"白血病"的两种症状，一种是脾脏肿大，另一种是白细胞浸润淋巴结。

菲尔绍还在 1846 年发表过一篇关于血凝块性质的文章，提出了深静脉血栓（较大的血凝块）和栓塞（移动的血凝块）的形成理论，这些理论在多年后都得到了证实。这位 25 岁的年轻人破解了栓塞之谜，指出是较大的血凝块从腿部或手臂的静脉中脱落并移动至肺部，完全阻塞了血液流动，最终致命。此前还没有人这么想过。也就是说，菲尔绍在短短一年间准确无误地确定了一直折磨着人类的两大疾病，甚至推测出了病因。凭借自己在研究上所取得的成绩，他决定出版一本期刊——《病理解剖学、病理生理学和临床医学档案》（*The Archive of Pathological Anatomy and Physiology, and Clinical Medicine*）。该刊物是世界上最重要的期刊之一，至今仍在发行，简称《菲尔绍档案》（*Virchows Archiv*）。

在第一期中，菲尔绍精妙地概述了自己的科学世界观。他断言："病理解剖学是阐释结构错乱的学说，而病理生理学是阐释功能紊乱的学说……病理生理学会逐步实现其目标，它不是少数人头脑一热的创造，而是许多研究者勤勤恳恳通力协作的成果——病理生理学将会是科学医学的大本营。"

正如我们在前文反复看到的那样，1848 年的欧洲革命对科学、政治和艺术产生了广泛的影响。由于菲尔绍坚持社会医学的理想，引起执政当局不满，他失去了在柏林的工作岗位。菲尔绍搬到附近的维尔茨堡之后，进入了人生中最出成果的时期。他钻研了炎症、癌症、肾病，以及皮肤、指甲、骨骼、软骨和结缔组织的解剖学。[18] 在没有电力、显微摄影和图像投影的情况下，菲尔绍发明了"桌上轨道"，将显微镜沿轨道从一个学生传给另一个学生，这样学生们可以仔细地观察老师想让他们检查的地方。他恳请学生们"从微观层面观察"并接受他的观点，也即"细胞是**生命的基本单位**"。

在维尔茨堡生活了将近 10 年之后，菲尔绍于 1856 年大张旗鼓地回到柏林，在那里等待他的除了热烈的欢迎，还有专门为他而建的病理学研究所。在维尔茨堡的日子里，菲尔绍对细胞功能和细胞行为的理解产生了几次巨大的飞跃。菲尔绍影响力非凡，有时也会采纳吸收其他德国研究者的观点，不断加强自己认为细胞具有重要地位的论断。首先他在 1852 年宣布任何新细胞都来自已有细胞的分裂。1854 年，他写道："一切生命都来自直接继承。"最终在 1855 年，菲尔绍在《菲尔绍档案》中有力地总结称，**一切细胞来自细胞**（Omnis cellula a cellula）。

"一切细胞来自细胞"这一论断是多么掷地有声，恐怕要等到四年后另一本著作出版时与之比较，人们才能理解——1859 年，达尔文出版了《物种起源》。与陌生人打招呼时，我们会问："你来自哪里？"询问一个人出生和成长的地方是很自然的事。最具洞察力和独创性的研究者总是能比他的同行们更深入地钻研和观察，从而将哲学的断点连接起来。和达尔文一样，菲尔绍将想象力与多年来的科学探索结合起来，就我们的起源问题构想出了一个总体思路。我们每个人都是细胞的聚集体，细胞不断地分裂着，并最终获得特殊性和独特的功能。胚胎学家很快就会发现，每种动物都是以单细胞开始其生命旅程的，通过细胞分裂使数量倍增。唯一例外的是在生命火花燃起的那一刻，两个细胞——卵子和精子——结合在一起，形成一个受精卵。

桑葚胚 [a]（morula，即拉丁语里的"桑葚"）中的原始细胞具有"不确定性"，它们能够成为体内任何一个部位的任何细胞。这就是原始的**干细胞**，具有超乎寻常的反应、适应和变形能力。我们的一生中，细胞一直在响应并遵守着来自周围细胞的化学信号，将自身定位于某个具体的细胞系之中，从而形成更高级的细胞邻域，最终形成功能组织和器官。误入歧途的异常细胞会失去正常功能，更糟的是还会带上一种恶魔般的特征，不仅阻碍了正常的细胞功能和器官功能，而且加速了死亡。

菲尔绍及其继承者深刻地探索了生命细胞基础的重要意义，彻底摧毁了元气、体液和生命活力等古老而神秘的猜测。因为人们已经理解疾病是一系列"生物化学失调现象"[19]，而且疾病在未来会通过针对功能障碍部位的治疗干预得到解决，所以认为治病就是恢复"乱成一团却又难以理解的体内平衡"[20]的看法，已经不再被人接受了。

好学深思的专业人士们将瘴气、恶气、体液失衡和占星术无情否定。菲尔绍的代表作，1858年出版的教科书《细胞病理学》，表明"医学的进步"需要采用新的方法，它将成为下个世纪医学研究成就的指导手册。约翰斯·霍普金斯大学成立时，"美国医学院长"威廉·亨利·韦尔奇（William H. Welch）将菲尔绍的这本书与维萨里、哈维和莫尔加尼的著作一同列为"自医学作为一门科学诞生以来最伟大的进步"。[21]

---

a　桑葚胚，是动物胚胎发育早期阶段，受精卵经过多次分裂，形成由几十个或几百个细胞组成的、状似桑葚的胚胎。——编者注

或许菲尔绍**确实**获得了自己年轻时所希望的"大自然在天地之间的一切普遍知识"。舍温·努兰将他称为"使用显微镜的希波克拉底"。菲尔绍与他擅长显微术的日耳曼同胞们，也就是19世纪70年代会使用苏木精-伊红等先进染色法的学者们，使德国在19世纪中期到晚期成为世界医学圣地，以朗根贝克和比尔罗特为首，德国和奥地利的外科医生们成为全世界的学习焦点，备受瞩目。

本书前面曾经提到过，对于前295代人类来说，一个受到病痛折磨的人，与其求医问药，还不如"一个人承受"。只有在最近的5代人中，明智的患者才能通过寻求医疗照护来改变自己的命运。鲁道夫·菲尔绍和其他许多医学科学家一样值得称颂，他使我们注意到细胞是构成生命大厦时最基础的砖瓦，天地万物都要通过它来吸收营养、交换能量、构成组织、应对压力、存储信息、形成交换中心、组成配子（卵子和精子）以创造另一个生命。菲尔绍也并非有功无过——他一生都否认达尔文的学说和细菌学说。然而，他确立了疾病的细胞基础这一观念，创办了重要的刊物《菲尔绍档案》，撰写了2 000篇文章，培养了大批的学生，这一切足以让他进入医学圣殿。更重要的是，他引领了医学的蜕变，揭开了细胞、组织和器官内部运转背后的真相。

在一个世纪的时间里，医生清醒地意识到了疾病的器官基础，并迅速地进一步认识到疾病的细胞基础。当然，他们一旦了解脱氧核糖核酸的存在，还将进一步理解疾病的遗传基础。医生认识到细胞是生命的基本构成要素，使他们摆脱了数千年来迷信的束缚，而工业化学的崛起将很快产生有效的化学治疗方法。在19世纪晚期，外科医生的主要工作从放血和给脓肿引流转变为诊断疾病，也就是与病理学家共同探寻确诊的方法及其治疗方案。长期以来，外科医生一直试图与理发师撇清关系，但他们追寻并实现自身重要性，靠的并不是英勇的行为和展示灵巧的手艺，而是依靠从科学上重新定位外科。最伟大的外科医生总是从最热衷病理学研究的医学中心培养出来的，这绝非巧合。外科医生从来都不是"健康"专家，而是临危受命的雇佣兵，因此，他们必然是从需要调查与解释疾病和外伤成因的环境里获得知识养料的。

欧洲的外科医生对此做出了贡献，美国医生也第一次参与其中，最终使人微言轻的外科医生获得社会公认的地位。外科医生的先驱们组织调查研究，操作实验仪器（如显微镜），改进技术技巧，查阅研究结果，并首次开始改变其同胞的命运。19世纪晚期，外科医生又有了一项惊人之举，他们不仅在极端条件下为濒临死亡的病人做手术，还开始了择期手术的实践。由此，外科医生一路走向了我们的现代世界，如今的患者不仅希望手术不会危及生命或引发巨大痛苦，还希望手术不要引起任何不便、困扰，甚至不要影响他们的外貌。

# 第七章

# 病　菌

在观察的领域里，机遇只偏爱有准备的头脑。[a]

——路易·巴斯德，1854 年

外科实习期还剩几周就结束了，我数着自己当人质的日子，盼望着早点儿去骨科报到。我在 SICU 精疲力竭地煎熬了几个月，照护危重病人，经受血管外科和移植手术的耐力考验，一年实习期的最后阶段将在整形外科结束，我简直不敢相信自己运气这么好。

在整形外科，我几乎可以夜夜酣睡。即使是大型研究中心，我们所做的大部分工作也是择期手术和美容手术。"轻松"怎么写？整—形—外—科。整形外科的医生们和蔼可亲、平易近人又很有耐心。他们甚至让我做了一些缝合工作，帮助我对自己突飞猛进的外科技术建立信心。当然，我没有为关键部位和面部伤口缝合过，那事关整形外科医生的声誉，但是我确实感到自己是团队的一部分，而不是一个无用的白痴。

---

a　原文为法语。——译者注

如果你在特别繁忙的科室实习，比如在移植科，就要有足够的心理准备，肯定会彻夜无眠。在移植科，即使没有需要你"一路狂奔"的手术发生，来自医院内外移植病人的电话声也会络绎不绝，让你一直保持清醒。如果附近医院有病人不幸遭遇致命伤，正短暂地维持着生命以捐出器官，那么移植科的医生就需要立即出发，飞速赶往那家医院取器官。其他情况下，移植科的实习医生负责照顾手术期患者，最大限度地减少器官排斥反应的发生，同时避免意外致死。这以实习医生的能力来说是真正的考验与威胁。

整形外科很少需要随叫随到，我可以在家待命。在经历了 11 个月的科室待命和经常两天一个夜班之后，我感到这实在太奢侈了。现在，我每天只工作 12 个小时，每三个晚上才值班一次，每周的工作时间已经减到少于 80 个小时，我真是爱死这里了。

现在是星期天晚上，唯一有可能使我彻底无眠的是刚做过手术的患者切口裂开（皮肤分离）或感染。今晚，手外科急诊也不用我们轮班，而是由骨科值班。我承认，自己正扬扬得意地准备享受一夜美梦。

身边的摩托罗拉传呼机振动起来——是急诊。该死的！我在掌中宝手机上拨通了急诊的主机号码，一声回铃音后，电话那头传来一个熟悉的声音。

"施耐德医生，我是传染病科的保罗。急诊有位 44 岁的艾滋病患者，他是我以前的患者，HIV［艾滋病病毒］阳性已经七年了，药物治疗效果不太好，细胞数量非常少，现在出现了奇怪的皮肤感染。"在 1996 年，患者 HIV 阳性就等于被判了死刑。抗反转录病毒治疗仍然处于起步阶段，患者在经历长期病痛折磨之后，最终还是会死于艾滋病。

"我们能做什么呢？"我问道。

保罗说："我问了科主任，他让我给整形外科打电话，想让你们看一下是不是应该手术切除手臂和腿部的这些真菌球。"

"真菌球？！"

"对——我们认为是皮下暗色丝孢霉病，来自周围环境的真菌侵入了免疫抑制患者体内，在皮下形成大型菌落。你能来急诊看一下患者吗？"

仓促之间，我为了搞清楚自己在这个离奇故事里扮演的角色，也为自己再争取一下休息机会，问了一个所有实习医生都肯定会问的问题。"为什么找整形外科而不是其他科室呢？为什么不找普通外科呢？"

保罗的回应听上去有些沮丧："我不知道，也许他们认为你们的缝合技术更好。"

见鬼！没辙了。我收拾好胸牌、手机和钥匙，换上绿色刷手服，开车去医院。

去急诊室的路上，我给在整形外科待命的同事，也就是我今晚的主管医生打了个电话。"真菌球？"他怒火冲天地向我喊道。好吧，我现在好像明白一些了，真不知道自己一会儿会看到什么。

走进急诊室，我直奔第15床。一名年轻的急诊护士拦住我询问，我与病人谈话时她是否可以在场。她看起来跟我差不多，也是个新手。"当然可以，不过我不知道自己会说什么。我还从来没听说过这种情况。他叫什么名字？"

"他叫里克，看上去人很好。不过他的感染很严重。"

　　掀开 15 床的隐私隔帘，我看到穿着病号服的里克躺在病床上。坐在他旁边的是一位老太太，她的灰白色头发扎成一根辫子，穿着灰色的宾夕法尼亚州立大学 T 恤、牛仔裤和破旧的新百伦运动鞋。"里克，你好。我是施耐德医生，整形外科的实习医生。传染病科医生让我们过来跟你谈一下，看看是否可以帮助你。我知道你不太好——现在感觉怎么样？"

　　"我觉得还可以。"里克十分疲惫地说。他听起来已经精疲力竭，咳嗽很难止住。我眼前的里克瘦骨嶙峋，没有牙齿，手臂和右手上长着奇形怪状的小瘤子，像小橘子一样大，十分显眼。我的目光回到他的脸上。"有点儿恶心，是吧？"他说道。

　　"我从来没见过这种情况，不过我只是一名实习医生，所以这说明不了什么，"我说道，"你身上还有其他地方出现这种情况吗？"

　　"右腿上有一个。"里克答道。他掀开床单，给我看了一下右腿小腿上的隆起物。这处隆起物看上去更像是一个巨大的脓包，一层薄薄的保护性皮肤覆盖着一包凝结的脓液，表面晶莹透亮，仿佛快要爆开了。现在我不感到厌恶都难。我不知道该怎么给这位患者做检查，很显然药物治疗是无效的。

　　我给整形外科的同事肯打了个电话，向他说明了里克的离奇病情。我们一致同意必须马上对这些真菌菌落进行手术切除。"安排明天在中心手术室进行手术，到时候我们看情况处理。"肯最后说道。

　　第二天，我们在碰头以后才意识到人手不足。8 号手术室在当天下午可以使用。但是那天下午，整形外科的大部分同事都安排了门诊患者的美容手术，而我们的科主任博纳马萨（Bonamassa）医生要完成一台乳腺癌患者的皮瓣手术。最后的决定是，我们在 8 号手术室进行这例手术，与十分复杂的皮瓣手术同时进行，并且科室派我去做这例简单的切除手术，只要切开皮肤并取出真菌菌落就可以。这个决定不仅有利于整个科室的日程安排，而且由一位外科医生单独为艾滋病患者做手术也更安全，减小了科室成员在术中意外受伤的概率。而对我这个实习医生来说，这将会是一次巨大的飞跃：我第一次单独为患者做手术。随着下午手术时间的临近，兴奋、压力、勇气和恐惧一齐向我袭来。

对患者进行了麻醉诱导并完成气管插管后，我准备开始对其手臂和右腿进行手术。几个技师和一名护士帮我用橙黄色的碘伏备皮，我仔细地把蓝色手术洞巾铺在四肢上，罩住里克的脸和身体，只露出三处需要手术的肢体。经过几分钟的术前准备，头顶的手术灯照亮了里克的右臂，我和手术技术员克里斯蒂对坐在手臂的两侧。一阵忙乱后，整个房间寂静无声。我毕生梦想的这一刻即将来临。

"刀。"我对克里斯蒂说。我握着手术刀，环视了一下房间，看到博纳马萨主任正在门口透过玻璃窗关注着手术进度。每一名外科医生都要经历这一刻，第一次独立切开皮肤，眼睛都不敢眨一下。主任轻轻地点头示意，我条件反射似的转回身，注意力回到手臂上。

我用手术刀沿着真菌球隆起处将皮肤切开，薄薄的刀口张开后，里面的内容物均为奶油色。皮下并没有脓流出来。尽管我做好了迎接一股腐烂恶臭的心理准备，但是这个小球其实没有任何异味。我马上注意到，沿着刚切开的皮肤边缘出现了点状出血，受到

HIV 感染的那些血液会造成严重的后果，这要求我在术中必须非常慎重。

我抓起一把钝性不锈钢剥离子，把包裹在囊内的真菌掏出来。人体有一个本领，可以为毒性较低的入侵者和外来异物生成一个袋状的房子，将不速之客围困其中，这样可以持续数年甚至数十年。我将最后一些物质从囊腔中刮出来，它们看起来就像麦片粥一样——似乎人体内的一切都能用食物来打比方——接着用充满生理盐水和抗生素的球囊冲洗器对囊腔进行冲洗，它好似一个灌满洗洁精的火鸡滴油管。短短几分钟，第一个真菌球就解决了。我的精力全部集中在清除七个真菌球上，并没有仔细想过 HIV 已经遍布里克全身，也没有去想这些真菌理论上有可能使我自己感染。我知道感染这两种病原体的可能性其实微乎其微，但是打算在手术室工作的人，必须具备这种不计较手术风险的心态。你不能因为不眠之夜、有毒的气味、酸痛的双脚、X 射线辐射、严苛的外科领导、致命病毒和痛苦不堪的患者而焦虑。那些希望保持正常生活的医学生会去放射科和皮肤科等科室。如果你充满好奇地仔细阅读了前面的段落，希望能够看到真菌球从一个艾滋病患者的肢体上切除下来……那么你或许具备成为外科医生的潜质。

当手术进行到一半时，我注意到博纳马萨主任再次出现在窗前，认真地查看着手术进度。我们通过眼神会意，确认一切顺利。切除皮下感染性肿瘤属于实习医生可以操作的简单手术，但我仍然对自己第一次独立完成手术感到欣喜不已。将来我会遇到很多危险而复杂的病例，而此时此刻，我沉浸在快乐中，自己改善了这位患者的生活，同时在成为一名外科医生的道路上又迈上了一级台阶。

改变世界的创新者和先驱开拓者往往在精神上经受了百般折磨，因为他们比周围的每一个人都更早地察觉到真相。医学和外科领域的发展正是如此，有远见的人经常被当成牢骚满腹的煽动分子，他们总是挑战现状，因而让人避之唯恐不及。在这方面，伊格纳兹·塞麦尔维斯（Ignác Semmelweis，见彩插 7.2）或许是最好的例子。这位出生于匈牙利的医生彻底改变了维也纳的医学地位，他开启了一系列发现，使科学界相信病菌是真实存在的。

当玛丽·安托瓦内特在巴黎担心自己性命不保，她的哥哥神圣罗马帝国皇帝约瑟夫二世正在大力改革奥地利的法律、教育和医疗系统。作为 18 世纪启蒙运动时期的一位伟大君主，约瑟夫二世的贡献影响深远，尤其是他下令建设了大规模的医疗机构，即维也纳总医院。众多宫殿、歌剧院、雕像和喷泉以及巍峨的政府大楼证明了多瑙河畔音乐之城的辉煌灿烂，但对于科学史的学生们来说，真正重要的是维也纳总医院（见彩插 7.1）。

约瑟夫二世建造的这座庞大医院，高 50 英尺，拥有多个庭院和病区，院内医疗系统按照不同的科室划分区域。如今那些建筑仍然完好无损，但是已经变成维也纳大学的非医学教学设施。维也纳总医院于 1784 年开门接诊，沿袭了 18 世纪欧洲的医院模式，那一时期的欧洲人意识到了社会对贫寒家庭负有责任，于是建立了许多医院。随着整个欧洲现代化程度的提高，农民开始涌向城市，而随着工业革命迅速发展，拥挤的工作空间和危险的工作环境使人们对医疗服务产生了前所未有的需求。几个世纪以来，巴黎主宫医院、伦敦圣巴塞洛缪医院等古老的医疗机构一直为欧洲大城市的贫困人口提供医疗服务，但人口的爆炸式增长导致医院的需求量也相应提高。

维也纳总医院的建立与工业革命的开展出现在同一年代。那时世界正在走向现代，但医学研究的发展仍然十分有限。城市越来越拥挤，传染病也越来越容易在城市中蔓延，而人们的无助感也越来越明显。**现代性出人意料地使疾病状况恶化，我们的无知也变得一览无余**。外科医学的历史几乎总是伴随着英勇的失败、意外的突破和难以想象的解决方案。19 世纪中期的维也纳总医院产科病房便是如此。

一场惊人的转变在 19 世纪发生了，医院不再是死亡的营地，它变成了康复机构，甚至是孕育生命的地方。法国大革命转变了医生对人体的看法，人们迎来了女性可以不受约束地进行身体检查的新时代。随着人们更加深入地认识到解剖学和病理学的科学性，医生本身开始对分娩的机理产生浓厚的兴趣。分娩曾经是由助产士全权负责的，但是产科成为一种新兴的专业，挑战了助产术在这一领域至高无上的地位。整个欧洲大陆的贵族阶层和上层阶级开始选择医生而非助产士来帮助产妇分娩。然而结果令人震惊，由医生帮助分娩的妇女及其婴儿死亡的**可能性更大**。

因此，整个 19 世纪都存在一种令人困惑的矛盾：女性受到直接或间接的压力，被送到医院由产科医生帮助分娩，哪怕人们都清楚产妇的死亡风险会比助产士接生高出许多倍。产妇死亡的原因是什么？答案是产后高烧，又称产褥热。这种高热通常会在分娩后数小时内突然袭来，一开始表现为下腹疼痛，并伴有明显的压痛和阴道组织肿胀。随后产妇会排出恶臭的脓液，短短几个小时之内，就发展为腹部胀气并出现高烧。大多数病人在死亡前几个小时很容易出现休克，接连出现呼吸微弱、神志不清和盗汗。产褥热患者根本没有有效的治疗方法，医生也解释不了疾病的成因。为什么？医生究竟做了什么，反而使分娩变得**更糟**？

从希波克拉底到 19 世纪欧洲每一位皇帝和国王的宫廷御医，对漫长历史上的每一代医生来说，感染都完全是个谜。鼠疫、伤寒、黄热病、疟疾和霍乱等流行病轮番发生，但由于缺乏适当的科学方法来分析传播途径，医生也没有办法使罪魁祸首现出原形，传染病就像波提切利或米开朗琪罗画作中的魔鬼一样可怕，无法解决。经过反复思考，大多数理论家认为感染与"瘴气"有关，也就是说，他们怀疑大气中含有某种有害物质。意大利语中"瘴气"写作 malaria，也就是疟疾。瘴气理论认定有害空气就是感染的罪魁祸首，因此当产褥热肆虐产科病房，医生会断定产褥热是某种幽灵般看不见的东西造成的。人类根本没有想到，细小的微生物即细菌或病毒，才是罪魁祸首。

伊格纳兹·塞麦尔维斯一直是个外来者。1818 年，塞麦尔维斯出生于匈牙利布达佩斯的一个杂货商家庭。他总是说着一口带有布达-士瓦本地方口音的德语，时刻提醒维也纳人他出身匈牙利。塞麦尔维斯转学到维也纳上医学院，毕业后，他为了争取一个住院医师的职位而奋斗了两年，最终在新成立的产科任职。他在闲暇时自愿到卡尔·冯·罗基坦斯基的病理科帮忙，为死于妇科疾病或手术的女性进行尸检。罗基坦斯基是与莫尔加尼、路易、菲尔绍并驾齐驱的一位医学先驱，他以解剖病理学为基础研究疾病，认识到疾病及其症状是以器官为基础的。奥地利和德意志民族成为世界医学的新领袖，他功不可没。塞麦尔维斯吸收了罗基坦斯基的分析和观察方法，又配备了一些观察认知工具来探索疾病的奥秘，从而解开了产褥热之谜，为人类最终认识到病菌的存在铺平了道路。

当塞麦尔维斯来到维也纳总医院，他应该已经注意到位于医院侧翼的维也纳分娩中心（Wiener Gebärhaus），这是一个可以接待单身女性的产科，通过专用的私密入口谨慎地收诊单身产妇。其入口"孕育之门"位于罗滕豪斯街，现在这条窄巷正对着奥地利国家银行。在 19 世纪，"孕育之门"是临产孕妇的秘密入口，她们有时候戴着"面具或面纱，不想让自己被认出来"。[1]一旦收诊入院，这些产妇会被分到第一病区或者第二病区，第一病区由医生和医学院的学生负责帮助分娩，第二病区由助产士和助产学的学生为产妇接生。病区的分配取决于入院当天是星期几，周末收诊的产妇也归入第一病区。随着产科作为独立的专科站稳了脚跟，医院成立了一个专门负责维也纳未婚妈妈生产的部门，似乎是所有人的福音。初来乍到的塞麦尔维斯发现了一个可怕的事实，与第二病区由助产士照料的产妇相比，第一病区的产妇死于产褥热的可能性要大得多。产褥热会在产后数小时内突然发生，起初引起产道的红肿和疼痛，随后是严重而痛苦的皮肤炎症，最终出现全身感染和致命的败血症。患者临终前注定遭受百般折磨，直到死亡让她从高烧中解脱。

塞麦尔维斯开始研究为什么医生负责分娩会离奇地导致产妇死亡。作为一名年轻的实习医生，他负责维持第一病区产妇的健康。"除了睡觉之外，他的全部时间几乎都花在图书馆、尸检室和病床旁，以寻找答案。"[2]通过查阅资料，他意识到自己所在的医院并非个例，过去几十年的文章中详细描述了产科医生帮助分娩所导致的不幸。1831—1843 年，伦敦家庭分娩的死亡率是每 10 000名产妇中出现 10 例死亡，而在伦敦产科医院（General Lying-In Hospital），每 10 000 名产妇中有 600 例死于产褥热，死亡率是家庭分娩的 60 倍。[3]巴黎、德累斯顿、澳大利亚和美国也有类似的文章，表现出相同的趋势。

29 岁的伊格纳兹·塞麦尔维斯对每一种变量因素都进行了认真的思考，包括助产士与医生所使用的不同技术、周围环境、产妇所在建筑物的条件、医学生对产妇的接触、用药方式以及产后护理方案。他甚至将医生的一些实践方法改为助产士的做法，包括改变通风条件，但是都没有什么效果。对于孕妇来说，医生仍然比助产士更危险。塞麦尔维斯"好像一个抓着稻草的溺水者"，找不到合理的解释和解决的办法。[4]如果不是空气，不是床单，也不是分娩技术，那么还有什么因素能够解释这种可耻的差异？

塞麦尔维斯对产褥热导致的快速死亡几乎习以为常，与此同时，他每天继续在帝国皇家总医院[a]的太平间进行尸体解剖实践，这要感谢"友善的罗基坦斯基教授，与他的友谊让我引以为傲……"。[5]疾病、死亡、发烧和困惑几乎吞没了塞麦尔维斯，于是他决定休息一下去威尼斯度假，希望可以放空大脑，说不定就能找到问题背后的线索，从而摆脱这种百思不得其解的折磨。

塞麦尔维斯回到维也纳时，一个噩耗等待着他——他的好朋

---

a　帝国皇家总医院即维也纳总医院。——译者注

友、罗基坦斯基的学生、法医病理学家雅各布·科勒什克（Jakob Kolletschka）去世了。几天前，科勒什克进行尸检时，手指被一个学生不小心用刀划伤。意外发生后，他马上就病倒了，最后死于大面积感染。他的同事们悲痛地对其尸体进行了解剖，结果发现整个腹腔和器官都充满了脓液，而且这种脓液的形态是他们十分熟悉的。好朋友的悲惨离世使塞麦尔维斯悲痛万分，他一遍又一遍地读着尸检记录，终于一个令人震惊的发现迎面向他袭来。十年后，他写道：

> 我完全崩溃了，总是伤心地想着这个病例，直到脑海中突然浮现一个念头——我立刻明白了：产褥热，这种由生产引起的致命疾病，与导致科勒什克教授死亡的其实是同一种疾病，因为在解剖时它们在病理上呈现出相同的形态变化。因此，如果科勒什克教授的全身性败血症是由于伤口接触了尸体颗粒，那么导致产褥热的来源一定是同一个。现在，只需要确定腐烂的尸体微粒是从什么地方、以什么方式进入产妇分娩过程中的。事实上那些尸体微粒的传播源头，是医学生和主治医生的手。[6]

在医生没有洗手的习惯也不戴橡胶手套或乳胶手套的时代里，塞麦尔维斯意识到，他每天早上例行的尸检工作会把"尸体颗粒"带给自己的产科病人。他总结道："产褥热其实就是源于尸体的血液中毒。"[7]当时的传统认识只需要略加改进，即可发现疾病并不是由空气中的气味引起的，散发恶臭的尸体颗粒才是致病因。阿塔纳修斯·基歇尔（Athanasius Kircher）在 1658 年已经猜测出存在"看不见的生物颗粒"，[8]列文虎克在 1677 年也用简陋的显微镜观察到了"微动物"。[9]现在，这些微观世界的生物成了塞麦尔维斯的敌人。

19 世纪的西方人已经开始使用氯化物溶液来去除家庭和工作场所中腐烂物质的难闻气味；塞麦尔维斯推测，氯化物之所以有用，是因为它破坏了颗粒本身。科勒什克去世不到两个月，第一病区门口便出现了一盆含氯消毒剂的稀释液，要求所有医护人员都洗手。几个月内，产褥热死亡率骤降，最终与从未处理过尸体的助产士病区持平。塞麦尔维斯播下了革命的种子，仅在维也纳就会有成千上万名产妇可能得到拯救。

通过推理论证，伊格纳兹·塞麦尔维斯从偶然的发现中洞察了疾病背后的真相，这一巨大的研究成果本应该使他的名字家喻户晓，然而你或许从未听说过这个名字，这是有原因的。1848 年，许多欧洲国家在革命的浪潮中动荡不安，医生们无心关注自己的专业研究，死守传统观念。塞麦尔维斯无法使他的同事们确信这一激进观点的正确性，反而惹得争议四起，他渐渐地失去了名誉，最终丢掉了工作。尽管维也纳的医学巨匠如罗基坦斯基、约瑟夫·斯科达和费迪南德·黑布拉支持塞麦尔维斯，但他无法突破固执己见的产科领导层的阻碍。塞麦尔维斯回到了布达佩斯，心情苦闷，郁郁寡欢，直到许多年后，他才终于出版了有关产褥热的开创性著作。

舍温·努兰说塞麦尔维斯的这本书"赘述烦冗，危言耸听，充满指摘控诉而又自命不凡……几乎无法阅读"。[10]他给那些诋毁自己的人写了公开信，并附上了样书。在寄给一名维也纳产科教授的信中，他写道："教授先生，你是屠杀的参与者。这场谋杀必须停止，而为了使谋杀停下来，我会一直看着……"在写给维尔茨堡一位产科教授的信中，他控诉道："我在上帝和世界面前宣告，你是一个杀人犯。如果人们谈到产褥热的历史，将你称为医学界的尼禄，对你而言，这一点不过分。"[11] 塞麦尔维斯成了一个疯疯癫癫的极端分子，一个言辞激烈的义士。

最后，塞麦尔维斯似乎失去了理智。他流浪于布达佩斯的街头，与妓女厮混在一起，穿得像个无业游民一样，整天喃喃自语。或许是由于长期持续的精神压力，或许是得了某种器质性精神疾病，也可能是由于梅毒的作用，总之，这位 47 岁的医生彻底疯了。在妻子的哄劝下，他回到维也纳，费迪南德·黑布拉（被称为皮肤病学之父）在维也纳火车站等着他，请他参观一所私人疗养院。他们最后把塞麦尔维斯带到了一家公立精神病院，将他强行约束和监禁。不到两周时间，塞麦尔维斯便于 1865 年 8 月 13 日去世。他的尸体被运到维也纳总医院。就在他工作过的太平间，在科勒什克曾躺过的解剖台上，医生对塞麦尔维斯进行了尸检。死因是什么？感染、败血症和胸部大量脓液——与他在 20 年前揭开谜团的疾病完全相同。大部分学者认为，塞麦尔维斯的致命感染来自拘禁期间所受到的创伤及开放性伤口，这对于 19 世纪疯人院里的患者来说并不罕见。塞麦尔维斯的人生结局是悲惨而具有讽刺意味的，他第一次向世人展示了洗手的价值，为消毒、抗菌以及病菌学说的广泛接受奠定了基础。

1865 年，塞麦尔维斯在维也纳的精神病院奄奄一息时，英国外科医生约瑟夫·利斯特正在千里之外的苏格兰格拉斯哥准备一个临床实验，尽管设计非常简单，但是意义却尤为深远。一个 11 岁的男孩来到格拉斯哥皇家医院就医，他被一辆马车撞倒，造成胫骨骨折。这是一例"复合性"骨折，即我们今天所说的开放性骨折，骨头穿透了皮肤。开放性骨折并发症的发生率一直高得惊人，往往需要截肢或导致病人死亡。骨折断端刺破皮肤时，会严重破坏软组织，使皮肤丧失活力，增加发生骨感染（骨髓炎）的可能性，皮肤的恢复过程也变得十分复杂。在 1865 年，几乎没有人想过受伤后伤口的溃烂是由病菌引起的；而约瑟夫·利斯特，通过与塞麦尔维斯无关的独立研究，已经在思考这种可能性，并准备自己证明这个理论是真的。于是，塞麦尔维斯在奥地利去世的前一天，外科消毒的试验在苏格兰开始了。利斯特并没有对男孩的腿部进行截肢手术，而是用石炭酸擦拭伤口，又将蘸取了石炭酸的纱布敷在伤口处。时间一天一天地过去，这个男孩的伤口慢慢地愈合了，骨头自己长合在一起，男孩的腿也保住了。或许"微动物"是真实存在的。

1827 年，约瑟夫·利斯特（见彩插 7.3）在伦敦东部郊外的一个村庄出生，父母是贵格会教徒。利斯特具有贵格会家庭普遍的一些性格特征：勤奋、虔诚、心态平和、严肃认真。贵格会教徒对运动、狩猎和无聊的娱乐消遣都不感兴趣，而是专注于宗教、商业、教育和精神生活。约瑟夫·利斯特的父亲约瑟夫·杰克逊·利斯特（1786—1869 年）是一名成功的葡萄酒商，同时他作为一名显微镜工作者，为科学做出了重要贡献。

老利斯特是一位自学成才的业余科学爱好者，他结识了同为贵格会教徒的托马斯·霍奇金，这名年轻的伦敦医生在 1832 年描述

了一种血液病 [a]，后来这种疾病以他的名字命名。[12] 老利斯特和霍奇金两人在显微术方面合作多年，几乎没有接受过正规教育的老利斯特，打破了 150 年来早期复式显微镜"不过是一个科学玩具"[13] 的局限，将显微镜观察变成一种重要的科学研究方式。在老利斯特对显微镜进行创新以前，由于"色差"问题，显微术的局限性很大，穿过镜筒的光线会出现色散，导致图像呈现出模糊的波纹，于是观察者无法做出准确的解释。但是，老利斯特的发明修正了失真的视觉效果，将复式显微镜变成一种引发医学革命的仪器，同时也燃起了儿子的求知欲，推动了他在未来的调查研究。历史上不乏这样的家庭，他们从观念上引导了后代的未来。通过制作当时最优质的显微镜，[14] 小利斯特的父亲实际上组建了能够改善儿子视野的光学仪器。

虽然约瑟夫·利斯特在贵格会预科学校成绩优异，但他还是不能进入牛津或剑桥，因为这两所大学信奉英国圣公会教义《三十九条信纲》，而年轻的贵格会教徒是不可能接受的。1844 年，16 岁的利斯特进入伦敦大学学院（University College），这是一所"牛津剑桥级"院校，专门招收宗教信仰或者社会地位不符合牛津和剑桥的要求却表现出巨大潜力的学生。三年后，利斯特开始在大学学院的医学院学习，他将于 1852 年以优异的成绩毕业。

利斯特入学时，家人送给他一台优质显微镜。在医学院就读期间，这位年轻的神童向医院学术委员会（Hospital Medical Society）提交了两篇论文，高瞻远瞩地讨论了"坏疽"和"显微镜在医学

---

a    这种血液病指霍奇金淋巴瘤，是一种源于淋巴结和淋巴组织的血液癌症。托马斯·霍奇金在发表描述疾病的论文时，并未获得太多关注。——编者注

中的使用"，那时，大学学院还没有开设关于这两个课题的正式课程。[15]史蒂夫·乔布斯在大学校园里讲个人电脑和随身听的未来时展现的洞察力也不过如此了。

在人生的前 26 年，利斯特没有到过伦敦 10 英里以外的地方，然而对知识的不灭热望最终将他带到了伦敦之外的苏格兰爱丁堡，在詹姆斯·赛姆（James Syme）的指导下接受外科培训。利斯特谦逊内敛，而当时 50 多岁的赛姆固执严肃。不过或许他们"在对方身上看到了自己性格里被埋没的那一面，在无意识状态下对另一个自我暗自欣赏，两人结下了深厚的友谊"[16]。利斯特在爱丁堡迅速成长为一名外科医生，将上个世纪英国外科学家的亨特式传统进一步发扬光大。在写给父亲的信中，利斯特说："您无法想象我每天在研究医术的血腥屠宰场有多么享受。"[17]

利斯特先被聘为赛姆手下的实习医生（霍尔斯特德外科住院医师的前身），一年半后，即 1855 年，他成为爱丁堡皇家医院的助理外科医师。在 19 世纪中叶，爱丁堡的医学和外科处于世界前沿水平。巴黎、柏林和维也纳的医生正在角逐世界第一的宝座，而爱丁堡的医生于 1847 年首次展示了氯仿麻醉剂，就在乙醚麻醉剂于波士顿面世不过几个月以后。晚年的利斯特曾回忆说，1846 年 12 月，他在伦敦见证了欧洲的第一例乙醚麻醉手术，这一经历或许坚定了他要成为一名外科医生的决心。对病人痛苦的哭喊和抗议已经麻木的外科医生们，突然发现自己可以掌控病痛的折磨，从而为治愈疾病创造出新的可能性。《牛津英语词典》将"边界"（frontier）定义为"定居地带范围的极限，越过这里便是荒野"。人类在历史上第一次摧毁了清醒意识的边界，这激励着爱丁堡的利斯特和维也纳的比尔罗特去探索人体深处的荒野。

　　由于约瑟夫·利斯特经常出现在赛姆家中，他渐渐与赛姆的大女儿艾格尼丝成了朋友，这对大家来说都是个意外。1856 年，约瑟夫与艾格尼丝结婚了。在长达 40 年的婚姻生活中，他们没有子女，但是对科学的共同热爱，使艾格尼丝成为利斯特最重要的评审、编辑、研究助手和旅行伴侣。这对新婚夫妇前往巴黎、帕多瓦、博洛尼亚和维也纳旅行，拜访了伟大的思想家，参观了世界领先水平的医院。在他们回到爱丁堡之前，显微镜已经准备就绪。在维也纳时，利斯特来到维也纳总医院，见到了塞麦尔维斯以前的同事，不过不知道他们是否讨论了塞麦尔维斯的故事或其观察研究。

　　在爱丁堡，利斯特全身心地投入工作和生活中，努力平衡着自己尚待成熟的外科手术实践、教学任务、赛姆的助手工作、新婚生活，以及最重要的正在蓬勃发展的研究实验室。多年来，他把实验室安置在自家厨房里，在艾格尼丝的帮助下，研究血液凝固、神经和肌肉纤维的生理特征、淋巴液的流动以及炎症。利斯特和艾格尼丝从当地的山野、公园和溪流中收集动物，从屠宰场采购动物器官，然后通过切片和染色，运用显微术对组织结构进行评估，并推测器官功能。1860 年，利斯特夫妇向西移居到苏格兰格拉斯哥。接下来的十年间，利斯特的研究取得了重大发现。

　　他全心投入对炎症的研究中。讲逻辑的学者已经推断出传染病不仅是由恶臭或有害的空气扩散的，而且是由生物体引起的。利斯特开始相信，伤口腐烂是由于空气中某种看不见的物质进入了开放性伤口。通过查阅英语、法语和德语的学术期刊，利斯特读到了雅各布·亨勒（Jacob Henle）的文章，这位颇具影响力的教授来自德国的哥廷根，他认为传染物必定是有机物，也就是说，是有生命的微观物质。

性病一直是病菌学说支持者关注的课题。早期文艺复兴的科学家们永远无法推断出鼠疫、伤寒、天花或霍乱暴发的根源。人群的感染似乎总是随机的，在流行病学的分析工具出现之前，要确定流行病的来源实在过于困难。但是，每位欧洲医生都见识过淋病和疱疹，欧洲征服了西半球以后还碰到了梅毒。而大家也都知道，童贞者从来不会染上性病，不会像荒淫放荡之人（利斯特称其都有"纵欲倾向"[18]）一样长出溃疡、疮痂、瘢痕、脓疮、疖子，或在私处留下种种气味难闻的腐烂秽物。因此，性病**不可能**通过空气传播。这不像是生育的真相，需要天才头脑方能想到，性病是由于射精和性交过程中接触的体液携带了传染病的种子。性病的流行进一步证明了"传染性生物"是真实存在的。

雅各布·亨勒在其 1840 年的经典文章《论瘴气与传染性》（"On Miasmata and Contagia"）中进行了一系列爱因斯坦式的"思想实验"，通过纯推理来思考流行病与大流行病。[19]由于显微镜技术还十分有限，他运用自己的想象力来阐释病菌学说的基础，后来启发了他在哥廷根的优秀学生罗伯特·科赫。亨勒认为牛痘这种疾病，只要"一粒痘毒就能够引起全身皮疹"。[20]亨勒还领先巴斯德一步，对葡萄酒的发酵进行了思考，并将其总结为"一种有机液体被植物体分解"[21]的过程。在这两个例子中，意外结果的倍增和扩大表明存在**有生命的有机生物**。某种自然的毒素或者有毒气体根本不可能以指数增长的形式散播到一个社群之中。既然增殖发生了，那就需要某种活着的物质在人体内进行自我繁殖。

利斯特越发相信，化脓的手术伤口并非只是发炎和"愈合"，而是在腐烂、感染和坏死。他继续在厨房里对野兔和牛进行调查研究，以发炎的青蛙足为实验对象进行显微术评估，艾格尼丝也一直从旁协助。如果说利斯特是一个拥有着魔法显微镜的孤独天才，那么还需要一点推动力才能够帮助他实现重要的观念性飞跃。在印刷机发明和同行评审的科学期刊如《皇家学会哲学汇刊》形成之前，孤身一人的专家永远无法"看得更远"，但是，信息共享的革命使天才之间产生了联系。1865 年，在格拉斯哥，利斯特的化学系同事建议他读一下路易·巴斯德在《科学院报告》(*Comptes Rendus de l'Académie des Sciences*) 上发表的关于啤酒发酵和葡萄酒发酵的文章。于是，利斯特这位在苏格兰工作的英国外科医生，坐下来开始阅读巴黎化学家的法语出版物，此举将为外科学带来永久性改变。

人们普遍认为路易·巴斯德（1822—1895 年）是微生物学之父，他在发酵、显微术、疫苗接种和细菌学领域进行了大量的开拓性研究。作为一名化学家（而非医生），巴斯德是最早使用显微镜为人类造福的科学家之一。在一篇发表于 1855 年的早期文章中，巴斯德对变质牛奶的乳酸形成进行了研究，他猜测自己所观察到的"芽殖生物"是发酵的活性因子，类似于酒精发酵中"自我复制的微型生物"。[22] 在发表这篇决定其未来职业高度的文章时，巴斯德新任里尔大学（位于法国和比利时边境）的科学院院长，不久后，当地的一家甜菜酿酒厂找到这位化学家并告诉他，一种神秘的灾难正威胁着当地的啤酒行业和葡萄酒行业。

刚刚来到里尔的巴斯德听完这个"酒汁发酸发黏而无法使用"[23]的故事后，没有求助于化学试验，而是选择了显微镜观察。或许那位酿酒商听说过巴斯德以前发表的关于牛奶变酸的文章，但当时还没有细菌学家。巴斯德教授收集了变质的甜菜酒精样本，将其滴在载玻片上，通过调节显微镜上的小镜子，使阳光对准玻片上的黏稠物。通过显微镜观察，他想象出一种独特的共生关系。液体中有微小的酵母菌，它们仿佛在泥浆中轻轻漂浮的小土豆一样。现在巴斯德已经确信自己一年前的推测是正确的，酵母菌正是使发酵产生的物质。

甜菜、葡萄、小麦、土豆、玉米、大米，甚至香蕉中的糖都可以通过天然酵母进行糖发酵，这种发酵在不知不觉中成为人类提纯液体的"试验厨房"，可以制出令人陶醉的饮品。已经解开谜底的巴斯德又做出了另一项令人惊叹的观察，他发现同一批变质样本中还存在着大量的杆状微生物。他推断这些是导致饮品腐败变质的细菌。早期研究者此前已推测出了有机活动，巴斯德现在证明，隐藏于水果和谷物内部的酵母和糖之间产生合作，也就是发酵，而细菌和糖之间的相互作用则是酒腐化黏稠的证据。发酵有益，腐败有害。

在获得酵母、细菌和发酵的重大发现的**前一年**，巴斯德对里尔的学生们讲道："在观察的领域里，机遇只偏爱有准备的头脑。"这句话也成为巴斯德的至理名言。19 世纪 50 年代后期，巴斯德发表了关于发酵实验的文章。作为一名化学家，他的文章发表在科学（而非医学）期刊上。因此，利斯特的化学系同事才会提醒他关注巴斯德的研究。

利斯特认真钻研了巴斯德对变质饮品和黄油的调查研究，然后在他的厨房实验室里设置好父亲的显微镜，重复了巴斯德的实验。在巴斯德所谓的"无限微小的世界"里，他发现了同样的微生物。[24] 利斯特并不是第一个认可巴斯德前瞻分析的医生，皇家外科医师学会未来的会长托马斯·斯宾塞·韦尔斯（Thomas Spencer Wells）曾经提出，空气中的微生物导致了疾病，[25] 但是，他并没有考虑如何通过实际干预措施来抑制微生物。利斯特"发觉巴斯德的研究可以应用于外科学，而他又迈出了一大步，开始制订操作方案"。[26]

1876 年在费城举办的国际医学大会（International Medical Congress）上，利斯特令人信服地回忆道："读到巴斯德的原文时，我对自己说，正如我们可以使用不伤及头皮的有毒物质来消灭孩子头上的虱子一样，我们也可以在伤口上使用有毒物质来消灭细菌而不伤及患者的软组织。"[27] 利斯特绞尽脑汁地到处寻找一种可以喷洒到空气中的化学制剂，因为此时他仍错误地认为病菌飘浮在空气中并落在了手术部位。其实利斯特只要注意到格拉斯哥令他掩鼻的空气就能发现消毒剂。在海运发达地区，人们使用杂酚油来保护轮船使用的木材，这是一种煤焦油的副产品，也用于铁路轨枕的涂层。对煤焦油进一步蒸馏会产生"苯酚"，这种芳香族有机化合物常用于减少污水分解所产生的异味。早在有关霍乱的细菌学理论出现之前，人们就意外发现，它还可以缓解霍乱的蔓延。1858 年"大恶臭"（Great Stink）期间，人们将苯酚即"石炭酸"倒入包括泰晤士河在内的每条河流中，结果大大减少了伦敦周围的腐臭气味。类似果味的香气遮住了苯酚化学性质的真相，让人注意不到是它对污水进行了杀菌。

因此，石炭酸是对抗手术感染的天然武器。时间来到 1865 年 8 月 12 日，在格拉斯哥皇家医院里，利斯特正在治疗 11 岁的男孩詹姆斯·格林利（James Greenlee）的开放性胫骨骨折。他用石炭酸稀释溶剂彻底擦洗了这个氯仿麻醉状态下小男孩的腿。手术结束时，利斯特用油灰粉和石炭酸的混合物包扎伤口，并覆盖了一层锡箔纸以减少蒸发，最后以夹板固定。四天后，利斯特拆开包扎的伤口，发现受伤部位愈合状况良好，伤口没有像以往那样出现皮肤边缘发炎、化脓、腐烂及腥臭的现象。他又以同样的方法再次包扎好伤口。五天后，利斯特诊断第二次包扎导致了表皮灼伤，于是在第三次包扎时，他加入了石炭酸溶剂和橄榄油。伤口慢慢地愈合了，不需要进一步手术。詹姆斯本应按常规进行截肢手术，却平安无恙地康复了，他在受伤六周后痊愈出院。

"当利斯特意识到，用化脓与巴斯德解释的发酵所做的类比可以应用于医学实践，消毒外科手术出现了。"[28] 一系列的科学观察、简单实验和临床应用结合在一起，促成了"抗菌"时代的诞生。抗菌，就是消除致病微生物的过程。

此后，利斯特对每一台外科手术都进行消毒。利斯特和巴斯德成为并肩对抗微生物敌人的战友。早期科学是十分粗糙的，没有对特定细菌种类的鉴别，也没有真正理解它们如何生长、繁殖和消亡的理论。然而医生们仅仅通过仔细地清洁皮肤和受伤组织，就使择期手术和急诊手术取得了极大的进步。随着时间的推移，全世界都将采用"利斯特消毒法"，不过有些国家接受得十分勉强，哪怕证据就摆在眼前。

在塞麦尔维斯失败的地方，利斯特成功了。大多数科学家和医生从来没有听说过塞麦尔维斯和他对产褥热的分析，而利斯特开启了医学的重大变革，外科手术的可行性也即将由此发生剧变。利斯特工作勤勉，为人友善，拥有永不满足的求知欲和非同寻常的毅力，他以永不妥协的奉献精神投身到工作中，同时也对身边的每一位朋友致以无私的关怀。这些特质使利斯特而非别人说服世界相信了病菌是真实存在的。缺乏人格魅力的塞麦尔维斯最后成了一个令人厌恶的疯子，在利斯特进行第一例消毒手术的第二天离开了人世，真是命运无情的讽刺。查尔斯·达尔文的儿子弗朗西斯·达尔文曾经这样总结道："在科学领域，功劳属于说服世界的人，而不是首先产生这一想法的人。"[29]

　　在短短几年间，利斯特的消毒法将在欧洲大陆范围内得到检验。普法战争持续时间不超过一年（1870 年 7 月—1871 年 5 月），却为利斯特的技术提供了一个独特的实验室。普鲁士王国是最早采用利斯特消毒法的国家之一，在搭起的战地医院里，参与治疗的医生都配备了石炭酸。普法战争在历史上首次以精准的枪支和大炮作战，因此刀尖和刺刀造成的伤口很少见，受伤的士兵"身上留下远程步枪射击造成的独特伤疤：散开的开放性伤口，断裂的骨骼碎片，破碎的衣物与损坏的血肉混合在一起"。[30]医生以石炭酸药物对德国士兵的伤口进行浸泡、擦拭、涂药和包扎。最终战争史上第一次出现了不同的结果，伤口感染导致的死亡少于创伤本身导致的死亡。相反，法国人坚持使用古老又不科学的油膏来涂抹伤口，截肢后的感染死亡率高达 70%。[31]战争为利斯特消毒法搭建起了规模最大的实验室，只有顽固透顶的人才会坚持他们过时的黑巫术。

在普鲁士军队的数千名医务人员中，有两位杰出医生的贡献在当时并没有引起人们的注意，但最终产生了巨大的影响。一位是鲁道夫·菲尔绍的门生埃德温·克雷布斯（Edwin Krebs），另一位是来自小村庄的德国青年罗伯特·科赫（见彩插 7.4）。远离普法战争前线的克雷布斯决定效仿恩师，在死亡士兵的伤口上进行组织取样。通过显微镜，他在感染的组织中观察到大量的杆状体和球状体。克雷布斯的观察结果类似于巴斯特对变质牛奶和甜菜酒汁的观察，他提出了一个突破性的假说：这些形态奇怪的物体就是病菌，它们并非只是与感染和死亡有关，而是疾病和灭顶之灾的**原因**。

证实病菌学说需要一位医生，以科学的方式来辨别病菌的种类，解释病菌如何生长，区分引起不同疾病的病菌。非专业的读者或许看不出来差别，但是每种细菌（例如葡萄球菌）都在显微镜下有自己独特的形态、特定的生长方式、有限的生存环境、DNA 图谱及其对特定动植物的明确影响。认识细菌的第一缕曙光照在了这些德国研究者身上，他们意识到可以观察和描述细菌王国，而且有朝一日或许可以抗击细菌，而领路人正是科赫。

战后不久，沉默寡言的科赫欣然接受了东普鲁士沃尔施泰因（Wöllstein）的一个职位，成为当地的卫生官员。他与妻子和年幼的女儿一起搬到了那里，这个机遇使科赫成为当地唯一的医生，或许他还能借此做出重要的科学发现。顾名思义，沃尔施泰因是饲养绵羊和生产羊毛的中心[a]，在 19 世纪 70 年代，羊毛纺织品在世界上具有领先地位，所以沃尔施泰因虽然不是一个城市，却也是至关重

---

a　德语中，Wolle 意为羊毛。——译者注

要的地区。

罗伯特·科赫来自德国中北部，他成长于普法战争之前的时代，当时德意志各邦国还没有统一。与欧洲其他国家不同，德意志并没有一个独占鳌头的知识中心，因此几百年来，柏林、慕尼黑、莱比锡、威滕贝格、维尔茨堡和纽伦堡等城市都拥有令人骄傲的学术成就。科赫在哥廷根学医期间，有幸得到显微术先驱人物雅各布·亨勒的指导。事实上，亨勒的《系统解剖学手册》(*Handbook of Systematic Human Anatomy*)是继维萨里的《人体构造论》后第一部伟大的描述性解剖学著作，它探讨了人体器官的微观解剖学。维萨里为人体解剖学所做的主要工作包括以图示阐释我们人体的结构，观察组织与纤维之间的相互联系且直面谬误；而亨勒从**微观**的视角探索解剖学，他深入研究了每一个器官的微观结构，揭示了构成人体的微小元素。

托马斯·格茨发现亨勒和科赫是一对理想搭档，二人都性格内向，不大爱说话，更倾向于"低头做事，不喜欢社交活动"，并且都非常注重细节。[32] 亨勒的《论瘴气与传染性》篇幅不长却意义重大，文章发表数十载之后，这位教授关于病菌的思索无疑还在科赫的耳边回荡。通过生物数学计算，亨勒得出结论说，微小的、有生命的"植物体"或"纤毛虫"(infusoria)只能在微观世界中发挥威力。症状的出现会略有延迟，当一个人出现症状，接着情况急剧恶化，患者遭受痛苦的折磨，就意味着整个社群面临着同一种疾病威胁，将会集体病倒。不论是患病的个体，还是整个社群，并不会被简单的化学组合本身击垮，真正使人丧命的是微生物的复制行为，而有机生物复制时会让宿主付出代价。刚刚从战场回来的科赫会证明亨勒是对的。

如今，沃尔施泰因不再属于德国，而是位于波兰的一个小镇，被称为沃尔什滕（Wolsztyn）。小镇四周围绕着一块块田野和牧场，让人联想起美式乡村。镇上坐落着几座教堂和许多小商店，橱窗上装点着我读不懂的波兰文。很快你就会意识到，这个小村庄几乎没有游客，而零星来到这个田园地带的都是一个半世纪后前来朝拜科赫的人。

罗伯特·科赫的住宅和诊所坐落在镇中心的罗伯特·科赫路上，它建成于 1846 年，以前是一家为穷人看病的医院。1872 年，科赫一家三口搬到这里，住在这座哥特式建筑的二楼。二楼有一大面凸窗，上面是红瓦屋顶。在一楼，玻璃窗的正下方是一面双扇大门，进门后有一条通向室内的走廊，这也是科赫医生检查室的门诊入口。忍受着病痛折磨的患者常常在这条走廊中来来往往，他们很可能无法从科赫那里获得丝毫帮助。

短短几年间，科赫已经习惯于每日出诊和摆弄自己心爱的显微镜。研究永无止境，他倾囊购入一台自己勉强买得起的高级显微镜，整日痴迷于组织的显微术检查，以及用他收集并饲养在后院的动物进行实验，这可谓人类的一大幸事。

1873 年，科赫搬到沃尔施泰因还不到一年，当地的绵羊接连死亡。更糟糕的是，农民和剪羊毛的工人也开始生病。这个地区的居民对这种疾病太熟悉了——毛工病，也称为炭疽，常见于食草动物如牛、绵羊、马、山羊和羚羊，但人类如果接触了受到感染的动物组织，那么也有被感染的风险。牛羊感染的临床特征可以概括为突然发作、快速死亡，并伴有行走摇摆、呼吸困难、寒战、昏倒甚至抽搐症状。[33] 身体的开放部位如口、鼻、肛部偶尔会流出血性分泌物。人感染这种疾病后，皮肤会出现大面积溃疡和坏死，经常发展出黑色的病变。自古以来，人们将炭疽理解为一种天谴或圣经中出现的瘟疫，恐怖至极，无法解释。

随着疫情在 1874 年夏天波及人类，大量的病人开始涌入科赫在沃尔施泰因的住宅，他很可能使用了民间疗法为出现红肿结痂的病患进行治疗。身为科学家的科赫从被感染的病人身上收集血液和脓液样本，在一楼临时搭建的实验室里，通过显微镜对受试对象的样本进行检查，并在个人研究笔记本上记录下他的发现。1874 年 4 月 12 日，他开始在笔记中使用"细菌"（bacteria）一词，效仿了德国动物学家克里斯蒂安·戈特弗里德·埃伦贝格对细菌的称呼。"细菌膨胀起来，变得更亮、更厚、更长。"[34] 科赫的观察反映出在那之前几年里研究人员的发现，但是，没有科学家进行下一步研究，没有人评估那些像谷粒一样首尾相连的细菌，是不是炭疽的原因。

18 个月后，1875 年圣诞节前的某一天晚上，沃尔施泰因当地的一名治安官出现在科赫的家中，他带着一部分动物残骸，应该是装在马车上拉来的，动物尸体上流着浓稠的黑血。这名警官害怕这只死去的野兽会使炭疽疫情卷土重来，于是带着动物残骸来找镇上可能知道下一步该怎么处理的人。

罗伯特·科赫查看了一下动物尸体，立刻想到他的显微镜是最佳的分析工具。科赫预感这只野兽应该是感染了炭疽，于是他急切地从死去的动物身上抽血取样，然后将样本放在显微镜下进行检查。

这位蓄着胡须、戴着眼镜的 32 岁医生开心地发现，玻片上布满的细菌与自己一年前所观察到的细菌类型一模一样。"如果能够将有传染性的生物和有传染性的液体分离，并观察其威力，就可以用实验证明［细菌］实际上是起作用的（是疾病的原因）……"[35]——雅各布·亨勒曾经的梦想在耳边回荡，科勒的脑海中灵光一现。

离开临时搭建的实验室，科赫走出后门来到花园，从笼子里拽出一只健康的兔子。他把兔子控制住之后，切开了兔子的耳朵，将一滴深红色的血滴在载玻片上，并通过显微镜证实兔子的血液中没有细菌。然后，他将死亡动物身上载满"微动物"的血液注入健康兔子的耳朵。当时的人们还完全不知道细菌的生命周期，甚至还没有对病菌是否真的存在达成共识，更不用说去理解其活动模式和致命性了。那天晚上，科赫躺在床上，不知道第二天的平安夜会得到什么消息。

以科赫一心一意的性格和执着的专注力，我相信那个晚上他一定辗转难眠。24 号那天，诊所人满为患，科赫在楼上的检查室中照顾病人，虽然可以看到后院关着兔子的地方，但他从早忙到晚。下班后，他去检查那只兔子病患。

兔子死了。

科赫把兔子带到屋里，对血液进行了取样，在样本中发现了与自己前一天看到的相同的细菌。在研究笔记中，他描述道，这种完全相同的细菌数量为"中等"。那个平安夜，躺在床上的科赫像所有满怀期待的孩子一样，计划着自己的下一步实验。他没有丢掉那只兔子的尸体，而是将其保存下来，以便第二天进行更多的实验。

圣诞节的早上，科赫从死去的兔子身上采集了更多的组织样本，毫无疑问，尸体已经开始发臭了。毕竟那是 19 世纪 70 年代，还没有电、灯泡和冰箱。科赫发现样本中长出的细菌越来越多，于是他更加确信，这些成倍增加的生物是炭疽出现的原因。他不仅在笔记本上记录了观察结果，还开始安排实验来验证自己的假说，证明这些平平无奇的微型生物体是疾病的元凶。

科赫使这种疾病由兔子传给家中饲养的小老鼠等其他小动物。每种动物都死于炭疽，每个样本在显微镜下都能看到有问题的细菌。不知不觉中，科赫为动物实验树立了典范：他使用兔子和小老鼠进行的实验，包括他的小白鼠饲养方案，从小镇沃尔施泰因悄然进入全世界的每一所大学实验室中。

在进一步的实验中，科赫开始尝试在宿主体外培养炭疽病细菌。毋庸置疑，这位医学先驱对炭疽疫情一阵接一阵的暴发感到困惑。其中有什么秘密，使这种生物能够在平静数月或数年之后，又快速地传播开来？罗伯特·科赫正在驶入未知海域。少数有远见的科学家曾经怀疑过，显微镜金属筒另一端那些看起来无害的病菌实际上作恶多端，但是，他们从未成功地培养过病菌。

科赫已经确信，细菌是需要营养供给的生物，于是他开始寻找能够作为培养基的体液。最后的解决方案有些恐怖：他选择了房水，即眼球含有的液体，他所用的房水来自屠宰场的牛。科赫使用解剖工具从受到感染的老鼠脾脏上采集了一小份样本，在一块薄薄的载玻片上，将样本与房水混合。他预先在一片比较结实的载玻片上磨出了一小块凹槽，然后他将这两片载玻片合放在一起，并在周围涂抹一圈凡士林，将液体混合物固定其中，这样就形成了一个密封的培养环境。

科赫将自己发明的小装置放在蔡司显微镜的载物台上，调节凸出的大号铜制聚焦环，窥看液体混合物，结果什么也没有发现。他小心翼翼地扫过玻片，但是找不到任何细菌。等了一个小时之后，他焦急地回来观察是否长出什么东西，然而还是没有任何变化。两个小时后，科赫再次检查，又一次失望而归。几个小时过去了，科赫终于看到了美妙的一幕：如米粒般成堆的螺旋杆状物开始出现。他渐渐感到自己眼睛所见的整个世界都充满了炭疽细菌，科赫称之为"炭疽杆菌"（*Bacillus anthracis*）。

随着炭疽杆菌的成熟，菌落开始呈现出不同的形状。科赫观察到，长条形的杆菌会随着时间的推移逐渐增大，之后生出小的圆形"孢子"，布雷斯劳大学（现波兰弗罗茨瓦夫大学）的费迪南德·科恩（Ferdinand Cohn）刚刚就此做过报告。科赫的突破在于接下来的一系列实验。他开始变换培养环境。他已经用房水成功培养了细菌，但也许是出于偶然，现在科赫开始思考干燥或者加热培养样本所产生的影响。他通过加热把培养出来的炭疽杆菌菌落进行干燥，然后注意到杆菌和孢子会停止生长。他把杆菌再次放回培养基中，没有发生任何变化，它们显然已经失活，从而丧失了传染性。科赫发现，这种杆状物显然并非造成传染病蔓延的细菌主要形态。但是孢子对温度和湿度表现出很强的适应性，一旦放回培养液中，它们便可以立即复活，生长出新的致病杆菌和孢子。科赫推断，炭疽杆菌的孢子形态能够以假死状态在田野中存活数年，等待在一只动物身上重获生机，食草动物便是这样感染炭疽的。他解开了炭疽杆菌的生命周期之谜。

这位沃尔施泰因的医生兼科学家知道自己的研究非常重要，但是他生活在与世隔绝的普鲁士小镇，不确定应该与谁取得联系。最后，科赫联系了费迪南德·科恩。科恩邀请科赫到布雷斯劳展示他的实验成果。不出几日，科赫便"向火车站出发了，他带着显微镜、玻片、牛眼、老鼠的脾脏以及成箱的兔子、青蛙和老鼠——许许多多的老鼠，有活的也有死的。有些动物感染了炭疽，通体发红。科赫带着大包小包，一路匆匆穿过沃尔施泰因火车站赶火车，他肯定是一道独特的风景线"。[36]

一到布雷斯劳，科赫就立刻在科恩的研究所里设置仪器、接种动物、在房水中培养细菌。在接下来的几天里，一些科学家前来拜访他，测定实验进度，评估科赫细致的技术。杆菌和孢子很快就出现在培养基中，动物轮番病倒。受人尊敬的尤利乌斯·科恩海姆（Julius Cohnheim）教授前来查看实验进度，他是病理学研究所所长，以前是菲尔绍在柏林的助手。科恩海姆"对这位科赫过目难忘，他工作起来条理清晰、细致缜密。科赫名不见经传，却冷静地展示着实验技术，那是科恩海姆所见过的最娴熟利落的手法"。[37]

对科赫大为赞叹的科恩海姆教授离开了临时搭建的实验室，匆匆穿过校园找到自己的助手们，告诉他们放下手里的工作，去科赫的实验室，亲眼见证那位奇才所做的展示。他这样说道："我认为这是细菌研究领域有史以来最伟大的发现。我相信这不会是年轻的罗伯特·科赫最后一次展示其卓越的研究和惊艳的技艺，他让我们自愧不如。"[38]

不久之后，科赫就出版了自己关于炭疽的研究。在接下来的几年中，他又通过一系列的实验和文章证实了伤口中存在细菌，从而支持了利斯特在外科学领域提出的"消毒"观念。他先在沃尔施泰因，后来在柏林继续改进培养技术。如今世界各地的每家医院和每间实验室每天都在使用这些技术，包括使用琼脂作为培养基。培养技术所使用的圆形玻璃盘盘器皿，就是以科赫的助手尤利乌斯·佩特里（Julius Petri）命名的培养皿（Petri dish）。科赫还与蔡斯公司一起改进了显微镜，与徕卡公司合作发明了显微照相术，这本身就是巨大的成就。

1882 年 3 月 24 日，科赫达到了个人事业的巅峰。作为全欧洲最伟大的创新青年之一，38 岁的科赫宣布，自己将开办一场题为"论结核病"的讲座。在过去的十年中，尽管病菌理论得到了一些巩固，但医学领域仍然没有就结核病的起源问题达成共识，包括鲁道夫·菲尔绍在内的最伟大的医学天才们观点也不尽相同。讲座的重磅消息在柏林的业内人士之间流传开来。周五晚上，柏林大学生理学研究所的图书馆爆满。大家都期待着科赫的展示。

科赫首先回顾了结核病在 19 世纪的统计数据：1/7 的人类死于结核病，然而，"如果仅考虑有劳动能力的中年群体，结核病带走了其中 1/3 的生命，甚至可能更多"。[39] 结核病的确是一种缓慢传播的世界性流行病，他的听众们陷入了对现实的思考。他越是强调这一疾病的重要性，听众们就越是期待他给出一个深刻的结论。问题在于，人们还从未见过这种病菌的模样。

结核病具有近乎无情的隐蔽传播效率，这也是人们无法获得其图像的原因之一。现在大家都知道结核菌属于"分枝杆菌"（*mycobacterium*），这个菌属包含 150 多种细菌，包括导致麻风病的麻风杆菌，以光滑的、具有疏水性的厚细胞壁为特征，不易被水沾湿。厚厚的细胞壁帮助小巧的杆菌[a]隐藏在细胞的海洋里，不易被常见的组织染色剂着色。直到科赫及其研究团队改用其他化学物质，并通过变换环境条件，捕获他的猎物，情况才发生变化。

科赫和他的同事们准备好结核组织样本块，使用新发明的切片机，将组织样本块切成极薄的样本切片，并将它们嵌入载玻片。常规的做法是，在室温条件下将玻片暴露于亚甲基蓝乙醇溶剂中染色，但是这种方法对结核菌无效。科赫试验了许多试剂，几经失败后，他终于找到了一种方法，加入氢氧化钾和一种名为俾斯麦棕（Bismarck brown）的工业棕色染料，对周围组织复染。同时他将玻片加热至 40 摄氏度，反应时间就缩短到一个小时，从而使这种化学反应法进一步完善。

大约 400 年前，驶往新大陆的第一批航海者一面向西航行，一面从望远镜中寻找着新的陆地。那种通过望远镜远远地看到一块陆地的影子所带来的难以言表的喜悦之情，都比不上在柏林实验室里低头注视着显微镜的罗伯特·科赫心花怒放的感受。他利用新技术，看到了一列栗色的组织，在干酪样结节中间，赫然散布着蔚蓝色的杆菌。[40]

科赫站在柏林大学生理学研究所的讲台上，面对在座的天才们，身旁放着预先准备好的显微镜、玻片、试管和培养皿，他宣布自己看到了人类的敌人。他冷静地声明，更重要的是自己已经培养出了结核菌。

科赫没有在液体培养基中培养这种需要认真对待的细菌，他选

---

a　杆菌的英文 bacillus 来自拉丁文 baculus 一词，意为"棍棒"。——作者注

择了凝固的牛血清或羊血清。他将血清加热后倒入倾斜放置的试管中，以增加菌落生长的面积，然后向试管中注入小批量被分离出来的结核菌样本，将温度设置在 37 摄氏度，也即人体体温，再监测菌落的形成。接下来，他把培养出来的结核菌接种在实验室的豚鼠身上，10~14 天后，这些豚鼠就会献出生命，它们的肺部组织将用于显微镜检查。

科赫能够在豚鼠的肺部看到相同的杆菌，从而完成了一个循环——将细菌分离出来，在动物体外培养，然后感染另一种动物，导致它患上相同的疾病，最后在显微镜下观察到同一种生物。由细菌学之父科赫制定的这些规则是细菌研究的黄金准则，简称为"科赫法则"。这些见解始于亨勒，在科赫手中开花结果。

科赫以其细致入微、有条不紊又平淡无奇的方式宣布着自己的惊人成果。他详细说明了如何识别和培养这种生物体，总结道："所有事实放在一起，只能得出一个结论，出现在结核培养基中的杆菌，不仅伴随着结核病发展的全程，而且就是致病的原因。因此，杆菌是患者感染结核病的真正原因。"[41]

在科学、医学、哲学和数学领域的历史上，当人们公开发表或讲解伟大的证明，传统上会以一个拉丁文短语作为结语，表示"证明完毕"（quod erat demonstrandum），简称 QED。在 1882 年柏林的那个晚上，科赫的报告或许是人类历史上最伟大的 QED 时刻。讲座结束后，科赫平静地与一些同行握手，没有遇到任何质疑和挑战。他的一些助手后来凭借自身实力成了名，他们回忆道："我认为那天晚上是自己科学生涯中最重要的经历。"科赫的报告"含金量十足"。[42]

1905 年，科赫凭借结核病研究获得了诺贝尔奖。升沉荣辱伴随着他的整个职业生涯，有时他甚至发现自己与历史背道而驰。他对霍乱等其他疾病的研究帮助拯救了数百万的生命，但令人遗憾的是，科赫这个名字并不像他最重要的两位盟友那样为众人所知，不像"利斯特林"[a]和"巴氏灭菌法"那样流传千古。

在显微镜下，光滑饱满、长相一致的小病菌们看起来老老实实，仿佛并无威胁。虽然一小滴恶臭的脓液分泌物就可以掀起波澜，但在近距离观察下，这些游动在分泌物中的小生物普通极了，不似飞龙与海兽。蜱虫、虱子、绦虫和蛆虫令人恶心，所有的细菌看上去却都平凡无奇。人类永远害怕熊、鲨鱼、老虎、狼群、大象，甚至是人类本身，但是长期以来，不起眼的细菌一周时间内在全球导致的死亡，比过去所有哺乳类肉食动物捕食所造成的死亡总和还要多。细菌看似无害，其实是冷酷的高效杀手，一直统治着我们人类的生存环境而无人能敌，直到巴斯德、利斯特、科赫及其同行确证了它们的存在，培养细菌，揭开它们的秘密，阻断了病菌王国的入侵。

实际上，对病菌的揭示立即缩小了流行病的影响范围。人们通过简单的几个步骤对牛奶进行巴氏灭菌，并减少在公共场所咳嗽和随地吐痰的行为，使结核病病例在几年内大幅减少。在有效对抗结核病的抗生素出现之前，结核病患者数量就已经呈下降趋势。更重要的是，人们发现了病菌的存在，了解了其生命周期，从而减轻了它们对人类生命的影响，这是到当时为止人类社会对疾病最伟大的

---

a    利斯特林（Listerine）又译李施德林，是漱口水品牌。——译者注

一次揭秘。发现病菌意味着人类能够解释病症，有史以来病人们第一次发现花时间看医生是值得的。

莫尔加尼、路易、罗基坦斯基和菲尔绍使人们理解了死亡。然而，在人类发现病菌之前，疾病是无法解释的。因此，我们要感谢塞麦尔维斯、利斯特、克雷布斯和科赫。

科赫住在沃尔施泰因时，会在楼上的客厅里接诊，透过客厅的后窗就可以看到动物笼子和马厩。客厅的松木地板上有一道奇怪的界线。我们知道科赫非常专注于细菌研究，于是他用一道厚重的帷幕将这个房间隔开，这样在楼上便可以为患者治疗了，也不必通过唯一的公用楼梯去往楼下的小实验室。在房间地板的中间，镶嵌着一条木板，和其他木地板的纹理方向刚好垂直，这便是诊所与研究室的边界线。这座蕞尔小镇距离最近的学术大本营都要好几个小时的路程，而正是在这里，这位不寻常的年轻探索者，耗费自己的精力财力，奠定了现代医学的基础。

从更为深远的角度上说，利斯特奠定了医学现代性的基石。他首先提出了干预治疗，然后根据对疗效的评估来改变治疗技术，直到取得明显的治疗效果。有人可能认为，麻醉是第一种有效的医疗方式，但是在利斯特消毒法出现之前，麻醉并没有使疗效得到多少改善。"令人吃惊的是，在医学中理论含量最少的外科学首先得到了转变。"[43] 这种转变正是由约瑟夫·利斯特的科学研究倾向引领的，后来得到了朗根贝克、比尔罗特、弗雷特里克·特里夫斯、爱德华多·巴西尼以及威廉·斯图尔特·霍尔斯特德等人的效仿。当德国的外科医生在消毒环境和麻醉状态下一丝不苟地完成手术，原本依靠敏捷巧手的旧时代实践方式，很快就被新秩序取代。[44] 利斯特凭直觉感到巴斯德等人有关病菌的认识是正确的，由此产生了这场有利人类健康的革命。

病菌学说的创立者们为消毒外科手术的出现铺平了道路。消毒首先促进了致命性创伤手术和腹部手术的发展，50 年后随着抗菌药物的面世，择期手术中出现了植入手术。病菌猎手的先驱者们为医疗创造出纤尘不染的清洁无菌环境，从而使植入革命成为可能。

# 第八章

# 抗生素

　　给手臂截肢是一种令人极度痛苦又叫人胆战心惊的行为。不管临床验证有多充分，也不管医生有多少年的实践经验，从身体上切断肢体都需要顽强的决心和舍己从人的心态。或许有些外科医生已经对截肢麻木了，但我从来没有。

　　我是宾夕法尼亚州立大学的一名外科实习医生，想要的只是几个小时的睡眠。我算了一下，如果现在能躺下，我会立即一觉睡到凌晨4点，这样就有精力应付接下来一天的苦工。然而在这个冬夜，正当我的身体骤然进入沉睡状态，寻呼机把我震回了现实。与所有的外科实习医生一样，我值班时要接听电话——整夜待在医院里，处理来自急诊室、病房护士和院外患者的电话。

　　我在黑暗中摸索着寻找枕边床头柜上的黑色小型摩托罗拉寻呼机。查看了4位号码后，我晕乎乎地认出6550是过渡监护治疗病房（Medical Intermediate Care Unit）的一个分机号码。我们不常接到来自这个号码的电话，于是我希望是他们打错了。我没开灯，支起左胳膊肘，在绿色的AT&T（美国电报电话公司）的办公电话上输入了这个号码。

一个护士接电话说，一位 78 岁的老人肘部疼痛，需要紧急咨询外科的意见。她解释说，这位患者几个小时前因类似于心脏病发作的症状而入院，但是初步检查排除心肌梗死。心肌梗死患者通常的主诉症状是严重的胸痛，并伴有牵涉性的左臂疼痛或下颌疼痛。警惕的急诊室人员听到这些症状后，会立即开始对患者进行"心脏事件"的检查。虽然他们经过所有的初步检查排除了心肌梗死，但是这位患者症状的严重程度让他必须入院治疗。几个小时过去后，他的手臂疼痛逐渐加重，到凌晨 2 点，医护人员开始紧张起来，这位老年患者的左臂上出现了水疱和瘀斑。他们现在怀疑不是心脏病发作，而是肌肉骨骼系统出现病变的征兆。

我是个一无所知的外科实习医生，刚从医学院毕业几个月，但是作为外科组的一线急救人员，我同意去为患者进行评估。从床上坐起来，我深吸了一口气，踩着白天穿过的臭袜子，晃晃悠悠地摸到鞋子，之后我的想法有了一些条理，开始进行"鉴别诊断"，也就是诊断患者症状背后可能有哪些原因。为了尽量不吵醒同屋的医生和实习同事，我悄悄地溜出夜间值班室，啪嗒啪嗒地从楼梯间跑向病房所在的楼层。

轻快地走过黑暗的走廊，我来到忙碌不已的过渡监护治疗病房。护士和助手们跑进跑出，他们看到我后竟然松了口气。通常来说，大学附属医院的病房护士应当看不起实习医生。每年七月，他们都带着新拿到的医学博士学位来到这里，却什么忙也帮不上，就像刚考到驾照的驾驶员第一次尝试开手动挡的汽车上坡一样。不过当这些擅长照顾心血管病人的护士遇到奇怪的肌肉骨骼系统患者，他们就变成了新手，这位患者本来应该属于楼下的骨科病房。

　　一名年轻的护士指向病房角落的床位，78 岁的老先生焦虑不安地躺在病床上，左臂由枕头支撑着。我一眼就看到了护士所说的瘀青，而且他的前臂也肿了起来。"路易斯先生，您胳膊疼吗？"我问道。

　　这位老人的确病得不轻，只能有气无力地吐出一个字："对。"我越发担心起来，走到床旁，仔细地看着他的手臂。一块块的深色瘀斑，颜色像葡萄软糖一样。我倚在床边，检查肘部内侧，上面起了几个酒红色的水疱。我开始感觉这个病症超出了自己的能力范围。我看到的是什么？

　　我扶着老人的手腕，抬起他的胳膊，立即感觉到前臂皮肤下有噼里啪啦的空气爆裂声，好像挤碎一整袋有点儿受潮的脆米饼的感觉。我的心里咯噔一下，尽管自己在外科实践上还没有什么诊断经验，但我知道这是气性坏疽，是噬肉菌导致的症状之一。某些臭名昭著的细菌会引起快速感染，结果导致身体软组织坏死，即所谓的"坏死性筋膜炎"，偶见皮下气肿。至少可以这么说，体检时发现皮下气肿是十分可怕的。

　　我轻轻地将路易斯先生的手臂放回枕头上，知道自己看到了人生中第一例"坏死性筋膜炎"[a]。这就是住院医师职位的有用之处——你可以读遍有关皮下气肿和坏死性筋膜炎的书本内容，但是，直到你亲手握着的肢体皮下出现嘎吱作响的气体，你才真正开始认识它。一通不常接到的电话出乎意料地让我见识了它。虽然这种病症相对罕见，但是每个外科住院医师都见过坏死性筋膜炎。

---

a　坏死性筋膜炎英文为"necrotizing fasciitis"。作者将其简称为"nec fasc"并读成"neck fash"。——译者注

我转身对护士说："坏死性筋膜炎。"大家瞬间鸦雀无声。

"真的吗？"她问。

"对。我给莫尔顿医生打个电话，他是我们组的高年住院医师。"

联系上马克·莫尔顿之后，我向他说明了这个病例的具体情况。他直奔要点地问道："我们还能保住他的手臂吗，还是已经晚了，只能截肢？"我坦白地跟马克承认，自己完全没有经验，真的不知道。马克让我马上把病人送到手术室。即使保不住路易斯先生的手臂，也得尽力保住他的性命。

与手术室和麻醉科进行了一连串的通话之后，我们不可思议地在半小时之内赶到了手术室。此时此地，命悬一线。其他的骨科同事在凌晨 3 点之前赶到了医院，我的主任斯彭斯·里德医生迅速做出了判断，患者必须截肢。在术前准备区，我们用便携 X 射线仪器对患者进行了检查，结果显示气体一直流向肩部。坏死性筋膜炎的典型症状是，细菌像战争中的行军一样，走到哪里就留下一团气体，在细菌进入胸部之前，我们必须进行大胆的手术。我们不但需要对其整个手臂进行截肢，锁骨和肩胛骨也要移除，这就是所谓的"上肢切断术"（与下肢切断术相对应）。

在路易斯先生转入手术室之前，我们就为他注射了大剂量的青霉素，但是坏死性筋膜炎的恶劣之处在于，在急性发作期，它对抗生素不敏感。青霉素有用，可病人要想活着，就必须做大手术。

在紧急将患者转入手术室并由麻醉科进行插管之后，我们快速将他安置在手术台上，争分夺秒地挽救他的生命。他侧卧着，整个左侧和左臂全部由蓝绿色手术洞巾覆盖。里德医生动作十分迅速地围绕肩胛骨和胸部划出了一个巨大的橄榄球形切口。在非紧急状态下，这种切除可能需要 90 分钟；但在这种情况下，切除以闪电般的速度完成，前后不过十几分钟。锁骨、肩胛骨、整个手臂以及与这些部位相连的所有肌肉组织全部被迅速切除。来自颈部的神经和源于胸腔的大血管必须全部结扎并切除。

作为一名刚刚开始进行培训的住院医师，我知道如果自己尝试做这例手术，会直接导致病人死亡，因为我还没有这种技术。里德医生是一位十分卓越的外科医生，他技艺精湛，具有独到的领悟力、娴熟的手法、非凡的专注力和耐力，以及此刻最重要的英雄般的勇气。这些手术时刻会在我后来的生活中不断激励我培养这些特质，里德医生带给我的最好馈赠便是信心，使我将来能够面对难以处理的肩部和肘部病例。人们常常批评外科医生目空一切、傲慢无礼，这个评价或许还算公道，然而此时需要的就是无畏的精神，而这恰恰源于深度的自信。

外科医生可以察觉到自己是否赢了与噬肉菌感染的赛跑：只要他切开的软组织层中不再有发出爆裂声的气体，他就赢了。上肢切断手术临近尾声时，多种维持生命的药物继续通过静脉滴注输入路易斯先生的体内。即使在我们争分夺秒地进行截肢时，输液泵也一直工作着，输入的除了青霉素以外，还有最先进的抗生素。

随着坏死的肢体被截除，胸廓处留下一个巨大的伤口。我们把肢体从胸腔上离断下来并丢进危险废弃物的垃圾袋，两种截然不同的感受同时涌上心头，一方面感到战胜了细菌的进攻，一方面又必须承认微生物的力量。我们使用含有抗生素的生理盐水用力冲洗之后，手术室中明显开始闪现出乐观的情绪。

虽然路易斯先生没了手臂和肩膀，看上去有些奇怪，但是他会活下来。

　　手术和青霉素挽救了路易斯先生的生命。人们第一次使用青霉素是在多少年前？我已经用这个问题考过朋友和患者好多次。那是在古代，500年前，美国独立战争期间，还是第一次世界大战之后？很少有人意识到，青霉素第一次在英国的一家小医院里应用于临床治疗，仅仅是在70多年前。

　　巴斯德、利斯特和科赫的开拓性研究使科学家和医生们相信病菌是真实存在的。罗伯特·科赫从微观上阐明了它们的生命周期及其与人类的互动，揭开了人类对传染病愚昧无知的黑暗面纱。塞麦尔维斯和利斯特等人揭示了洗手和消毒的有利因素，约翰·斯诺帮助创建了流行病学，弗洛伦斯·南丁格尔影响了医院的设计和布局，不出几年，公共卫生机构也顺理成章地建立起来。尽管环境卫生和清洁程度的改善极大地减少了流行病的暴发，但是医学界对于个体的急性感染或慢性感染仍然束手无策。

　　19世纪80年代，现代化学的形成与病菌学说的胜利同时到来，相当一部分原因是染料的生产为原本灰暗而模糊的微观世界提供了对比鲜明的色彩。德国工业化学公司在发展初期都是染料制造商，后来才转向肥料、香水、摄影和制药等行业。医生兼科学家保罗·埃尔利希（1854—1915年）出生于普鲁士王国的犹太家庭，他完善了组织学染色技术，延续了德国人在这一领域引以为傲的传统，最终因区分出外周血的组成细胞而扬名。[1]埃尔利希与罗伯特·科赫生活在同一时代，他在研究组织和细菌染色过程中所发生的化学变化时产生了突破性的见解。当时研究者的初步认识是，某些染料对某些细胞及其组成部分具有特殊的亲和作用。通过进一步对染料展开反复试验，丹麦医生汉斯·克里斯蒂安·革兰（1853—1938 年）取得了细菌微观分析史上最重要的发现：细菌可以按细胞特性粗略分为两大类，以结晶紫和番红精染色剂进行一系列染色之后，它们要么呈现紫色即"革兰氏阳性"，要么呈现红色即"革兰氏阴性"。

为什么不同的染料会被特定种类的细菌所吸收呢？这一问题激起了保罗·埃尔利希的研究兴趣。但是原始的研究仪器能力有限，无法制订出科学的研究方案。然而，埃尔利希表现出天才所具有的敏锐洞察力，他的思维向前跳跃了几步，考虑是否可以通过某种操作使染色材料并非只是给玻片上色，而是能够杀死细菌。如果染料可以识别目标并依附在特定一类细菌上，那么新锐的科学家能把染料变成对付细菌的武器，也就不足为奇了。

1907 年，埃尔利希来到伦敦，在英国皇家公共卫生研究院举办了一场禁得起时间考验的讲座。他梦想有朝一日能够出现一种"靶向药物，可以在不伤害传染病宿主的情况下，攻击导致疾病的微生物"。[2] 在研究者最终证实病菌存在的不过几十年后，埃尔利希便构想出了如同"魔弹"般的化合物。1854 年霍乱暴发期间，约翰·斯诺的流行病学研究是革命性的；50 多年后，埃尔利希回到当初被腹泻淹没的伦敦街区，在演讲中提出了"魔弹"。

保罗·埃尔利希去伦敦时，他已经开始了探寻"魔弹"的旅程。德米特里·门捷列夫的元素周期表获得关注，同时人们逐渐理解了原子如何结合在一起形成复杂的分子，现代化学由此全面繁荣发展。对埃尔利希这类极富洞察力的研究者来说，简单化合物的奥秘在 20 世纪初已在逐渐解开。作为组织染色技术的奠基人之一，他开始研究亚甲蓝、刚果红和茜素黄等偶氮染料（Azo dye），在化学领域寻求突破性进展，也就不足为奇了。从 19 世纪 80 年代中期开始，埃尔利希就将偶氮染料看作潜在的治疗剂并进行实验，虽然他会无意地把病人的眼睛和尿液变成各种五花八门的颜色，但是他和实验室的同事们找到了对疟疾产生有效反应的方法。

偶氮染料即苯胺衍生物，比如威廉·珀金在 1856 年发现的苯胺紫，它们的化学结构十分稳定，不易发生变化。埃尔利希及其研究小组希望能够找到另一种物质，行为上与染料相同，具有容易与特定细菌结合的性质，但是它的化学结构要相对不稳定，更方便实验室操作。埃尔利希知道有一种名为"阿托克西耳"（atoxyl，氨基苯胂酸钠）的化合物能够杀死锥虫（可以引发非洲睡眠病等疾病的单细胞寄生虫）。他对这种化合物特别感兴趣，而当他发现它是一种化学结构不稳定的含砷分子，而不是苯胺类染料时，这种兴趣就更加强烈了。

于是试验开始了。1907 年，埃尔利希与他的同事阿尔弗雷德·贝特海姆（Alfred Bertheim）和秦佐八郎开始从化学结构上对阿托克西耳进行修改。他们拼命地工作，一点一点地改变分子结构，然后对不同的变体再进一步修改，以此为基础生成了一套编号系统。4 号化合物的第 18 个变体（编号 418）可以有效缓解睡眠病，但是秦在实验室里发现它会导致一些动物失明，因此放弃了这种药物。到 1910 年夏天，尽管实验过程非常原始，但是编号 606 的化合物通过了试验。6 号化合物的第 6 个变体（即砷凡纳明）对实验室动物身上的各种疾病都有明显效果，包括梅毒。[3]

在 1495 年探险者将梅毒从新大陆带回欧洲以前，欧洲可能并不存在梅毒。从那时起，梅毒在整个欧洲大陆肆虐了 400 年，恐怖的症状缓慢地蔓延着——水疱、睾丸疼痛、咽喉痛、凸起性皮疹以及梅毒晚期出现的面部畸形和颅内感染。由于没有有效的治疗方法，人类对这种螺旋菌毫无抵抗能力。直到 606 号化合物出现。

1910 年，法兰克福地区的德国化学公司赫斯特开始在市场上出售 606 号化合物，商品名为"洒尔佛散"（Salvarsan）。保罗·埃尔利希经过反复实验创造出来的这种分子，一半是染料，一半是毒药。具有染料作用的砷凡纳明与梅毒病原体的表面相结合，而砷酸盐部分可以将它杀死。由此，他研发出世界上第一种人工合成的化学治疗剂。此外埃尔利希还创造了"化学治疗"这个术语。

洒尔佛散迅速成为世界上最常用的处方药，人们希望它可以广泛应用于许多不同类型的细菌。遗憾的是，洒尔佛散及改良后的新洒尔佛散（Neosalvarsan）在微生物世界中的治疗范围很窄。再加上它具有明显的副作用，其效益非常一般。更重要的是，洒尔佛散的研发方向是错误的，因为未来所有的抗生素，从磺胺类药物开始，都是从自然中搜集而来的"天然"分子，它们来自真菌或者细菌，而不是由染料或其他简单化学分子人工合成的。制药公司通过精密的化学工程探寻新的抗生素时，其研究基础是生物自然产生的化学物质。

1914—1918 年的第一次世界大战采用的作战方法极为恐怖。尽管战争带来了可观的医学进步，但是德国制药业的运转也出现了暂时性中断。德国各地大学中严谨的学术研究项目、德国人勤勉的传统美德以及令欧洲邻国羡慕不已的持续资金支持，共同推动了德国的生物化学革命。[4]"一战"后，德国的化学染料企业大规模地合并，有力地调动了化学、农业和医药领域的制造企业。拜耳、爱克发、巴斯夫以及赫斯特等人们耳熟能详的企业在1925年合并为法本公司（IG Farben），成为世界上最大的化学公司。[5]日后人们会看到，德国化学企业在第二次世界大战中参与的工作更加残忍也更具破坏性。

在第二次世界大战来临前的几年中，德国人对化学领域的创新追求，使化肥研发取得了巨大突破，即使在今天，化肥仍然为世界上占半数的农作物做出贡献。[6]由亨利·福特开发的流水线生产方式是20世纪初又一次工业革命浪潮的基础，然而，德国的研究机器并没有致力于生产汽车，而是利用大规模生产组织来攻克科学难题。各种具有治疗前景的化学合成物得到了大规模的规范检测，大量针对不同细菌的潜在药物就此被筛选出来，这个过程就好比一场"利用科学的群体劳动进行的无穷组合游戏"。[7]

保罗·埃尔利希身为组织染色之父，也是免疫学之父，首先理解了抗体的存在。他同时还是化学疗法之父。他在1915年第一次世界大战初期去世。战时制药产业中断，再加上这位高瞻远瞩的领导者去世后留下空白，导致化学疗法的探索停滞不前。1925年，法本公司成立；1927年，格哈德·多马克（1895—1964年）来到拜耳公司——这将为寻找真正的抗菌药物提供强有力的支撑。"如果说埃尔利希为了找到抗梅毒的治疗方法而试验了数十种不同的处方，那么拜耳将会尝试数百种乃至数千种处方。"[8]就在石油化工即将诞生之时，拜耳公司的化学家们开始从煤焦油中制造出数千种化合物（煤焦油这种浓稠的液体是用煤生产焦炭和煤气时的副产品）。

多马克不仅是一名病理学家和细菌学家，还在"一战"中负过伤，这让他特别了解微生物敌人，极大地帮助他建立起细菌实验框架。他由此发现了毒性极强的"链球菌"（*Streptococci*）。链球菌是一种革兰氏阳性球菌，接连成扭曲的锁链形状。这种病原体以造成咽喉感染、肺炎、脑膜炎以及坏死性筋膜炎而闻名，它是一种理想的试验菌，因为它不仅十分常见，而且还能以可怖的效率杀死实验室动物。多马克与他的著名德国前辈罗伯特·科赫一样，故意使实验室小白鼠感染上试验菌。在研究项目刚开始的几年中，成千上万的患病小白鼠死亡，尽管多马克给它们注射了拜耳的化学家研制的各式各样的煤焦油衍生物，但还是抵挡不住链球菌的杀伤力。

科学是一场艰难的跋涉，科学家们继续从化学结构上对偶氮染料类化合物进行修改，先添加氯原子，然后是砷，之后是碘。经年累月的挫败和无望需要坚韧不拔的毅力来克服，这或许是一场持久战。然而在 1932 年，当研究小组开始将偶氮染料与一种磺胺类分子连接在一起，他们终于实现了突破。多马克多年的实践方案所产生的结果毫无二致：向老鼠腹部注入培养出来的活性链球菌后，老鼠在 1—2 天内死亡。1932 年底，转折点出现了。在德国杜塞尔多夫市郊，研究人员为 12 只老鼠注射了致命细菌后，试用了一种新药，一种与磺胺混合的偶氮染料。还有 14 只老鼠同时被注射了相同的细菌，但没有使用任何药物。几天之内，对照组的 14 只老鼠全部死亡，而注射了新型化合物 KL-730 的 12 只老鼠都还活着。拜耳的科学家们在成堆的老鼠尸体中顽强前行，终于在 1932 年制造出世界的第一颗抗菌"魔弹"。

　　拜耳公司认为，由于偶氮染料与磺胺的独特结合，KL-730 可以有效地对抗细菌，他们将这一新药起名为"百浪多息"（Prontosil）。只可惜他们错了。德国人从未对磺胺进行过单独试验。巴黎巴斯德研究所的一队法国科学家用各种磺胺类药物对 40 只老鼠反复进行同一试验，其中一组就是用不含偶氮染料的磺胺进行单独试验。

　　几天后，巴黎研究小组对试验动物的反应进行了评估。用新型偶氮–磺胺组合药物治疗的老鼠几乎都死亡了，而所有以百浪多息、鲁比阿唑（Rubiazol）**以及磺胺本身**进行治疗的老鼠都活着。拜耳公司的科学家们尽心尽力地保护着自己对百浪多息的专利权，认为它肯定意味着财源滚滚，但是他们从未想过可能是磺胺本身征服了病菌。巴斯德研究所的科学家们发现了这一点，而几乎在同一时间，拜耳的研究小组也同样发掘出这个令人醒悟的事实。尽管对于人类而言，这是一个激动人心的历史性时刻，但是对于拜耳来说，这是一场财务灾难。磺胺分子早就于 1908 年由维也纳化学家保罗·杰尔莫（Paul Gelmo）发现，并且他取得了专利，在 1932 年已经属于知识公有领域。金矿就这样在他们眼前蒸发了。

　　不过，磺胺类药物还是为拜耳带来了利润。他们在世界范围内推广百浪多息的销售，哪怕他们已经意识到磺胺本身才是有效的试剂，不需要偶氮染料。这也解释了为什么百浪多息仅在体内有效，而在体外无效。在充满细菌的试管中，百浪多息不对细菌构成任何威胁。只有动物体内才有将染料与磺胺分离的酶。如果试验只在试管中进行，而没有在动物中进行，那么百浪多息试验必然会失败。正是百浪多息以及其他一些药物让早期的制药企业意识到，前体药物（pro-drug）确实存在。前体药物有时是一种十分理想的药物，它按照一定目的特意加工制成，因此可以经过消化，在参与体内血液循环时转变为活性代谢物。

百浪多息及其他磺胺类药物于1935年涌入国际市场，效果可谓立竿见影。"几乎在一夜之间，［化脓性链球菌造成的］产褥热死亡率从20%~30%下降至4.7%。"[9]欧洲和美国的医生们都使用起这种新药，而美国公众在1936年一下子认识了新型磺胺类药物。那时还在哈佛大学读本科的小富兰克林·德拉诺·罗斯福感染了由链球菌导致的喉炎，严重程度危及生命，波士顿的医生们使用新型"魔弹"挽救了他的生命，这一治疗过程也促使美国迈向了现代世界。《纽约时报》在头版对这个消息大加宣传，点燃了全美各地的"磺胺热潮"，甚至有患者向医生点名要求使用这种全新的灵丹妙药。自抗生素革命之初，过度用药就诱惑着人们。

世界即将进入第二场大规模战争，欧洲对合成化学治疗分子的探索也全面启动。化学家们痴迷于对化学药品的随意组合试验，坚信在细菌这个敌人面前，新型人造微粒能够以智取胜。尽管现代制药业能够创造出全新的化学药品以降低血压、增加血液流量以及改变胆固醇水平，但抗生素源于大自然，而不是科学家的想法。当时的化学家们并不知道，在此数年之前，磺胺类药物还未应用于临床时，伦敦的一个意外发现已经展开了未来医疗服务的前景。

亚历山大·弗莱明是一名年轻的苏格兰医生，在伦敦的圣玛丽医院工作。虽然他接受了内科医师和外科医生培训，但在实验室研究方面的天赋最终使他成为一位细菌学家。1906年，身材瘦小的弗莱明加入了圣玛丽医院的接种科，不久后，他便将注意力转向保罗·埃尔利希的药物洒尔佛散。

　　细菌研究工作者一直遵循着罗伯特·科赫开创的先例，即在适宜的培育环境下，通过培养皿中生长的菌落来研究微生物的生命及敏感性。弗莱明和他的同事们主要研究葡萄球菌和链球菌等，对细菌进行培养并评估改变菌落形成的条件。1922 年，弗莱明和一名实验室助手正在整理接种了细菌的培养皿，这时，他们注意到一种奇怪的生长模式。通常来说，菌落会在整个培养皿中广泛地生长；而弗莱明注意到，在这个培养皿中，有一块没有菌群的空白区域。弗莱明刚刚从重感冒中恢复过来，这时他想起来，几天前自己的鼻涕滴到了培养皿上，于是便推测鼻涕以某种方式阻碍了细菌的生长。这位性格腼腆、沉默寡言的研究员推断，鼻涕中肯定含有某种具有抑制力的物质，他称之为"溶菌酶"（lysozyme）。这是历史上第一次发现以抗菌性为特征的纯有机物。

　　溶菌酶使弗莱明着了迷，不过对它的研究钻进了死胡同。研究者迟早能够发现溶菌酶是如何起到削弱细菌细胞壁作用的，但溶菌酶更重要的意义是，弗莱明发现了一种能够抑制或者杀死细菌的分子，这为他在 1928 年取得革命性的观察成果做好了准备。

　　1928 年，夏去秋来之际，亚历山大·弗莱明从海边度假后返回伦敦，来到圣玛丽医院的小实验室。这间实验室保存至今，用以纪念弗莱明和他在 1928 年 9 月 3 日的重大发现。实验室的桌面上摞着一堆培养皿，其中有一个从高处掉了下来，盖子都没了。他漫不经心地看了一眼那个培养皿，似乎感觉哪里不对，目光很快又回到它的身上。他发现培养皿上覆盖着许多葡萄球菌圆点，但是边缘的一大片白色霉菌限制了葡萄球菌的蔓延。他认出这一生长模式与自己五年多前所见过的模式非常相似，霉斑周围有一条环形带，仿佛一片非武装地区，没有菌落，也没有真菌。

弗莱明自言自语地轻声说道："这太奇怪了。"

几千年来，人类一直在不明原理的情况下用霉菌酿造葡萄酒和啤酒，用细菌制造奶酪。距离弗莱明的发现不到 100 年前，路易·巴斯德解开了发酵的谜题；不到 50 年前，科赫证明细菌是真实存在的。弗莱明在 5 年多前已经推断，来自人体分泌物中的溶菌酶仍然保有抗菌特性。现在，在普雷德街上的这间小实验室里，他逐渐形成一个想法：霉菌本身可以产生一种对葡萄球菌致命的物质。

这种霉菌叫什么名字呢？青霉菌。（请看仔细，不是"青霉素"。）

青霉菌可能来自楼内的污染，也可能来自开窗进来的空气。人们对这种霉菌的来源进行了许多猜测：它是来自周围的实验室吗？它的存在是不是表示研究马虎大意？是弗莱明的助手因疏忽而污染了细菌培养基吗？然而最终的分析结果表明，"青霉菌"是一种十分常见的霉菌，可能已经有数百万年的历史了，它可以产生自己特有的化学物质作为防御。它如何进入那间实验室并不重要，而弗莱明停下来思考其作用这件事**确实**意义重大。

正确地判断出青霉菌会产生抑制细菌入侵的物质之后，弗莱明和助手斯图尔特·克拉多克（Stuart Craddock）开始着迷于培养青霉菌，并采集由此产生的"霉汁"。然后弗莱明将这种浓缩液体在其他细菌样本上进行测试，发现它可以有效地对抗葡萄球菌和链球菌，最终他决定称之为"青霉素"，这一物质也使他扬名天下。1929 年 3 月，弗莱明发表了一篇论文，名为《关于青霉菌培养的抗菌作用》（"On the Antibacterial Action of Cultures of a Penicillium"）。这篇文章出现的时间比德国发现磺胺类药物还早几年，但是，由于青霉菌对生存条件极为挑剔，弗莱明及其研究小组始终无法培养出足量的霉菌以实现其临床价值，于是他们失去了生产出第一种抗生素的光荣头衔。

事实上，青霉菌培养起来十分困难，于是弗莱明放弃了。在今天看来，弗莱明主动放弃研发的可以说是有史以来最重要的药物，这令人感到困惑不解。但是，他们缺乏精密的研究仪器、实验室空间、人力，最重要的是还缺乏收集真菌的强烈热情。十几年后，能够驾驭青霉菌强大功用的研究团队才出现。亚历山大·弗莱明出人意料地放弃了他的青霉菌，再也没有发表过与之相关的文章。

亚历山大·弗莱明发表论文后，整整 8 年过去了。包括他自己在内，没有任何研究人员成功地培养青霉菌并生产出青霉素。尽管一些科学家受到弗莱明 1929 年那篇文章的启发，但是大家都无法克服技术上的问题以理解这种霉菌的作用。这批研究者中包括牛津大学邓恩病理学院（Dunn School of Pathology）的乔治·德雷尔（George Dreyer）。1922 年，威廉·邓恩爵士捐资 10 万英镑建立了邓恩病理学院，他是一位苏格兰的商业银行家和政治家，在南非发财致富。该学院日后以病程研究和细菌学研究举世闻名，而到 1927 年学院大楼竣工时，已经可以列出一份令人印象深刻的智囊名单。

20 世纪 30 年代中期，两位机智勤奋、意志坚强的研究人员来到了牛津，一位来自澳大利亚，另一位来自德国，两人的父亲均已不在世。他们二人将一起驯服青霉菌，完善青霉素的生产，与全球各地的研究人员通力协作，在世界即将不堪重负之时，推出突破性新药。

刚刚从阿德莱德医学院毕业的霍华德·弗洛里（Howard Florey）最初以罗兹学者（Rhodes Scholar）[a] 的身份漂洋过海来到牛津。他的父亲在几年前去世了，这位雄心勃勃的澳大利亚青年在这里开始了为期三年的病理学学习，由此迈出了自己职业生涯的第一步。申请入学期间，弗洛里获得了多个奖学金。除了罗兹奖学金之外，他还拿到了洛克菲勒基金会奖学金，于是在研究生期间，他先后前往纽约、芝加哥和费城进行访学研究。他在哥本哈根、维也纳和马德里也有短期访学经历，1927 年还获得剑桥大学的博士学位，因而具有无与伦比的教育背景。1935 年，他被任命为邓恩病理学院的第二任院长，转向研究细菌在肠道的不可渗透性，以及研究溶菌酶是否在胃肠道中起了抗菌的保护作用。弗洛里表现出非凡的魄力、智慧和领导才能，正在一个专业领域中砥砺前行。他只需要一位志同道合、才智比肩的战友。

1906 年，恩斯特·钱恩（Ernst Chain）出生于柏林的一个俄罗斯人和犹太人的移民家庭。像弗洛里一样，钱恩的父亲在他上学时就去世了，那时他只有 13 岁。弗洛里颇具运动天赋，在网球、板球和橄榄球方面十分出色，而钱恩是一位钢琴演奏家，曾在多个大洲办过音乐会。钱恩毕业于腓特烈-威廉大学，也就是今天的柏林洪堡大学。1930 年，他又从柏林夏里特医院的病理学研究所学成毕业。照片中的钱恩看起来特别像阿尔伯特·爱因斯坦。这位年轻

---

a　罗兹学者，即获得罗兹奖学金的学者，该奖学金由英国政治家、商人塞西尔·罗兹（Cecil Rhodes）于 1902 年设立，旨在资助世界各地的青年学者赴牛津大学学习。——编者注

的病理学家在各个方面都像一个真正的天才，而他也的确是个天才。1930 年 4 月，他开始在大学学院医院的化学病理学实验室工作。几年后，钱恩得到了剑桥的一份研究工作。在那里又工作了几年后，他成为邓恩学院的生物化学家，在霍华德·弗洛里手下工作。

霍华德·弗洛里成功地招入了一名接受过世界级培训的科学家（换句话说，一个德国化学家），能够帮助他从生物学领域研究感染和免疫。他找不到比钱恩更好的同事了。钱恩后来写道，他"激发积极性的主要原则……向来是寻找一种有趣的生物现象，它可以从化学基础或生物化学基础的层面来解释，然后他试图分离出造成这一现象的活性物质，并且 / 或者研究它们的作用方式"。[10]

在实验室工作的人都知道，每周的例会是研究成果的命脉。开会时，实验室主任会询问特定实验的进度，并请研究小组的各个成员对实验结果的意义进行评论。预期之外的结果是主要关注对象，因为它们可能意味着实验失败，或者出现了新的检验途径。还有一类议程偶尔在周会上出现，对全新的调查研究项目进行审议，通常是以新发表的文章或演讲报告为基础的。展望新研究能够为渴望实现突破的实验室点亮未来之光，有时候，激发新想法的最好方式是挖掘以前的研究出版物，重启一个尚未得到充分探索的尘封概念。

有关青霉素研究者先驱的故事很多听起来真假难辨，但邓恩学院实验室工作人员的一次下午茶讨论使人印象深刻。弗洛里和钱恩讨论起弗莱明于 1927 年发表的一篇没了后续的文章。尽管没有研究团队在探究青霉菌的副产物方面取得成功，但弗洛里之前的院长对它进行了深入的思考，并将青霉菌及其他微生物的样本冰冻起来，作为抗菌物质的潜在来源。于是在 1937 年，也就是小富兰克林·德拉诺·罗斯福接受了挽救其生命的磺胺类药物一年之后，弗洛里与钱恩开始了这项几乎不可能完成的任务——有效培养青霉菌并生产青霉素。对于这个研究小组来说，战斗已经打响，尽管任务艰巨，难以完成，可如果他们希望了解这些毛茸茸的白色霉菌的防御机制，就必须付出不懈的努力。不论这次例会是一时兴起的探讨，还是按部就班的计划，它都将具有划时代意义。

诺曼·希特利（Norman Heatley）是恩斯特·钱恩在剑桥的同辈，虽然他是一位理学博士出身的科学家，但他的技术特长是随便用零件和废料组建实验室仪器，堪称第二个罗伯特·胡克。由于实验室预算极其有限，甚至有人说"把邓恩的课题经费称为贫困都是在奉承他"[11]，希特利是不可或缺的一员。世界上没有人知道如何成功地培养出青霉菌，所以这需要创造力、顽强的毅力、敏锐的洞察力，还有好运助一臂之力。身材挺拔的希特利谦逊有礼、文质彬彬，他没有浪费一分一秒就破译出了培养青霉菌的理想环境。

1939 年，人们对青霉菌生命周期的认识逐渐清楚起来。青霉菌培养基的琼脂表面会长出一层薄薄的白毯，逐渐成熟后会长出菌丝分支，并产生富含青霉素的液滴，干燥之后会变成黄色。这些液滴可以用移液管来收集，但是，收集得太早会制约产量，等待时间太长又会使真菌过度饱和，抑制进一步生长。

霉菌在琼脂上充分生长，却没有额外的营养物质来供给"霉汁"的生产，所以产出的"霉汁"少而珍贵。于是希特利转而尝试其他的生长容器并改变了温度。他以硝酸盐、盐、糖、甘油和肉浸液作为养料，又在空气中充入氧气和二氧化碳，后来他还加入啤酒酵母。你看到希特利配置的诱导培养基不免会问，他到底更像是厨师、园艺师和酿酒师，还是科学家？

　　1939 年 9 月 1 日，希特勒入侵波兰，这让研究进程更加紧迫起来。钱恩无法再回到德国，也无法营救他的母亲和妹妹，最后她们都死于纳粹集中营。不出几日，英国和法国向德国宣战，让青霉素生产和测试的紧迫性更上一层楼。进入 1940 年之后，研究人员继续改进霉菌培养过程，扩大青霉素的生产，但是最终成品还没有进行过测试。

　　1940 年 3 月 19 日，第一批适量的青霉素终于处理完毕并通过了稳定性测试。作为化学专家的钱恩开始确定青霉素分子的类型。在非常原始的测试条件下，钱恩惊讶地发现青霉素分子并非一种蛋白质，却无法立刻分辨出它到底是什么。临床分析的第一步是将收集来的青霉素全部注入两只老鼠的腹部。令研究小组感到欣慰的是，小鼠都对注射表现出了耐受性，没有出现意外反应。更棒的是，通过尿液代谢排出体外后，青霉素没有发生改变。

　　对青霉素生产的研究继续推进。两个月后，1940 年 5 月 25 日，牛津邓恩学院的研究人员对受到感染的老鼠进行了分组实验。8 只小鼠感染了链球菌，其中 4 只得到一系列青霉素注射液的治疗，另外 4 只作为对照组的小鼠未接受任何治疗。第二天早上，未接受治疗的 4 只小鼠全部死亡，而注射了青霉素的 4 只小鼠都好端端地活着。"魔弹"终于从自然界分离出来，而且恰逢其时。一天之后，就发生了敦刻尔克大撤退。人们首次拥有了一种广泛适用、疗效显著的抗生素，这将如何帮助盟军，我们可想而知。

　　对于牛津研究小组来说，为青霉素的生产准备原材料，仍然是一项巨大的挑战，尤其考虑到纳粹将不列颠群岛严密包围，英国人缺乏物资支持。1941 年伊始，邓恩学院的原始仪器加速了抗生素的生产，其产量首次达到能以人类为实验对象的水平。

1940 年秋天，牛津当地警察阿尔伯特·亚历山大被玫瑰花丛中的一根茎刺划伤了脸。简单清洁伤口无济于事，他的脸部和头皮出现了革兰氏阳性菌的继发性感染。随着英国进入阴云低沉、白日短暂的漫漫冬季，阿尔伯特的感染蔓延到躯干、手臂、肺部和左眼。经磺胺类药物治疗无效之后，不断渗出脓液的肿块突然遍布全身，左眼必须通过手术摘除。亚历山大先生被病痛折磨了几个月后，面临着死亡的威胁。于是，在 1941 年 2 月 12 日，他成了世界上第一位因感染而接受青霉素治疗的人。

静脉注射青霉素从早上开始，每三小时一次。到第二天，患者的脸部消肿了，体温也恢复了正常，脓液的渗出状况立即得到了缓解，警察先生已经可以进食，每个人都欣喜若狂。那场面看起来一定像个奇迹，然而青霉素产量跟不上治疗进度，这严峻的现实挫败了胜利的喜悦，尤其是在第二位需要青霉素的患者出现之时。15 岁男孩亚瑟·琼斯在髋部手术后发生了危及生命的感染。亚历山大已经接受了为期五天的青霉素治疗，基本上耗尽了弗洛里和钱恩持有的库存；又过了 10 天，他的病情保持稳定。

两位患者都需要昼夜不停地接受注射治疗。药品的极度短缺使研究人员不得不收集亚历山大的尿液并对其进行再次加工处理。一个自行车大队往返于拉德克利夫医院 [a] 和邓恩实验室之间，维持着

---

a　拉德克利夫医院，现为拉德克利夫人文中心，是一个坐落于伍德斯托克路上的教学楼，设有教师办公室、图书馆和教室。——作者注

首批接受青霉素治疗的患者的生命线。亚瑟·琼斯所使用的青霉素，一部分来自亚历山大的尿液，一部分从希特利制造的奇妙装置中新收集而来。[12] 苦苦挣扎了一个月之后，阿尔伯特·亚历山大最终没能熬过人类古老的宿敌，但青霉素还是表现出了明显的疗效。另一边，年轻的亚瑟·琼斯活了下来。

弗洛里和钱恩正确地推测出，他们发现的小分子可能是一项惊天突破，是那种可以让他们赢得声誉并去一趟斯德哥尔摩的大发现。但是眼下更急迫的需求是改进大规模生产方式。英联邦国家无法满足需求，而德日意是敌人。

美国成为另一种选择。在第二次世界大战之前，美国就开始朝着世界唯一超级大国发展。美国的制造业巨头使这个相对年轻的国家转变为 GDP（国内生产总值）巨人。尽管它与德国相比，在化学领域和科学领域的经验尚浅，但是"美国农业生产的先进程度和产能在世界上是独一无二的"。[13] 于是在 1941 年 6 月，弗洛里和希特利从英格兰飞往葡萄牙里斯本，经过三天的中转，他们登上了一架泛美航空公司的波音飞机"迪西飞剪号"飞越大西洋，于 7 月 2 日降落在拉瓜迪亚机场的海空航站楼。

现在回想起来，那次美国之行是一场全面的胜利。位于纽约都市圈的辉瑞（Pfizer）、施贵宝、默克等新兴制药公司都读过 1940年 8 月发表于《柳叶刀》的文章《化学治疗剂青霉素》（"Penicillin as a Chemotherapeutic Agent"），十分渴望与弗洛里和希特利会面。不过最重要的合作关系是他们与美国农业部研究实验室科学家们的合作。

美国农业部实验室的任务是改善农业生产，同时确保农作物、肉类、家禽和鸡蛋安全,对人健康,直到今天仍是如此。农业部的北方实验室位于伊利诺伊州的皮奥里亚,在弗洛里和希特利到来之前,科学家们已经从世界各地收到了几十份青霉菌样本。虽然牛津研究小组人才济济,但是其中没有真菌学家。鉴别青霉菌的最强效菌株以及生产青霉素的最有效方法,很快就完全由皮奥里亚的美国农业部实验室掌握。短短几个月内,青霉素的生产能力就提高了1 000倍。经过几轮测试后,青霉菌的一支菌株被分离出来,成为"世界上几乎所有青霉素的始祖",[14] 它源自皮奥里亚当地市场上的一个甜瓜。[15]

美国农业部实验室不仅成功地发现了理想的青霉菌菌株,还改善了发酵方式。在这场追求"更好的种子、更好的土壤、更好的培养和采集技术"[16] 的竞赛中,他们胜出了,美国和英国的制药公司将开始利用这些技术来满足生产需求。为了鼓励制药公司参与生产青霉素的挑战,美国政府为新兴公司建立起前所未有的财政支持和产权保护体系,为其在战后立刻出现的爆炸式增长奠定了坚实的基础。战时科学研究与发展办公室和医学研究委员会推行了一个综合项目,以应对战争中的医疗问题,本质上讲,这是使美国的科学研究变成武器以对抗轴心国。到20世纪50年代,政府的资金支持、先进的研究项目、新医院的建设以及外科专业技能的掌握等一系列令人眼花缭乱的发展汇流成河,开启了现代医学革命,而形成这些发展的部分原因是政府批准以工业化的规模培养青霉素。

1942年—1945年美国的青霉素生产呈指数级增长,而奇怪的是,德国却几乎没有研发抗生素。几十年前,利斯特对伤口使用的石炭酸疗法为德国人所采用,改变了普法战争的局势。德国士兵从战伤中活了下来，而法国士兵没能幸免于难。然而第二次世界大战期间战事日益激烈，成千上万的德国士兵死于伤口感染。与此同时美国制药商加速了青霉素的生产，为诺曼底登陆做了准备。

为什么德国人没有花些时间和金钱来研发抗生素呢？他们不是世界上最伟大的化学家吗？

部分原因是对燃料的需求。除了罗马尼亚以外，大西洋与乌拉尔山脉之间没有像样的油田，纳粹政府必须将全部科学资源都用来开发制造合成燃油和合成橡胶。德国人依靠只对部分疾病有效的磺胺类抗菌药，将剩下的精力和财力都用来支持作战。

纳粹在科学研发方面失败的另一个主要原因是，那个最初让世界羡慕不已的教育体系发生了毁灭性的倒退。在纳粹的控制下，经过几十年努力才得到的科学自主权突然间消失了，"美国的科学家、大学和医疗专业……主要是在独立的研究机构中运作的，而不在政府的实验室里，极少受制于人"。[17] 此外，许多有天赋的犹太裔科学家要么被杀害，要么逃离祖国，让从前德国研究机构引以为傲的智库日趋衰落。

德国再也没有恢复化学和生物学的世界领导地位。

第二次世界大战结束后，欧洲千疮百孔。1945 年 12 月 10 日，亚历山大·弗莱明、恩斯特·钱恩和霍华德·弗洛里因发现和研发青霉素而获得了诺贝尔生理学或医学奖。虽然磺胺也是抗菌剂，但它不是由生物制成的分子。科学家塞尔曼·瓦克斯曼（Selman Waksman）在创造"抗生素"一词时，将其定义为"由微生物产生的一种化学物质"。[18] 因此，磺胺类药物并不是抗生素。在斯德哥尔摩的诺贝尔颁奖典礼的前一年，矿泉疗养院（Mineral Springs

Sanatorium，明尼苏达州罗切斯特附近，梅奥医学中心所在地）的一名结核病患者接受了第一剂链霉素药物，从此改变了结核病的治疗、抗生素的研发以及我们的世界。

链霉素由塞尔曼·瓦克斯曼和阿尔伯特·沙茨（Albert Schatz）发现，他们是土壤学家，专门研究"放线菌"（actinomycete）。放线菌是一种生活在土壤中的亚目细菌，具有霉菌状菌丝分支，而且能够抵御肥沃土壤世界中的其他细菌，研究人员推测它们会分泌出类抗生素分子。20 世纪二三十年代，瓦克斯曼及其在罗格斯大学的同事们收集了土壤样本并从中取出了数千种细菌进行试验。一茶匙的土壤就可能含有数十亿细菌，它们互相争夺着稀缺的资源，进化出分子武器以防御其他细菌和动植物界中的成员。

法裔美国人勒内·杜博斯（René Dubos）[a]，于 1939 年首次从土壤里含有的细菌中分离出化合物，它可以有效地对抗其他细菌，但是对哺乳动物细胞也有毒性。随着时间的推移，人们会清楚地发现，最高效的抗生素只以细菌特有的结构和机能为目标，并不会伤害动物的组织。尽管 1939 年分离的化合物在临床上遭遇了失败，但是微生物学家们由此受到启发，继续寻找。这项艰巨的挑战超出了一般的实验规模，科学家们对成千上万种细菌进行调查研究，近乎随机地测试其抗菌功效。

尽管任务艰巨，令人生畏，但是瓦克斯曼及其研究组成员设计出一套方案来分离细菌，以找出哪种细菌可以生产毒性极小但在临床上有效的药物。几年后，他说道："我们分离出 10 万株链霉菌

---

a　勒内·杜博斯后来因著作《人类是这样一种动物》获得 1969 年普利策奖。——作者注

［当时被称为'放线菌'］。10 000 株在琼脂培养基上表现出活性，1 000 株在肉浸液培养基上表现出活性，100 株在动物身上表现出活性，10 株在对抗实验用结核菌时表现出活性，结果有 1 株能够生产出链霉素。"[19] 这些数字是粗略估算的近似值，但是它们确实体现了研发药物时层层深入的过程。更不可思议的是，尽管瓦克斯曼是引领抗生素研究的天才，而且他在 1952 年当之无愧地获得了诺贝尔奖，但是这段引文很可能并不准确，因为在 1943 年 6 月到 10 月间，对分离出来的链霉素做出关键研究的似乎只有沙茨一人。

　　这个由默克公司资助、罗格斯大学发起的研究项目，引起了梅奥医学中心研究者威廉·费尔德曼（William Feldman）和科温·欣肖（Corwin Hinshaw）的注意。梅奥医学中心已经从 19 世纪 80 年代罗切斯特小镇上一家父子经营的家庭诊所变成世界上最好的研究机构之一。他们采纳了利斯特消毒法，实践现代细胞病理学，支持科学家与医生之间的合作，并且大公无私地将医院重组，办成一家非营利性慈善机构，才实现了上述成就。

　　在梅奥医学中心，威廉·费尔德曼是世界一流的兽医病理学家，而科温·欣肖是一位对细菌学很感兴趣的医生。费尔德曼和欣肖都特别喜欢研究肺部疾病，尤其是历史上最致命的传染病——肺结核。结核病曾夺走人类 1/7 的生命，大约有 150 亿人。罗伯特·科赫曾无力实现的治疗方法，现在成为弗尔德曼与肖恩的钻研对象。这两位梅奥的研究人员在读过瓦克斯曼最初发表于 1941 年的链丝菌素论文[20] 后便与他联系，希望以后可以在试验新发现的抗生素方面进行合作。后来人们认识到链丝菌素对肾脏具有危险的毒性，才发现那篇论文里的实验会带来灾难。

阿尔伯特·沙茨发现链霉素的故事充满了顽强的奉献精神和舍己从人的牺牲态度。在罗格斯大学，瓦克斯曼研究大楼地下室的一间实验室里，沙茨独自一人在土壤样本中搜寻一种能够击败结核病的细菌，这种细菌要能对抗梅奥医学中心合作伙伴所提供的最危险的结核病菌株。他分离出灰色链霉菌的两种变体，一个样本来自大量施用肥料的田间土壤，另一个来自鸡的咽拭子。两个灰色链霉菌样本在体外试验中都能对抗结核菌，但是体内试验才能证明链霉素是不是一种有效并且安全的抗生素。

沙茨和瓦克斯曼于 1944 年发表了一篇著名的论文，向世人宣布链霉素面世；费尔德曼和欣肖是最早一批收到文章样稿的研究人员，[21] 到 1944 年 4 月，两位梅奥医学中心的研究者开始在豚鼠身上试验链霉素。这些豚鼠感染了各种不同的疾病，包括腺鼠疫、兔热病、细菌性痢疾和结核病。到 1944 年 6 月底，链霉素被证实是一种奇迹般的药物，它治愈了每一只感染各种不同疾病的豚鼠，**包括结核病**。在接下来的几个月里，研究者又进行了一系列的额外试验。到 1944 年秋天，欣肖准备对人类使用第一剂链霉素。1944 年 11 月 15 日，帕特丽夏·托马斯成为首位使用这种神奇药物的患者。帕特丽夏的结核病感染十分严重，已经没有生存的希望，在接下来的五个月中，她接受了五个疗程的链霉素治疗，剂量大小取决于早期科学研究和猜测。帕特丽夏·托马斯不仅活了下来，还结了婚并生下三个孩子，又活了 22 年。

要想真正确定链霉素是否像最初设想的那样有效，需要一份有开创意义的分析报告。尽管历史上出现过对食疗和原始药物治疗的简单对比，其历史可以一直追溯到希伯来圣经中但以理的故事，

1793 年苏格兰外科医生詹姆斯·林德进行的重要对照实验，也有结果显示柑橘果实可以有效地预防维生素 C 缺乏病，但是在 1948 年之前，还从未有人进行过真正意义上的随机对照试验。

"交替分配"试验是指一群患者中每隔一个人便交替使用一份试验药物，这样便形成了两个对照的治疗组。这种试验方法非常容易出错，因为在给患者分配治疗方案时，不论分配制度多么严格，临床医生也无法完全消除选择性偏倚。英国流行病统计学家奥斯汀·布拉德福德·希尔（Austin Bradford Hill）意识到以往试验设计的缺点，认为药物评估的唯一合理方式是临床医生和患者**双方**都是盲测。1947 年初，研究人员为链霉素设计了三盲试验，患者、临床医生和评估者都是盲测的，没有人知道患者接受的是真正的抗生素还是安慰剂。

战争刚刚结束，英国资金又严重不足，根本没有财力对大量的病人进行治疗。事实上，链霉素几乎没有储备，也没有多少研究经费，随机选择一部分患者不给予药物治疗，不仅是为了科学探求，也是无奈之举。后来希尔写道："……在这种情况下，试验并非不道德——不试验才是不道德的，因为机不可失，失不再来。"[22] 世界上首次随机对照试验是人为的智慧，也是上天的巧合。6 个月后试验结束，结果无可争辩。在 55 例接受了链霉素治疗的患者中，只有 4 例死亡，28 例病情好转。52 例患者作为对照组只接受了安慰剂，最后 14 例死亡。后续研究呈现出逆转的趋势，研究人员后来推断病原体对链霉素逐渐产生了耐药性。后来的研究表明，同时服用阿司匹林会使治疗效果得到改善，从而支持了链霉素的使用。

链霉素取得了巨大的成功，但仍有争议，比如开发链霉素的功劳究竟属于谁。链霉素的开发故事中最重要的创新是，它为化学药物治疗未来的发展铺平了道路，既包括抗生素，也包括抗癌药物。当时大部分抗生素源于土壤中的细菌，而非工业领域的染料和化学物质，渐渐地人们会在世界上更稀奇古怪的地方发现越来越多的抗生素，包括海洋深处和空气之中。科学家们认识到，点点滴滴的刻苦钻研再加上一点好运就可以成就医生和科学家在 50 年前还认为绝不可能的事，比如控制甚至治愈结核病，应对可能出现的任何一种感染……直到耐药性和细菌的进化超越了现代智慧。就连蟑螂都无法战胜细菌。

鉴别、染色、培养以及测试细菌的能力，推动了制药产业这个庞大新兴工业领域的出现。令人惊叹的是，仅仅通过研究土壤，"在 1941—1948 年，青霉素、链霉素、不同类型的四环素，还有氯霉素和红霉素就全都出现了"。[23] 我问过许多患者知不知道制药公司是如何开发出新型抗生素的，大多数人都一脸茫然地说："药品难道不是在公司的药品办公室里设计出来的吗？"事实上医药学家依靠的是世界上那些最迷你的居住者数十亿年的进化情况，解析出哪些分子具有新颖的防御机制和对抗方式，然后利用这些新发现的力量与攻击我们的细菌作战。

如果考虑抗生素的经济效益和对未来的影响，人们也许会认为，在过去的 75 年中数百家医药公司一定发现并改良了数千种抗生素，但是"1938—2013 年，仅有 155 种抗菌性化合物获得了美国食品和药品监督管理局的批准。由于耐药性、毒性以及产品的更新换代等因素，今天，仅有 96 种抗生素可供使用"。[24] 微生物学家、化学家、统计学家、医生和商人之间的伙伴关系所产生的用于预防传染、抗击感染的武器清单，是相当有限的。但如果说现代人类没有得到全面的戍卫，那么我们至少能够引以为傲的是，过去的几代人不再任由微生物蹂躏。人们以器官和细胞为基础来理解疾病，不断地突破对疾病的认识，使抗生素革命得以实现；再加上细菌学也发展起来，**有史以来第一次**，人们在生病时求助于医生是值得的。

拉什医生发明的俗称"霹雳"的重金属缓泻药[a]，蛇油专利药，以毒攻毒的砒霜，有毒的工业溶剂，臭不可闻的动物粪便，还有致命的植物材料……这些可悲的治疗方法到 20 世纪中叶时渐渐地销声匿迹了。尽管它们从未彻底消失，你现在还能发现不见棺材不落泪的家庭治疗手段、替代医学"专家"以及医药类电视直销节目中那些"医疗机构不想让您知道"的药物疗法，但是当这些粗劣的医疗干预手段被它们自身的缺陷击败，医生的声誉便日益提高。正如保罗·斯塔尔的贴切描述所说，"美国医学的社会转型"指的是美国人能够在战后的繁荣发展中重新关注健康，以前只是（有必要）担心传染病，现在变为关注癌症、心脏病、神经官能症和关节炎等慢性疾病的治疗。[25]

20 世纪 50 年代充满了各种可能性，在这十年间，婴儿死亡率大幅下降，预期平均寿命增加了一倍，可怕的疾病得以缓解，癌症有时可以治愈。或许抗生素革命对转变西方人哲学观念所产生的最大贡献，并不是消除了人们对感染的恐惧，而是让医生及其患者打开了眼界，认识到抗菌类药物可以让异物被安全地植入人类体内。"1950 年，美国大约有 23 万执业医生，其中绝大部分在第一种抗

---

a    拉什医生指美国建国初期的医生、政治家本杰明·拉什，曾使用水银和加拉藤制成缓泻药来治疗黄热病和精神疾病。——编者注

生素面世之前就已经从医学院毕业。"[26] 尽管如此，正是这些医生率先将植入物当作科学的伙伴，同时引入了合金、塑料和晶体管等植入材料。

　　治疗师和梦想家都曾预见过这样的发展前景：一系列不同领域的发明可以合作使植入物融入人体的组织结构。这种想法始于 400 年前，如今在抗生素的支持下得以实现。

第九章

# 麻　醉

在美国，医务工作可能是最有益的因素。一个国家最大的财富就是人民的健康……医务工作的真正职责是延伸医学知识——当今的医学正在做什么、未来的医学能够做什么——而这需要共同努力来完成。

——威廉·詹姆斯·梅奥[1]

我遭受的巨大痛苦无法用言语表达……但是，令人绝望的凌乱心绪，暗无天日的恐惧，以及为上帝和人类所遗弃的感觉，一齐席卷了我的脑海并直击内心，让我永生难忘。

——J. 阿什赫斯特[2]

你是怎么来到这里的？

你为什么在这里？

这些关乎存在的问题，跟我们向新认识的朋友提出的第一个问题差不多："你来自哪里？"我们想了解自己的起源和存在的意义。在受到痛苦折磨时，寻找我们存在的意义和原因变得尤为迫切。

在科学家和医生还不了解错综复杂的人体结构以及疾病和治愈的概念时，缓解疼痛就是当务之急。医学光是发展到消除疼痛这一步，就已经是一场胜利了。当然，医学和外科的进步现在已经远非消灭疼痛那么简单，现代医学可以逆转退化、战胜微生物感染、处理外伤、以药理作用改变全身性疾病、阻止癌症发展、重建损伤的身体部位以及改善生物组织。然而在一开始，人们并不了解人体的运作机制，却本能地渴望缓解疼痛，这将早期的文明人送往天堂，也推向地狱。

自古以来，人们便根据经验知道植物药材可以使人感觉更舒服、陷入狂喜或者彻底失去感觉。如何全面控制病人的清醒程度，甚至引导深度睡眠，是外科学的戈耳狄俄斯之结[a]。

在我们的化学世界里，动植物之间的交叉反应十分惊人。为什么植物发酵所产生的乙醇对我们精神世界的作用如此强大？大自然是如何指使蜘蛛、蛇和飞虫体内的有毒化学物质来毒害人体的？怎样解释锂这种简单化学元素治疗躁郁症的功效？为什么有些植物仿佛受到神的指示一样，制造出对自己无用却对人类身心具有奇效的化合物？

毛地黄是一种观赏性植物，花朵色彩鲜艳、呈细长铃铛形，它所产生的"洋地黄"分子，可以有效治疗房颤等心律失常和充血性心力衰竭。洋地黄分子对毛地黄自身并没有生理性作用，只是一种增添色彩的色素，同时作为一种有毒物质防止林间食草动物的骚扰。大自然为什么会在一种装饰性植物中形成一种小分子，使我们

---

a　戈耳狄俄斯之结出自希腊神话，传说绳结之外没有绳头，因此无法用正常方法解开它。现在用戈耳狄俄斯之结比喻非常规手段才能解开的难题。——编者注

的心脏能够更有活力、更有节奏地收缩呢？一切都是谜，自然界充满了神奇的共生化学物质。

古时候的萨满巫师完全不了解化学和药学，甚至不明白疾病治疗的概念。古希腊和古罗马的治疗师具有丰富的想象力和强烈的求知欲，但是缺乏有效药物。古代的医药箱中空空如也，仅有的少数疗法具备极为有限的疗效，还会产生危险的毒副作用。所以任何一种干预治疗的最重要特征就是**效果**。使用药物最明显的因果作用就是心智能力的快速改变，例如醉酒或者出现幻觉。即使最不爱思考的原始人类，也能够将摄入酒精或食用迷幻蘑菇与之后的酩酊大醉、躁动不安联系起来。

人类隐约感觉到植物具有影响生物的力量，这为假想人体如何运转打开了大门。公元 2 世纪，盖伦派的疾病治疗概念建立在**对抗**（opposites）观念的基础上。他们认为生命是一种持续的平衡状态，身体健康表示平衡良好，而生命失衡预示着疾病即将来临。根据希波克拉底的体液学说，如果一位患者饱受大量黏液的困扰，对应的平衡疗法是进行高温干燥。一个非常明显的例子就是阿喀琉斯，传说他是以胆汁而非牛奶哺育长大的，因此脾气暴躁且生性好斗。[3]

关于人体的系统性平衡，帕拉塞尔苏斯（Paracelsus，1493—1541 年）和后来的塞缪尔·哈内曼（Samuel Hahnemann，1755—1843 年）提出了一种与盖伦完全不同的概念。帕拉塞尔苏斯等哲学家没有显微镜，也还未形成组织生理学的认识，他们在这种情况下思索着我们凡身肉体的内部运转机制，认为人体是一个令人费解的结构。帕拉塞尔苏斯提出了"以毒攻毒"（similia similibus curantor）的新奇概念，现在已经被视为伪科学。这种观点认为，在健康的人身上能引起某种症状的物质，可以治愈病人身上的同类症状。如果一个人腹泻，那么顺势疗法会给他服用泻药，使腹泻加重。令人难以置信的是，现在仍然有人相信这种离奇思维。

顺势疗法的思维模式以及后来的现代对抗疗法，让医学圣贤的目光集中在植物药剂的效果及副作用上。在现代生物化学为人类阐明活跃的分子世界以前，人们对植物和地表物质的系统分析就得出了一系列有用的配方。随着科学家们解开空气的秘密，整理出元素周期表，确定了化学反应的规律，最终埋葬了炼金术这一伪科学，完善药物和提高药物纯度的可能性成为关注焦点。

更重要的是，人们终于可以触及早就渴望触碰的深不可测的领域。操控睡眠，对意识召之即来挥之即去，原本是属于神明的权限。

许普诺斯是古希腊的"睡神"，古罗马称之为索莫纳斯，他有很多儿子，其中摩尔甫斯是梦神，通过梦境向世人传达诸神的旨意和预言。据奥维德说，摩尔甫斯借助飞翔的神力，随心所欲地以各种人类形态飘入英雄和国王的梦境，模仿着"他们的步法、面容和情绪"。[4]"在摩尔甫斯的臂弯中"的意思就是酣然入睡，与神相伴。

至少在 5 000 年以前，苏美尔人就在栽培罂粟，这种植物可能从那时起就一直在中东地区被广泛种植。尽管种类繁多的罂粟因其艳丽的花朵而在世界各地受到喜爱，但是阿片等生物碱的来源也正是罂粟（*Papaver somniferum*，见彩插 9.1），它改变了医学，燃起了战火，支撑着独裁统治。

阿片的来源是"罂粟的眼泪"，即罂粟子房壁或心皮中所包含的乳白色乳胶。几千年来，罂粟种植者用刀片在绿色果心的外壳上划出平行切口，牛奶般的液体便从中流出。这些"眼泪"经过整夜的干燥后颜色变暗，人们通过刮下珍贵的珠状凸起以收集阿片。千百年来，人们就是凭此方法将这种逗留在花卉中的珍宝窃取出来的。阿片具有舒缓肠胃、诱导睡眠的功效，所以被青铜时代的种植者们食用，直到注射针头发明以后，人们才改用蒸馏提取其成分。

1680 年，托马斯·西德纳姆向世人推出了"阿片酊"，之后的几百年里，这种雪利酒和阿片的调和物是医学世界里的主流镇痛剂。19 世纪早期，随着现代化学的到来，德意志化学家弗里德里希·威廉·史特纳（Friedrich Wilhelm Sertürner）于 1804 年完善了从阿片中提纯吗啡的过程，成为首位从供体植物中提炼出单一药物分子的科学家。[5] 当时德国的化学巨头，以及 19 世纪 30 年代的美国公司对吗啡进行了工业化生产，意味着那些自己给自己治病的西方人可以买到非处方的吗啡和可待因，进行自我"麻醉"[a]，甚至在 20 世纪依然如此。当人痛苦万分，**走投无路**时，没有什么比乘着摩尔甫斯的翅膀远走高飞更美妙了。

药物通常只有在进入体内的血液循环之后才具有活性，所以医生必须了解药物在人体内的吸收、化学变化和代谢方式。尽管大部分药物会被肠道不同程度地吸收，但是它们作为控制精神的医疗物质并不十分可靠，因此摄入阿片酊之后的深睡程度和产生睡意的时机一直无法确定，而外科手术的先驱们总是要面对一些在痛苦折磨中挣扎扭曲的患者。

---

a　"麻醉"（narcotize）源于希腊语 Narke 一词，表示昏迷、麻木之意。——作者注

药物进入血液的路径是一个谜，我们的科学祖先运用不断发展的化学知识解开了这个谜题，人体生化世界的拼图也一块一块地合并为一个整体。然而，在亚历山大·伍德于 1855 年发明出中空针头用于皮下注射之前，[6] 任何药物都不能通过静脉注射使人体进入适宜手术的睡眠状态。尽管在 1804 年分离出吗啡是一大突破，但寻找另一类药物并不是一件轻松的事。

事实的确如此。

约瑟夫·普里斯特利（1733—1804 年）是向世人介绍有关气体的化学与物理学专业知识的关键人物，不过他可以骄傲地宣称自己没接受过任何正规科学教育。[7] 虽然地球上的生命不能没有水，但氧气才是我们的星球大气中的关键活性成分。人类靠感官很难发现它，直到普里斯特利的实验使其显露。在早期研究中，自学成才的普里斯特利推断空气是一种"简单的基本物质，不灭不变"。[8] 他从根本上遵循古希腊的概念，认为空气、土、火、水是造物的四大组成元素，他本应毫不犹豫地认为空气是一种没有其他成分的同质物质，但是一个简单的实验为他揭开了空气的奥秘。

普里斯特利生活在一个哲学和宗教动荡不安的时代，这个时代有引人注目的独立《圣经》研究以及反传统的神学观。他先是信奉加尔文主义，后来又加入长老会，这激发了他的怀疑天性。他和一个世纪后的约瑟夫·利斯特一样，由于不是英国国教徒而不能进入牛津或者剑桥学习。不久以后，普里斯特利"在他人的鼓励下，开始为当上牧师而学习。结果证明他十分善于学习"。[9] 他自学了"拉丁语、希腊语、法语、意大利语和德语，对一些简单的中东语言也略知一二，同时还学习了数学和哲学"。[10] 普里斯特利并没有选择神学院，而是进入了达文特里学院（Daventry Academy）学习，这是一所为不信奉国教的新教徒而设立的学校。毫无疑问，普里斯特利以异见者身份开始的人生道路，为他与众不同的思维方式做好了准备。

在毕业后的几十年中，普里斯特利为富裕的家庭做辅导教师，过着自给自足的生活。如同一个世纪之前的罗伯特·波义耳，普里斯特利花了大量的时间思考天地万物有规律的运行方式，钻研电力、植物、矿物和空气。他定期前往伦敦与专业学者交流沟通，其中包括美国的天才本杰明·富兰克林，他们成了终生好友。在进行了一系列的电力实验之后，普里斯特利于1766年成为英国皇家学会成员，这使他接触到学会成员的报告、实验方法和科研仪器。

空气是怎样作用的？它是由什么构成的？如果你是一位18世纪的科学爱好者，你会如何解构呼吸系统的含义？请思考一下自己的呼吸：当你本能地渴望呼吸，空气是如何涌入胸腔的？亲爱的读者，请按照下面的要求做一个实验：深深地吸入一口气，使空气尽可能地充满肺部，然后屏住呼吸。在阅读上面的句子之前，你完全没有意识到自己的呼吸作用，但是我想让你停止呼吸并思考一下空气。现在开始吧。

当你再也无法坚持憋气，就将那一大口气全部呼出来。我的意思是**全部**空气，彻底排空肺部。现在停止呼吸。你能坚持多久，20秒或者两分钟？为什么我们必须呼吸？吸气和呼气的过程到底实现了什么？空气的成分是什么？我们又为什么必须依赖空气？

在皇家学会对空气的成分进行探索之前，人们几乎没有办法思考空气是什么，只能将它视为一种功能未知的、同质且无形的元素。古希腊的空气活力学说已不能满足人们的好奇，新的实验时代要求对空气本身进行测试。评估空气的唯一方式是使其分离，而各位"科学侦探"选择的装置是由透明玻璃制成的钟罩，他们把这个气密装置放在浅水池或者水银池中，这样便可以将空气困在里面以方便做实验。皇家学会的科学新秀们最早进行的一些实验，借助了玻璃钟罩和一个真空泵，他们把一只小鸟放入密封的罩子里，并用手动真空泵将空气排空，那个不幸的小生命几乎立即仰面倒下，生命迹象全无。即使不抽气到真空状态，在钟罩内放置一根燃烧的蜡烛和一只啮齿类动物，也可以显示出空气对生命的重要性。蜡烛一旦熄灭，小动物也变得无精打采、瘫软无力。人们进行这些实验时还没有认识到氧气的存在。该如何解释蜡烛的燃烧或者动物的呼吸呢？

18 世纪初期的知识分子认为动物和非生物体都含有"燃素"[a]，生物呼气或者物体燃烧时，燃素被释放到空气中。这种理论认为，当空气中的燃素过饱和，火就会自然熄灭，动物也会在钟罩内倒地而亡。这个解释似乎完整得无可挑剔，只是荒唐可笑，错误至极。

下面我们来做一个小测验。1648 年，荷兰医生扬·范·海尔蒙特（Jan van Helmont）的实验结果发表出来，这项实验旨在探索树木等植物生长的性质，设计得非常聪明。范·海尔蒙特在几年前仔细地收集、干燥了 200 磅重的土壤并放在一个大花盆中。然后他选择了一根 5 磅重的柳树幼苗，将它种在大花盆中，并精心浇灌了5 年。实验结束时，他小心翼翼地将这棵树连根移走，发现它增加

---

a　燃素（Phlogiston）源于希腊语，意为被燃烧的。——作者注

了 164 磅。范·海尔蒙特又对土壤进行了干燥和称重，他发现这些土壤在 5 年中仅仅减少了 2 盎司（约 57 克）的重量。他的结论是，植物仅靠水分来增重。

问题：您同意扬·范·海尔蒙特的观点吗？请马上作答。

1754 年，约瑟夫·布莱克（1728—1799 年）向爱丁堡大学提交了自己的医学博士论文。作为一名接受过医学专业培训的医生，布莱克在格拉斯哥和爱丁堡两地对肾结石的性质进行了实验研究，测试用酸溶解结石的可能性。布莱克收集了肾结石和胆结石，然后将它们放入各种酸中。他惊讶地看到，某些石头（如石灰石）泡入酸中会腾起气泡并发出咝咝声。他猜测将这种气体是被固定在固体材料中的成分，便称之为“固定空气”。后来的实验表明，“固定空气”无法维持火焰的燃烧或者使动物存活；然而植物却可以在“固定空气”中生机勃勃地成长。

约瑟夫·布莱克的发现对后续研究产生了直接影响，在接下来的几十年中，化学领域的传奇人物们进行了一系列的基础研究，有人认为他的博士论文是“一个精妙的模型，也许是第一个成功的定量化学研究模型，也是实验科学的经典范本，其价值可以与牛顿的《光学》比肩”。[11] 这一切始于这位年轻的苏格兰人俯身观察一小瓶酸，想知道为什么浸泡在液态酸中的石头会像香槟一样冒泡。

再来回想一下扬·范·海尔蒙特的实验：树木增加的重量有没有可能不是来自水，而是来自空气？

空气的基本构成要素是分子，这种想法十分吸引人，不过解开这一谜团的巨大挑战也令人生畏。另一些英国化学家利用钟罩制造出了氢气（亨利·卡文迪什，1766 年）和氮气（丹尼尔·卢瑟福，

1772 年）。那些早期的化学家加热或燃烧密封玻璃罐中的物体，观察密封气室内动植物之间的相互反应，或者在隔离空间内燃烧物体，来收集信息，了解组成空气的气体成分。蒸汽机的发明以及对燃烧过程理解的加深，显然激发了人们研究气体的极大热情。在人们好奇的众多问题中，有一个大家不断追问的疑点：是什么为燃烧过程提供了燃料？

约瑟夫·普里斯特利的声望在英国的有识之士中日益上升，正当英国当局的统治在北美殖民地逐渐瓦解，他在博伍德别墅（Bowood House）获得了辅导教师的职位，同时也做一名学者。博伍德别墅是谢尔本伯爵（Earl of Shelburne）的家产，位于伦敦以西100 英里处。1773 年，普里斯特利成为伯爵一家的图书管理员和志趣相投的朋友，更重要的是，他还负责照看实验仪器，这将促成思想史上最重要的发现之一。

1774 年夏末，约瑟夫·普里斯特利把大量精力都花在对汞灰（mercury calx）的研究上。汞灰是一种奇特的深红色粉末，看上去如同辣椒粉一样，加热会变成液态汞，也就是水银这种在几百年来一直吸引着炼金术士的传奇金属。然而，即使像艾萨克·牛顿这样的奇才也没有留心去研究隐藏于水银粉末中的秘密。

当科学家点燃一炉汞灰，粉末变成水银的同时会有一股烈焰在上方腾起。普里斯特利决定尝试在玻璃钟罩中将粉末变成液态水银，以研究生成液态水银时究竟是什么"气体"以某种方式引燃了如此明亮的火焰。但是，怎样才能在玻璃气室内使粉末液化呢？普里斯特利非常巧妙地利用了一个 12 英寸的"燃烧透镜"。他用一块放大镜将阳光的能量聚焦在一小堆汞灰上，就像现在调皮的中学生逗蚂蚁一样。玻璃钟罩外面的透镜将粉末熔化为液态水银，就能使钟罩内部充入空气，放置其中的蜡烛火焰更加明亮了，困在其中的小鼠存活时间也变得更长。

这种富含氧气的气体副产物与约瑟夫·布莱克所说的"固定空气"类似，两者都是化学反应过程中释放的某种气体，不论产生的条件是粉末状固体加热熔化，还是石头接触到了酸。普里斯特利坐在保存至今的博伍德庄园小实验室中思忖着这种气体的重要性。"它在肺中的感觉，"普里斯特利写道，"无异于普通空气，但是过了一会儿，我似乎感到胸部特别轻盈。假以时日，这种纯净的空气可能会成为时尚的奢侈品。但目前为止只有两只小鼠和我自己享受着呼吸它的特权。"[12]普里斯特利呼吸的当然是氧气浓度很高的空气。汞灰实际上就是氧化汞，加热时氧气便释放到空气中。

约瑟夫·布莱克的"固定空气"又是什么呢？二氧化碳。为什么玻璃钟罩里的植物在"固定空气"中就会茂盛地生长呢？因为通过光合作用，它们能够分解出碳、释放出氧分子。这也是约瑟夫·普里斯特利的发现。它还解答了扬·范·海尔蒙特给柳树称重的谜题。柳树并不是通过土壤长大的，也**不是通过水**，而是通过周围空气所提供的二氧化碳来生长。我们这个世界上的所有树木和植物都是将二氧化碳转换为它们组织结构中的含碳物质，才长得更高更大的。

布莱克、卡文迪什、卢瑟福、普里斯特利和拉瓦锡等化学先驱发现了我们所呼吸的空气是由哪些气体构成的，这一基础性发现为现代化学的发展铺平了道路，也为麻醉的发明奠定了基础。汉弗莱·戴维（Humphry Davy，1778—1829 年）是英国人，他在父亲去世后，十几岁就跟着外科医生做学徒。巧的是，戴维对外科手术没什么兴趣，却喜欢用化学物质和火焰在家里做实验。这对外科来说不是坏事。少年时期的戴维就结识了几位传奇的科学先驱，并接到气体研究所（Pneumatic Institution）的邀请，这个机构位于布里斯托尔，专门研究气体的医疗用途。

约瑟夫·普里斯特利于 1772 年首次合成出一氧化二氮，并第一个注意到它具有改变精神状态的效果。但是勤勉的汉弗莱·戴维对一氧化二氮进行了测试，并在詹姆斯·瓦特的帮助下，建造了用来测试的密封气室，对这种气体的产物进行了提纯。最重要的是，戴维首次思考了一氧化二氮的医疗用途（见彩插 9.2）。他在 1800年评论道："一氧化二氮用途广泛，显示出消除疼痛的能力，这一优势或许可以应用在没有大量出血的外科手术中。"[13]

进入 19 世纪，地表大气的成分已然明了。随着化学从一门定性学科转变为定量科学，我们这个原子世界的拼图也开始成形。英国人约翰·道尔顿（1766—1844 年）正式提出了"原子理论"，即原子这种无法再进一步分割的化学元素，是按照一定比例结合在一起组成化合物的。道尔顿观察到分子总是按照特定的比例结合，他通过编写化学方程式的配平手册，掀开了宇宙结构的面纱。每个化学专业的学生都会使用本生灯（Bunsen burner）为试剂加温，每位厨师都会将小苏打（碳酸氢钠）等成分加到制作面包面团的配方中，这些都印证了道尔顿对世界构成比例的洞察。顺便一提，小苏打能够用于烘焙，是因为它化学分解后可以释放出水和二氧化碳，气体的释放使面糊膨胀，让面糊变得更轻更蓬松。其化学反应方程式表达为 $2NaHCO_3 = Na_2CO_3 + H_2O + CO_2$。

我们应当认为化学是在 19 世纪崛起的，因为化学的进步使当时的世界发生了翻天覆地的变化。合成药物、提炼石油、改善合金、生产化肥以及制造合成纤维的能力，改变了我们的衣食住行、医疗药品以及现在生活中所接触的一切。医学在 19 世纪中叶发生的最重大改变是，炼金术爱好者自制配方的能力，现在能够在人体上产生真实而强大的影响。

要确证一种药物有效，研究者应当尽可能地限制从接触药物到实现预期效果之间的时间。这就好比我们在电视连续剧第一集里看到有人中毒了，最好的表现手法就是王子在聚集的人群前仰面倒地，同时酒杯还在他的手中。如果下毒者选择的毒药需要几个小时或者几天才致命，这样的场景就行不通了。人类自古以来就会醉酒，而且不用旁人告诉就知道喝多了酒会导致举止恶劣、头晕眼花、昏睡不醒。但是人要达到这种醉酒程度，确实需要一定的时间。如果有一种物质让人接触后几分钟甚至几秒钟之内就失去知觉，那肯定让人永生难忘。19 世纪 30 年代，在化学革命的初始，这种物质就出现了。

美国庆祝建国 50 周年期间，乙醚和笑气的狂欢派对在美国东海岸风靡一时。自诩化学家的江湖术士学会了如何制作乙醚和一氧化二氮，他们像四处奔波的传教士一样，走街串巷地展示市民们因新奇气体而飘飘欲仙的样子。想象一下，假如你是 1839 年费城的一名中年妇女，在一场公共活动中你亲眼看着舞台上的丈夫在接触了充满液体的海绵后，就立刻变得跌跌撞撞，语无伦次，而周围没有人在意展示者正在伤害自己的身体。假如站在这位妇女旁边的是一名 25 岁的医学生，他来自佐治亚州乡村，正惊愕地看着台上的先生失去了知觉。他会想，这种新型混合物能为医学领域带来什么呢？

克劳福德·朗（Crawford Long）就是 19 世纪 30 年代末费城群众中的那名医学生。他来自距亚特兰大 90 英里的小镇丹尼尔斯维尔（Danielsville），出身于富商家庭。朗在佐治亚州阿森斯读完大学之后，就读于美国最古老的医学院，宾夕法尼亚大学医学院，并于 1839 年毕业。这所学校由在欧洲受训的内外科医生创建，朗有幸受到了当时最好的教育，尽管在 1839 年人们对病菌、癌症和疾病的细胞基础缺乏了解，而且当时医学界没有麻醉和抗生素。虽然朗的导师们实践的医学方法是基本无效的，但他确实学到了正确的科学方法。

克劳福德·朗离开了费城，于 1841 年在纽约市完成了实习。贝尔维尤医院是美国最古老的公立医院，建于 1736 年。朗在纽约市时，简单着急的小手术会在这里进行。在 19 世纪 30 年代，外科当然没有精细的分科——因为分了也没用。然而在人满为患、疾病泛滥的大城市医院里接受培训，还是会让人受益匪浅。在医学和外科领域，丰富的经验至关重要。朗上医学院时，医学期刊还处于萌芽阶段，没有什么可以替代大量生病受伤患者的经验。当然 19 世纪中叶的美国医疗都是些徒劳的作为，但是由莫尔加尼和罗基坦斯基开拓的新型诊断方式，至少使医生们能够有理有据地推测患者死亡的原因。

毫无疑问，纽约铺天盖地的患者加上朗对笑气和乙醚神秘威力的深信不疑，促使他得出这些气体能够使人失去知觉的假说。没有证据表明朗在纽约讨论过气体用于麻醉的可能性，但奇怪的是，他在美国最重要的两所医学圣殿接受培训后，又退居佐治亚州的另一个小镇，在此仅仅一年后就创造了历史。

　　克劳福德·朗来到杰斐逊镇，那里是丹尼尔斯维尔的邻镇。他不出一年就改写了历史，尽管许多年后世人才意识到这一切。1842年3月30日，克劳福德·朗为一名颈后长有肿瘤的年轻患者进行了我们今天所说的麻醉。这次历史性突破发生于杰斐逊镇学院街保存至今的一栋二层红砖小房子里，那位高大消瘦、蓄着胡须的南方人在这里给年轻的詹姆斯·维纳布尔（James Venable）使用了乙醚。肿瘤切除手术像抗生素问世之前的所有手术一样，是一种提取术而不是植入术。这台手术也毫无疑问是在窗旁进行的，医生要借助阳光的照明，因为白炽灯泡还要等上几十年才出现。

　　起初，克劳福德·朗没有想过要将这一革命性技术公布于众。在科学和医学领域中，有很多至关重要的时刻是由孤独的天才在小村庄中悄无声息地造就的。奇怪的是，他们常常并不急于向世人宣布这些发现。几年过去后，朗在1846年12月9日的《波士顿医学与外科学杂志》（《新英格兰医学杂志》的前身）上读到约翰·柯林斯·沃伦（John Collins Warren）的一篇报告，内容是使用乙醚来防止术中疼痛的惊人成果。我们可以想象朗大惊失色的样子，他自己的发现被一批来自波士顿的内外科医生抢先发表了。同时，他对别人同样使用乙醚解开了疼痛难题感到震惊，没有利用自己快人一步的优势则使他十分沮丧。这些阴郁的情绪会随着波士顿三位先驱人物的争名夺利而不断滋长。

　　乘坐波士顿红线地铁在查尔斯/麻省总医院站下车后，你会看到对比鲜明的两个建筑：一边是金属和玻璃建成的、闪闪发光的高架车站，一边是石砖砌成的、令人惊叹的自由酒店大楼，其前身是萨福克郡监狱。沿着坎布里奇街向东走，你会遇见医学历史与创新博物馆（Museum of Medical History and Innovation），显然这是我在波士顿最喜欢的地方之一。左转弯，沿树丛街一路往北，两侧是庞大的城市停车设施。一个街区之外，弯道尽头坐落着一排医疗建筑，红色方砖砌成的房屋和由银色金属与玻璃建成的医疗大楼错落有致，这片楼群的尽头是麻省总医院的白色塔楼。事实上，所有这些建筑都是麻省总医院的一部分，还有更多看不到的楼群。

如果不径直走向麻省总医院的塔楼，而是沿着帕克曼街向东漫步，经过王氏日间护理中心（Wang Ambulatory Care Center）后，左手边会出现一条绿树成荫的小巷。这里是另外一片医疗楼群，而如果你在公园般的环境中沿着人行道一直走，放眼望去，就会看到斜坡上隐藏在树后面的建筑。走过大约400英尺后，这栋建筑物便呈现在眼前。这就是**原来的**麻省总医院，已经有200年历史了，现在叫作布尔芬奇大楼（Bulfinch Building），是以建筑师查尔斯·布尔芬奇的名字命名的，主要作为医学院的行政办公室（见彩插9.3）。

当你凝望着白色花岗岩建成的布尔芬奇大楼，目光径直向上，越过三层窗口以及上方的三角形檐顶，会看到一个正方形的中心塔台，塔台上面支撑着一个大型穹顶，穹顶上还有一个小圆顶，两者外层都是铜制的，现在变成了铜绿色。这座富丽堂皇的古典复兴式医院看起来与周遭格格不入，周围的临床楼里都挤满了患者、住院医师、护士和主治医师，而布尔芬奇大楼却寂静无声。值得庆幸的是，尽管医学院校园在扩张，这位雍容华贵的老夫人仍然保持着原有的风貌。当你站在楼前，时间仿佛停驻在 1846 年历史在其穹顶中被改写的那一刻。

西半球的第一个手术演示厅在宾夕法尼亚大学，于 1804 年投入使用。和欧洲以及美国建于 19 世纪的其他手术演示厅一样，费城和波士顿的手术演示厅设在有大窗户和天窗的建筑顶层。蜡烛虽然可以提供一些光线，但是在电力出现之前，外科医生还是希望运用阳光这种最强的照明方式。麻省总医院于 1823 年竣工，虽说建筑师将手术演示厅设计在最接近太阳的地方肯定没错，但是在短短的二十几年后，为手术实践而设立在顶层的手术演示厅，也成了外科学翻天覆地变化的符号象征。

1844 年 12 月 10 日，一场大型活动的广告出现在康涅狄格州的《哈特福德新闻报》上，题为"大型展示：吸入一氧化二氮的效果"，这则广告吸引了普通民众和专业人士前往活动现场。特别要说的是，哈特福德一位名为霍勒斯·威尔斯（Horace Wells）的牙医与太太一起参加了这次展示活动，他对笑气能够为志愿展示者（包括一名腿受伤流血的年轻人）遮蔽疼痛感到十分惊讶。几周之内，威尔斯医生便在笑气的作用下为患者拔牙，他后来写道："我对这项发现感到非常兴奋，于是立刻动身前往波士顿，决定把它交给合适的人……" [14]

霍勒斯·威尔斯来到 100 英里以外的波士顿，通过以前的一位合作伙伴认识了城里的医学领军人物。威尔斯曾经在哈特福德与威廉·托马斯·格林·莫顿（1819—1868 年）合作经营牙科诊所，尽管只有 1842 年到 1843 年的短短一年，但是他们显然是好聚好散。1845 年 2 月，在威尔斯开始在牙科使用笑气仅两个月后，莫顿安排了他与麻省总医院外科主任约翰·柯林斯·沃伦的会面。

　　威尔斯前往波士顿，其间又与美国顶尖外科人物会面，并且在哈佛大学向医学院的学生们展示自己的技术，这一切都令威尔斯感到兴奋不已。然而欣喜很快就被尴尬和遗憾取代。威尔斯受邀对一位需要截肢的患者使用一氧化二氮，可是等待了数日之后，患者还是没有同意，可谁又能责备他呢？这时有人提议威尔斯去主持一台使用笑气的拔牙手术。在某种程度上，这让威尔斯轻松了不少，毕竟与截肢这样的大手术比起来，牙科麻醉是他自己熟悉的领域，于是他带着乐观的心情迎来了晚冬的那一天。

　　结果却是一场灾难。威尔斯后来回忆道："几位医生和大量的学生前来观摩手术，患者就是他们中的一人。非常遗憾的是，手术中气囊撤掉得太早，患者在拔牙时笑气只起了部分作用。患者证实自己感到了一定的疼痛，但是没有通常拔牙时那么疼。由于没有其他患者在场，试验也无法重复进行，有些人认为这是在骗人，这甚至是我无偿服务所得到的唯一回报。于是第二天一早我就启程回家了。"[15]

　　霍勒斯·威尔斯羞愤地离开了波士顿，不过在离开之前他与莫顿及莫顿在哈佛的化学教授查尔斯·杰克逊见了面。尽管展示失败了，但是这三人之间的会面成了乙醚医用的起点。莫顿是马萨诸塞州人，曾经就读于巴尔的摩的牙科学院，这是世界上第一所牙科学校，此前的牙科学与早期外科学相似，主要以师徒相授模式教学。莫顿是否真的从牙科学校毕业这点尚存争议，[16, 17]不过他回到了新英格兰，并与威尔斯短暂地合伙开了诊所。

　　可能是受到巴尔的摩牙科教授的影响，莫顿采取的是更为积极的牙科治疗方式。所以，不管是在哈特福德，还是后来在波士顿，当患者由于他所选择的治疗方式而承受了更多的痛苦，他的内心常常饱受挣扎折磨。踌躇满志又勤勉好学的莫顿为了赢得专业认可，于 1844 年进入哈佛医学院学习，并选修了查尔斯·杰克逊的化学课。

查尔斯·杰克逊（1805—1880 年）也是马萨诸塞州人，成长于地质学、化学、医学和矿物学等专业知识突飞猛进的激情时代。杰克逊的本科学位和医学学位都在哈佛大学获得，起初他留在波士顿教授和研究化学，这是一个令人振奋的新领域。不过职业生涯的发展以及多样的研究兴趣，使他的足迹遍布欧洲和美国。他的一生以精明的见解和广泛的求知欲著称，但他也异常积极地维护发明的优先权，坚决声称是自己最先研发了电报、硝化棉以及最重要的乙醚麻醉。杰克逊与最终成为他竞争对手的威尔斯和莫顿一样，离开人世时并不光彩，但不可否认的是，杰克逊在教授莫顿乙醚的性质、乙醚用于麻醉的可能性等方面，起到了关键性作用。

霍勒斯·威尔斯在哈佛医学院师生面前展示笑气失败后的几个月中，莫顿开始私下研究乙醚。最初莫顿是为了自己的实践而研究的，他"有一个对自己有益的直接动机：如何缓解或消除手术疼痛的问题，每天都困扰着他"。[18] 莫顿没有用动物做试验，而在两名年轻牙科助手身上做了测试，到 1846 年夏天，莫顿已经对乙醚在牙科和普通外科方面的功效确信无疑。

威廉·莫顿一直带着谨慎的商业敏感推动着自己的科学进展，他再次向杰克逊咨询了乙醚的制备工作，与专利专员商讨了自己发明乙醚的优先权。与此同时，莫顿终于在 1846 年 9 月 30 日尝试让拔牙患者吸入乙醚浸泡过的手帕所散发的气体。他在一名昏昏欲睡的男性患者身上完成了手术，患者完全没有痛苦。与平时大费周折的情形不同，这一次莫顿医生不费吹灰之力就完成了拔牙手术，这使他加入了美国最受人尊敬的外科医生行列。

尽管莫顿只有一例麻醉患者的经验，他还是大胆地联系了哈佛外科学教授约翰·柯林斯·沃伦，这实在令人好奇。莫顿应该很清楚仅仅 20 个月之前发生过一氧化二氮事故，所以"他要么相当自信，要么有勇无谋，或许两者兼而有之。他公然违背了科学的约束，因为这位 27 岁的牙医使用乙醚的经验极少，对其危险的了解为零，他甚至没有想过完善一下将这种气体用于人体的仪器"。[19]

可是莫顿快马加鞭，一意孤行。

约翰·柯林斯·沃伦（1778—1856 年）是哈佛医学院第二位外科学教授，他的父亲老约翰·沃伦是第一位。虽然他的父亲创立了哈佛大学医学院，但是约翰·柯林斯·沃伦在欧洲接受了医学教育，在伦敦的阿斯特利·库珀爵士（Sir Astley Cooper）和巴黎的纪尧姆·迪皮特朗男爵（Baron Guillaume Dupuytren）的指导下进行了医学培训，最终从爱丁堡大学获得了医学学位。

回到波士顿后，沃伦跻身"美国医学之父"行列，创办了后来的《新英格兰医学杂志》，与他人共同创立了麻省总医院和美国医学会，成为哈佛医学院的首任院长，当了 30 多年外科学教授。令人敬畏的沃伦医生严肃认真又技艺高超，他"生硬刻板的面孔，掩饰了他整个外科生涯中一直无法适应手术室的恐惧"。[20]

虽然莫顿抱着乐观态度，但他一定也对沃伦愿意在自己的外科患者身上进行实验感到惊讶。威廉·莫顿赶紧与一位仪器制作者合作，制造出一种带有两个开口的玻璃装置，中间的容器里放有浸泡过乙醚的海绵。沃伦邀请他几天之后带上设备到麻省总医院为一名年轻的颌下血管瘤患者做手术（见彩插 9.4）。

1846 年 10 月 16 日，星期五。一位名为吉尔伯特·阿博特的年轻结核病患者在麻省总医院的外科演示厅为手术做好了准备。约翰·柯林斯·沃伦等待着莫顿的到来，等得几乎失去了耐心，言谈举止变得粗鲁起来。那天早上，莫顿对玻璃装置进行了最后的完善，结果比约定的时间晚了 15 分钟。狭长的石阶径直通往医院顶层，等着这位年轻的医学生面对最后一项挑战。莫顿赶到手术现场时，一定是气喘吁吁地面对着大量将信将疑的看客，大家都迫不及待地要见证另一场溃败，另一次骗人疗法。

莫顿迅速投入工作，准备好奇特的装置，并将吸入器放在紧张的患者面前。他让阿博特开始呼吸，几分钟后，阿博特就睡着了。在那个新英格兰深秋的早上，日光透过玻璃窗格，哈佛的学生们倚在陡峭而狭窄的观摩席上，莫顿向尊贵的外科医生点头示意："先生，您的患者准备好了。"

五周后，沃伦将那个阳光灿烂的早晨所发生的事情，发表在《波士顿医学与外科学杂志》上。沃伦医生写道，三分钟后，患者"陷入不省人事的状态。我立即在颈部切开约 3 英寸的刀口，在患者没有任何疼痛反应的情况下，绕开重要的神经和血管下刀……手术结束后，我立刻询问患者是否感到痛苦，他说感觉好像颈部被划了一下"。[21]

虽然可能只是传闻，但据说沃伦完成手术后冷静地抬起头，看着一片寂静的观摩席说道："先生们，这不是骗人的把戏。"

沃伦的文章对接下来三周中其他使用乙醚麻醉的手术病例进行

了概述。他得出的结论是，乙醚"确实可以明显地缓解疼痛"，而且药物对人体所产生的影响"很快就消失了，没有留下任何明显痕迹"。文章的最后一句话堪称完美："最后，让我祝贺自己的同人发现了一种缓解人类痛苦的方法，这种药剂在经过良好训练的实践者手中可能会成为价值连城的法宝，虽然还不能证明它的普适性，但乐观者能够想象它未来可期。"

这就是克劳福德·朗在南方的佐治亚州杰弗逊镇读到的那篇文章，此时距离他最初使用乙醚麻醉已经过去了四年半的时光。他因此感到惊慌失措。

克劳福德·朗最后确实赢得了他应有的荣誉。亚特兰大埃默里大学（Emory University）的一家附属医院以他的名字命名，美国国会大厦内立有他的雕像。但是，他生前不曾享受这份荣誉所带来的沉醉与狂欢。

威尔斯、杰克逊和莫顿的故事则更加狼狈不堪。

在莫顿展示成功之后的几个月中，霍勒斯·威尔斯迅速颓废。他经常搬家，无法给人做牙科治疗，最后沉溺于乙醚和氯仿。在氯仿麻醉的作用下，他在纽约市的一间小公寓中自杀了，此时距离莫顿的成功展示仅15个月。

查尔斯·杰克逊继续着自己毕生对功名的追求，却在贫困潦倒中离世。

威廉·莫顿比其他发明者更热心争逐名利，最后困于后悔怨愤之中。他输掉了争夺专利之战，也失去了同事们的尊重，由于"行为失当"而受到美国医学会的谴责。

在输掉了另一场关于乙醚麻醉"发明"的官司之后，48岁的莫顿在纽约市的炎炎夏日中自戕身亡。"他仿佛一时兴起，决定带着太太伊丽莎白去中央公园坐马车乘凉。在毫无征兆的情况下，他突然勒马急停，从马车中纵身一跃，一头扎进平静的湖水中。他显然是精神出了问题，人们急忙把他送回马车上。然而马车没走多远，他又突然径直从车厢里跳出来，撞翻了附近的栅栏，滚到栅栏的另一边，躺在地上不省人事"，最终莫顿死于脑出血。[22]

几百年来，欧洲一直是医学创新的前沿阵地，麻醉是美国的医生和科学家做出的第一次重大贡献。几周后麻醉终于取得成功的消息传到了伦敦。对于伦敦的人们来说，波士顿倾茶事件过去了还不到75年，距离波士顿港只有咫尺的地方发生的这场革命实在不可思议。

伦敦大学学院外科学知名教授罗伯特·李斯顿（Robert Liston）连忙在自己的一名患者身上进行了乙醚的药效试验。1846年12月21日，李斯顿进行的膝盖以上截肢手术成为欧洲第一台使用乙醚麻醉的外科手术。手术成功了，见证者们并未目睹屠场般的情景，而是观看了一场无痛又高效的手术展示。后来李斯顿的一名患者需要拔除大脚趾趾甲，这种手术极为痛苦，一直令患者和医生苦恼不堪。手术前，李斯顿告诉外科专业的学生们："先生们，我们今天要尝试一种美国人的诡计，使人没有知觉。"

当拔甲术成功时，19岁的约瑟夫·利斯特也在场。手术操作者和观摩者都纷纷认同乙醚麻醉并非"美国人的诡计"。吸入性麻醉显然是一项巨大突破，任何亲眼见过其效力的人都会立刻明白，人类不会再回到过去了。数月之内，乙醚所带来的变革就传遍了欧洲各地，瞬间改变了外科医生治疗患者的方式。

　　詹姆斯·扬·辛普森（James Young Simpson，1811—1870 年）是苏格兰产科医生中的一位先驱人物，他在爱丁堡接受训练并行医。听说李斯顿的乙醚麻醉手术之后，他立刻动身前往伦敦，与李斯顿会面并观摩了几次手术。短短几周内，辛普森就在产科患者中进行了乙醚试验。这真实地反映出过去的医学世界的情况：在摸爬滚打的岁月里，患者任由医生摆布。在用豚鼠和小鼠来做实验之前，人类就是主要的试验对象。

　　由于辛普森要在爱丁堡的居民家中使用乙醚，考虑到当时烛火、煤气灯和煤火无处不在，乙醚极其易燃的主要特征成了它的重要缺陷，于是辛普森开始了一项自主实验。乙醚爆炸不仅会对周围的所有人造成致命伤害，在爱丁堡 19 世纪时拥挤的居民楼中还将造成一场天灾。辛普森及其科研助手化验评估了他们所能接触到的所有化学物质，1847 年 11 月，在一位化学家朋友的建议下，他偶然发现了氯仿。

　　在爱丁堡，一群男女被试者聚在辛普森家中，对氯仿的效果进行实验，这令人想起美国人利用乙醚的嬉闹与狂欢最终实现了乙醚麻醉的用途。研究方案很简单，辛普森及其医生朋友们手里拿着玻璃杯，将试验液体倒入玻璃杯后，吸入散发出来的气体，以确认是否产生效果。1847 年 11 月 4 日，辛普森想起他曾经怀疑一小瓶重液会不会有用："每个玻璃杯都倒满了新的液体，被试者们继续按使命吸入自己的气体。顷刻之间一场不同寻常的欢闹袭来，他们变得十分欢快、开朗，喋喋不休地解释着这种新液体的美妙香气……然而突然之间，有人说听到了棉纺厂的声音，而且越来越大，又过了一会儿，一切都安静了——众人砰然倒地！"[23]

所有吸入氯仿气体的人都完全失去了意识，再醒来时大家七扭八歪地躺在地板上，保持着倒下时的姿势。辛普森的侄女吸入氯仿后大声高呼道："我是天使！啊，我是天使！"那天晚上，氯仿全部耗尽。

这场听起来有点像现代毒品聚会的活动，其实是为找到更好的麻醉剂进行的准科学调查研究。经过探索，辛普森将氯仿应用于产科实践，最终氯仿成为欧洲未来几十年中首选的外科手术麻醉剂。

约翰·斯诺因其对霍乱的研究成为世界首位流行病学家，他也是世界上第一位专职麻醉师。他擅长使用玻璃吸入器进行乙醚麻醉。因为不想使用浸泡手帕这一简单而相对危险的方法给药，他研发出一种吸入器，可以更安全地使用辛普森的氯仿麻醉剂。辛普森和斯诺与美国乙醚麻醉先驱们的命运不同，他们都享有英勇创新者的赞誉，职业生涯硕果累累。1853—1857 年，斯诺为维多利亚女王的几次分娩使用了氯仿麻醉。[24]

到 19 世纪 60 年代，氯仿和乙醚已经在欧美各地得到了广泛的应用。我们对美国南北战争时期麻醉情况的看法并不准确，毕竟很多人的脑海中会浮现出《乱世佳人》里让人毛骨悚然的截肢场景，人们嘶喊着求饶："放过我吧……我受不了了！别切了，别切了，别……求你了！"事实上，南北战争的双方都使用了氯仿，只是麻醉剂的供应有时无法预测。

有意思的是，在南北战争期间，威廉·莫顿为北方的联邦军进行麻醉，而克劳福德·朗是南方联盟军的麻醉师，这真是命运的捉弄，两位竞争对手连在战争中都处于敌对阵营。战争使医学伟人对峙，这不是第一次，也不是最后一次，他们为同胞提供医疗服务，成为幕后的战士。

吸入式一氧化二氮、乙醚和氯仿的麻醉效果是一个奇迹。如果我们知道阿片制剂只是身体本身所产生的内啡肽的替代品，那么就不难理解它为什么可以引起狂喜和安宁的感觉。而吸入式麻醉的作用机制更难理解，因为其成分与我们自身的化学分子并不相似。有趣的是，人类最近才进一步理解麻醉剂的化学行为，它主要是改变了大脑和脊髓中掌管兴奋与抑制的神经通路。

新型麻醉制剂如异氟醚、地氟醚和七氟醚起效快而且可逆转，与以前的麻醉剂相比更加安全、快速，全身性副作用也更少。曾经举足轻重的乙醚和氯仿已经成为历史。

现在我们可以清楚地看到，包括切开、解剖、缝合、重建和植入在内的外科学是新近出现在人类历史中的。只有在刚刚过去的这150年中，外科医生才有能力为人类进行积极的治疗，促成今日人类奇迹般的转变。印刷机革命和同行评审的出现使人们能够共享科学突破进展的信息，化学、化学计算的进步以及对气体作用的理解为麻醉引发的巨变奠定了基础。

如果我们的前辈没有破解复杂的化学世界，获得支配意识的能力，那么现代外科学就不可能存在。人类对于在太空之旅中发现生命（哪怕是原始状态的生命）感到担心的一个原因是，我们害怕发现的生命具有不一样的分子结构单元，具有进化方式不同的化学受体，因此我们无法战胜这些生命形式。如果人类是地球上的原始动物，没有经过亿万年的进化，对世界上的化学物质没有反应或者反应不敏感，又会怎么样呢？我们可能就无力掌控感知能力，也无法支配疼痛和意识。谢天谢地，我们是所有生物的副产物，与它们共享化学结构和分子受体，以及哺乳动物共同的解剖特征和器官系统。这使麻醉成为可能，从而使外科手术也变得可行。

波士顿公共花园的西侧是深受喜爱的儿童读物《让路给小鸭子》故事的发生地，在那里你能够看到潟湖上的天鹅船和联邦大道，那里矗立着乙醚纪念碑。这座40英尺高的花岗岩雕塑是为纪念1846年乙醚麻醉首次公开展示而设的。纪念碑的一侧镌刻着这样的铭文："纪念人类发现乙醚的麻醉用途。公元1846年10月，于波士顿麻省总医院首次向世界证明。"多么精妙的措辞，抛开朗、莫顿、杰克逊和威尔斯的争议，简明扼要地强调了重点——1846年10月16日，在波士顿，人类向世界证明，乙醚可以让人失去痛觉，实现真正的麻醉。千百年来的人们使用花卉、草药、酒精，都未能使他们战胜疼痛。虽然现在大家都知道克劳福德·朗才是使用乙醚麻醉的真正先驱者，但是在波士顿的那一天，人类意识到自己终于战胜了疼痛，并确立了对意识的统治权。这是人类历史中最为神奇的时刻之一，曾经有多少人在剧痛中煎熬，眼睁睁看着外科医生对自己下刀。对于所有这些痛苦的患者来说，乙醚出现在麻省总医院穹顶中的那一刻都是卓越辉煌的，就像进入神明安排的梦境。

# 第十章

# 择期手术

几乎每位患者都提到过手术室有多冷。我们将室温控制在大约 15 摄氏度，一来我们穿着多层的衣服和手术服会舒适一些，同时低温环境也有助于降低感染率。丽莎也不例外。她躺在病床上被推入手术室时，迷迷糊糊地醒来，喃喃地抱怨着冷。

科恩医生是今天这台手术的麻醉指导。他在丽莎进入手术室前为她实施了神经阻滞麻醉。用针头慎重地刺入皮肤后，科恩医生根据超声波探头在电脑屏幕上的显示，引导着针头进入的路径，探索颈部周围组织的深度，当屏幕显示针尖接触到臂神经丛，也就是连接大脑和上肢的一束神经时，科恩医生向神经周围注入一管麻药。这个过程会使丽莎的手臂麻木，而且动弹不得。就在这时，我们小组接到通知，一路走向手术室。

半透明的蓝色手术帽将丽莎赭石色的头发完好地包裹在干净无菌的环境中。她中年时从美国东海岸移居科罗拉多州。在过去的几年中，她的左肩出现了难以忍受的疼痛，注射治疗和理疗都没什么效果，于是她选择了肩关节置换手术。在术前等候区，丽莎紧张地询问自己当天晚上会不会很疼，不过现在这种担忧已经飘然远去。

镇静剂使她浑然不知地昏昏睡去。她的姐姐坦言，昨天晚上她俩在视频网站 YouTube 上看了一个肩关节置换手术的视频，那些画面简直令人不忍直视。

高中时，我看过一个介绍职业棒球洛杉矶道奇队的长期队医弗兰克·乔布医生的电视特辑，他做过许多肩部和肘部手术，是这一领域的领军人物。从那天起，我决定要成为一名骨科医生，这一追求从未动摇过。我在中西部上完医学院，又在宾夕法尼亚州完成了外科住院医师的工作之后，我获得了由乔布医生监管的运动医学奖学金，正是他在将近 20 年前激励我走上这条职业道路。我曾跟随洛杉矶湖人队前往各地比赛，我曾与"南加州特洛伊人"[a]一起跑进洛杉矶体育场，我曾在春季训练期住进杰基·罗宾森大道的简易别墅，我也曾听过人到中年的迈克·埃鲁奇奥内（Mike Eruzione）[b]失声痛哭，说他腰背腿脚已经力不从心，当时是美国冰球队自 1980年普莱西德湖冬奥会获得金牌以来的唯一一次重聚。那些来自世界一流医生的指导，以及与他们的团队合作的经验，使我成为今天的自己。

我们在手术室里都穿着刷手服、戴着帽子和口罩，只有器械护士在准备器械台时穿着无菌手术衣。我和助手阿什莉把丽莎挪到狭窄的手术台上。

科恩医生通过静脉滴注镇静剂与吸入气体相结合的方式增加了麻醉药量。我们的主要目标是无痛手术，但也希望患者能够保持不

---

a　南加州特洛伊人（USC Trojans），代指南加州大学学生的绰号，也是南加州大学多个运动团体的名字。——编者注

b　迈克·埃鲁奇奥内是美国冰球运动员，在 1980 年冬季奥运会上作为美国国家队队长参赛，并打出决胜球为美国队赢得金牌。——编者注

动，这样就不用担心突然的颤动会使神经或血管受伤。科恩使丽莎失去了意识，氧气面罩紧紧地扣在她嘴上，乳白色的异丙酚滴入静脉，几秒钟内就会到达心脏并循环至大脑，丽莎奇迹般地陷入了无知觉状态。

由于丽莎处于全身麻醉状态，我们小心翼翼地在手术台上摆放着她的身体。这时必须格外小心，尽管她的身体具有生命力，但是她无法自我保护，像新生儿一样脆弱。

我们将她的体位摆放好，这种姿势可以尽量减小发生褥疮或者导致神经受损的可能性，然后我调整了手术台的高度，使手术区域与自己的肘部处于同一高度。这样可以最大限度地减小肩部压力，而且方便近距离查看。整个肩关节置换手术期间我都要站着。各就各位之后，巡回护士开始用酒精及其他杀菌剂等化学物质涂抹手术区域的皮肤。

在护士为患者皮肤消毒，以及我们刷手结束后，我与器械护士开始了一系列复杂的准备工作。她已经穿好手术衣，戴好了手套。我面对着她，她将手术衣拉过我伸开的手臂，但没有碰到身体或者衣服上未消毒的部位，然后再把乳胶手套对着我刚消过毒的手猛然一拉。我的身后，一位护士为我系好手术服。我360度转身，把自己包裹在一个无菌的小世界中。

丽莎在术前等候区的这段时间里，我忙得不可开交：解决丽莎姐姐的焦虑，飞速完成一名篮球队员的体检好让他在这个周末可以打球，给办公室助手打电话，听取一名橄榄球运动员的磁共振报告，以及为丽莎做好手术准备。终于一切就绪了，手术开始。我和科恩医生目光交会，对视的眼神中充满了对生命的把握、对彼此的深信不疑。他深沉的目光以及轻微的点头示意，确定我们已经准备好开启这场旅程。

手术刀由两部分组成：刀柄和刀片。刀柄呈扁平状，不锈钢材质，可以反复清洗、消毒和收纳。刀柄可以使用数年甚至数十年。而刀片是一次性的，只能用在一位患者身上。刀片不是由不锈钢制成的，而是采用了更为锋利的碳钢材质。很多时候，如果在刀片在手术过程中不够锋利，就必须更换。

外科医生需要手术器械时，不会转向器械护士，或者说视线不会离开手术区域。在使用了几种器械之后，经验丰富的器械护士知道医生所需要的下一个器械，并会从正确的方向递到他的手中。如果你近距离观察外科手术，手术的步骤仿佛远洋水手在掌舵导航，虽然他们极少交谈，配合起来却极其协调。

现在，我的视线牢牢地盯着自己在丽莎肩部画出的那条紫线。体位、刷手、穿衣、备皮、铺巾……所有这些都是为了开刀做准备，既然开弓就没有回头箭。

"刀。"

有两种握手术刀的方式：一种是像握铅笔一样握住不锈钢手柄，另一种是像演奏指挥拿着指挥棒。第一种技术方式适用于大多数切口，而大切口往往使用第二种方式。为丽莎做切口时，我的手和手腕保持稳定，运用肘部和肩部的肌肉力量来引导刀片穿过皮肤。

我的右手握着手术刀，戴着手套的左手拇指和食指绷紧切口两侧的皮肤。此时此刻，我心无旁骛。没有其他的想法，没有现实中的烦恼，没有任何争议，无悲无喜亦无趣。我处于一种真空状态，仿佛 10 英寸以外的一切都消失了。

　　我的父亲在成为兽医以前，是美国驻韩海军陆战队的狙击手。我对他的军旅生涯十分好奇，于是观看了一部关于狙击手训练的纪录片，里面说像他这样的神枪手在扣动扳机之前需要深呼吸。在手术中需要做出精确动作时，深呼吸同样使我的手更加稳定，我每天在手术室都使用着这项技术。

　　在简短的呼吸运动之后，我将手术刀片移至计划切口部位的顶端。在朝肘部向下倾斜手术刀之前，锋利的刀片只会接触皮肤表面，金属边缘并未将其穿透。新手外科医生一般会错误判断切穿皮肤所需要的压力。通常来说，外科新手勉强能够刮破皮肤，他们的上级医生会开玩笑说还不如曲别针造成的伤害。但是用力过猛又会使刀片过度深入切口，有可能对深处的神经或动脉造成灾难性损伤。

　　切开皮肤的感觉就像在切一个新鲜的桃子。当我将皮肤切开时，黄色的脂肪从切口处汩汩地冒出来。随着年龄的增长，我们的皮肤会变得越来越薄，给丽莎做肩部切口时也需要考虑到这一点。皮肤边缘的毛细血管被拦腰切断，渗出鲜红的血滴，这时需要用博威电凝器进行烧灼或热封止血。

　　一个完美的切口只需穿透到真皮层，之后用剪刀和电凝器来操作。做完最初的手术切口之后，我递还手术刀，替换了刀片。即使经过最严格的手术准备工作，皮肤层所含有的危险细菌也会污染"切皮刀"。哪怕仅仅使用几秒钟，刀片也就此作废。

　　丽莎一动不动地躺在那里，完全没有意识到自己身体的边界受到了侵犯。

　　接下来，肩关节置换手术需要逐步深入地探索组织层面。这种对身体的深入探查在摄影、电报机、蒸汽机和卫生卷纸出现之前的时代是无法想象的。每位出色的外科医生都需要与生俱来的三维空间感，并辅以数年的解剖学学习。事实上，每一块肌肉、每一根微小血管及每根神经的位置都是可以预测出来的，有天赋的外科医生通过快速而精准的解剖来理解层层的结构。老化的关节仿佛一棵古树长到了石崖上，出现骨质增生、骨刺，软骨体疏松以及过度生长又缺乏弹性的韧带。随着对患病肩关节的探查逐步深入，我手中的手术刀也需要换成更加坚固的器械。

其他专科医生处理的是像大脑和肠道这样的软组织，而骨科医生专门解决骨骼、韧带、肌肉和关节的问题。我们的工具包里包括各种五金器具，如金属锯、凿子、钻头和锤子。在我把肱骨头周围的深层软组织切开之后，就可以看到被炎症破坏的关节，我用金属电锯切掉了骨头的顶端，依次将较大的金属柄放入中空的肱骨腔，这一步完成后，就可以插入最终的肩关节植入物了。在某些阶段，每一步手术都像一个工程项目，需要用力敲打、塑形、打磨并切除组织和器官。

植入新的关节置换组件之后，我从肩关节逐渐闭合刀口，直到最后一步皮肤缝合。在没有抗生素的日子里，早期外科手术的先驱们使用丝线或者肠线将组织边缘缝合在一起。这些可降解的材料会诱发免疫反应，导致感染，患者通常会因此丧命。现在我们使用"惰性的"或低炎性的缝合材料，或者用金属缝合钉将皮肤固定在一起。

随着手术组开始进行最后的包扎，科恩医生也开始为复苏做准备，停止向气管插管中追加短效吸入式麻醉药，中断丽莎的静脉镇静药物。乙醚等麻醉剂的药效需要几天时间才会消失，但那样的日子已经一去不复返了，如今的新型麻醉药只需要几分钟就可以失效。丽莎开始移动她的身体，反抗着嘴里的管子。确定安全之后，我们拔除了气管插管，将她移到病床上。

我们小组将丽莎沿着走廊推向恢复室。患者在手术室里常常害怕自己说出一些愚蠢或尴尬的话，但他们大多数都不会，一般只在麻醉诱导和撤掉时出现一些无法理解的喃喃自语。不过在刚刚苏醒的几分钟里，大部分患者会表现出一种毫无戒备的情绪，因为在过去的一段时间里，他们失去了意识。我在丽莎的身旁帮忙推着病床，科恩医生问她感觉怎么样。

"我们准备开始了吗？"她问道。

1877 年，在庄严宏伟的德国城市布雷斯劳，罗伯特·科赫第一次见到了名为威廉·亨利·韦尔奇的美国青年。年仅 27 岁的韦尔奇已经先后从耶鲁大学以及内外科医生学院（哥伦比亚大学的附属医学院）毕业，与许多美国应届毕业生一样，他为游学来到了欧洲大陆。韦尔奇在斯特拉斯堡、莱比锡和布雷斯劳逗留期间，接触到了世界上最有学识的显微镜学家、病理学家和细菌学家。在机缘巧合之下，求知若渴的韦尔奇意识到病理学这一新领域将成为自己的人生选择。在科赫、弗里德里希·冯·雷克林豪森[a]、路德维希[b]、瓦格纳[c]和科恩海姆等新学科之父的指导下，韦尔奇将成为美国医

---

a　弗里德里希·冯·雷克林豪森（Friedrich von Recklinghausen，1833—1910 年）是德国病理学家，以发现血色素沉着着病而闻名。——编者注
b　路德维希指卡尔·弗里德里希·威廉·路德维希（1816—1895 年），他创立了生理学一大学派，著有《人类生理学教程》。——编者注
c　瓦格纳指恩斯特·莱贝雷希特·瓦格纳（Ernst Leberecht Wagner，1829—1888 年），他是一名德国病理学家，撰写了病理学教材《普通病理学手册》。——编者注

学界的一位领军人物。

韦尔奇在莱比锡遇到了约翰·肖·比林斯（John Shaw Billings）医生，这位陆军上校主持建设了美国军医总长图书馆（现在的美国国家医学图书馆）。约翰斯·霍普金斯大学的新任校长丹尼尔·科伊特·吉尔曼（Daniel Coit Gilman）也聘请比林斯帮助这所新成立的大学建设医学院，并负责为巴尔的摩招募有发展前途的医生。

这所大学得到实业富豪约翰斯·霍普金斯的巨额捐助，十分与众不同。医院及其附属医学院既效仿德国模式以实验室为中心，又效仿英国模式以临床为基础。[1]吉尔曼和比林斯心怀变革的梦想，要建设一座由专职教授组成的研究型医院，这需要具有创新精神的医生愿意鞠躬尽瘁，去改变医院的运营方式。1877 年，韦尔奇和比林斯在莱比锡的奥尔巴赫地窖酒馆一起喝了啤酒，这是一家传奇的酒馆餐厅，就连歌德也经常光顾。韦尔奇受聘加入霍普金斯十分关键，对他本人和这所大学的未来发展都有益处。

威廉·亨利·韦尔奇将很快成为约翰斯·霍普金斯大学医学院系的创始人。不过，他会先回到纽约市，监督美国第一个病理学实验室在贝尔维尤医院的建设。这个新兴学科效仿当时最先进的德国病理学建设，需要最新的显微镜、相关配件仪器、化学药品、贮备供给，以及规范的停尸房和结构化的操作规程。

韦尔奇作为当地医学领域的杰出人物，在雄心勃勃、敏而好学的医学生眼中是一位知名的教育家。他的聪明才智和无人能及的培训经历极大地提高了他的社会地位，然而真正使他受到学生和患者爱戴的是他从康涅狄格州乡村医学世家代代相传而来的亲和力。他的父亲"不仅是一位平易近人的医生，还是真正的朋友和导师"。[2] 矮小肥胖的韦尔奇被选为耶鲁大学骷髅会 1870 届成员。在他的一生中，无论是在俱乐部，在餐厅，还是在家庭会客厅里永远有志同道合的朋友为伴。

1880 年 9 月，朝气蓬勃的纽约人威廉·斯图尔特·霍尔斯特德结束自己的欧洲研究生之旅回国，他一心想要超越当时纽约城中所有的外科医生。正如韦尔奇在欧洲大陆受到最优秀的病理学家们的指导，霍尔斯特德这位前耶鲁大学橄榄球队队员，在维也纳也得到了顶尖外科医生的传授，并且受到了利斯特观点的启发。霍尔斯特德出生在富商家庭，起初在罗斯福医院做外科医生，之后在内外科医生学院做解剖学演示员。他将来的成就在整个美国历史上也是非同寻常的。

霍尔斯特德医生很快就在纽约表现出影响力。他的热情、专业和风度给众人留下了深刻的印象，创新的医术和出众的智慧使人们将他当成医学工作者未来前景的标杆。在人们还以马车代步的时代，他的工作热忱驱使他同时在曼哈顿多家医院任职。这位医生有着钢蓝色的眼睛、时髦的举止、无可挑剔的着装品位和位于麦迪逊广场的豪华住所。在外科这个刚刚摆脱嘲笑奚落的专业领域，这些都进一步巩固了霍尔斯特德是一名有教养的外科医生的名声。

霍尔斯特德早期进行的一项革新是为内外科医生学院的学生们开设了非正式的医学教学之夜。他通常在位于 25 街的家庭办公室中举办"小测验"，每周有好几次，[3] 而教学工作由医学界的年轻新星共同担任。最受欢迎的两名老师是霍尔斯特德和比他年长两岁的好友威廉·韦尔奇。两位领路人都是耶鲁大学和内外科医生学院的毕业生，都善于社交又天资聪颖，他们的教育工作鼓舞了年轻人投身于新式医学。

韦尔奇接受了约翰斯·霍普金斯大学的聘请，成为该校医学院的创始人，并于 1884 年再次远赴欧洲。作为一位具有开拓精神的医生，他已经在贝尔维尤医院工作了七年，但是未来他在约翰斯·霍普金斯的光芒将远远盖过他在纽约时期的贡献。学校批准了韦尔奇为期 18 个月的学术休假，让他能够重访那些顶尖的医学中心。同时他也离开了挚友霍尔斯特德，当时这位外科医生、解剖员、实验科学家兼"小测验"的出题人，正致力于改变纽约市范围内的医疗。

到 1884 年，霍尔斯特德一共在五家医院任职，其中包括长老会医院、纽约医院以及久负盛名的贝尔维尤医院，而他所梦想的具有综合无菌设施的"现代化"手术室还未出现。霍尔斯特德从家人和朋友那里筹集资金，筹建了美国最先进的手术室，一个铺着枫木地板并配备了天窗、自来水、煤气灯及灭菌设施的独立帐篷屋。这在 1885 年可能是西半球最高级的手术场所。

霍尔斯特德在贝尔尤维设计的手术室是他将自己在奥地利和德国所见过的手术演示厅实用化改进的版本，同时也是站在维也纳、莱比锡、哈雷和基尔的众多医学巨人肩膀上的成果。在他的老师中，最著名的外科医生是忧郁敏感的诗人医生特奥多尔·比尔罗特，他自称为"伤感的北海鲱鱼"。[4] 比尔罗特在柏林受训，1853—1860 年得到了伯恩哈德·冯·朗根贝克指导，学成后他在维也纳大学担任外科学教授，长达 25 年。

在思想剧变的时代，朗根贝克对外科学的发展做出了重要贡献。19 世纪 30 年代，他在伦敦接受外科学研究生培训，当时比麻醉的问世要早十几年。他曾在阿斯特利·库珀和本杰明·布罗迪（Benjamin Brodie）的指导下工作，因此这位德国外科医生继承的是约翰·亨特的医学传统。

朗根贝克的临床生涯多次因战争而中断，包括 1848—1852 年以及 1864 年的两次石勒苏益格-荷尔斯泰因战争、1866 年的普奥战争和 1870 年的普法战争。[5] 战地医学在这 20 多年经历了前所未有的巨大转变，麻醉和外科消毒法相继问世。普法战争期间，与法国医生的旧式治疗方法相比，德国采用的消毒技术为朗根贝克团队负责救护的普鲁士军队取得了优越的外科成果。因此，德国和奥地利医生属于最先也最积极采用利斯特消毒法的人。

伯恩哈德·冯·朗根贝克为敌对双方的治疗使他赢得了人道主义者的赞誉。作为德国红十字会和《日内瓦公约》的创立者之一，他认为"受伤的敌人已经不再是敌人，而是需要帮助的同志"。[6] 普鲁士王国和德意志帝国在 19 世纪和 20 世纪仿佛永无休止的战争，将促使德国外科医生做出大量的贡献。耐人寻味的是，直到第二次世界大战期间，德国外科医生仍然是外科学的开拓先驱，受伤的美国士兵带着最新的骨科植入网回到家，这在当时的美国连想都不敢想。

朗根贝克的另一项主要贡献是他培养的学生，当时几乎所有的杰出外科医生都是由他培训的，其中包括比尔罗特、埃米尔·特奥多尔·科赫尔（Emil Theodor Kocher）和弗里德里希·特伦德伦伯格（Friedrich Trendelenburg）。他认为年轻的学生在医学院毕业之后应该住在医院里，继续进行有组织的培训，经过数年历练才能逐渐承担更多的职责，这一观点为他赢得了"外科住院医师之父"的称号。

如果说约翰·亨特是外科学之父，那么朗根贝克可以说是现代战地消毒外科的开创者、医生的战场中立性倡导者以及外科住院医师之父。当消毒与麻醉这两种技术相遇时，朗根贝克正处于事业的巅峰期，他将外科从"中世纪蛹壳的约束中"[7]释放出来，使其破茧成蝶。特奥多尔·比尔罗特在柏林期间得到朗根贝克的指导，这是两位历史上极有影响力的外科医生共事的时期，比尔罗特也逐步成为朗根贝克最重要的门生。

在瑞士苏黎世生活了一段时间之后，特奥多尔·比尔罗特定居维也纳，在20多年里他是世界上最具影响力的外科医生。自1867年至19世纪90年代，比尔罗特在维也纳大学的手术演示厅是外科世界的中心，在那里，他革新了外科手术技术，指导了无数欧洲和美国的毕业生，改进了外科住院医师的方案，发表了大量文章，完善了经典式教科书的编写，发布了手术审查的流程（后来演变为对手术成果的评估），也鼓舞了几代外科学领军人。与此同时，他始终与音乐家和作曲家保持着亲密的友谊关系，其中包括挚友约翰内斯·勃拉姆斯。

特奥多尔·比尔罗特教授以其独特的方式突破了古老而荒谬的体液学说的最后防线，向其吸血鬼之心锤下致命一击。化学、显微术、细菌学、胚胎学、生理学和诊断学的融合预示着医学的惊人转折即将到来，而比尔罗特无疑是当时外科医生的统领。"这是研究者揭竿而起的时代，德国医院的环境中酝酿着各种可能性。"[8]放血、拔火罐、泻火、水蛭吸血、以毒攻毒等方法即将退出医学舞台，取而代之的是以组织和细胞功能为基础的、严谨的实验室研究和科学的干预方式。是德国人对疾病的理解启发了研究正常人体结构和功能的探索者。

比尔罗特花了大量时间解剖尸体，为手术干预制订方案。他依靠严谨的术前准备工作和严格的消毒技术开创了腹部外科。动物实验的成果和在尸体上进行的手术预演鼓舞了这位维也纳教授，他认识到或许可以进入腹部。如穆克吉所说，正是"上帝般的创造精神"使肠道外科得以实现。几百年来，维也纳以精湛的音乐演出而闻名，比尔罗特如音乐巨匠般的表演也将在音乐之城的伟大剧场中进行，即维也纳总医院手术演示厅。

1872 年，比尔罗特切除了一段食道，并将断端重新吻合在一起。1873 年，他进行了首例全喉切除术。更令人惊叹的是，他还是第一位切除直肠癌的外科医生，到 1876 年时已经完成了 33 例同类手术。[9]

如今司空见惯的腹部外科手术在当时就像现实生活中发生的惊人魔术表演。

首先，肠道任何部位的手术都充满了危险，尤其是肠道的最下部，即结肠和直肠。理论上说，人体从口至肛的消化道全长平均有 30 英尺，由食道、胃、小肠（十二指肠、空肠和回肠）、大肠、直肠和肛门组成。消化系统的"管道"由许多软组织层层构成，只要完好无损，这些组织层是防水隔菌的。蜿蜒曲折、自成一体的消化道通过悬垂的肠管伸展到腹腔深处，与提供营养的血管相连，并吸收经过消化处理的营养成分。消化道之外的腹腔（或者说腹膜腔）是绝对的无菌环境，极易受到感染的致命伤害，这一点非常重要。

虽然胃和小肠相对"清洁"，但是大肠和直肠充满细菌。尽管这些细菌通常与宿主（即我们）保持着共生关系，不过一旦肠道中的物质穿透肠壁组织涌入腹腔，就会构成致命危险。

科学"魔术"的另一个重点是外科医生切断的两个组织末端连接起来能否愈合。人们常常把愈合看作理所当然的，可是我们怎么能假设分开的组织边缘会协调一致，相互滋养，牢牢地结合为能够正常运作、防水还可伸展的整体呢？外科手术简单来说就是将身体部件连接、钉合、缝合、拧紧、以夹板固定、黏合，然后促使身体从微观层面甚至从分子层面上铺设结缔组织去补充那些人为的连接，并随着时间的推移，使人体组织最终取代临时搭建的脚手架。

比尔罗特在波涛汹涌的巨浪中英勇前行，不断做出正确的诊断。要知道，他们的时代没有磁共振成像、计算机断层扫描、超声波和 X 射线，他要在最原始的条件下使患者达到麻醉状态，在没有电灯照明的情况下进行手术。因此手术演示厅设置在医院顶层以利用上方的天窗，外科手术之神召唤阳光洒在他们身上。比尔罗特运用早期的消毒技术和有限的灭菌设备来避免感染，以赤裸的双手切开身体进行操作，用原始的肠线和丝线缝合肠道组织。尽管人们认为他有些傲慢自大，但比尔罗特教授取得了举世瞩目的重要成果。

据估计，在 1850—1890 年的美国有 40% ~ 50% 的顶尖医师在德国和奥地利学习。至少"一万美国人于 1870—1914 年在维也纳接受过某种形式的正规医学教育"。[10] 他们为了学习以实验室为重点的新式医学而来，而比尔罗特是德国实验生理学和病理学的典范，并且能够将实验室研究转化为有意义的临床干预，这在历史上还是第一次。

1878—1880 年，威廉·斯图尔特·霍尔斯特德进入了这个世界。他学会了先进的思维模式、技术方法和设计方案，观察了需要的仪器和设备，将比尔罗特创建的结构（包括组织架构和实物建筑）复制到了贝尔维尤医院的帐篷中。霍尔斯特德得一望十的天性之前受到日耳曼人的训导，如今在纽约城中得到释放，一有机会便表现出来。他对服饰品质十分讲究，要求西装量身剪裁、衬衫在巴黎夏尔凡（Charvet）定制、衣物由法国人洗熨（将穿脏的衬衫通过汽船运往巴黎洗熨，几周后收到寄回的衣服），还要戴上等礼帽、领带和眼镜。同等的品质追求也展现在他遍布纽约全城、不分昼夜的医学实践活动中。

亨利·韦尔奇于 1884 年 3 月离开纽约，霍尔斯特德留在了新大陆。韦尔奇抵达欧洲时恰逢一场药理学变革：德国的默克制药公司从安第斯山脉东麓生长的一种古柯属植物叶子中分离并提炼出一种生物碱。在原始的印加文化传统中，咀嚼、吸吮这种叶子可以提神，但是这些植物漂洋过海来到欧洲的大城市之后，就失去了功效或者效力大幅减弱。默克公司的科学家们能够自己栽培古柯，并通过新近完善的化学提炼法，分离出一种活性化合物，那就是他们称为"可卡因"的生物碱。

生物碱是各种各样的简单化合物，具有一系列令人眼花缭乱的形态结构。科学专业的初学者会惊讶地发现，细菌、真菌、植物和动物都可以产生这种"钥匙"分子，它们能够与某种细胞受体结合引起变化。有趣的是，我们哺乳动物大脑具有的细胞受体很容易与一些植物的分子产生相互作用，这些植物包括哥伦比亚的古柯属植物、阿富汗的罂粟种子、埃塞俄比亚的咖啡豆以及墨西哥的大麻。这些生物碱具有广泛的药理作用，包括治疗精神疾病、抗心律不齐、抗癌、抗疟疾、抗菌、舒张血管等等。科学家们认为，这些通常有毒甚至致命的相互作用主要来自物种进化选择的压力，进化压力促使一种生物产生某种生物碱，该生物碱能够与另外一种生物发生相互作用。

必须提出一个问题：为什么古柯会合成可卡因？化学家们发现，可卡因具有杀虫剂的功能，能强烈抑制昆虫大脑中的神经递质（在神经之间起信息传递作用的化学物质）。如果没有可卡因，这些昆虫会威胁到古柯。蜜蜂其实也是受到花香的诱引才给植物授粉的。"嗑药"的蜜蜂在传粉的游戏中是有用的马前卒。我们的身体里有成千上万个类似的分子受体，它们的功能在动植物界极为普遍，对此我们大概不应该太过惊讶。

直到 1898 年，可卡因的化学结构才由理查德·威尔施泰特准确地描述出来，他后来还获得了诺贝尔奖，但德国药剂师在 1859年就分离出了可卡因。[11] 研究可卡因的第一步显然是模仿印加人的做法，将药剂放在受试对象（也即医学生）口中。研究人员注意到，尽管许多年轻人表现出不同的怪异行为，但可以确定他们的口腔表面都会感到麻木。在维尔茨堡和后来的维也纳，药剂师发现，可卡因在治疗表现出忧郁症状的患者和身体受严重损伤的巴伐利亚士兵时，表现出积极的疗效。

维也纳人兴致勃勃地猜测着这一新型药物将带来的前景。维也纳神经病学家西格蒙德·弗洛伊德（1856—1939 年）听说了这种新药，认为它具有"神奇的魔力"。1884 年，他在给未婚妻的信中写道："我定期服用极少量此类药物，用来抗抑郁和消化不良，卓有成效。"[12] 在距离比尔罗特的外科示教室只有几步之遥的维也纳眼科医院，一位名为卡尔·科勒（Carl Koller）的低年住院医师一直在用吗啡、硫酸盐、氯醛和溴化物等进行眼部麻醉药物的实验研究。这是一个"有准备的头脑"。

科勒也参与了可卡因的实验，他决定亲口尝试一下这种物质，在自己的口腔黏膜中体验到效果之后，科勒知道下一步要进行动物实验。1884 年，科勒将可卡因粉末溶入蒸馏水中，他的同事按住一只大青蛙，科勒将可卡因溶剂滴入一只突出的眼睛里。几秒钟后，科勒触摸青蛙的那只眼睛以测试其反射。起初没有药效，但是一分钟后"伟大的历史性时刻出现了……接触甚至损伤青蛙的角膜时，青蛙都没有表现出任何反射"。[13] 对兔子和狗进行过测试后，两位年轻的住院医师转而用对方做实验。溶剂缓缓地滴入他们的眼睛，然后，他们用手中大头针的顶端触碰滴入溶液的眼睛。他的助手后来回忆道："我们几乎同时高兴地确定，自己没有任何感觉……就这样，我们确认了这个发现。我很开心自己是第一个向科勒医生表示祝贺的人，他为人类带来了福音。"[14]

可卡因溶剂很快便应用于真正的眼科手术，并取得了巨大的成功。几天后，德国眼科学会会议在海德堡举行，科勒派一位同事去介绍他们的新发现，并宣布他们的优先权。和现在一样，大部分医学会议的报告都平平无奇，极少有闪光点。偶尔才会出现一篇论文让整个会议室里的业内人士对其发现赞叹不已。第二天，参会人员还额外现场观摩了一台眼科手术。1884 年 9 月的那一天，美国人亨利·诺伊斯（1832—1902 年）也在会议室中，他赶回家撰写了一篇使用可卡因实现局部麻醉的稿子。在《纽约医学记录》（*New York Medical Record*）的 10 月刊中，诺伊斯描述了可卡因的使用，不过他总结道："这种物质的全部特征仍有待研究，这一发现也许既有光明的一面，也有**阴暗的一面**，这种可能性是存在的。"[15]

威廉·斯图尔特·霍尔斯特德读到了 1884 年《纽约医学记录》上的这篇报道，立刻开始思考如何进一步利用可卡因。霍尔斯特德行事机敏，讲究实用性，经过数年历练，他相信自己能够以一种新颖的方式使用可卡因溶剂。他没有将其滴入眼睛或者倒进嘴里，而是意识到这种溶剂在使用新发明的皮下注射针头时能发挥真正的潜力。作为解剖学大师，霍尔斯特德具有极为丰富的神经系统知识，对神经通路及其分布情况了如指掌，他立刻想到了"局部麻醉"的概念。

当笔者还是一名年轻的医学生，首次接触解剖实验室时，我还不确定人体神经的粗细。"它们通过肉眼就可以看见吗？"我问自己。令我大吃一惊的是，周围神经其实非常粗大，它们经手臂或腿部向下延展的部分如同铅笔一般粗，然后分为微小的卷须，消失于肌肉或皮肤中。每根神经中都有我们无法察觉的神经纤维，它们或向下传递大脑发出的信号，或将信号向上传回大脑。**运动**神经纤维沿周围神经传导从中枢发出的电信号，与它们支配的肌肉相连。相反，周围神经中的**感觉**神经纤维将皮肤、骨骼和软组织中的电信号——包括疼痛、触摸、感觉、振动等信息——传回"中央处理器"，也就是大脑。

霍尔斯特德正在一个完全未知的海域航行。检验局部麻醉假说的唯一方法就是开始对测试对象进行注射，于是他做了一件现在不可能的事情，走向了自己能找到的最好的"小白鼠"——参加医学之夜的医学生们。相比之下，科赫用自己女儿的宠物兔子做实验倒是更为世人接受。

诺伊斯的文章面世不到两个星期，霍尔斯特德就从帕克-戴维斯制药公司拿到了 4% 浓度的可卡因溶剂，开始在麦迪逊广场的家庭办公室中为学生们注射。注射聚会的场面肯定轰轰烈烈。霍尔斯特德手持精致的由金属和玻璃制成的皮下注射针管（当时尚无现在"一次性"针头的概念），周游会客室，将针头刺入学生们的手臂和腿部。偶尔扎得过深，刺到神经时，一阵痛苦的电信号会传导到肢体，这时的霍尔斯特德和他的弟子们一样恐惧。但是，当这种药剂沉积在神经周围，麻木感就会沿着相应的构造在肢体中蔓延。几天之后，大家都意识到局部麻醉显然并非空想，而是可行的。

许多学生感到精力过剩，偶尔出现恶心、面部潮红、心悸和眩晕。改变注射可卡因的浓度可以缓解症状。不久，这项技术便在罗斯福医院应用于患者的常规治疗，霍尔斯特德的牙医朋友们也将此技术应用到牙科治疗的过程中。

如今，读者已经非常熟悉利多卡因、普鲁卡因和利多卡因等名字了，但是很少有人意识到它们与可卡因的近亲关系。前一组药物在世界各地的临床机构里得到安全无害的应用，而凶猛的可卡因完全不同。正如诺伊斯在美国所写的第一篇关于可卡因的文章中所说，这种疗法存在着**阴暗的一面**。

到 1885 年秋，问题在纽约浮出水面。那些使用可卡因鼻烟，甚至在社交活动中注射可卡因的医学生和外科学徒遭到了痛苦的折磨。"学生的视力开始减退。医生行为也越来越古怪。他们睡眠减少，说起话来滔滔不绝，兴奋不已。最后，他们做的手术越来越少，出现玩忽职守的情况。"[16] 出于高尚目的的准科学试验，最终导致了化学依赖。

他们对可卡因上瘾了。

在首次进行实验性注射不到一年后，霍尔斯特德及其同事和学生把自己对人生的掌控交给了可卡因。霍尔斯特德渐渐不去罗斯福医院诊室的晨会了，他的怪异行为与城中四处游荡的吸毒者十分相似。同事们眼睁睁地看着他出现一阵阵痉挛、神经抽搐，表现出急躁性情和盗汗。在药理作用的刺激下，霍尔斯特德仿佛变了一个人，成了一个令人恐惧不安的野蛮恶魔。

1885 年秋，霍尔斯特德带着成功的喜悦回到维也纳，在海外继续着自己的可卡因狂欢。他向外科医生和牙医展示了局部麻醉技术，与老朋友们联络叙旧。没有记载表明他在维也纳见到了弗洛伊德，不过人们可以想象如果他们有所互动，会产生怎样的结果。杰拉尔德·因贝尔在《叛逆边缘的天才》(*Genius on the Edge*)中写到，霍尔斯特德失去了对生活的把握，和他最亲近的亲人和朋友都担心他会就此迷失生活的方向。

1886 年 1 月，威廉·斯图尔特·霍尔斯特德回到纽约，状态进一步失控，满口胡言乱语，神志不清。昔日好友韦尔奇正在巴尔的摩将约翰斯·霍普金斯建为一座精英研究机构，两人共同的同事提醒他，霍尔斯特德的身体正在逐渐恶化。"曾经谦逊有度的他，现在变得粗鲁莽撞，不停地讲话，而且毫不在意对方的反应。"[17] 韦尔奇又找来另外两名医生朋友一起制订干预治疗方案，四位专业人士坐在一起开会，讨论如何将这名年轻的外科医生从可卡因的诅咒中挽救出来。

唯一能够正面阻止霍尔斯特德的医生，甚至可以说世上唯一能阻止他的人，就是友善而聪慧的韦尔奇。这位出身康涅狄格州的医生世家之子，也是耶鲁骷髅会的成员，既重视同志情谊，又擅长理性分析。单身汉韦尔奇直接与霍尔斯特德讨论了他的药物滥用问题，不单单是责备他，还提出了一个解决方案，让他进行一段长时间的航海旅行，在享受习习海风来恢复活力的同时可以强制戒毒，最终摆脱可卡因的控制。霍尔斯特德同意了。1886 年 2 月，韦尔奇租好了纵帆船"布里斯托尔号"，开往加勒比海南部的向风群岛。

韦尔奇与霍尔斯特德的安排是，大量的可卡因将交由年长的韦尔奇监管。治疗方案规定，韦尔奇会逐渐减少每日给霍尔斯特德服用的药量，直到他完全戒掉可卡因，当 4 000 英里的往返航行结束时，霍尔斯特德也将痊愈。

出航时，"布里斯托尔号"是名副其实的海上飞马，如同诸神搭乘的船只。韦尔奇是个希腊文学专家，曾立志当一名大学教授，他一定想起了奥德修斯躲避海妖塞壬的故事。女神喀耳刻警告过奥德修斯，塞壬实际上是凶恶的怪物，伪装成妩媚的女子，以天籁般的歌喉引诱着航海者。在这个著名的故事里，奥德修斯用蜡堵住海员们的耳朵，防止他们受到诱惑。但是他自己并没有堵住耳朵，以便"聆听美妙的歌声"。奥德修斯被绑在桅杆上，无法逃脱，也无力抵抗，他竭尽全力地挣扎，使铁索勒破了自己的肉体。

前往加勒比海的旅程中乐趣日渐消减，霍尔斯特德一路上被逐渐减少的药量折磨着。韦尔奇与霍尔斯特德之间的友谊也受到了严重的威胁。一天深夜，霍尔斯特德为了得到可卡因，强行打开了船长的药箱。从某种意义上说，霍尔斯特德相当于漫无目的地在海上漂泊，当他们在返程途中抵达佛罗里达海岸，他已经"噩梦缠身、精疲力竭、急躁易怒，［并且］对同行的伙伴们充满了怀疑……"。[18]对于霍尔斯特德来说，这确实是一场希腊式悲剧，或许他最终活下来的唯一理由是神明希望他可以再次看到纽约，并且有朝一日在巴尔的摩执掌医学院。

剥夺疗法失败后，霍尔斯特德清楚自己需要强度更大的医疗干预。韦尔奇仍然信任自己的朋友，但是坚持认为他需要进入疗养所治疗，那时疗养所正逐渐成为戒毒治疗的主要方式。1886 年，霍尔斯特德入住罗得岛州普罗维登斯的巴特勒疗养所进行可卡因戒毒治疗，历时 7 个月。当时的主要治疗方法是用其他药物替代成瘾的药物，霍尔斯特德接受的是吗啡疗法——吗啡同样会让人一生上瘾。尽管疗养所强调健康饮食和户外活动，但吗啡的介入导致了一种尴尬的平衡，"一种药物使人感觉自己强大而且无所不能，而另一种使人感到世间的平和慰藉"。[19]

霍尔斯特德正处于人生中危险的一站。他的父亲生意失败，财富尽失；而他自己回首来路，已经没有了依靠，从医学培训完成后六年来赢得的声誉毁于一旦。霍尔斯特德为自己的尝试付出了昂贵的代价，急需恢复职业声望。1886 年 12 月，在那次灾难性的航行实验仅 8 个月后，韦尔奇再一次伸出援手。霍尔斯特德乘火车一路晃晃悠悠地来到巴尔的摩，与韦尔奇一同搬进了市中心的寄宿公寓。

约翰斯·霍普金斯大学于 1876 年在巴尔的摩市中心成立，后来于 20 世纪初迁至郊区。虽然比哈佛和耶鲁年轻 200 岁，但约翰斯·霍普金斯大学被视为美国第一所研究型大学。校长吉尔曼遵循了领先的德国教育模式，尤其学习柏林洪堡大学的创立者威廉·冯·洪堡，强调研究在本科教育和研究生教育中的作用。相对于死记硬背陈旧事实的方法，这种科学方法以发现新知识为主体教育方式，将极大地改变美国的学术体系。

在过去的一百年中，人类对疾病认知的发展是多种多样的，引起了惊人的变化。莫尔加尼首先将症状与解剖形态联系起来。罗基坦斯基和菲尔绍以组织为基础、以细胞为导向进行尸检，从而进一步增加了人们对疾病形态的认识。但是，真正开启疾病理解之门的是细菌学的出现，而出色的实验室科学为医疗保健在这片新天地的改善做好了准备。在吉尔曼的监督下，韦尔奇将在巴尔的摩的劳登斯拉格山建立起美国医学的"万神殿"。这样强调是不过分的，约翰斯·霍普金斯大学的第一栋大楼就是病理学研究楼。当时一般的医学院的校舍布局往往分为医疗病房、手术演示厅和产科门诊，但这所医学院机构将建基于一栋为理解疾病而设计的大楼之上。莫尔加尼、罗基坦斯基和菲尔绍会为此感到骄傲不已。

医院计划于 1889 年开诊（医学院的第一期课程直到 1893 年才开始招生），此前霍尔斯特德的主要职责是与韦尔奇一起在病理学实验室工作。在接下来的几年中，他专注于动物试验和基础科学研究，极大地推动了外科学的进步。

比尔罗特在维也纳开创了腹部外科的先河，不过手术结果仍时好时坏。霍尔斯特德推论，改进技术可能会改善临床效果，但他要求新技术必须经过科学分析，而且需要以微观解剖学为基础。霍尔斯特德抵达巴尔的摩不到一周，就与富兰克林·马尔（Franklin Mall）开始进行动物手术，对肠壁解剖分层进行微观评估，发现了看似平凡无奇的"黏膜下层"（submucosa），此前人们并未意识到它的作用。

肠壁由三层结构组成：外部肌肉层、具有吸收性的内部衬层和由结缔组织构成的薄薄的中间衬层——黏膜下层。他们在几个月里通过 69 个实验对黏膜下层的作用进行了评估，对新修复部位的强健程度进行了测试。1887 年 4 月，霍尔斯特德在哈佛医学院就一篇论文做了报告，主要内容是如何才能最好地实现强健的组织愈合。这项有开创意义的研究使肠吻合（两个断端缝合在一起）成为一项可靠的技术，直接影响了腹部手术的生存率，至今仍是外科手术的基石。肠道外科手术就此改写。

耐人寻味的是，霍尔斯特德无法肯定自己是正确的，因为他并没有在人体上进行手术操作。韦尔奇把他带到巴尔的摩，在自己的监督下工作，但是霍尔斯特德作为外科弃儿，无法得到患者的信任。所以实验室就是他的诊所，狗就是他的患者。霍尔斯特德对狗进行了十分认真的护理，令人极为敬佩。事实上，他开发出"一种处理动物实验的方式，不久便成为国家标准"，[20] 这也是他来到巴尔的摩不久后对外科学做出的第二项主要贡献。

韦尔奇出于对他的纽约好友的敬重，请求吉尔曼校长容忍霍尔斯特德的恶劣名声。在狗的身上进行的外科手术、收获颇丰的基础科学研究、哈佛报告取得的积极反响……这一切都似乎表明，威廉·霍尔斯特德终于回归正轨。事实却并非如此。在波士顿做完报告后不久，他再次住进了巴特勒疗养所，这一次一连住了 9 个月。

在长达 22 个月的时间里，他在巴特勒疗养所化名"威廉·斯图亚特"过了 16 个月，这原本是外科医生职业生涯的黄金阶段，他却没有任何科学成果。当时没有人敢说他能够重操外科手术旧业，更不用说扛起美国历史上最重要的外科医生之重任。

1887 年 12 月，霍尔斯特德在巴特勒疗养所结束了第二个康复周期，悄无声息地回到了病理学大楼的工作岗位上。这位单身外科医生老老实实地在巴尔的摩住所附近的马里兰俱乐部就餐和社交，白天认真地与韦尔奇和一群年轻医师一起做研究。以前那位精力充沛、善于社交的外科医生给自己套上了保护壳，鼻子上架着一副老式眼镜，掩藏着可卡因和吗啡成瘾的黑暗秘密。或许只有韦尔奇一个人清楚霍尔斯特德曾是一个不知悔改而且部分丧失了生活能力的重度瘾君子。

在德语民间传说中，对生活不满的炼金学者浮士德与魔鬼签了一份协议，以自己的灵魂换取无尽的知识和尘世欢愉。毫无疑问，霍尔斯特德开始使用可卡因时并不知情，但很快便被它的魔力迷住。疗养所开的处方吗啡仿佛希腊神话中的梦神摩尔甫斯一般，也使霍尔斯特德无法自拔。性情的彻底改变埋葬了曾经的霍尔斯特德医生。他现在严肃深沉、遮遮掩掩、羞面见人、脆弱不堪，他把自己包裹在蛹壳中，无人能入。外科医生天生都是"控制狂"，无力感一定使霍尔斯特德受尽折磨。

"病理科"的日常工作为威廉·斯图尔特·霍尔斯特德带来了极大的抚慰。到 1889 年初，他开始在当地医院出诊和手术。两年前来到巴尔的摩时，支离破碎的他对未来还是一片迷茫。这位曾经在大都会享乐之人正渐渐夺回自己傲人的事业。现在一个重要决定摆在约翰斯·霍普金斯行政管理部门面前：他们应当聘请谁来担任这家新医院的外科医生？

约翰斯·霍普金斯医院于 1889 年 5 月开门。病理科虽然已经在威廉·韦尔奇的带领下运作了几年，但在医院开门接诊前的几个月才聘请到专职外科医生。如今，美国每家医院的发展趋势都取决于外科手术量。在 21 世纪，外科医生的地位可谓得天独厚，自己工作带来的收益多寡决定了职位高低。而在 1889 年，外科作为一个新生的职业领域，美国的专职外科医生还不足 10 人。[21] 校长吉尔曼已经聘请了科学家兼病理学家韦尔奇，也毫不意外地请来威廉·奥斯勒担任医院的创始内科医生。出生于加拿大的奥斯勒之前在宾夕法尼亚大学就职，他后来成为卓越超群的世界名医，最终作为钦定医学教授（Regius Chair of Medicine）留在了牛津大学。

距离医院开门只有几个月的时间了，而外科医生还没有到位。约翰斯·霍普金斯医院的领导层决定为这家新生机构聘请一位全职外科医生，这在当时十分罕见。威廉·麦克尤恩爵士（Sir William Macewen）在格拉斯哥继承了约翰·利斯特的衣钵，本身也是一位外科先驱。作为脑外科和骨科的重要创新者，麦克尤恩坚持将自己的全部护理团队带到约翰斯·霍普金斯大学，而学校无法同意这个要求，于是聘用他的希望也破灭了。仓促之中，医院董事会面临着一个困难的决定：是聘请他们认识的那位外科医生，不管他有什么缺点，还是赶紧去找另一名欧洲候选人？

经过一番深思熟虑之后，医院抱着惴惴不安的心态敲定了人选。1889 年 2 月，霍尔斯特德受邀担任医务室的外科主任和医院的执行外科医生。医院将在三个月后开门接诊，此时距离医学院开学还有三年多的时间。

　　威严的穹顶红砖建筑群在巴尔的摩的山坡上形成了一道错落有致的天际线。栖息在校园西边的行政楼穹顶已经成为约翰斯·霍普金斯医学的代名词，而韦尔奇和霍尔斯特德在学校最隐秘的角落里书写着科学史。

　　1885 年，霍尔斯特德曾经在贝尔维尤监督帐篷手术室的建设，但是在约翰斯·霍普金斯医院建成的头 15 年中，外科手术都在地下室 G 病区一个由煤气灯照明的临时区域进行。欧美所有的早期解剖和手术演示厅都位于学术建筑的顶层，以便利用天窗和大玻璃窗射进来的自然光线。而霍尔斯特德的手术场所是在病理学大楼附近的女病房中临时组建的，毫无魅力可言。

　　霍尔斯特德有一张来自普法战争时期的老式德国手术台。台子设有中央水槽，以排走血液和溢出的腐蚀性制备溶剂。台面上配置了担架，用于运送患者。霍尔斯特德没有选择外科医生偏爱的经典黑色羊毛双排扣礼服，而是穿上了白色棉粗布制的高领短袖手术服，头戴一顶配套的棉质小手术帽。虽然说穿手术服的首要目的是保护外科医生原本的衣着，但是这与沾满鲜血和残留物的羊毛外衣比起来，显然是一大进步。

　　在地下室中身着白色手术服的霍尔斯特德，将自己在维也纳、柏林和维尔茨堡的全部所学应用到外科手术实践中。在开创了局部麻醉和科学动物试验后，他开启的一系列革新引起了各大医院和学术机构的积极响应，得以沿用至今。在约翰斯·霍普金斯刚刚开诊的那几年中，医院里没有树木，没有学生，从事外科的同事也很少。"霍尔斯特德是一个性情复杂又单纯的人。他令人生畏又诲人不倦，刻板、得体又神秘莫测；常常表现出强迫症倾向，却又粗心大意；说起话来激励人心，生活上又离群索居；瘾性难移却节制有度；凡事健忘又爱操心，一直心系外科学的发展。"[22] 如果你感到霍尔斯特德的故事似曾相识，那你可能是看过电视剧《尼克病院》（*The Knick*），主角约翰·萨克雷（John Thackery）医生便是以威廉·斯图尔特·霍尔斯特德为原型的。尽管摆脱不掉一次次发作的毒瘾，霍尔斯特德还是负重前行，很快就在约翰斯·霍普金斯医院开始了一场革新，这一切要从一名护士的手擦伤并发炎说起。

　　从利斯特开创消毒外科到约翰斯·霍普金斯建院已经过了四分之一个世纪。消毒从一开始的用石炭酸海绵擦拭手术部位，发展成后来用喷雾器向空气中喷洒碳酸。再接下来，外科医生的手得到了特殊待遇，用酸、氧化剂和汞合金层层消毒。擦拭、浸泡、敷料和涂层使双手得到净化的同时，也会造成红肿发炎。来自美国南方、家境优越的护士卡罗琳·汉普顿的双手就饱受皮炎之苦。

　　韦尔奇从德国带回了橡胶工作手套，用于尸检。这种手套对于外科手术来说又厚又笨，于是霍尔斯特德有了另外一种想法：美国公司能否帮助他研发出一种更适合手术室的产品呢？霍尔斯特德后来回忆道："由于她［卡罗琳］工作能力极强，我认真地思考了这个问题，并在纽约花了一天时间，让固特异轮胎橡胶公司先试着制作两副薄橡胶长手套。如果试用结果满意，再继续订购。"[23] 几年之后，手术室中才人人都使用卡罗琳的手套，但是霍尔斯特德对一个护士的关心造就了"无菌技术史上最伟大的进步"，[24] 而这位护士在几个月后成为他的妻子。年近 40 岁的霍尔斯特德告别了单身，而终身未婚的韦尔奇当了他的伴郎。

来到巴尔的摩之前，霍尔斯特德进行的一系列首创工作都勇敢又离奇。他是第一位开展胆囊取石术的外科医生，当时一位老太太胆结石发作，生命垂危，他就在这位享有殊荣的老太太家中为她做了手术。患者就是他自己的母亲。后来，他首次使用新发明的皮下注射针头和胶管进行了输血。患者产后子宫出血，通过输血逃过一劫。献血者是谁呢？霍尔斯特德医生本人。受方又是谁呢？霍尔斯特德的妹妹。他还进行了首例阑尾切除手术，不过这一次经历没有那么不同寻常了，手术对象不是亲戚，手法十分温和。

外科主任霍尔斯特德很快便与助理医生芬尼以及自己的第一位住院医师弗雷德·布罗克威（Fred Brockway）一起投入了大胆的外科创新工作。杰拉尔德·因贝尔在《叛逆边缘的天才》一书中，哀婉动人地描述了 1889 年 6 月在约翰斯·霍普金斯医院进行的首例乳腺癌手术。患者是一位 38 岁的母亲，10 个孩子的妈妈，已经暗自与不断生长的肿瘤（充满了脓液）斗争了 6 个月：

> 霍尔斯特德对此进行了广泛切除，从腋下靠近脓肿的原发部位开始，沿胸骨逆时针向下，直至乳房下端，再横向包围整个乳房，向上切至最初的下刀处，切出了一个血淋淋的大泪珠形状。
>
> 腋窝附近的皮肤由于感染而硬化，皮瓣向上翻转异常困难，医生无法触及腋下淋巴结。新发脓肿已经累及淋巴结，通常的做法是择日再次进行腋窝部位的手术。霍尔斯特德用手术刀切除了整个乳房及下面的大部分胸大肌，用血管钳夹住了动脉和静脉，用丝线闭合血管，从而最大限度地减少了失血和组

织受损。为了避免切入肿瘤引起癌细胞扩散，霍尔斯特德小心翼翼地将整个肿瘤切下来作为解剖标本，立即在手术台前进行了仔细检查。现在，他直接用手翻弄着这团肿物，切开肿瘤实体，极其用心地观察了肿瘤的质地和外观，然后与助手分享了自己的想法。他在需要关注的地方标出了许多缝合标签，然后将标本送到韦尔奇的病理实验室，在那里标本将被制成显微切片以备日后检查。[25]

与维也纳和哈雷的导师们一样，霍尔斯特德正在首次尝试抗癌之战。菲尔绍等先驱人物已经鉴别出肿瘤中奇形怪状的异常细胞。从病理学本质上讲，这些强盗细胞成群结队地形成集落，然后又聚集成肿瘤，通过从宿主身上吸取营养，繁殖，侵占，在最后发起的"政变"中，随着宿主的消亡而自我毁灭，两败俱伤。理查德·冯·福尔克曼（Richard von Volkmann）、比尔罗特和如今的霍尔斯特德都认为，扩大切除范围才能从侵略者手中挽救患者。

癌症一词来自古希腊语的"巨蟹"（Karkinos）。公元前400年，希波克拉底看到肿瘤被"一堆肿胀的血管包围着，使希波克拉底［想起］沙子里的螃蟹，蟹腿伸成一个圆圈"。[26]后来，作家们进一步把癌症形容成外来侵略者，形容成具有坚硬外壳和慑人蟹钳的"螃蟹"。在这种思维体系下，霍尔斯特德认为外科医生扮演了解放者，主要职责是使患者与疾病分开。古希腊人没有显微镜，也没有疾病的细胞基础的概念，而霍尔斯特德明白癌症是由异常的细胞导致的疾病。他们这些无所畏惧的外科先驱忽视的是血管转移（vascular metastases）的病理过程：癌细胞不只是向周围组织扩散，还通过血液转移。

几十年前，科学家们才发现癌症的真相是细胞的病理性转化和生长，而且还要再过几十年才会出现化学疗法和放射疗法。当时霍尔斯特德认为自己的历史重任就是用手术刀将肿瘤彻底切除，在必要情况下不惜截肢致残。从医院开办到 1893 年医学院开学的这几年间，霍尔斯特德会进一步扩大切除区域，最后用手术切除整个胸肌，偶尔还会切除肋骨、锁骨和全部淋巴结。他希望可以根治癌症，所以将手术命名为"根治性乳房切除术"（radical mastectomy），"根治"一词源自拉丁文中的"根"（radix）。如果将这个词理解成其他含义，如"严重"或"彻底"，那么我们就误解了它在此处的意义。在霍尔斯特德的手中，根治性乳房切除术当然是应对严重病情的、丝毫不可让步的大手术，不过他的"根治"是指切入得更深，直至根部。

最终，根治性乳房切除术会失去肿瘤外科医生的青睐。杰弗里·凯恩斯（Geoffrey Keynes）、小乔治·克赖尔（George Crile Jr.）和伯纳德·费希尔（Bernard Fisher）等少数有魄力的外科医生反对这一传统手法，他们认为稍微保守一些的简单手术就可以达到同等效果，而且显然比根治性乳房切除术的伤害性更小。悉达多·穆克吉在《众病之王》中详细地记述了这一观念转变。虽然根治性乳房切除术现在已经不再使用，但是我们能理解为什么霍尔斯特德认定它有效。扩大切除术仍然是治疗实体组织肿瘤的主要手段，肌肉、皮肤和骨骼的切除范围十分惊人。霍尔斯特德的确极大地改善了癌症死亡率，但是治愈康复手段至今还遥不可及。

　　尽管根治性乳房切除术不具备持久效力，但是霍尔斯特德提出的其他新方案是长期奏效的。德国训练外科医生的方式启发了霍尔斯特德，尤其是朗根贝克和比尔罗特提出的高强度、严要求的教学方式启发了他。奥斯勒同意霍尔斯特德的方案，于是，美国机构中的第一批正式住院医师在约翰斯·霍普金斯医学院出现了。1893年，霍尔斯特德被授予"教授"头衔，他正式建立起全面沉浸式培训系统，受训的年轻人必须是未婚单身的，住在医院里，每周7天每天24小时随时待命。早年的外科医生都会嘲笑现在的年轻学员，说尽管住院医师对"住在医院"怨声载道，但实际上根据联邦法律规定的最高工作时间，他们每周"只"用工作80个小时。（太太曾经跟我讲过我当住院医师时期的一个伤心往事，那时联邦法律还有几年才会生效，我每周通常工作100多个小时。我太太带着女儿开车路过宾夕法尼亚州州立医院时，小女儿大哭起来："妈妈，那就是爸爸住的地方！"听到这里，我感到一阵内疚自责袭来，不禁流下了眼泪。）

　　由于霍尔斯特德非同寻常的发现可能性的眼光、富有感染力的自信心和精湛的手术技术，他的影响在数十年间遍及全美，他的许多门生也各自成为外科手术的领导者。没有接受过任何科学训练的人被雇来兼职外科医生的日子一去不复返了。"实验室成为大医院的一部分，医生们渐渐地接受了无菌手术，医学院毕业的学生开始接受培训。"[27]"霍尔斯特德留给我们的宝贵遗产建立在两个平台上，二者都影响深远，无疑改变了世界。一是他建立了科学安全并符合解剖学原理的外科学院；二是他确立了培养出一代又一代外科医生的工作环境，推动了美国外科学的发展，成就了它在世界上的领先地位。前者带来了一场势在必行的外科学革命，一直以来的出色成果便是证明……"[28]

在我还是一名年轻的外科住院医师时，当我正在学习精细的外科技术要点，一位教授对我粗枝大叶的处理方式很是不满，于是他突然说道："你刚才听见了吗？"

我一脸迷惑地说："没有，我什么都没听见。"

教授回应道："我想是霍尔斯特德医生的灵魂在坟墓中不得安宁，看看你刚才用钳子毁了组织。"

经过多年的摸爬滚打，我们都学会了如何做一名优雅的外科医生。"应用无菌技术，对组织温柔以待，小心谨慎地止血，以不会让患者紧张和感到压迫并符合解剖学原理的方式进行外科手术，这些是外科学的规则，也是霍尔斯特德的规则。虽然'霍尔斯特德'不是一个家喻户晓的名字，但是在美国，每位手术成功的患者都应该向威廉·斯图尔特·霍尔斯特德点头致意，深表感激。"[29]

霍尔斯特德同样也将外科"这个医学世界所厌弃的"不肖子"，转变为一个能有效减轻人类痛苦的专业领域"，[30] 他重新塑造了一个学科和一种外科手术的理念。[31] 或许，他最伟大的创新之一是进行了"择期手术"。

从一开始，早期外科医生的主要工作便是排脓、涂药和接骨。这些原始的治疗师反抗着魔鬼神灵，总是对不幸之人做出积极的回应。外科学的前辈是角斗士保健医和军医。随着技术的不断进步，外科医生从面对急症束手无策，变为有时能通过医疗干预有效改善状况。在比尔罗特之前，患者会在弥留之际前去就医，而维也纳的患者虽经受了癌症的百般折磨，却为他提供了切除部分肠道组织的机会。外科手术的信心日益增长。

霍尔斯特德在约翰斯·霍普金斯医院进行了首例乳房切除手术的同月，尝试了可以说有史以来最重要的择期手术。

儿童先天性腹股沟疝的发病率为 5%，但成人的发病率会上升到将近 15%，男性发病率是女性的 9 倍。"把头转过去咳嗽"只是个传说，[a]不过，在手术取得成功之前，疝在世界各地导致了数百万人死亡。在安全的手术出现以前，疝带和体位练习是仅有的治疗方法，尽管那也是徒劳无效的。

疝是肠管进入腹壁的薄弱部位造成的，可能发生于脐部或手术切口，但最常见的发生部位是腹股沟。腹股沟疝指的是"下腹部精索穿过的环状结构异常扩大，使肠道刚好进入其中，并沿着精索的路径，穿过腹股沟外环，进入阴囊"。[32] 简单地讲，就是下腹壁的一个薄弱部位使"内脏"得以翻入其中。每名医学生都会记得一张疝患者的照片：巨大的疝使几十磅的肠管涌进了阴囊，患者必须借助手推车才能行走。我光想一想都会感到不寒而栗。

穿过腹壁的肠管有可能发生绞窄性肠梗阻，加速患者死亡，但疝患者通常没有生命危险，以疼痛和难看的肿物为主诉。由于当时没有有效的治疗方式，再加上一种默认"你不会死"的态度，医生习惯了打发患者离开。1889 年 6 月 13 日，这一切都改变了。

霍尔斯特德不是第一位尝试疝修补的医生，只不过是首位用英语对极其有效的手术技术进行报告的医生。这一技术的基础当然是对解剖结构的科学分析。经过大量的细致解剖，他认识到成功修

---

a　"把头转过去咳嗽"是指医生在检查疝时，会让患者咳嗽。——译者注

复的关键在于，对坚实的腹股沟韧带周围的坚韧筋膜和肌肉进行深层修复，并加强腹股沟内环。霍尔斯特德在腹股沟部位做出一个切口，辨识并剥离组织层，保护精索，切除疝囊，将适当的组织层对应缝合在一起。霍尔斯特德式修复由此诞生。

1889 年底，霍尔斯特德在霍普金斯医院医学会对这一技术进行了报告，并于 1890 年 1 月发表了文章。回顾历史，我们会发现，帕多瓦的意大利外科医生爱德华多·巴西尼在几个月前独立发表文章介绍了一个相似的手术操作过程（用的是意大利语），所以学术界中有些学者认为，此项手术技术归属于巴西尼和霍尔斯特德两人共同拥有。不日，便有大量的患者从全美各地涌来，找到霍尔斯特德为他们进行疝修补手术。

霍尔斯特德和优秀的住院医师们通过进一步改善技术操作，提高了手术的成功率。哈维·库欣（Harvey Cushing）是霍尔斯特德的重要弟子，这名同样毕业于耶鲁的医生将可卡因麻醉运用到霍尔斯特德的疝修补手术中。（库欣将会成为神经外科之父，他的头像出现在美国神经外科医师协会的标志上。）如今的疝修补手术已经在技术层面上不同于霍尔斯特德和巴西尼的方法，但是，霍尔斯特德安排手术日期对严重病情进行医疗干预的方式对医疗服务的发展轨迹具有重要意义。几十年前，医院还只是死亡之所，没有人（想法正常的人）会在相对健康的情况下咨询外科医生。

到 19 世纪 90 年代，这位教授麾下拥有十几名住院医师，他掌管着一个庞大的外科帝国。只有几位医学专家知道霍尔斯特德承受着可卡因和吗啡的毒瘾发作带来的痛苦。每年夏天，他都会消失几个月，由助理医生和外科住院医师们负责这所世界上最先进的医院。他的缺席也成全了外科生涯的理想训练场，毕竟，有些时候，外科医生是最孤独的职业。

在 20 世纪中，美国的少数几家医院已经成为外科手术圣地，其中包括约翰斯·霍普金斯医院和梅奥医学中心。医学和外科学在德国的领先思想的指导下，经过献身医学的美国医生的改进，已经不再依靠占卜和巫术。根据 1910 年的《弗莱克斯纳报告》（Flexner Report），医学教育改革彻底改变了医学院的运作方式，结果到了1920 年，美国当时一半的医学院相继关闭。信口雌黄已经没有容身之地，只有以真正学术使命为己任的学校才会获得认证，这也使外科学的领导地位从欧洲转移到了美国。这场交接最终在两次世界大战时完结。

霍尔斯特德于 1922 年在约翰斯·霍普金斯大学离世，还有几天就是他的 70 岁寿辰。虽然他没有子女，但数不胜数的医学专业人才继承了他的遗志和思想。患者在"兴旺的二十年代"就有理由相信医学，那时抗生素还未出现，这种信心大部分来自霍尔斯特德教授的贡献。"塞壬的诱人歌声在耳畔回响，他在未知的水域航行［试用药物］，对于少数知道这一点的人来说，他的人生之旅堪称英勇。如果说只有一个人称得上现代外科学之父的话，这个人就是威廉·斯图尔特·霍尔斯特德。"[33]

## 第十一章

# 钴铬钼合金

1967年，我本打算从瑞典回到芝加哥，从事一辈子脊柱生物力学研究，做一辈子脊柱外科手术。然而，在英格兰莱廷顿跟着查恩雷医生学习期间，我亲眼看到世界上最早的"现代"髋关节置换手术，那手术使我感到震撼。我从未想象过这种可能性。我知道自己看见了未来。那两周彻底改变了我的人生轨迹。回到芝加哥后，我选择了髋关节与膝关节置换手术作为自己的毕生事业。

——豪尔赫·加兰特（Jorge Galante），医学博士

尼尔医生对肱骨近端骨折患者进行肱骨头切除术的最终治疗效果不再抱有幻想。他向达洛克医生提及此事，达洛克医生说道："别愁眉苦脸的，不如你自己想想该怎么做？"

——查尔斯·罗克伍德，医学博士

蚊帐从户外医院的病房天花板上垂落下来，仿佛病床组成的舰队高悬的三角帆。与大多数非洲国家医院一样，在卢旺达的医院病

房里，几十张简易病床排列得整整齐齐，没有太多墙壁和窗户，这样有助于空气在病区间自由流动。通风换气有利于阻止肺结核传播，但是敞开的窗户使蚊子乘虚而入。于是，每张简易病床都有一张蚊帐固定在房顶的橡木上；密密匝匝的蚊帐将微小的蚊子阻挡在外，因为蚊子会传播携带疟疾的寄生虫。每天晚上，医院里的人们总是照常把卷起的蚊帐展开，盖住床铺的四个角。到了早晨，再反过来把白色蚊帐绕上十几圈卷紧，系在一个床角上。

昨天深夜，我们美国医疗队与卢旺达外科医师一行从该国西部省区的一家偏远医院来到这里。我在中非指导年轻医生时，总是想起一位资深外科医生多年前说过的话。在我第一次海外之旅前夕，他曾经建议道："在第三世界教学时，丢掉那些现代教科书吧。"这些地方的特殊之处表现在两个方面：一是我们建议采取的治疗方式是以当前的新技术和新仪器为基础的，而发展中国家不具备这些条件；二是疾病本身也不尽相同，比如结核病在全球范围仍然是一个重大问题，但在美国已经好多了。所以，更好的方法是找一本50年前的教科书，看里面如何讲解骨结核治疗手段以及如何使用简单器械解决一些日常问题。

我一早醒来，与当地医务人员一起进行户外病区的早查房工作。男女老少都住在一个大病区里，周围环绕着参天大树和厚重的藤蔓，还有诡秘的鸟鸣。我们医疗队由卢旺达骨科住院医师保罗陪同来到主病区，许多患者正在卷蚊帐。有些人看起来精神不振。有人告诉我，在过去的几周里，某种消化道疾病正在这片区域蔓延。病房的一侧是疟疾患者，接受过医学训练的人一眼就能看出来，他们时刻处于极度紧张状态而且毫无生气。我从书本上学到，疟疾患者会出现类似流感的症状，包括头痛、发烧、关节痛甚至抽搐，但是近距离看到疟疾患者的痛苦，我对那小小的致病疟原虫深感敬畏，对蚊子也产生了一种新的恐惧。

我和保罗走在两排小病床中间的走道上。大多数西方人都想要单间病房。但是这一间高顶户外病房里就有 60 张简易小病床。走到这一排的尽头时，我注意到一个大概 12 岁的年轻人用胳膊肘撑着身体，仰面待在病床上，身下只有几张毯子。这家基伯戈拉医院的护士告诉我，约瑟夫已经在这张病床上住了两年。他的结核病非常严重，已经蔓延到右髋关节、膝盖和胫骨，骨盆和腹股沟的疼痛导致他无法平躺或者坐在椅子上。他与他的传染病之间似乎已经停战了，但是腿部损伤越来越严重，这其实是他对疾病难以察觉的屈服。约瑟夫的肤色黝黑，略带愁容地微笑时露出一口整齐的牙齿，锐利的眼神里充满失望。我知道有人告诉他我会来。我想弄明白这个年轻人的心里在期盼什么。我掀开盖在腿上的白床单，身边的护士和助手都凑过来，我立刻就看出是哪条腿受了感染。他的左腿是右腿的两倍大，他控制着左腿一动不动。他的右腿细小，部分原因是他两年没下过一次床。但是左腿明显肿胀，从腰部一直到脚趾的皮肤都紧绷绷的。护士提醒我不要挪动这条腿，我也觉得他的腿已经失去了治愈的希望。我通过翻译告诉他，我会看一下他的 X 射线照片，再回来讨论治疗计划。他平静地用卢旺达语说了声"谢谢"。

这家位于基伍湖岸边的偏僻医院里有一台小型 X 射线仪器和一名有资质的 X 射线成像技术员。这台设备和影像质量使人产生了时光倒流的感觉。当我把 X 射线照片贴在看片灯上时，心里咯噔一下。约瑟夫的股骨和胫骨是正常大小的三倍，呈虫蚀样弯曲变形。从髋关节到踝关节的骨骼已经被结核菌活活吞噬。我想，如果在美国，此时此刻的我会怎么做呢？长期的抗生素治疗和多次手术能够挽救这条腿吗？在多次手术后，最终是否还要换掉髋关节和膝关节？骨肿瘤科医生能够挽救这条腿吗？这能使约瑟夫下床并摆脱病痛的烦恼吗？

我仔细地考虑了约瑟夫的困境。他不仅卧床两年，而且双亲死于1994年的种族大屠杀，是一个不折不扣的孤儿。我认为唯一合理的治疗方式是截肢。如果约瑟夫还有机会离开病床并且活着离开这家医院，那就只能截肢。你如何告诉一个孩子，只有失去这条腿才能活命？哪怕通过翻译，也一样不轻松。我们进行了一场简短的谈话，周围站满了住院病人、工作人员以及住院病人家属。约瑟夫只说了一句："好的。"

截掉约瑟夫的腿是我做过的最艰难的事情之一。在技术层面上，从髋关节进行截肢很有挑战性，大量的血管必须得到专业处理，以免约瑟夫在手术台上失血而死，而且患病的这条腿肿得很厉害，下刀十分困难。在没有电凝器的情况下，每根微型血管都需要手动结扎。我仔细地处理了肌肉皮瓣，以使伤口可以完好地闭合。经过长达90分钟的烦琐探查，最后截肢的时刻到了。随着髋关节的离断，这条腿终于脱离身体，我把它交给了护士。我讨厌这一刻。这些年来我做过许多截肢手术，尽管我知道这是正确的选择，但总是产生挫败感。两军对垒、买卖生意、为人父母……在这些事情上，我们可以接受失败并吸取教训，但是截肢总是让人在情感上感到全面挫败。

手术在椎管麻醉下完成，所以约瑟夫全程保持清醒。他似乎一遍又一遍地说着同样的话。我问一名护士他说的是什么，她严肃地回答道："他在说：'请你带我回家吧。'"我完全没想到，顿时百感交集，不仅为约瑟夫的困境感到伤心不已，也对结核病深恶痛绝。

查尔斯·尼尔医生于 1953 年 1 月 26 日进行了他的首例肩关节置换手术，患者是一位 54 岁的家庭主妇，她的左肩在 3 年前遭受严重骨折。患者最初由另一位骨科医生进行了简单的物理治疗，结果她的肩膀几乎动弹不得。持续不断的疼痛和严重的功能缺失使这位化名"T.M."的夫人找到了尼尔医生，成为世界上首位接受"尼尔肩关节植入术"的病人。她的愈后状况非常好——她后来告诉尼尔医生，"过去的疼痛现在消失了"，肩部的运动和功能都得到了极大的改善。

尼尔医生的首篇有关肩部的文章《肱骨颈骨折合并肱骨头粉碎性骨折伴脱位》发表在《美国外科学杂志》的 1953 年 3 月刊上，文章的主要内容是说明，通过移除肱骨头来治疗严重肩部骨折的效果不佳。这篇文章在 1952 年提交并获准发表，文章中只展示了肩关节植入物的图片，并说明它实际上还未被使用过。因此，当这篇文章来到世界各地的图书馆管理员和外科医生手中，病人"T.M."已经成了第一只"小白鼠"。虽然我们可以称她为尼尔医生一系列肩关节成形术 [a] 的"索引病例"（index case），但她并不是第一个接受肩关节植入物的患者。

---

a　关节成形术英文为 arthroplasty，来自希腊语，意为"形成或塑制一个新的关节"。——作者注

结核病仍然是世界性的传染病难题。由结核分枝杆菌引起的结核病，在患者咳嗽、吐痰或者打喷嚏时，通过空气在人与人之间传播。与表现为皮肤红肿（经常伴有脓肿）的葡萄球菌感染不同，结核病不是经由皮肤而是从肺部进入人体的。目前，世界上 1/3 的人口患有潜伏性结核病，也就是说细菌在肺部组织建立了据点，但尚未引发病症，患者也不会传播疾病。由于结核病缓慢发作的特点，患者可能出现持续多年的轻度咳嗽、夜间盗汗以及进行性减重。如果细菌具有战略部署的能力，那么这就是它们攻占全人类的滩头登陆计划：刚得病时症状让人可以忍受，同时细菌以肺为目标，刺激肺部引起阵阵咳嗽，导致菌群在全球后工业化时代人满为患的新兴城市中以飞沫传播。接触感染了葡萄球菌的患者可能会让你也感染，但是保持 1 英尺的距离就很安全。结核病正好相反，接触结核病患者**不会**让你染上这种病，但是与其共处一室或待在同一个工作场所却可能要了你的命。

结核分枝杆菌对人类的侵扰至少有一万年历史了，它至今仍然是一种重要的全球性病原体，每年超过 100 万的人死于这种细菌。结核病是世界上致死率最高的疾病，同时也是治愈率最高的、可防可控的疾病，[1] 世界卫生组织估计有超过 20 亿人感染了这种微生物。现在的大多数欧美人能够不受这种全球性流行病的影响，但是在过去没有人能躲过肺痨的折磨（结核病的肺部感染俗称肺痨）。就像蛀牙最后会发展为牙周脓肿一样，慢性肺结核会发展成脊椎、四肢甚至脑组织中的感染性结节。

结核分枝杆菌感染蔓延到骨骼时，身体会出现进行性畸形。经年累月，骨骼慢慢地扭曲变形，仿佛冒泡的焦油，弯曲的肢体和关节会出现疼痛和功能障碍而且病情日益加重。1720 年，住在伦敦的本杰明·马尔腾（Benjamin Marten）推测，肺痨是由肺部感染引起的，而诱发疾病的罪魁祸首是一种极小的"微动物"，用当时的显微镜无法看到。罗伯特·科赫最终在 1882 年鉴别出导致结核病的细菌，这项发现也为他赢得了诺贝尔奖。令人惊讶的是，直到 19 世纪 80 年代，学者们才对病菌学说达成共识，在此之前，就连简单的卫生和清洁问题都得不到重视。当时没有能够控制结核病感染的药物（人们要到 1943 年才发现链霉素），外科医生只能对晚期结核病患者进行大胆甚至冒进的医疗干预。

塞米斯托克利斯·格鲁克（Themistocles Gluck，1853—1942 年）于 1882 年开始从事医学工作，那时的欧洲医学界刚刚意识到病原体（包括细菌、寄生虫和病毒）、感染和疾病之间的关联。格鲁克在柏林受训，由传奇外科医生伯恩哈德·冯·朗根贝克和病理学先驱鲁道夫·菲尔绍进行医学指导和训练。就像在不知道 DNA 的情况下很难去思考遗传学那样，在不相信微生物的情况下也很难设想医疗实践。科赫给出细菌导致结核病的阐释后几个月里，初出茅庐的格鲁克医生开启了自己的职业生涯，这距离对结核病有效的药物疗法出现还有大半个世纪，而格鲁克感兴趣的是对骨结核患者的骨科治疗。格鲁克被任命为柏林腓特烈皇家儿童医院的外科主任，在他刚开始行医的时代，人们还没有发现 X 射线。他和同事们在摸索中前行，只能猜想切开皮肤、深层解剖时会看到什么。

格鲁克的早期动物实验主要研究器官的切除和移植。他通过动物实验，做出了一个远远领先于他所生活的时代的发现：他观察到失去一个肾脏会让另一个肾脏加倍运转，这说明人体具有适应器官丧失的能力。如果希腊神话中的巨神普罗米修斯在夜间能够重新长出白天被鹰啄食的肝脏，如果玛丽·雪莱 1818 年出版的惊人杰作中，维克多·弗兰肯斯坦能够凭空创造出一种生物，那么，当麻醉成为现实，德国外科医生能够做什么呢？作为一名经验丰富的军医，格鲁克和同事们见识过成功治疗战争外伤的案例，如果用丝线和肠线将创伤性皮肤撕裂的边缘缝合在一起就可以使其痊愈，那么深层结构如肌肉、肌腱、器官甚至骨骼，在连接或固定之后也能痊愈吗？格鲁克带着这些问题继续进行动物实验，他发现分离的组织可以结合在一起并愈合，他将这一过程称为"自体成形"[2]。在塞尔维亚-保加利亚战争（1885 年）期间，格鲁克曾经用两块钢板和螺丝钉治疗一名士兵的股骨骨折，他的医疗干预使这名士兵迅速恢复，而且很快就可以活动，格鲁克自己也感到惊讶不已。从逻辑上讲，下一步的理论性飞跃是在人体内引入其他材料来"替代"骨骼，将"自体成形"提升到一个前所未有的层次，也可能是引发灾难的层次。

有时候，科幻小说家仿佛可以未卜先知。儒勒·凡尔纳说："只要有人能想象出来，就有人可以使其成为现实。"科学怪人弗兰肯斯坦博士或许为格鲁克医生的组织再生概念提供了灵感。19 世纪 80 年代后期，格鲁克的动物研究重点是组织替代。为了使患病或受损的组织能够再生，他尝试研发一种"导轨"，这也使他转而接触铝、木材、玻璃、镀镍钢和象牙等材料。现在我们知道象牙的主要矿物质羟基磷灰石（hydroxyapatite）与牙齿的牙本质和骨骼中主要的非胶原基质相同。但是，在格鲁克所生活的时代，因为象牙看起来与人类骨骼相似，而且作为德国殖民地的象牙海岸有丰富

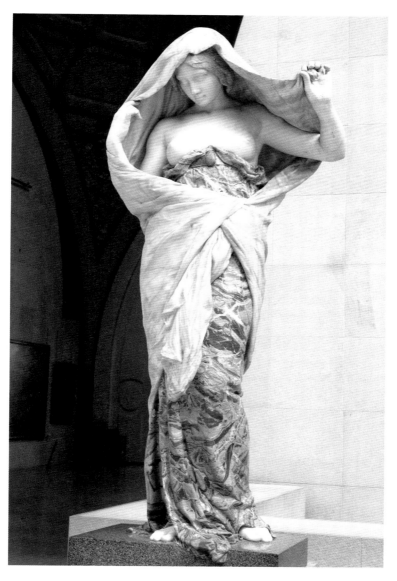

0.1 雕像《自然向科学揭开她的面纱》，来自维基传媒共享资源

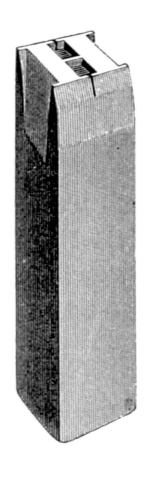
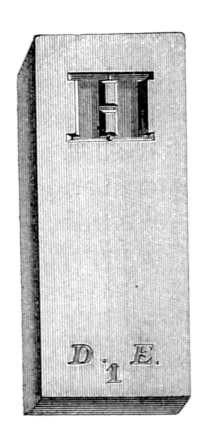

2.1　用阳模（凸模，左）在阴模（凹版，右）上印下字形，然后将熔化的金属注入围在凹版字形上的铸模，冷却后即可获得与凸模字形完全一致的活字

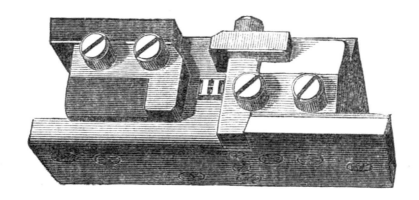

2.2　未放置凹版的活字铸模

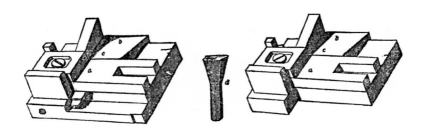

2.3　活字铸模复制品。a 为活字块浇铸而成的位置，b 和 c 是熔化的金属
　　灌注的入口，d 为活字铸件

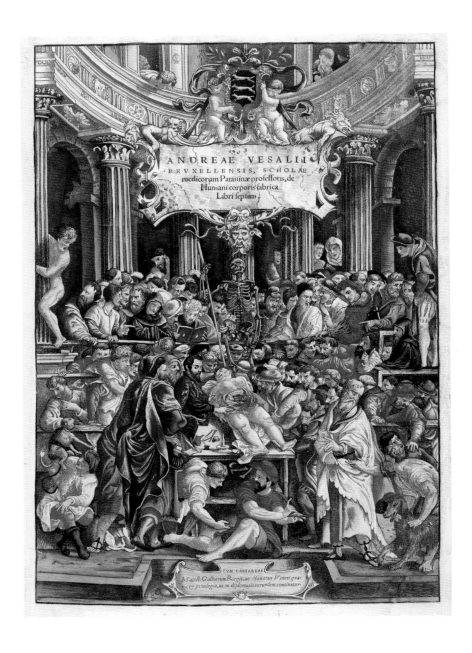

3.1 维萨里《人体构造论》扉页

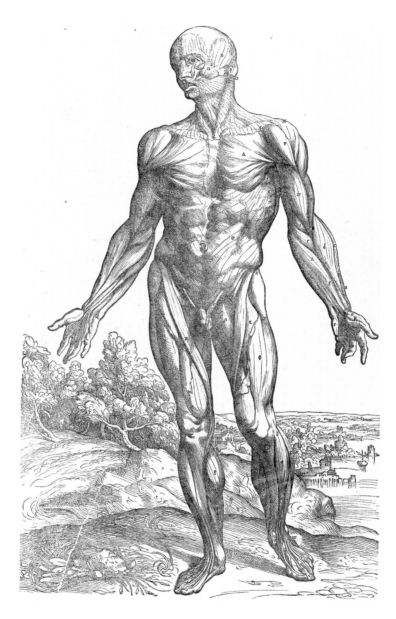

3.2　来自维萨里《人体构造论》中的肌肉人体图。这本出版于
1543 年的开创性人体解剖著作推动了文艺复兴运动的开启。
维萨里的第四幅肌肉人体图，惠康博物馆藏

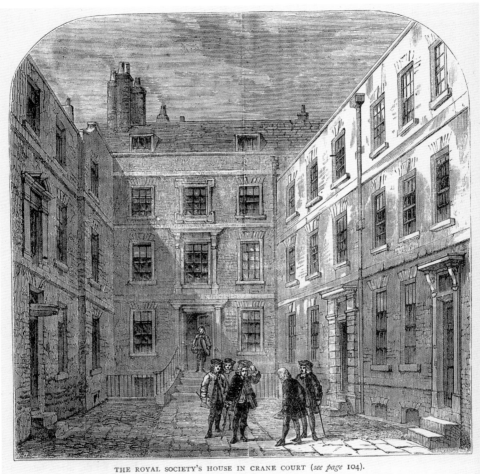

THE ROYAL SOCIETY'S HOUSE IN CRANE COURT (*see page* 104).

4.1 位于伦敦鹤苑的皇家学会总部，埃德蒙·哈雷在这里与科学同行们观看了日食。这条小巷仍然存在，但鹤苑左侧和巷子尽头的建筑物与伦敦市中心的大部分地区一样，在第二次世界大战轰炸期间毁于一旦。来自《伦敦舰队街鹤苑皇家学会：庭院》，[W. H.]，木刻版画，1877 年，惠康博物馆藏

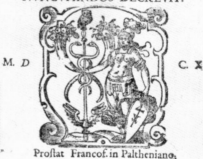

# SIDEREVS, NVNCIVS

MAGNA, LONGEQVE ADMIRA-
bilia Spectacula pandens, suspiciendaq; pro-
ponens vnicuiq; præsertim vero

*PHILOSOPHIS, atq, ASTRONOMIS, quæ*

## GALILEO GALILEO PA-
## TRITIO FLORENTINO

Patauini Gymnasii Publico
Mathematico

### PERSPICILLI

*Nuper à se reperti beneficio sunt observata in LVNÆ FA-*
*CIE, FIXIS INNVMERIS, LACTEO CIRCVLO*
*STELLIS NEBVLOSIS,*

*Apprime vero in*

### QVATVOR PLANETIS

Circa IOVIS Stellam disparibus interuallis, atq; periodis,
celeritate mirabili circumuolutis; quos, nemini in hanc vsq;
diem cognitos, nouissime Auctor depre-
hendit primus; atque

## MEDICEA SIDERA

NVNCVPANDOS DECREVIT.

M. D                    C. X

Proſtat Francof. in Paltheniano.

4.2 伽利略著作《星际信使》的扉页，其中单独一
行写着"PERSPICILLI"，即望远镜

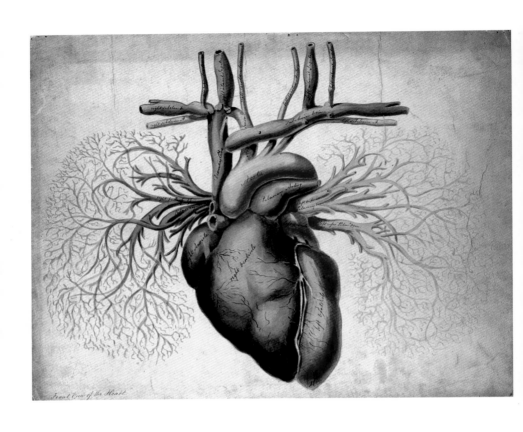

5.1 心脏演示图，展示了心脏右侧缺氧的"蓝色"血和心脏左侧充氧的"深红色"血及主动脉。《心脏正视图》，附动脉和血管，水彩图，17世纪绘制，惠康博物馆藏

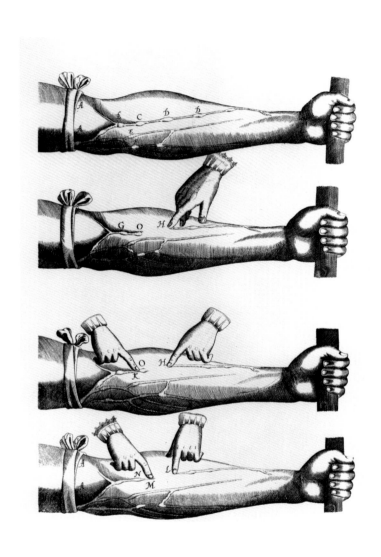

5.2 威廉·哈维突破性地发现了手臂静脉中的瓣膜，从而发现了血液循环。《静脉瓣膜的功能》，惠康博物馆藏

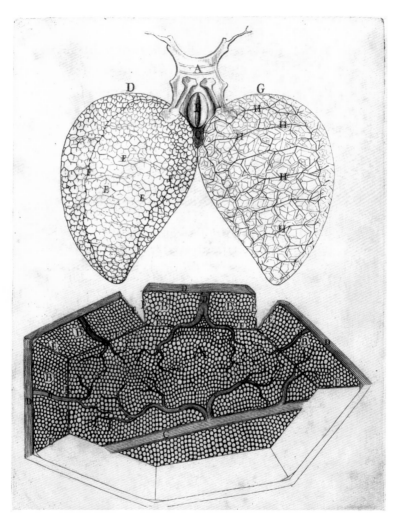

5.3　马尔比基绘制的青蛙肺部毛细血管微观结构，从而证实了哈维的循环概念。马尔切洛·马尔比基的《肺部观察》（*De Pulmonibus Observation*），惠康博物馆藏

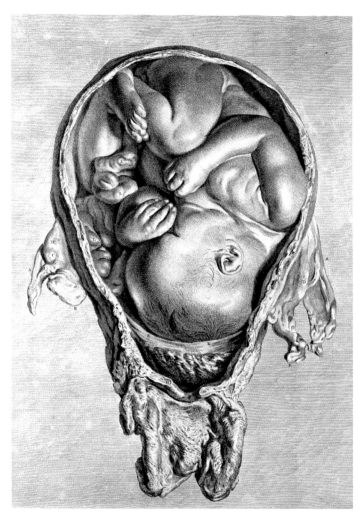

5.4　威廉·亨特与约翰·亨特在 18 世纪用版画记录下一位已故
　　母亲的胎盘和子宫内 9 个月大的胎儿，他们由此发现了子
　　宫胎盘的营养和气体交换。威廉·亨特的《人类妊娠子宫
　　解剖图》，惠康博物馆藏

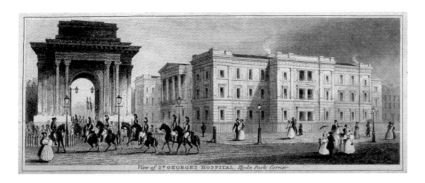

5.5　位于海德公园角的圣乔治医院和威灵顿拱门。圣乔治医院是约翰·亨特和亨利·格雷（Henry Gray）曾经工作的地方，现为伦敦顶级酒店——兰斯伯瑞豪华酒店。《海德公园角的圣乔治医院和宪法拱门》，版画，惠康博物馆藏

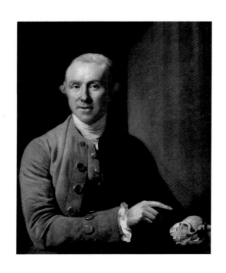

5.6　约翰·亨特（1728—1793年），皇家学会会员，科学外科之父。他几乎没有接受过正式教育，是一位自学成才、大胆无畏的研究者，也许是《怪医杜立德》和《化身博士》的灵感来源。亨特博物馆藏，约翰·佐凡尼绘制

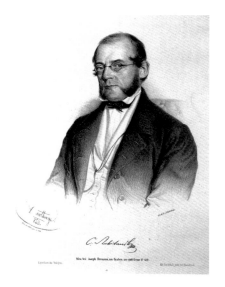

6.1 卡尔·冯·罗基坦斯基（1804—1878年），19世纪维也纳医学启蒙运动的主要人物之一，在职业生涯中完成了三万例尸检解剖。卡尔·冯·罗基坦斯基肖像，达格奇作，1853年。惠康博物馆藏

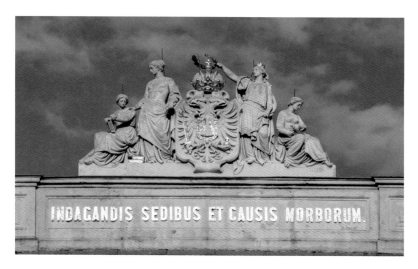

6.2 罗基坦斯基在维也纳的病理学研究所，上面刻有拉丁文"对疾病居所与起因的调查"，以致敬莫尔加尼的革命性著作。保罗·弗朗茨·库格勒（Paul Franz Kugler）摄影，来自维基传媒共享资源

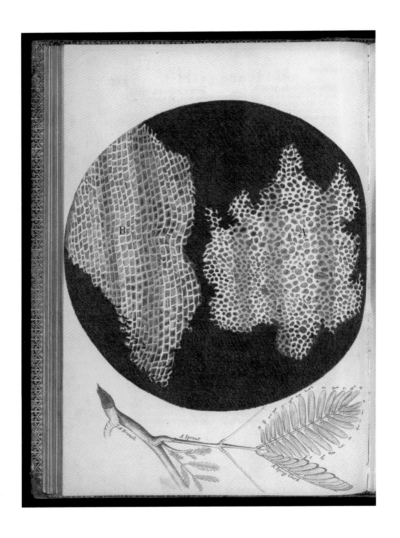

6.3　作为皇家学会的首份主要出版物，《显微图谱》是世界上第
　　 一本科学畅销书。这就是那幅诞生出"细胞"一词的版画，
　　 它说明了生命的基本功能器官。《显微图谱》"软橡木的细
　　 胞"，罗伯特·胡克作，惠康博物馆藏

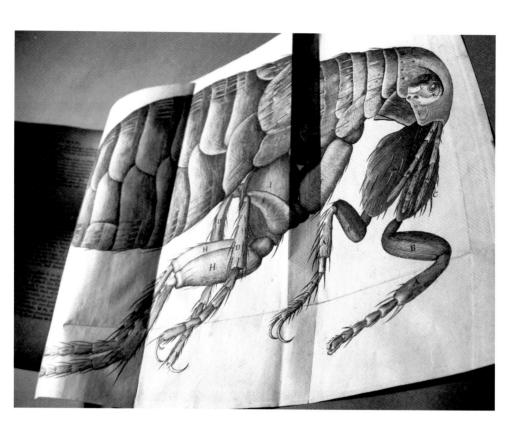

6.4　罗伯特·胡克的革命性著作《显微图谱》以惊人的细节展现了微观世界。胡克绘制这幅跳蚤图的时候，人们还不知道跳蚤与瘟疫之间的关联，可以说他正在玩火。《显微图谱》"跳蚤"，罗伯特·胡克作，惠康博物馆藏

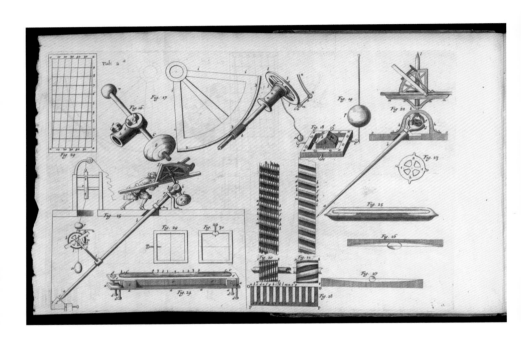

6.5　胡克的显微镜。《显微图谱》中的显微镜版画，罗伯特·胡克作，1665 年，惠康博物馆藏

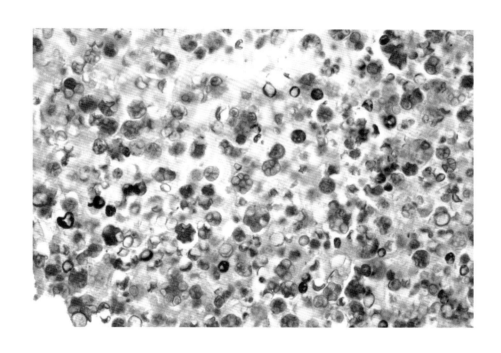

6.6　通过苏木精–伊红染色的人体组织载玻片。细胞核（包含 DNA）被染
　　成深紫色，周围组织为淡紫红色。染色使微观世界走出了枯燥无味
　　的白色粉饰，呈现出焦点分明的现实画面。来自维基传媒共享资源

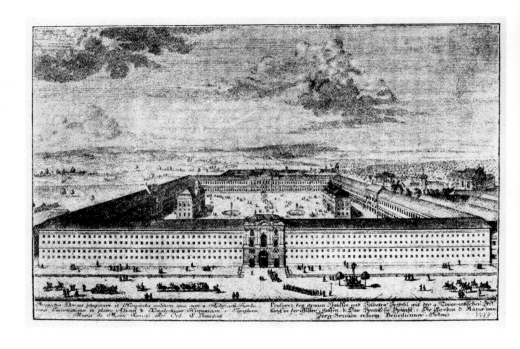

7.1 维也纳总医院，多个医学专科的诞生地。来自维基传媒共享资源

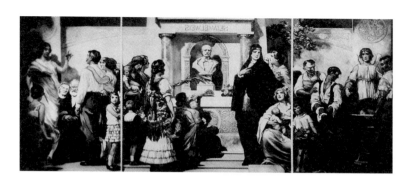

7.2　伊格纳兹·塞麦尔维斯（1818—1865 年），饱受折磨、无人赏
　　　识的匈牙利医生，他曾经试图说服医生洗手，但未成功。惠康
　　　博物馆藏

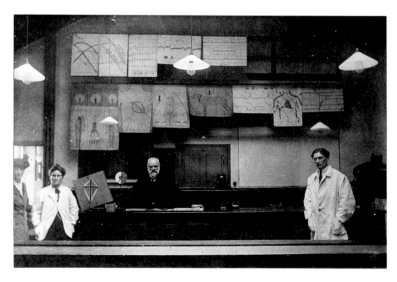

7.3　约瑟夫·利斯特（1827—1912 年），或许是世界历史上最重要的
　　　外科医生，发明并推广了消毒技术和消毒外科。惠康博物馆藏

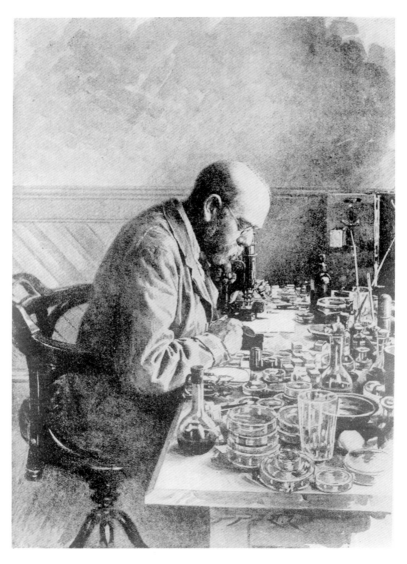

7.4 罗伯特·科赫（1843—1910年），医学先驱，开创性地解开了培养和识别细菌之谜。惠康博物馆藏

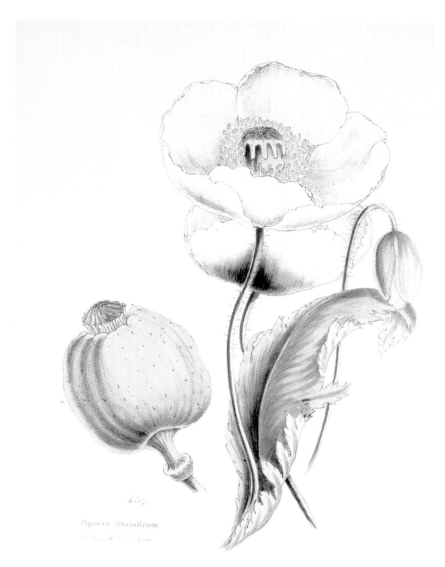

9.1　罂粟。《罂粟：白色花朵、种荚和种子》，根据 M. 伯内特（M. Burnett）作品创作的彩色锌版画，约 1853 年，惠康博物馆藏

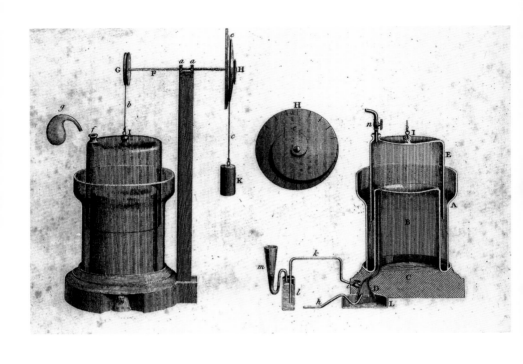

9.2 汉弗里·戴维（1778—1829 年）的一氧化二氮提取装置。汉弗
里·戴维是化学先驱，电化学之父。他发现了一氧化二氮，即笑气。
惠康博物馆藏

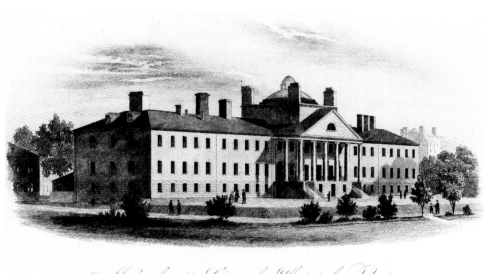

*Massachusetts General Hospital, Boston.*
*1846-7*

9.3　最初的麻省总医院，医院顶端便是"乙醚穹顶"。1846—1847年的
　　波士顿麻省总医院图像，惠康博物馆藏

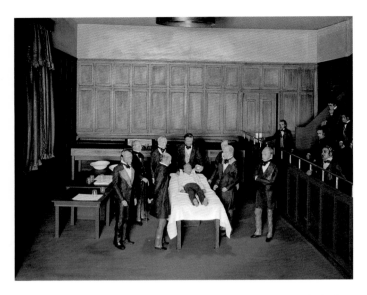

9.4 威廉·托马斯·格林·莫顿（1819—1868年）在麻省总医院第一次展示了乙醚麻醉。惠康博物馆藏

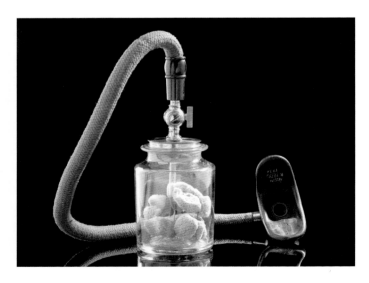

9.5 威廉·莫顿使用的麻醉装置

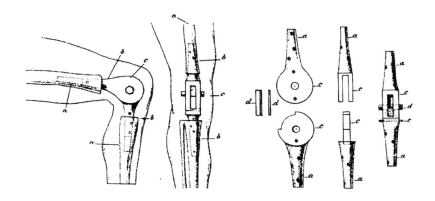

11.1 象牙植入物图解（1890 年）。出自斯托克利·格鲁克的《现代外科实验所取得的积极成果：缝合与缺陷的替代》，第 101—111 页；第 316—382 页，图版 3:20。来自维基传媒共享资源

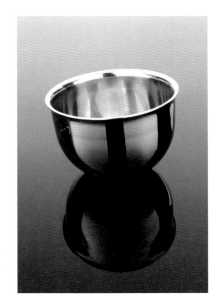

11.2 史密斯–彼得森型臼杯关节成形术为所有现代关节置换奠定了基础。图为用于髋关节置换手术的史密斯–彼得森型髋臼杯，惠康博物馆藏

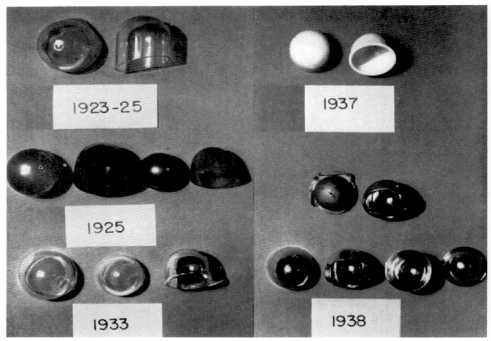

臼杯的改进。1923—1925 年：玻璃；1925 年：黏性胶体；1933 年：派来克斯玻璃

臼杯的改进。1937 年：贝克莱特酚醛树脂；1938 年：失败的和成功的钴铬钼合金臼杯

11.3 史密斯–彼得森铸型关节成形术的早期变化。来自马里乌斯·尼加德·史密斯–彼得森的《髋关节成形术》，见《骨骼与关节外科杂志》，1939 年

15.1  人体心脏的电传导路径。医学绘图师帕特里克·J. 林奇（Patrick J. Lynch）和医学博士、心脏科医生 C. 卡尔·杰斐（C. Carl Jaffe）作，来自维基传媒共享资源。

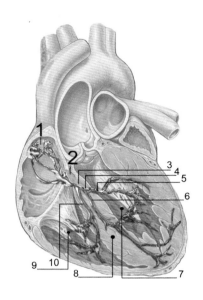

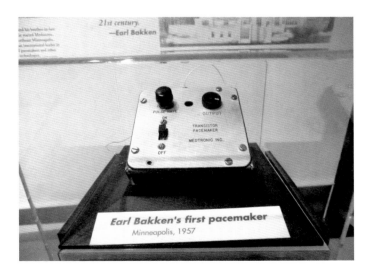

15.2  厄尔·巴肯发明的第一台起搏器。厄尔·巴肯博物馆藏

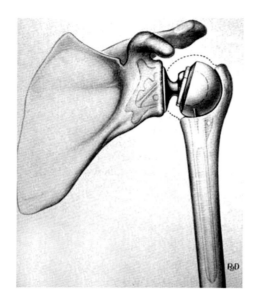

17.1　医学博士查尔斯·S.
尼尔的全肩关节成
形术。《骨骼与关节
外科杂志》，1974
年，56:1-13。来自
维基传媒共享资源

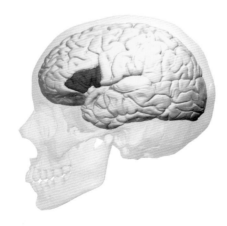

20.1　大脑的"布罗卡氏
区"。来自维基传媒
共享资源

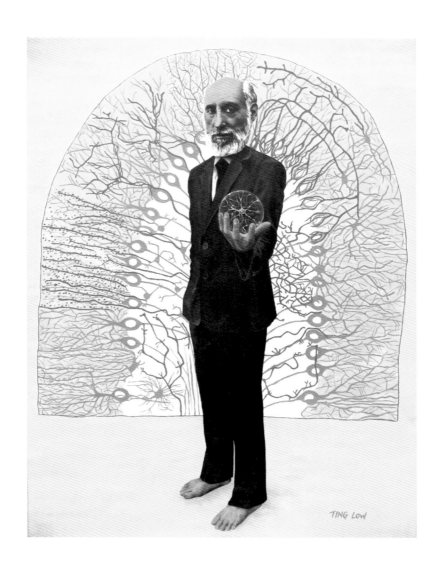

20.2　圣地亚哥·拉蒙-卡哈尔（1852—1934 年），神经系统科学之父。来
自哈瓦那医科大学

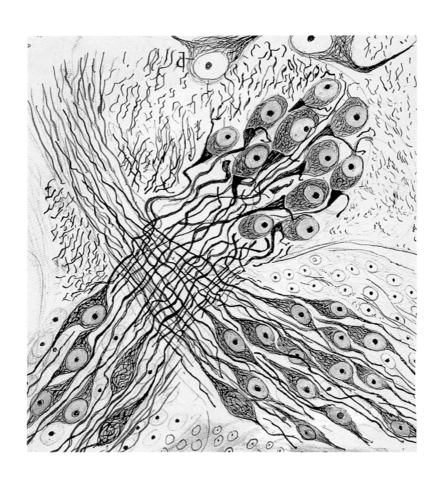

20.3 拉蒙-卡哈尔绘制的鳟鱼延髓。来自珍妮莉娅档案馆

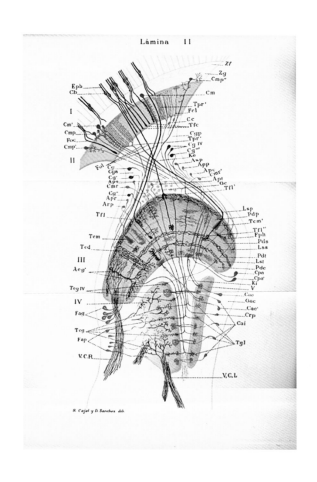

20.4 拉蒙-卡哈尔绘制的绿头蝇视网膜和视觉中心。来自珍妮莉娅档案馆

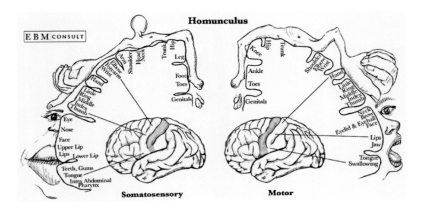

20.5 人类大脑中的"小人"。来自 EBM 顾问

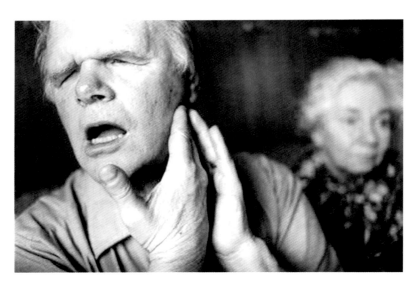

21.1 鼓舞人心的道迪夫妇，失聪、失明但不是真的行动不便。洛厄尔·汉德勒（Lowell Handler）摄

的供给，象牙才成为他首要的调查研究对象。他选择了象牙作为骨替代材料，很快便于 1890 年开始将经过雕刻和加工的象牙碎片植入患病关节。他首先为一名 17 岁少女替换膝关节，三周后又进行了一例腕部关节替换手术。根据格鲁克的报告，他在那一年中进行了 14 例关节成形术，包括膝关节、髋关节、腕关节和肘关节，他的所有结核病患者均植入了人工关节（见彩插 11.1）。[3]

　　起初，格鲁克的象牙关节成形术效果十分显著。病人的疼痛消失了，运动功能也得到了恢复。格鲁克信心倍增，渴望向柏林医学会报告自己在短期内所取得的成果，然而，问题接踵而至。德国外科医生认为他使用丝线缝合来修复肌腱损伤已经令人震惊了，而现在这个疯子又提出要展示自己的一系列关节置换手术。虽然他的患者曾长期忍受结核性关节感染的折磨，但通常不会出现化脓，而手术后的所有患者都注定会遭受另一种感染，关节流脓红肿，有可能导致全身性菌血症（血液中出现细菌）、败血病甚至死亡。德国外科协会主席对格鲁克在柏林医学会展示发现的渴望做出回应："作为德国外科学的领导者，我无法允许您在国际外科专家的平台前玷污德国科学的声誉。我和我的学生们将竭尽全力与您抗争。"格鲁克被迫放弃的不仅是展示报告，还有关节成形术的全部研究。以怀疑的态度看待前卫思想，这便是医学会的职能；只有在日后回过头去审视历史，我们才能对革命性疗法做出谨慎的分析。格鲁克以手工象牙植入物替代关节的创新确实过于超前了——比抗生素、现代冶金术以及植入物的灭菌处理出现得还要早。虽然塞米斯托克利斯·格鲁克再也没有尝试过关节置换，但他在普通外科的其他方面取得了进步，享有长久的职业生涯。他现在被当作"埋没了的天才"和"第一位进行关节置换的外科医生"，这对他来说是公平的。格鲁克曾在晚年说道："在医学及其他科学领域中，我们会发现，尽管某些事实早已尽人皆知，但人们要很久之后才能发现其真正价值。"[4]

没有人知道格鲁克是否在肩关节中放置过象牙植入物，不过毫无疑问的是，朱尔-埃米尔·佩昂（Jules-Emile Péan）于 1893 年 3 月 11 日在巴黎首次为人体植入了金属肩关节。佩昂是巴黎的一位知名外科医生，以敏捷的思维、启发式教学和过人的天分著称。法国人曾经在 19 世纪初将医学从一种卑微职业提升为受人尊敬的科学事业，但是后来的半个世纪中，他们将医学思想领头人的地位让给了德国人。正如《肩与肘外科学杂志》（*Journal of Shoulder and Elbow Surgery*）中记述的那样，佩昂为一名 37 岁的面包师植入了定制的铂金属肩关节，该患者的结核病感染十分严重，已经徘徊在死亡边缘。这一手术为肩外科领域做出了长远贡献：

> 巴黎牙医 J. 波特·迈克尔斯（J. Porter Michaels）加快了假体的设计和制作过程（佩昂早先已经切除了部分感染的肱骨）。关节柄由铂金属材质的圆柱体制成，上面有两个凸起和几个孔，用于固定骨膜和肌肉。远端设有螺孔，用于连接骨桩。上端由橡胶球制成，橡胶球事先在石蜡中煮沸 24 小时，已经硬化。球体表面互相垂直的两道大圆周上设有凹槽，每个凹槽包含一圈金属环，一个连接在关节盂上，另一个固定在关节柄近端。他们相信这一假体可以为患者提供足够的力量，并使其活动自如。[5]

　　这场起初看上去大获全胜的手术，在一年之后出现了问题。第一个迹象是患者肘部出现了红肿和排脓，必须通过手术来缓解症状。进行了三次清创之后，感染似乎得到了控制。根据这样的病例表现，现代外科医生会推断这位巴黎面包师与格鲁克患者的经历不同，并没有出现术后经由皮肤传播的感染（如葡萄球菌感染），即首次手术后几天内并没有出现关节化脓。他的情况是植入的人工关节周围结核菌感染复发。由于没有抗生素可以控制局部复发，植入手术注定会以失败告终。

　　术后两年，患者手臂周围出现了脓性窦道。再多的抗生素也不能够逆转人工关节的慢性化脓性感染，即使在今天也是如此，只有移除植入物才能缓解病痛。在移除铂金和橡胶材质的人工关节之前，佩昂医生还做了一件非常重要的事：**他拍了一张 X 射线照片**。1895年，伦琴在德国维尔茨堡工作时发现了电磁射线具有发光的能力。在世界上首例关节置换的 X 光片中，佩昂拍到的影像显示"假体周围有一个长而坚硬的骨质外壳"。[6]120 年前在巴黎被移除的这个人工关节并没有被丢进垃圾堆，而是被当成今天世界上数百万种人体植入物的鼻祖，在华盛顿的史密森学会博物馆等待人们的参观。

　　外科医生们就像看到了"不要践踏我"[a]的旗帜一样，一考虑到植入手术，他们就会为人工关节可能在任何部位造成慢性感染而担惊受怕。佩昂移除了铂金和橡胶材质的人工关节之后的几十年里，唯一使用过的植入物就是偶尔在骨折患者身上嵌入的金属板和螺丝钉，尽管科学家们尚未确定哪种合金最适合人类。在 20 世纪初期，

---

a　"不要践踏我"，是美国独立战争期间的一面黄色旗帜，上面盘着一条响尾蛇，下方有一行字：不要践踏我（Don't Tread On Me）。——译者注

外科医生们意识到关节炎对人体的损害，尤其是对髋部和膝部的伤害。随着生活条件的改善和人们对新鲜空气的重视，结核病发病率呈下降趋势，而 X 射线检查使医生可以亲眼看到关节，这在以前是办不到的。

人体的关节具有几点共同特征：它们至少有两块连接骨，都有一个关节囊，如同一张包裹着润滑液的薄膜，都有将关节固定在一起的稳固性韧带，还有最为神奇的关节软骨。软骨像一块软垫，为运动提供了一个平滑的表面，假如软骨健康，人们运动起来就不会感到疼痛。关节软骨是世界上最滑溜的材料，不过，随着年龄的增长，它开始失去这种惊人的性能。如果医生告诉某个人说他患有关节炎，那意味着他的软骨出现了毛病，有些属于"磨损"性退化，有些是因为自体免疫过程，即免疫系统攻击并破坏了关节软骨，如类风湿性关节炎就是这样得上的。不论哪种情况，一旦软骨遭到磨损或破坏，关节炎就会导致疼痛、僵硬、进行性运动功能丧失，骨骼末端形成骨性突出物，松散的软骨体在关节中浮动，还会经常发生关节变形。1895 年以前，医生只能通过直接观察来检查病人，但 X 射线检查将关节炎呈现在医学工作者的面前，这使他们不仅思考如何治疗结核病感染，而且也开始考虑如何通过手术来治疗关节炎。

马里乌斯·史密斯-彼得森（1886—1953 年）将自己的整个职业生涯都奉献在了波士顿麻省总医院的手术台上，直至 67 岁去世。史密斯-彼得森医生是挪威人，在威斯康星州读完高中和大学之后，进入哈佛大学完成了医学院的学习和骨科住院医师培训。他以一心一意的工作态度、强大的个人魅力以及手术方面的过人天分而在业内闻名，[7]他对医学的最大贡献在于对髋关节的研究。他还是一名骨科住院医师时，就研究出一种新颖的髋部手术方法，这种方法在世界范围内使用了几十年。史密斯-彼得森医生对自己当住院医师时所学到的股骨颈髋部骨折基本治疗方法的不良预后感到不满，于是他发明出髋部三刃钉，极大地改善了数百万患者的生活质量，该技术在稍加改进后沿用至今。查尔斯·尼尔医生的首篇论文中评估的就是这个装置。

史密斯-彼得森医生最重要的成就是找到了一种后来被淘汰的植入物，向关节炎这一人类劲敌宣战。

一旦医生能够在 X 射线照片上看到髋关节炎，问题就变成哪种情况造成了更严重的后果。是从股骨头和髋臼处像珊瑚般伸出来的骨刺，还是关节软骨表层缺失导致的骨与骨之间的直接接触与摩擦？外科医生推断，周围的骨刺可能是罪魁祸首。这并不奇怪，因为当时生物力学研究尚未开展。生物力学这个至关重要的领域将告诉我们，健康的软骨光滑得惊人。医生对髋关节周围的骨质突出物发起了进攻，希望可以改善髋关节性能，就好像人们打开汽车引擎盖后，用橡胶清洗剂清洁皮带和管子，期望发动机能够更好地运转。20 世纪 20 年代，外科医生开始围绕髋部做大切口，深入探查髋臼周围的肌肉组织，用锤子、凿子和大号尖嘴钳挖除埋住发炎髋关节的外壳。尽管这种治疗改善了部分患者的髋部运动范围，在一定程度上缓解了疼痛，但是它无法说服像史密斯-彼得森这样的医生。一小组外科医生调整了手术流程，在手术过程中，为股骨头添加一个临时的生物性覆盖层。外科医生从大腿侧面采集一块阔筋膜，把它当成一个临时的光滑表面，固定在失去关节软骨的地方，他们徒劳地希望人体可以接受这一肌腱组织，并再造一个新的光滑关节面。但那些留心观察手术结果的医生很快就意识到，软骨远比他们之前想象的特别。

尽管史密斯-彼得森没准备完全放弃 20 世纪 20 年代新兴的关节成形术，即围绕发炎的关节塑骨，但是一次偶然的观察让他产生了人体能够形成新组织的想法。1923 年，这位哈佛的外科医生接诊时遇到一位年轻患者，主诉是背部大面积疼痛。史密斯-彼得森将患者带到手术室，在他的疤痕组织中发现了一块玻璃。后来，他回忆道："……取出了一块玻璃，这块玻璃在组织里已经有一年之久，周围的疤痕组织极少，垫着一个闪闪发亮的滑囊，其中含有几滴清澈的黄色液体。这种对惰性异物的良性反应引发了我的思考：关节成形术中或许可以用到这样一种修复手段。这一初步想法日益发展成熟，并形成了'铸模'的构想。在股骨头和髋臼新形成的表面之间插入一个由惰性材料制成的铸模，这样可以引导自然修复，以消除种种缺陷。修复完成后，再将铸模移除，留下顺滑协调的表面以符合身体的运动功能。"[8] 也就是说，史密斯-彼得森设想出一种手术：将玻璃柱体的球面一端放置在新形成的股骨头上，人体对此做出反应，会长出新的纤维组织，理想状态下它会像股骨头的透明软骨一样，这样就能提供新的顺滑表面。玻璃铸模起到培养组织的作用。患者在术后 15~25 个月后，会回来再进行第二次手术，这一次只是将铸模移除。

十年间，科学家们尝试用玻璃、黏性胶体（一种赛璐珞）、贝克莱特酚醛树脂（Bakelite）和派来克斯（Pyrex）玻璃制成臼杯，进行反复测试。从 1923 年开始，各种材料的测试取得了不同程度的成功。有时也会发生玻璃破损、人体对黏性胶体有异常反应和感染的情况。相对来说，派来克斯玻璃要稳定得多而且不易破损，病人的股骨头上也确实长出了软骨般的结构。在第一个臼杯或者说铸模关节成形术出现的 15 年之后，玻璃和聚合物的坚固耐用程度已经明显不适合这项手术的发展了（见彩插 11.3 左图和右图）。

史密斯-彼得森意识到铸模关节成形术的这些初步尝试无法担此重任，他与自己的波士顿牙医约翰·库克讨论了失败的情况，库克建议他采用钴铬钼合金（Vitallium），这是一种颇受牙医青睐的新型合金。莱纳·埃德勒和查尔斯·普兰奇两位医生创建了奥氏实验室（Austenal Laboratories），专门运用新兴的合金材料铸造牙模。从青铜时代开始，人类就尝试将各种基本金属元素（例如铜、锡、铁和锌）组合在一起，随着铬、钴、钼等稀有元素的发现，"不锈"钢材成为可能。

我们常常见到工厂钢架或桥梁生锈，这是由于水的存在，周围空气中的氧气与钢材中的铁相结合，发生了氧化，经过一系列的氧化还原反应形成氧化铁。令人惊讶的是，同样的反应过程可以**在人体中**发生，人体中显然含有氧气和水，所以普通的钢植入物进入人体将带来灾难性的失败。分辨哪种金属可以在人体内应用在 20 世纪属于冶金学家的工作，他们对各种元素进行反复试验，并根据性能、硬度以及成本方面的表现，确定适用的合金。但是，一位来自圣安东尼奥的外科医生，为史密斯-彼得森、尼尔以及后来的每一位追随他们的外科医生解开了合金的秘密。

放射影像的出现使骨折的护理得到了极大的改善，外科医生可以真正地看到每一块骨骼的骨折情况，然后将其分类。最终创伤医生知道哪些骨折打上熟石膏就能痊愈，哪些需要手术干预。最初的螺丝钉和金属板（带有螺孔的长而薄的金属片）由纯金属如铝、银、金和锡制成，但事实证明，这些材质还是太软，不足以支撑愈合后的骨骼。铁要坚固得多，但是会与周围组织发生化学反应，所以并不可行。合乎逻辑的下一步是尝试铬电镀钢板，即镀锌的钢材，以期最大限度地减少腐蚀。但不幸的是，在螺纹与金属板啮合的地方，镀铬被磨损掉了，暴露在外的钢板就会受到腐蚀。

因此，唯一能被人体接受的骨科植入物必须是一种彻头彻尾的合金，但是人们还从未进行过这方面的生物学测试。在圣安东尼奥，弗吉尼亚州长大的查尔斯·维纳布尔（Charles Venable）医生与两位骨科搭档花了数年时间，专门在狗的前肢骨骼上测试螺丝钉，对骨骼及周围组织进行 X 射线检查和显微镜分析。他们对 24 条狗进行了实验，在狗的前肢骨骼上近距离打上一系列的金属螺丝钉。他们知道每种金属都有自己的"电动势"（EMF），即描述一种金属与其他金属电势关系的数学表达。电动势差异较大的金属制成的螺丝钉近距离放在一起，可以生成一种电势，继而在两个螺丝钉之间产生电蚀作用。在所有被测试的金属和合金中，骨骼及其周边组织对一种合金的耐受性最好，那就是钴铬钼合金。[9] 不同于其他不锈钢合金，钴铬钼合金不含铁，只有钴（65%）、铬（30%）、钼（5%）以及微量的锰和硅。这种合金所表现出的电解反应最弱，愈合结果最佳。

在文章的结尾部分，维纳布尔与他的共同作者陈述道："……我们建议骨科使用一种类似于钴铬钼合金的材料……"（如果其中的铬最终没有对人体产生毒性的话）。这次可以说是大局已定。几年来，奥氏实验室一直提倡牙医使用钴铬钼合金，但维纳布尔的文章第一次在外科期刊中提到这种合金。在维纳布尔医生亲自向他担保这种合金"完全合适"之后，史密斯-彼得森医生立即着手制作钴铬钼合金模具，并经过反复试验，在 1938 年 6 月植入了第一个模具（见彩插 11.3 右图）。仅 10 个月后，他发表了自己最重要的一篇文章。[10]他已经知道铸模关节成形术的原理是一项重大创新，但突破点在于钴铬钼合金这种材料。既然现在已经找到了一种具有优良弹性又经久耐用的植入物，那么他就可以在文章中探讨一种值得关注的可能性了。"现在的问题是，我是否应该抛弃原本的铸模原理。如果钴铬钼合金是一种惰性材料，即使将它插入两个移动的表面之间，也不发生反应，那么或许就不需要第二阶段移除铸模的手术。"[11]史密斯-彼得森猜测，新的"再造表面"手术也许足以解决问题，不过只有时间能够证明其结论。正如科幻小说家儒勒·凡尔纳所说："科学是由错误组成的，但这些错误是有用的，因为它们会指引我们一步一步地走向真理。"

现在回想起来，从覆盖股骨头的活动性臼杯，到金属材质的替代性股骨头，这种理念的飞跃似乎是顺理成章的。当时的外科医生经常处理股骨头粉碎性骨折，习惯了以麻木的情感告知患者，他们要接受在柳条轮椅上度过余生的宿命。在第二次世界大战前后，有进取精神的骨科执业医生认为可以用金属股骨头完全替代坏死和塌陷的股骨近端，第一位将这个想法付诸实践的医生是巴尔的摩约翰斯·霍普金斯医院的哈罗德·博尔曼（Harold Bohlman）。他饶有兴味地阅读了维纳布尔和史密斯-彼得森的文章，在钴铬钼合金铸模关节成形术的论文发表仅仅几个月后，他在一根金属柄上安装了一个钴铬钼合金材质的球体，仿佛制作了一个夹心棒棒糖。

此后的一年里，世界各地的外科医生都竞相设计与博尔曼所制作的股骨头替代物相似的假体，通常都使用金属材质，但偶尔也使用丙烯酸等新型聚合物。然而，外科医生们逐渐看到安装的金属球体松动下沉，彻底失败，最初的热忱不出几年就消失了。曾经的残疾患者本来通过植入钴铬钼合金股骨头暂时缓解了髋部疼痛并解决了残疾问题，可是现在他们再次变成了残疾人。第二次世界大战接近尾声时，改良合金材料面世仅有几年时间，另一项使外科医生们备受鼓舞的惊人变化发生了，即青霉素的发现及其生产方式的改进。虽然手术器械和植入物的蒸汽灭菌（发明于 19 世纪 80 年代）已经降低了感染的风险，但是抗生素的出现改变了医学世界的每一个角落，也再次激励了人们为解决髋关节病变深入地探寻答案。外科先驱们开始思考，如果铸模和小巧的人工股骨头感染已经不再是问题，那么从长期效果来说，大型假体是不是更好的选择。

科学技术发展的讽刺之处在于，世界上许多的伟大创新都是由一些个体在偏远落后之地灵光一现而促成的。这世上每出现一个来自萨尔茨堡的莫扎特，就会有一个来自明尼苏达州希宾的鲍勃·迪伦。在外科学领域，这样一种开拓性的突破来自俄克拉何马市和南卡罗来纳州哥伦比亚等地的小人物。

美国骨科医师学会（AAOS）是世界上最大的重要骨科机构。在学会成立的前 15 年中，其全国总部都会在芝加哥召开一年一度的会议。但是，在 1950 年，数以千计的外科医生参加了学会在纽约市华尔道夫酒店举办的会议。在参会者中，有一名来自俄克拉何马市的外科医生带着一名 65 岁的女性患者。厄尔·麦克布莱德医生是来展示一款新型髋关节植入物的，它与以往的所有设计都不同，将钴铬钼合金材质的股骨头安置在一根长长的金属柄顶端，这根金属柄向下置入中空的股骨髓腔。他很不寻常地把第一位接受这种关节置换的患者带在身旁，这在今天十分罕见，但 19 世纪的医生确实会带着他们的患者会见同事，以展示罕见疾病或者特殊成果。我们不难推测，麦克布莱德医生带着自己的患者一路从俄克拉何马市来到纽约，是因为他想让外科医生们亲眼看到她的预后有多出色。

不到两年后，他在《骨与关节外科杂志》(*Journal of Bone and Joint Surgery*)[12] 上发表的文章中详述了"门把式"假体的运用，这是一种将植入物插入股骨髓腔的关节置换术。自格鲁克医生于 1890 年将象牙植入物填入长长的骨髓腔以来，这还是首次将假体植入髓腔，当然这一次麦克布莱德使用的是钴铬钼合金。他写道：

> 尽管她运动无碍，没有疼痛，不需要借助任何支撑物就可以在［纽约的］街道上行走，但还是有很多人各持己见，认为这"根本行不通，金属过多，髋臼无法承重，压力会造成坏死，会出现松动"。[13]

在这篇 1952 年发表的文章中，所有的 22 名患者都恢复良好，其中包括陪同他去纽约的那位患者，他们没有发生感染和脱位。那些唱反调的人都错了。虽然麦克布莱德的螺纹柄禁不住时间的考验，但是，1950 年 2 月会议之后的短短几个月间，髋部和肩部的柄状植入物大量出现，这便是他的发明创新所带来的影响。直到 20 世纪 70 年代，美国食品和药品监督管理局才设立了医疗器械部门（Bureau of Medical Devices）来监管此类事物。此前，所有医疗器械发明都是自由自在的，任何外科医生或工程师都可以想象、设计、制作装置并将它们植入人体，基本上不受任何限制。虽然这并不总是对患者有利的，但是，美国以及世界其他地区无限制的大环境与技术的飞速发展、抗菌药物的进步相结合，为植入物的兴起奠定了基础。

塞米斯托克利斯·格鲁克准备在 1890 年的柏林国际外科学大会上做报告，因此与医疗器械制造商和一流的家具工匠合作，一起在人体骨骼模型上安装了象牙材质的肩、肘、腕、膝和踝替代物。我们可以想象，将人体骨骼与手工制作的象牙替换关节组装在一起有多么费时费力。但是，德国外科同行担心他的研究使德国科学界声誉蒙羞，拒绝了格鲁克的展示。这副模型后来以“巴黎骨架”（Skeleton of Paris）之名为人所知。[14]“巴黎骨架”在欧洲各地展览了数十年，在第二次世界大战后归苏联所有。简而言之，科学怪人弗兰肯斯坦所造的怪物，已经从幻想中的恐怖生物变为一副骨骼与象牙混合制成的人体骨架。

二战结束的几十年后，在一部 1973 年首播的电视剧中，名为史蒂夫·奥斯汀的美国宇航员在一次失败的飞行实验中受了重伤，勉强活了下来。这就是《无敌金刚》（The Six Million Dollar Man）的故事。剧中的行事神秘的政府特工奥斯卡·高德曼以普罗米修斯般的造物主口气说道：“先生们，我们可以重新组装他。我们拥有这种技术。我们可以使他比过去更优秀。更好……更强……更快。”

# 第十二章

# 疏忽与享有权

我想我们刚刚将南方长久地交给了共和党。

——林登·约翰逊总统签署 1964 年《民权法案》

　　每名医学生都要面对的一项日常挑战是在世界上寻找一个安静角落，坐下来疯狂学习。作为一年级新生，我的解决方法是绕过图书馆，在堪萨斯城历史悠久的堪萨斯大学医学院校区的老建筑中寻找一条废弃的走廊。堪萨斯大学拥有密西西比河西岸最古老的医学院，坐落在一座山丘之上，俯瞰着脚下的铁路段和堪萨斯河已有百年之久。门诊楼、研究所、行政楼和住院部组成了一片红砖建筑群，其中诞生了不少来自美国东海岸的医学先驱，他们放弃了自己在波士顿、纽约或费城的声望，来到这个密苏里河与堪萨斯河交汇处的牛仔小镇。

　　我最喜欢逗留的地方是伊顿楼，其中较高的楼层沉寂无声，斑驳陈旧的大理石地面诉说着这里曾经作为门诊或病房的过往。尽管没有"请勿进入"的标识，但我也不完全确定自己能否出现在这座废弃的建筑里，不过这里十分安静，我拼凑出了一套像样的桌椅。几周后，我开始觉得这里就是属于自己的空间。

我每晚都来伊顿楼，看到那个地方安然无恙，还是自己的小小学习圣地就很高兴。我喜欢这个大房间的味道——些许碘酒的气味（总是让我想起做兽医的父亲），与过去的清洁用品和老式地板打蜡的气味混合在一起。多年来早已无人来打扫这个房间或整个病区，但我想要的正是与世隔绝。这个校园里有 50 多座建筑物，我简直不敢相信自己竟然幸运地找到这样一处安安静静、平平淡淡的自习堡垒。

百叶窗的线绳断了，我透过弯弯曲曲的窗叶向外望去，这座学术基地的窗外是庞大的堪萨斯大学贝尔纪念医院（Bell Memorial Hospital）。它实际上是第四家以这个名字命名的医院。这座 1979 年建成的大型建筑宏伟而具现代风格，由白色混凝土板和大玻璃窗构成，外设通风管，内置楼梯井，使人想起伦敦的劳埃德大厦。泛光灯在黑暗中照亮了楼体的外部，其现代感与我所在的小砖楼的幽暗寂静形成了鲜明对比，使我的内心深处生出一种苦行僧般的情绪，继而激起对人体内部运作的深思。

我当时在复习肩关节周围肌肉的起止端，背着背着走了神，隐约听到走廊传来刺耳的声音。当你独自一人待在一个偏僻的角落，奇怪的声音会过分刺激你的感官。我感觉自己就像潜艇上的声呐技术员。噌噌的摩擦声和金属的沉重敲击声使我感到陌生而不安，而我十分确定这个噌噌的脚步声正一路叮叮当当地向我逼近。房间外面的走廊一片漆黑。我转过身来面向门口，与那叮叮当当的声音结伴而来的一团黑影映入眼帘。

黑暗中，我调整着模糊的视线。一位面善的非裔老太太出现在我的面前，弯腰驼背的体态说明她常年劳作而且患有关节炎。破旧的黑色老式女鞋因为她的膝盖和脚踝经常弯曲打战而磨损得很厉害，棕色裙子也有点儿破了，一件黑色外套披在下垂的肩膀上。当时是 8 月份，披件外衣有点奇怪，不过这倒是城里女性去参加重要会议或教堂礼拜的典型装束。她粗厚的手里拎着一根生锈的钢筋，就是那种建筑工地用的带纹路的金属棒，所以我才会听到走廊里传来叮叮当当的声音。选择沉甸甸的金属棒做拐杖似乎有些奇怪，它没有把手而且太过沉重。

老太太迷路了，她气喘吁吁地看到我时，我俩都舒了一口气——她终于在这座空空如也的楼里找到了一个大活人，而我终于确定自己没有遇见鬼。她问道："你知道 312 房间在哪儿吗？"

我起身走向这位流浪到此处的朋友，得知她是罗宾逊太太。带有褶皱装饰的黑色礼帽斜戴在她头上，帽檐下露出灰白的头发。她黑色的眼睛里泛黄的巩膜以及疲惫的神色无法掩饰她善于社交的性格。罗宾逊太太喘了口气，对我说，她的孙子出了车祸。家人告诉她，弗农住在 312 病房。说到这里，她抬眼看了一下房间门口的号码。我明白罗宾逊太太迷路了，不知怎么来到了这座废弃的大楼，于是我指着窗外那家亮着灯光的现代医院："那座楼才是大学医院，您的孙子在那儿。"

"但弗农是有色人种，所以我知道他在这儿。"

现在我开始怀疑，难道罗宾逊太太是有意来到了这里？"为什么他会在这里？"

"因为这儿是黑人病区，我过去是这儿的护士，所有的黑人医生和护士在这里照顾黑人患者。"

　　我顿时哑口无言。堪萨斯州建立于南北战争期间，是一个自由州，州界另一侧的邻居密苏里州则是充满争议的奴隶制州。令很多人震惊的是，南北战争期间的几场战役就发生在堪萨斯大学医学院校区几英里外的地方，不过堪萨斯人打赢了这几场仗，没让奴隶制得逞过。但即使在堪萨斯州，种族隔离政策依然生龙活虎，尽管最高法院对"布朗诉教育委员会案"[a]的里程碑式裁决就发生在堪萨斯州的首府托皮卡，我从未想过堪萨斯大学曾为某些公民开设了隔离的医院。

　　我带着罗宾逊太太来到医院主楼，一路上听着有关种族隔离和民权运动前后的生活故事。我很高兴自己可以亲口告诉她，不论任何种族和宗教信仰，现在所有患者都一起住在医院主楼里。我把她送到电梯间时，她依然拄着那根叮当作响的拐杖。接着我去餐厅买了杯咖啡。餐厅建在这家现代医院的西侧，从主体结构伸出一面大玻璃墙。我放眼向外望去，穿过长满青草的小花园，就是我的自习天堂——伊顿楼。我之前从来没有注意到，这座老砖楼的东侧有一个被封起来的入口，应该是从前的正门。我又仔细看了看，入口现在已经不能通行，上方刻着"伊顿楼"的标识。过去，这座建筑的位置相当于医学院校园的背面，而那一组门曾经是大楼的正式入口。美国中西部的夏夜，萤火虫飞出一闪一闪的光迹，我眯着眼睛看到了标识上的字。就在不久以前，那里刻着的是"黑人病区"。

---

a　1954 年，美国最高法院在"布朗诉教育委员会案"中判定公共教育领域的隔离制度违宪。——编者注

在州长乔治·华莱士与联邦政府就亚拉巴马大学录取两名非裔学生的争议陷入僵局之后，总统约翰·肯尼迪于1963年6月11日发表电视讲话，就民权问题发出由衷的呼吁，此即著名的"公民权利讲话"。最初挡在"校舍门口"的华莱士州长态度有所缓和，但是那天晚上，肯尼迪总统发表了13分钟的演讲，表示美国黑人也有进入公共机构的权利。他这样说道："因此，我恳请国会立法，赋予所有美国人享有公共设施服务的权利，无论是酒店、餐馆，还是剧院、零售店及其他类似场所。在我看来，这是一项基本权利。对这项权利的否认是对尊严的肆意践踏，1963年的美国人不应该承受这些，然而，还是有许多人承受着。"

五个月后，肯尼迪总统遇刺。他的遇害带来了无尽的灾难，但是，如果没有这场谋杀，至少有两项成就可能无法达成。在肯尼迪的原本任期结束之前，也即刺杀发生的七个月后，1964年《民权法案》由林登·约翰逊总统签署生效，成为法律。一年后，1965年《社会保障法》修正案签署生效的同时，建立了老年人联邦医疗保险制度（Medicare）和医疗补助计划（Medicaid）。这两项最重要的法案也是约翰逊所说的"伟大社会"（Great Society）的一部分，两者之间具有一种意想不到的共生关系，直至今日人们尚未完全领悟。在"公民权利讲话"中，肯尼迪总统列举禁止非裔美国人进入的各种机构（酒店、餐馆、剧院和零售店）时，没有提到医院。在1963年，要求太多是不切实际的，然而在短短几年间，全国500多处"黑人病区"中的大多数将被关闭，联邦医疗保险制度的形成使它们无法继续存在。

联邦医疗保险是美国医疗保健方面出钱最多的支付者，它几年前过了自己 50 岁的生日。如果联邦医疗保险是人类的话，它刚好达到美国退休协会的年龄要求。老年人一旦开始领取社会保障系统的福利，就自动加入了联邦医疗保险的 A 部分。美国公民"有权"享受联邦医疗保险的福利——**不加入**联邦医疗保险，就必须选择放弃自己**所有**的社会保障福利。因此，谈到联邦医疗保险时，我们会使用"享有权"（entitlement）一词。这种"强制性"健康保险始于 19 世纪后期的德国，宰相奥托·冯·俾斯麦领导的政府提出了"社会保险"的理念。[1]《德国疾病保险法》于 1883 年通过生效，也就是罗伯特·科赫发现结核菌的第二年，该法建立起由雇主和雇员共同缴费资助的强制性医疗保健系统，富人支付的费用多于穷人。[2]

许多欧洲国家都采取了类似形式的强制性医疗保险，包括 1911 年的英国。后来，英国国家医疗服务体系（British National Health Service）于 1948 年建立，确保所有英国人都享有医疗保险，而加拿大于 1968 年效仿了这一做法。英国于 1911 年启动的社会保险项目无疑启发了美国的知识阶层，包括进步党（公麋党）领袖西奥多·罗斯福。

罗斯福的政策方向已经从严格保守的"蓝血权贵"的共和党议程转变为提倡进步和社会平等，而国民医疗保险是进步党在 1912 年的一项政治纲领。进步党的罗斯福和共和党的塔夫脱都输掉了 1912 年的大选，民主党人伍德罗·威尔逊于 1913—1921 年担任美国总统。尽管国民医疗保险在 1912 年就引起了一定的关注，但第一次世界大战的爆发让该计划搁浅了。[3]几十年后，国民医疗保险政策才再次出现在政坛。

贾斯汀·福特·金博尔（Justin Ford Kimball）是得克萨斯州当地人，先后从贝勒大学和密歇根大学法学院毕业后，他开始在得克萨斯州和路易斯安那州的小镇上做高中教师和校长。就业一帆风顺的金博尔在成为校监之后，回到韦科市从事法律工作。这个决定十分重要，因为金博尔在一系列保险公司破产案中担任接管方的法律顾问，这使他接触到保险精算学。这是一个极度看重分析技巧的领域，结合数学和统计学方法来分析和控制风险，而金博尔在这方面是个天才。

作为一位极具天赋的行政管理人员，"他性格多面、风趣健谈……博古通今又平易近人，自称与州里一半人是亲戚，又与达拉斯市的上流社会常有来往"。[4] 金博尔在 1914—1924 年于达拉斯市做校监工作。在他的任期里，一场世界范围的灾难性大瘟疫侵袭了这个已经疲惫不堪的国家。

1918 年的那场骇人听闻的流感大流行是人类历史上最严重的自然灾难之一，它在第一次世界大战的最后一年席卷全球，导致全世界超过 5 000 万人死亡。死于流感的美国人有 67.5 万人，超过了在海外作战中丧生的人数。没有流感疫苗，也没有药物能够治疗伴随流感发生的致命性肺炎，美国人发现他们格外容易感染患病。尽管达拉斯地区的死者不足 1 000 人，但是，员工生病和工时不足仍然成为摆在校监金博尔面前的重要问题。

金博尔为教师设立了"疾病补助基金"，使他们在流感大流行期间能够维持生计，"每人每月交纳 1 美金的会费，这样生病的人每日可以享有 5 美金的补助，以补偿生病一周后的收入损失。"[5] 金博尔有过运用统计学评估并减轻风险的经验，因而能够为老师们规划出一套方案，同时他必须认真地统计数据，将参与基金的人数及与其健康相关的统计学信息制成表格。

1929 年，金博尔成为贝勒大学达拉斯医学院的副校长，主管医学、牙科学和护理学的教育项目，并负责改善大学医院不稳定的财务状况。那时，医院正从救济院和收尸场变为康复的殿堂，但是角色转变的代价是昂贵的。在华尔街于 1929 年 10 月 29 日股市崩盘之前，贝勒大学医学中心就已经深陷财务困境，而得克萨斯人金博尔正是能够帮助其脱离泥潭的务实型全才。

作为校监的金博尔非常熟悉疾病补助基金中"参保"的教师数量，现在他作为贝勒医院的行政管理人员，又了解到医院的财务状况——支出和收入，尤其是贝勒医院在接诊和护理达拉斯教师方面的费用流出情况。金博尔的年轻门生布莱斯·特威蒂心想："为什么我们不能为生病的人［教师］设计一套类似于伐木场和铁路对待员工的方案呢……［参考］公司顾问"[6]关照当地工人的方式，使公司和劳动力都可以从中受益。

1929 年初秋，金博尔来到达拉斯学校管理处，向他的老朋友们提交了"医院预付计划"，即教师可以每个月预交固定金额，以支付将来的医院账单。金博尔没有任何国家保险精算数据可以参考，因为人寿保险公司一直不涉及医疗保险，也没有人曾经计算过医疗需求与花费之间的统计数据。他应该向教师收取多少费用呢？没人知道。不过金博尔确实有自己做校监时的详细记录。"那些记录……是我在美国能够找到的唯一的保险精算资料。我做保险律师时，自己设计了这些表格来提取信息。［那个秋天，关于保险计划的广告在教师中传播开来。］如果 75% 的教职员工注册，并从 11

月份的疾病补助基金付款日开始，每月支付 50 美分，那么贝勒医院会将其作为必要医疗需求的预付款。"[7]

股市的崩盘和医疗保险计划的启动在几个小时中同时发生了，这对于教师和医院双方来说都是一种契机。不出所料，教师们蜂拥而至。到 12 月份，超过 75% 的达拉斯教师都注册参与了这个项目。1929 年 12 月 20 日，恰逢圣诞假期，该计划正式启动。"医疗保险计划"立刻取得了成功，达拉斯共和国民银行（Republic National Bank of Dallas）和《时代先驱报》（Times Herald）的员工也纷纷加入其中。事实上，在接下来的五年中，有 408 个员工团体的共计 23 000 名员工加入了这一计划。金博尔拯救了贝勒大学医院，将其从破产边缘解救出来，宛如一名有魔力的吹笛手，召唤着病人源源不断地来到医院门口。由于医疗所需支出开始爆炸性增长，患者也感到高兴，他们遇到意外事故或重大疾病时，不再会有毁灭性的经济损失了。

美国正处于大萧条时期的生死边缘，医疗保险计划开始在全美各地涌现。最初保险计划以单独一家医院为中心，后来大城市中出现了联合医院项目，受到战争、流行病和金融危机围攻的美国人对小额"预付"保险费好评如潮。更为复杂的保险产品将在接下来的几十年中开发出来，例如赔偿金（特定的现金收益或"最高限额"）、医疗服务给付（在特定条件下，担负一定天数的医疗服务费用）以及重大疾病险（追加的"灾难性"保险），但是在 20 世纪 30 年代，这种医疗保险计划是美国人所知道的唯一健康保险。

明尼苏达州的当地保险组织名叫"蓝色计划"（Blue Plan），负责人范·史汀威克（E. A. van Steenwyk）想为公司找一个新标志。

经过一番思考，他选择了一个蓝十字。很快这个蓝十字将成为全美医疗预付计划的标志，该计划最终又催生一个集中运营的全国性组织机构。贾斯汀·福特·金博尔既不是保险精算师，也不是医院管理学出身，他在 57 岁时作为一名新手掌管医院，继而发起了一场健康保险革命。几年间，这场革命演变出了蓝十字（Blue Cross）协会，如今这个组织已经发展成为价值数十亿美元的集团公司，在联邦医疗保险和商业医疗保险的版图上占主导地位；它为美国人支付大型择期（以及植入）手术的费用铺平了道路，这在"兴旺的二十年代"是难以想象的，那时的金博尔还只是一名校监。

蓝十字创立不过十年，美国医学会及其医生们决定，医生的门诊也应该考虑类似的预付计划。长期以来，强势的美国医院协会和美国医学会一直处于对峙状态，尤其是在健康保险问题方面。医院几乎立即接受了国民健康保险的想法，哪怕是由政府控制的单方支付保险，而美国医学会极力反对政府管理健康保险。

医学和外科学的进步使"护理场所从家庭或医生的诊所变为医院"。[8] 随着"上门服务"行为逐渐消失，公众对医疗服务保险计划的需求也日益增长。渐渐地，医生们对非营利性质的蓝十字机构的预付式医疗保险变得友好起来，于是"蓝盾"（Blue Shield）诞生了。数年后，蓝十字与蓝盾合并重组为一家大型公司，业务遍及全美。

蓝十字与蓝盾的建立基础是医院和医生与各种职工团体间的关系，这些团体包括教师工会、制造业工人和钢铁厂工人团体、警察协会等。另外在富兰克林·罗斯福执政期间，雇主与雇员之间令人意外的合作使各州的员工赔偿保险得到了大规模的改革。雇佣双方都做出了让步：雇主积极地建立工伤保险系统，以最大限度地减少员工对他们的法律诉讼，而员工终于享有工作场所的保护性条款，不再有超长的工作时间、不安全的工作条件以及缺少工伤保险的处境。由工作衍生出的健康保险与员工赔偿险结合在一起，意味着许多工人可以享有上一代人还无法得到的医疗服务。20世纪40年代初期，一系列战时的薪酬与福利法规出台，规定雇主将医疗保健作为"附加"福利，进一步巩固了工作与健康保险之间的关系。

遗憾的是，改革几乎只围绕着职工进行，没有工作的以及年长的美国人在20世纪50年代后期仍然遭受冷遇。随着医疗费用的上涨，住院治疗开销对个人经济状况的威胁也日益增加。利斯特消毒法这种以石炭酸清洁皮肤和外科医生双手的技术，永久地改变了手术治疗的理念与现实，在19世纪80年代到20世纪30年代的半个世纪里，人类生命突然不再那般脆弱。然而，严重的感染通常会导致快速死亡，直到20世纪40年代磺胺类药物和青霉素面世，手术的安全范围才真正拓宽，医院因手术而面临的风险也减少了。无菌外科与抗生素治疗的结合是一项壮举，但费用十分昂贵。毕竟死亡不需要花费太多金钱，而挽救一条生命却开销巨大。

战时美国的就业、生产和创新继续呈现出令人目眩的良好势头。"非营利性的蓝色计划发展态势惊人，并没有掠夺商业保险公司的阵地，特别是那些已经向员工团体销售人寿和意外事故保险的公司……1940—1946年，商业保险公司所持有的团体和个人住院治疗的保险单从370万增长到1 430万。"[9]同样，团体手术赔付保单从230万增长到1 060万。在1946年底之前，美国在建的医院很少，但是，1946 年的《希尔-伯顿医院调查与建设法案》（Hill-Burton Hospital Survey and Construction Act）掀起了全美的医院建设热潮。"1946—1960 年，民办医院、州立医院和市立医院一共增加了 1 182 家……此项联邦支出在 1948 年是 7 500 万美元，到 1961 年增至 1.86 亿美元。"[10]《希尔-伯顿法案》的一项重要规定是，已经收到拨款的医院必须为无力承担医疗服务开销的人提供 20 年的免费医疗服务。对于最早一批在 1946 年就获得资金的医院来说，联邦医疗保险制度在 1966 年的启动恰到好处。

　　医院的爆炸式增长和扩张以及投保人数的不断增加无法掩盖那些"由于年龄或经济状况而被遗忘的……贫困和失业人员"[11]的困境。首先受到关注的群体是老年人。经济大萧条破坏了千百万美国人的稳定财务状况，而 1935 年《社会保障法》具有里程碑般的深远意义，它通过雇主和雇员的税收贡献（现在仍出现在政府与公司员工年度工资税收 W-2 表格的第四栏）建立了永久性的全国养老金制度。于是，哈里·杜鲁门总统执政时期的联邦保障局（Federal Security Administration）负责人与社会保障局（Social Security Administration）的同事一起为老年人拟订了方案，在老年人现有的福利保障计划中，配置医疗保健福利。联邦保障局负责人奥斯卡·尤文说："拟订的福利提案将通过［老年人］已经加入的保险系统，为他们提供急需而宝贵的住院保险……减少联邦、州和地方的支出……减少医院赤字。"[12]正如贾斯汀·福特·金博尔让达拉斯教师们从每一笔薪水中抽出一点金额作为医疗开支的预付款，尤文的提案是美国人预先交纳自己步入老年后治疗疾病的费用。1951 年提出的这项方案要走过 15 个年头才成为法律生效。

美国医学会对老年人全面实行医疗保健表示强烈反对，称杜鲁门的最初提案"很不美国""是社会主义医疗"，担心国会的监管会导致医生薪水下降。在20世纪40年代和50年代，"政府用减税来奖励为员工提供保险的单位，从而巩固了私营医疗保健系统。这项间接而隐秘的政府扶持政策使更多员工加入了私营保险系统，联邦政府直接提供保险的想法遇到了更大的阻力"。[13] 尽管美国医学会和医生们在19世纪还毫无权力可言，但是正如普利策奖获得者、医学史学家保罗·斯塔尔所说，随着医学教育变得现代化，再加上卡内基基金会资助的1910年《弗莱克斯纳报告》出现后，滥竽充数的医学院不复存在，医生们由此大权在握。[14] 1906年，《纯净食品和药品法》（Pure Food and Drug Act）颁布之后，人们将蛇油倒进了下水道，弗莱克斯纳的报告则使冒牌的医学院关门大吉，这些变化所带来的结果是医生的威望与谈判力逐渐提高。

第一项涉及老年人医疗保健的国会议案是《克尔-米尔斯法案》（Kerr-Mills Act），即1960年的《社会保障法》修正案。为所有美国人提供强制性全民健康保险的美梦在几十年前就已经破碎，现在就连为老年人提供有限的保险也十分艰难。因此，奥斯卡·尤文的首席顾问威尔伯·科恩（Wilbur Cohen）和伊西多尔·福尔克（Isidore Falk）设计出一套"渐进方案"，以实现覆盖全民范围的目标（截至2019年仍未达成）。"我们的［渐进式］想法是，首先让一小部分人享有适度的保险计划，然后逐渐扩大范围，直至覆盖整个群体。"[15] 《克尔-米尔斯法案》得到了两党的大力支持，但参议员约翰·肯尼迪提出了与之相反的另一种方案——通过增加社会保障税收来资助强制性健康保险。尽管享有健康保险的退休人员数量呈上升趋势（1952 年占 31%，1956 年占 44%，1959 年占 53%），[16] 但是《克尔-米尔斯法案》能否见效，取决于各州是否同意参与，以及联邦行政管理的效率高低，这两个因素限制了它的效力。

如果局部试行的发展态势良好，就说明渐进方式是一种有效的策略，而哪怕首次试水没有成功，渐进方式也是一种制胜法宝，因为支持者可以辩解说是局部限制本身妨碍了这个独特的项目。另一方面，《克尔-米尔斯法案》为全民医保的拥护者留下两点可以攻击的漏洞，他们可以指出全美各地的老年人参保覆盖率参差不齐，而且还有许多人并未被法案照顾到。德怀特·艾森豪威尔总统签署法案的几个月后，该法案就受到新任总统约翰·肯尼迪的挑战。在 1961 年的国情咨文演讲中，他呼吁开展与社会保障相关联的联邦计划，为 1 400 万名 65 岁以上的美国人提供医疗保险。

肯尼迪演讲后不久就提出了《金-安德森议案》（King-Anderson bill），建议为老年人的医院服务和疗养院服务提供强制性保险。《金-安德森议案》又叫"联邦医疗保险"，一方面获得了工会和自由主义者的支持，另一方面则受到了美国医学会、商业团体和保守派人士的反对。《克尔-米尔斯法案》的联合发起人威尔伯·米尔斯（Wilbur Mills）是一名来自阿肯色州的民主党人士，在肯尼迪政府时期已经晋升到众议院筹款委员会（House Ways and Means Committee）主席的要职。当时，众议院和参议院中仍然有许多"保守的民主党人"，而米尔斯主席便是其中一员。1960 年，肯尼迪以微弱的优势击败了理查德·尼克松，《金-安德森议案》从此开始艰难起步。众议员米尔斯多年来一直在修订细则，确保议案能获得必要的选票，走出委员会审议的阶段，但来自美国医学会及其他团体的重重阻挠拖延了议案的进程，米尔斯自身的固执性格也有影响。

肯尼迪总统任期不满三年，就于 1963 年 11 月 23 日遇刺。"肯尼迪遇害的两天前，《华盛顿邮报》专栏作者罗兰·埃文斯（Rowland Evans）和罗伯特·诺瓦克（Robert Novak）写道：'只要米尔斯坚持反对由社会保障系统资助的健康保险，肯尼迪总统的计划就注定停留在筹款委员会阶段。'"[17] 民主党人在众议院和参议院以压倒性优势获胜，约翰逊总统誓将民权和联邦医疗保险作为优先关注对象纳入其"伟大社会"的规划，他知道在他第一任期的"蜜月期"里，推行计划的情感时机已经成熟。

1964 年《民权法案》生效，此时已是"罗斯福新政 30 年后续影响的尾声"。[18] 然而，在杜鲁门、艾森豪威尔甚至富兰克林·罗斯福执政期间，该法案都无法实现。几十年来，民主党掌握着国家政局，在九届总统选举中有七次胜出，同时平均"选举人团票高达 424 票，而相比之下，共和党只得到 101 票"。[19] 那么问题就出现了——为什么杜鲁门或肯尼迪很难让议案通过呢？因为空前一致的南方民主党人。他们"保护种族隔离制度，反对工会，破坏大部分社会改革，讲究论资排辈，推崇南方重新选举议会成员的模式"。[20]

罗斯福新政时期，民主党有两个主要政治联盟：一个是北方自由主义者，他们热衷于拟订与社会创新有关的提案，例如"扩大社会保障制度、全民保险、强有力的劳动保护、儿童福利计划等等……"[21]；另一个是南方保守派人士，他们基本上统治着国会。

政治学家艾拉·卡茨尼尔森（Ira Katznelson）将这种局面描述为"瑞典福利制度与南非种族隔离制度结合，后者占主导地位"。[22]《民权法案》最终通过时，在经历了90天的僵局之后，迎来了一场终结辩论的投票，33名共和党参议员中的27名加入了45人的民主党阵营，从而打破了南方的抗衡，法案才得以通过。

联邦医疗保险的通过经历了相似的进程。许多政治专家认为，《民权法案》促进甚至实现了联邦医疗保险的通过。共和党感到联邦医疗保险肯定会通过，于是他们发起了别称为"优质医疗"的另一项议案，这是一种部分由普通税收资助的自愿医疗计划，可以涵盖医生看诊的费用。美国医学会也提出了自己的方案，名为"老年医疗"，可以作为《克尔-米尔斯法案》的扩展，涵盖医生看诊、疗养院护理和处方药的开支。从本质上讲，"老年医疗"是"医疗补助计划"的前身。

竞相出现的联邦医疗保险、优质医疗和老年医疗提案，既相互对立，也互为补充。医院就诊费用、医生诊所保险以及扩展的贫困医疗服务是国会尚未考虑到的三大紧迫需求，甚至连那些赞成为老年人提供全民综合式医疗保险的人也从未想过。三项提案一次全部通过是不可能的，这会给民众及政府增加巨大的负担；然而，事实的确就这样发生了。

米尔斯主席献出了历史上数一数二的立法妙计。1965年3月3日，他提出将三项议案的主要内容合并在一起。在众议院筹款委员会的一次会议中，米尔斯转向林登·约翰逊的代表威尔伯·科恩问道，为什么他们"不能将联邦政府的医疗保险计划与广泛涵盖医生看诊及其他医疗服务费用的自愿计划放在一起，合并成一个计划？"[23] 科恩后来回忆道："实际上，联邦政府是在没有评审任何替代方案或其他选项，没有权衡折中，没有考虑成本的情况下，介入医疗保健这一重要领域的。"[24] 经过几个月的审议，众议院和参议院都通过了这项议案，它俗称为"米尔斯三层蛋糕"，但正式名称为《社会保障法》第 18 条和第 19 条修正案。第 18 条修正案由 A 和 B 两部分组成，分别概述了医院就诊和补充医疗服务的覆盖范围，包括到医生诊所看诊。第 19 条修正案推出了医疗补助计划，但不被称为"C 部分"。30 多年后，1997 年《平衡预算法案》（Balanced Budget Act）通过，按投保人赔付的健康保险计划才正式出台，它最初名为"联邦医疗保险优选计划"（Medicare+Choice），后来被称为"联邦医疗保险优良计划"（Medicare Advantage）。

了解这个"蛋糕"如何烘焙的历史可以帮助我们理解联邦医疗保险和医疗补助计划中许多令人困惑的细节。例如，为什么将医院就诊定义为"A 部分"？因为医院就诊的覆盖范围属于前身是《金-安德森议案》的《联邦医疗保险法案》的"A 部分"。为什么在医生诊所就诊的报销属于"B 部分"？因为它是根据该法案的"B 部分"生效的（法案正式名称为《社会保障法》第 18 条 B 修正案）。为什么 A 部分由社会保障税收资助？因为议案从一开始就是作为社会保障的附加条款通过的，这也解释了为什么 A 部分的花费由社会保障税的收入来支付。而按照最初的提议，B 部分则由普通税收来支付。

经过多年的争论，1965 年 7 月 30 日，距离西奥多·罗斯福提出全民保险计划整整半个世纪后，联邦医疗保险由林登·约翰逊总统在密苏里州独立城的杜鲁门图书馆签署生效。坐在他旁边的是联邦医疗保险计划的第一位参保人——哈里·杜鲁门，他在当天收到了自己正式的联邦医疗保险卡。

民权运动从根本上重塑了美国对贫困人口、失业人口和老年人口医疗保健的思考方式。"《民权法案》的通过和实施以及如影随形的民权运动，促使总统在选举中以压倒性优势获胜，联邦医疗保险是这场选举的结果，是民权运动的礼物。"[25] 在十年间，"医院成为美国在种族上最凝聚、在经济上最统一的私营机构……曾经的500多家黑人医院，只留下四五家，其他已经全部关闭或改作其他用途"。[26, 27] 哪种情况更令人难以理解呢：是美国在 20 世纪 60 年代仍然有我母校中的伊顿病房那样的种族隔离医院，还是《联邦医疗保险法案》的推行使那些医院关闭了？

联邦医疗保险花了整整一年时间才正式启动，我们可以想象，那一年庞大的美国联邦官僚机构仿佛一艘远洋巨轮向全新的地平线起航，它管理着成千上万的医生和医院，这些医生和机构正为千百万刚刚获得保险的民众提供着医疗服务。令人震惊的是，联邦政府对医疗体系没有统治权，正如联邦医疗保险的总设计师之一威尔伯·科恩后来感叹的那样，"1965 年，联邦医疗保险的倡导者们，包括我自己，不得不做出让步，承认我们对医院和医生没有真正的控制权。我必须许诺……联邦机构……没有控制权"。[28]

联邦医疗保险通过时，立法者已经将蓝十字与蓝盾的支付政策编入法律。20 世纪 30 年代，非营利性蓝十字医疗保险成为"［医院产业］稳定的资金渠道"。[29] 重要的是，各州的蓝十字与蓝盾计划通常会**报销**医院在治疗病人时所产生的费用，无论费用是多是少，所以当健康保险进入爆炸式增长阶段，医院根本没有限制成本的动机。普林斯顿大学的乌韦·莱因哈特认为，这种以"报销"而非"支付"为核心的方法，即"医院针对外部约束来管理其项目成本"[30]的方法，滋养出一种内在的通货膨胀机制。各州的蓝盾计划为医生诊所提供报销，会支付医生"平常、常规和合理"（俗称 UCR）的治疗费用，同样几乎不限制其成本。

通货膨胀不仅出现在医院和医生诊所的报销中。"联邦医疗保险必须按比例分别报销各个医院投资在建筑和医疗器械方面的所有花费……按比例分别报销其运营成本。"[31] 报销保证了一定的资金回笼，毫无疑问，投资人拥有的医院会因此开始飞速发展。联邦医疗保险以蓝盾计划为医生诊所报销时采用的 UCR 原则为基础，按照"常规、普遍和合理"（CPR）原则，支付医生的治疗费用，限制条件只是略微严格了些。

莱因哈特说道："因此，在 1965 年，作为他们默许联邦医疗保险生效的回报，医疗保健的提供方实际上从国会拿到了进入美国国库的钥匙。"[32] 报销而非支付的机制，使联邦医疗保险立即产生了年度开支，就像节拍器一样，一年更比一年多。讽刺的是，反倒是后来那些忠诚的共和党总统如尼克松、福特、里根和老布什，"以民主党永远不敢尝试的方式，使医院和医生一方屈服"。[33] 20 世纪 70 年代后期，卡特政府同意医院行业"自主"控制成本，不过这个天真的承诺没有产生任何影响。

20 年时间的报销制度在里根执政时期终结，当时联邦医疗保险的规则开始向更加商业化的方向转变。"'事后全额报销'的想法，对于任何习惯了商业常规的人来说都是陌生的，政府对这种方式尤其感到烦恼。"[34] 因此，研究人员和决策者将医疗条件划分成

500 多个"疾病诊断相关分组"（diagnosis-related groups），简称
DRG，按照每种情况预先定好的总额来给医院付钱，从而实现了
一种"公平利润"。这一改变确实是革命性的，世界各地的许多国
家甚至美国的私营保险公司都效仿了这种模式。

　　几十年以来，医院和医生通过没有标准来衡量的"常规"治
疗，无限制地收取费用而且得到支付。按照各种 DRG 病例来报销
医院费用的会计系统，为联邦政府旧的支付方式的终结鸣响了礼
炮。随着经济学家和统计学家的社会力量日益显现，联邦医疗保险
资助了一项有关各种医疗服务"相对成本"的重要研究，旨在确
定治疗大量不同的伤病所需要的时间、技术和风险。[35] 这项研究结
果所产生的"基于资源的相对价值量表"（RBRVS）为 1989 年立
法制定正式的医师收费表奠定了基础，考虑的因素包括"地理位置
在劳动力成本、医疗过失保险费［以及办公空间成本］方面造成
的差异"。[36] 曾经的医院和医生像只肥猫一样拉开山姆叔叔的钱袋，
幻想收取常规治疗费用，那样的日子一去不复返了。

　　私营保险业采用了 DRG、RBRVS 等由联邦医疗保险发起的新
形式，此外，医院和医生们可以根据联邦医疗保险特定的年度收
费表，与非营利性和营利性保险机构就费率进行谈判。例如，医
生可能会说："我们与信诺保险（Cigna）的新合同是 2015 年联邦
医疗保险计划的 135%。"虽然联邦医疗保险约占"全美医疗保健
支出的 20%，即 2.793 万亿美元中的 5 725 亿"，[37] 但是，在公立
和私营医疗保健的支付方式改革中，它左右着谈判的权力。近些
年来，国会尝试**总体**规划医疗费用，目标是将联邦医疗保险的总
支出情况与国内生产总值的增长挂钩。该计划会运用经过计算的

"量化业绩标准"（VPS），规定如果前一年的支出超出预算，本年度就会减少医生的看诊费。尽管这种严苛的持续增长率（SGR）体系应该很容易实施，而且功能强大，然而它也是医生影响立法的最后一块阵地，而且新医疗税法案（doc fix）几乎从未启动。在华盛顿特区，每年的国会议程都习惯了忽视 SGR 体系。有人批评说，国会长期搁置 SGR 体系也是医疗保健体系支出"不稳定"增长的原因之一。

联邦医疗保险计划约占联邦支出总额的 1/7，在 2016 年，3.9 万亿美元的联邦预算中，约 5 880 亿美元用于资助联邦医疗保险。[38] 这 50 年中，联邦预算在联邦医疗保险上的支出比例一直稳步上升，在 2016 年超过了 15%（占国内生产总值的 3.2%），预计到 2024 年将超过预算的 16%，占国内生产总值的 3.6%。2010—2050 年，65 岁以上的人口数会翻倍，从 4 000 多万增长到 8 400 万，而且其中大部分是 80 岁以上的老人，他们的医疗费用通常会很高昂。乌韦·莱因哈特认为："目前，有关美国财政政策的争论焦点在于，政府总支出占国内生产总值的比例必须保持或低于既定比例——不论需要多少资金……**这就是不可持续发展的观念。**"[39]

持怀疑态度的人有充分的理由批评美国人在医疗保健方面与大多数西方国家相比获益不多（本书作者作为外科医生也承认这一点）。我们为药品、植入物和手术支付了太多的费用，在这个成本意识和成果跟进的新时代，美国人会看到"物有所值"的进步。但是，世界上其他任何地方的经济学家、精算学家、政策制定者以及医生都不希望自己在心脏病发作、罹患癌症或遭受外伤时，需要先有个改进控制成本的新方案才能好好治疗。

　　了解美国食品和药品监督管理局和联邦医疗保险的起源才能真正理解植入物爆炸式出现的"完美风暴"。材料学的进步、抗生素的出现、食品和药品监督管理局对植入物的监管、二战后由政府推动的数千家新医院的建设、医疗健康保险的发明以及联邦医疗保险系统的形成，这一切在短短几十年间汇流成河。患者需要健康保险来支付新型手术昂贵的费用，医院、医生和植入物制造商则需要可靠而稳定的投保患者群体。在 1965 年，谁又能以天马行空的想象力猜测到未来会发生什么？当然，联邦医疗保险的成本始终超过预算，但是我们不能责怪威尔伯·米尔斯及其同事们在制作三层蛋糕时没有占卜未来。毕竟，革命难以预测。

# 第十三章

# 设备许可

我两天前才到伦敦，现在还在倒时差以适应格林尼治标准时间。从公寓约的出租车很快就到了尤斯顿车站，我乘上从伦敦开往曼彻斯特的高铁，两个小时就可以到达曼彻斯特的皮卡迪利车站，这条线路也是欧洲最繁忙的铁路线之一。在曼彻斯特转乘奔宁特快来到威根镇，我叫了一辆出租车，穿过兰开夏郡的乡村风光，来到小城莱廷顿（Wrightington）。车窗外是大片的英格兰农场，灌木丛生的树篱和苍老的古树穿插在波涛起伏般的田野间。

莱廷顿的田园风光丝毫无法使人们联想到世界一流医学，但坐落在小城郊外的一家医院吸引我来到这里。出租车转过路口的环岛，莱廷顿医院便近在眼前。医院主楼是一座奶油色的石制建筑，原本是莱廷顿大礼堂（Wrightington Hall，重建于1748年），庄严肃穆的建筑风格十分符合曾经的显赫地位。其余的建筑都有一两层高，与主楼不同，由红砖建成。我的出租车司机是一位来自巴基斯坦的老先生，瘦高个儿，到站停车后，他告诉我："您知道吗？他们说这家医院在历史上非常重要，是发明关节置换手术的地方。"

我一边掏出钱夹付钱一边说："是的。所以我才到这里来，来看看发生这一切的地方，来向约翰·查恩雷爵士（Sir John Charnley）致敬。"

　　一座十分古老的石墙立于碎石铺设的停车场一侧，另一侧坐落着一栋 20 世纪 60 年代的单层建筑，即著名的髋关节外科中心。成百上千名拜访过这一圣地的外科医生曾站在门口，与查恩雷或其他使这里名扬天下的外科医生合影留念。

　　穿过走廊，我见到了波多·普尔巴赫（Bodo Purbach）先生。这位来自德国的骨科医生是查恩雷的大弟子，在工作繁忙的一天接近尾声时，他满怀热情地带我参观了医院。我们与另一位年轻的外科住院医师一起看望了本周刚刚接受过髋关节置换手术的病人。环顾四周，我为整座医院朴实无华的装饰风格感到惊讶。长长的走廊呈平行排列，这种结构最初是由弗洛伦斯·南丁格尔建议采用的，有助于促进空气流动。这里的家具、墙漆、照明和双人病房，让我仿佛回到了 30 年前。

　　普尔巴赫先生看着我，以略带德国口音的英语说道："现在，最有意思的地方到了！"

　　他抽出大钥匙环上的一簇钥匙，我们沿着一条幽暗的走廊走向尽头。在肩外科医生伦纳德·芬克（Lennard Funk）先生的陪同下，普尔巴赫打开了一扇大门并拨动了照明开关。嗡嗡作响的荧光灯下，我仿佛置身于一座博物馆，这里陈列着髋关节植入物的展示柜、成套的医疗器材古董以及近百年来髋关节植入物历史上的代表性样本。

　　这对于任何热衷于医学和外科学历史的人来说，都是巨大的财富，当然也包括我。我感觉自己就像揭开图坦卡蒙墓穴那一刻的霍华德·卡特。对面倚墙而立的是那台定制的聚乙烯磨损试验机，多年来，我在期刊以漫画风格绘制的图片上常常看到它，而现在，实物就在眼前。左侧是一盒查恩雷使用的丙烯酸骨水泥，它已经 50 岁了。我继续在房间里走着，俯身看着分类展柜中陈列的小物件，还有查恩雷多年来设计过的金属髋关节柄。然后，我看到了聚乙烯和特氟龙臼杯。

也许查恩雷对人类最伟大的贡献就是将聚乙烯当成一种承载面材料应用于全关节置换术。这一发现是命运般的巧合，当时一家德国聚合材料公司的销售员带着一包齿轮样品来到医院，他想查恩雷的试验机可能会需要聚合材质的零件。而实验室助手哈里·克雷文（Harry Craven）和查恩雷先生先后认为，聚乙烯正是他们一直以来所寻找的突破性材料。为了测试这种新型聚合物，克雷文研发出一种多工位磨损测试设备……它就放在我面前的工作台上。彻底改变世界的"历史"安坐在这张工作台上，身上蒙着薄薄的尘埃。

在旁边的展柜中，我看到了几乎毁掉约翰·查恩雷爵士全部工作的罪魁祸首。展架上放着从受试人体中取回的特氟龙臼杯，可见大面积腐蚀和不均匀磨损。如果说聚乙烯是查恩雷一心求索后得到的福音，那么特氟龙就是可憎的恶魔，它动摇了查恩雷通往成功的信心。1962 年，人们已经很清楚每一例用了特氟龙的手术的长期结果都是失败的，尽管合金髋关节柄表现良好，但关节窝的特氟龙臼杯基本上被金属球一点一点地磨没了。我俯下身来，近距离地观察着白色的蜡状特氟龙，眼前就是在查恩雷文章中读到的那个植入物的实物。这个植入物是在一系列失败之后，让查恩雷放弃的最后一根稻草。他从未进行过动物实验研究。在 1962 年，英格兰也没有监管机构来审查、批准医疗设备。查恩雷构想出一种设计，然后制造植入物（有可能是自己做的，也可能是与合作伙伴共同做的），接下来在手术中使用。当时也没有跟踪机制和量化手术结果的方法来对患者进行分析。

发现聚乙烯后，查恩雷又做了 20 年手术，而他一直保留着失败的特氟龙臼杯，这让我们看到这位医生的另一种品格。他是一名真正的先驱者。借用吉卜林的诗句来说，他能够平静地面对"成功与灾难，在成功之中不得意忘形，在灾难之后也勇于咀嚼苦果"。特氟龙臼杯并不是耻辱的象征，而是关节成形术发展过程中的一个重要章节。最伟大的开拓者总是孜孜不倦地寻求着合理性，拥抱结果的真相，突破最初成果看似颇具希望的迷雾，挖掘现实。

西奥多·罗斯福于 1858 年在纽约市出生，他在童年时期曾经顽强地与哮喘病做斗争，进入青少年时期后，又刻苦地锻炼身体，增强体质。1880 年从哈佛大学本科毕业后，他回到纽约市，就读于哥伦比亚大学法学院。朝气蓬勃的罗斯福 24 岁就当选为纽约州议员，那时的他还长着一张娃娃脸。作为一名自由资本主义者，罗斯福属于当时的传统保守派理论阵营，主张低工资、低税收和少量社会服务的自由放任主义政策。但是，在 1882 年，罗斯福受到了工会活动家塞缪尔·龚帕斯（Samuel Gompers）的启示。

1882 年，纽约州立法机构提出了一项议案，禁止在廉租公寓中生产雪茄，因为这为雪茄工人带来了生活上的负担。[1]那时候，纽约市的雪茄公司要求工人"把工作带回家"，把制作工具储存在家里，更糟糕的是，工人们还要把一捆捆潮湿的烟草叶储存在他们已经拥挤不堪的廉租公寓中。龚帕斯请半信半疑的罗斯福亲自看看工人们的生活环境，罗斯福也赞成"事实胜于雄辩"[2]的想法，于是他与龚帕斯一起去参观了纽约的公寓。

眼前的一切使罗斯福感到震惊。不仅工人们的生活环境十分恶劣，而且有孩子的家庭居住条件也极不合理。罗斯福无法再坚持自由放任主义的态度，他感到这种观念就像堆在外籍劳工住所里的刺鼻烟草一般腐朽不堪。年轻的哈佛毕业生又两次拜访廉租公寓，最后说道："我不再反对这项议案，而会全心全意地支持它。"[3]奋发图强、从不示弱的罗斯福认识到，"自食其力和竞争精神是重要的理想，然而，在人生不公时，它们是无效的"。[4]

1906年春，厄普顿·辛克莱出版了小说《屠场》。尽管辛克莱不是"社会丑事揭发派"[a]的主要成员，但《屠场》一书是"揭露黑幕文学"的典范，描写了芝加哥肉类加工厂的悲惨世界。[5]

　　为了创作《屠场》，辛克莱在芝加哥的屠宰场和肉类加工厂"潜伏"了七个星期。他穿着脏衣服，提着午餐罐与外籍劳工混在一起。白天，他来到污秽不堪、极其危险的工作场所，记录管理人员对工人困境的冷漠无情，以及政府监督的缺失。晚上，他敲开工人的家门，写下他们的苦衷。

　　辛克莱希望可以吸引人们关注芝加哥"罐头镇"的立陶宛移民受剥削压榨的困境，他的小说描写了一幕幕绝望的工人阶级生活。书中的段落赢得了大众的喜爱，不过这本书还讲

---

a　"社会丑事揭发派"（muckraker）是一战前美国的一群报刊记者、编辑和作家，搜集并揭露社会黑暗面、曝光工业、商业与政界的腐败丑闻。——编者注

述了一个更为特殊的故事，虽然只有寥寥几页，说的是美国人所食用的肉品。辛克莱告诉我们，老鼠在腐烂的肉堆上一路狂奔，留下粪便；受到结核菌污染的肉被包装起来，运往市场销售；工人的肉体遭到酸腐蚀。最令人震惊的是，有人跌进烹饪间的大桶里，却无人搭救，"直到他们的骨头变成了达勒姆（Durham）的纯猪板油，出现在世人面前！"。那些看了让人胃里一阵翻江倒海的场面超越了辛克莱想要表达的任何意识形态信息。他后来写道："我想打动公众的心，不料却命中了他们的胃。"[6]

在担任纽约州州长两年后，罗斯福成为美国副总统，不久后麦金莱总统在其第二任期仅六个月时被暗杀，于是，西奥多·罗斯福成了美国历史上最年轻的总统，距离他参加圣胡安山战役后才过去三年，那段军旅生活曾被他誉为"我生命中最美好的时光"。这时，43 岁的罗斯福逐渐将注意力转向了几十年来未经审视的工业增长。1905 年成功连任后，罗斯福总统告诉国会，"假冒伪劣的食品有损健康、欺骗购买者，应该禁止交易"。毫无疑问，罗斯福记得美国军队的食品供给质量十分糟糕，但是他想起自己曾经对纽约公寓的艰苦生活感到难以置信，对前线战场的食品供给产生重重质疑，他明白立法提案的实现需要前所未有的推进。不论是作为警察局长、纽约州州长还是总统，在统治和行使权力的道路上，罗斯福始终注重公平性，看重管理工作。罗斯福对美国国家公园管理局的态度最能体现他进退有度的思想觉悟和处事方式，但是他对美国社会的每一天（甚至每时每刻）都产生了深远影响的改革是 1906 年出台的

《纯净食品和药品法》，以及随之而来的首个公民保护机构——食品和药品监督管理局。

1906 年法案出台之前，医生与"专利药品"销售商之间的战争持续了一个世纪。"对'秘方'药品的需求始于殖民地时期从英国进口药品。但是，在独立战争期间，英国专利药品无法进口，美国经销商在英国药瓶中填满了各种各样的假冒仿制品……都是包装的把戏，包装是关键。"[7] 随着化学这门新科学的诞生，人们也拥有了制造添加剂和防腐剂的神技，还能稀释食物，或者滥竽充数。变质牛奶、腐肉烂菜都能通过新发现的化学物质瞒天过海。

经过国会辩论，以及政府与肉类加工业、牲畜饲养业和"制药"业的一番斗争，《纯净食品和药品法》由罗斯福总统于 1906 年 6 月 30 日签署生效。法律生效以后，不仅肉类检验成为国法，药品交易管理也随之发生了本质改变。这一新法律创建了美国第一个以食品和药品的**安全性**为至高准则的监管机构，同时，也强调了打击**欺诈**。新法案取缔了虚假宣传，要求标签信息准确，禁止配料掺假。有人认为 1906 年《纯净食品和药品法》的贡献**只局限于**肉类加工业的改革和"蛇油"类专利药的减少，这是不够全面的，更重要的是它引起了政策方面的变化，政府具有了保护公民免受未经监管的商业行为伤害的职能。然而，从更为深远的意义上讲，这一解决方案的出现"不仅是因为人们必须对贪婪的企业和滥用的假冒产品采取措施，而且也是因为科学进步创造出了新希望"。[8] 正是因为首次出现了能够治愈患者的真正药品，冒牌药品才死得其所。菲利普·希尔茨借用欧文·费希尔（Irving Fisher）的话说："世界逐渐认识到它可以改善自己。"[9]

1938 年《食品、药品和化妆品法》（Food, Drug and Cosmetic Act）由富兰克林·德拉诺·罗斯福总统签署生效，这很大程度上是对麦森吉尔（S.E. Massengill）事件的回应。1937 年，麦森吉尔公司经销了受到致命性污染的磺胺类药物。这场危机凸显了 1906 年《纯净食品和药品法》的缺陷和弱点。那时的美国正处于一个十字路口，刚刚走出大萧条，认识到可以制造特定的药物来治疗特定的疾病。化学是真实存在的，德国医学已经揭示了疾病的细胞基础，由此可以推论出疾病的分子基础，这意味着细胞的功能异常必须以我们身体中的分子形式来理解和治愈，并且得到管理。在科学启蒙闪烁的光芒照耀下，谁还能相信包治百病的"万能药"？局势已然变化，企业要想生存，需要研究部门、科学家和实验室。20 世纪 20 年代，制药业里不过有几千名科学家，然而到了 20 世纪 40 年代，即使是在二战后创新发明飞速发展的时代之前，这个队伍就已经发展到将近 6 万人。[10]

1938 年的《食品、药品和化妆品法》是"民事治理的里程碑。事实表明，这不仅对美国，而且对世界各地的现代政府都具有重大意义。在接下来的几年中，所有发达国家都采用了这一法案的核心原则。它首次规定药品在上市前需要经过分析检验。它将一种概念写入法律，即科学方法才是现代社会的标准——而不是商业意图，不是道听途说，不是权威命令"。[11] 当然，这仅仅规范了药品，还不包括植入物，1938 年的人们还没有想到植入物这一层。距离国法实现真正意义上的"综合医疗产品"现代化，还有数十年时间。

美国食品和药品监督管理局从农业部转移到联邦保障局，而联邦保障局后来更名为卫生、教育与福利部。现在，它隶属于卫生与公众服务部，继续监管制药（包括试验、工厂视察、分类、市场投放、包装和长期安全性分析）、食品安全以及疫苗、血液和血清，并确保化妆品和辐射性产品的安全性。美国食品和药品监督管理局对这些领域的人类医学用品和兽医学用品都具有管理权。此外，该部门还负责规范烟草产品的制作、上市和经销，以促进公共卫生的发展，同时它在反恐方面也发挥着重要作用，比如确保食品供给安全，以及促进治疗性医疗产品的研发。但是，直到20世纪70年代，美国食品和药品监督管理局才具备管理医疗器械的权力。

20世纪40年代以前，医疗器械的定义不包括"可植入"的概念。数百年前，医疗器械装置往往是骗人的玩意儿或巫术魔法，毫无科学价值可言，比如占卜探测杖、鼻子矫正器、专利金属牵引器（本质上无异于魔法棒）、加热橡胶涂药器和不合理的膝盖支架。如果说这类器械装置还有作用的话，那大部分都相当于安慰剂，所以除了让患者损失钱财外没有其他危害，也就不值得谴责。伦琴于1895年发现X光，居里夫妇在1898年发现了放射性现象，利用放射现象的"求知探索设备"很快就打入了欧美市场。许多早期的研究放射性现象的学者死于接触放射性元素而导致的疾病，美国食品和药品监督管理局的安全监管人员渐渐意识到需要将暴露在辐射中的程度降到最低。由于监管中涉及的知识体系与美国食品和药品监督管理局更加相似，放射卫生处（Bureau of Radiological Health）于1971年从公共卫生局移交到美国食品和药品监督管理局。

美国食品和药品监督管理局在战后的技术潮时代面临着医疗设备管理的巨大挑战，这类似于1938年的法案问世之前对药品进行监管的问题，当时还没有形成一种至上的原则，认为在产品上市之前，需要经过测试、评审和批准。回顾历史，美国食品和药品监督管理局的强制力通常只用来管制一些类似于 X 射线试鞋机的小装置，人们认为这些小物件无害，实际上它们比想象中更危险。1962年，肯尼迪总统提出，要改变医疗器械进入市场的方式，[12] 但是争论焦点变成了联邦医疗保险与对药物的恐惧（包括镇静剂沙利度胺的噩梦），而设备监管处于次要位置，这显然会酝酿出一场危机。

理查德·尼克松初任美国总统时就签署了医疗器械法规，组织起库珀委员会来制订监管医疗器械行业的立法提案。委员会由医学博士西奥多·库珀（Theodore Cooper）担任主席。库珀是美国心肺研究所（National Heart and Lung Institute）所长，曾经是学术型心脏外科医生，后来担任普强制药的执行官。1970 年，一个由政府官员组成的十人委员会发布了正式的《库珀报告》（Cooper Report），重点强调了需要对医疗器械和药品进行区别管理。于是，管理人员开始对市面上的所有医疗器械按照其专业特性进行分类，并根据获得批准所需要的审查级别分组。到 1973 年，美国食品和药品监督管理局已经建立起 14 个不同类别的专家小组。该部门在1975 年发布了一则总公告，告知设备制造商相关的分类手续。

在美国食品和药品监督管理局继续进行准备工作的同时，几次危机的出现使公众开始关注联邦政府监管的必要性。达尔康盾（Dalkon Shield）是一种金属材质的宫内节育器，外观像一只游动的寄生虫拖着细细长长的尾巴，看上去就带着不祥之兆。装置"尾巴"的一部分是一根多孔线绳，后来被确定为感染的原因。自1971 年起，数以百万计的妇女使用了达尔康盾节育器，结果导致成千上万名患者入院治疗，出现妊娠并发症、盆腔炎、不孕甚至死亡。1975 年，这种节育器所酿成的危机已经很明显了，超过 15 万妇女对制造商 A.H. 罗宾斯公司发起诉讼，这是自石棉事件以来最大的侵权责任赔偿案件。[13] 达尔康盾导致的灾难使美国人不禁发问："我们怎么能让这种情况发生呢？"磺胺酏剂曾导致了幼儿死亡的悲剧，而这次的受害者是育龄女性，现在她们终身生活在盆腔炎和不孕症的恐惧中。达尔康盾事件中的监管失位引起了众怒，同时有缺陷的心脏起搏器也引起了类似的担忧，这要求国会必须做出改变。

经过几年行政和立法层面的争论后，《医疗器械修正案》（Medical Device Amendments）由福特总统于 1976 年签署生效。这是有关医疗器械的最重要的立法，由新成立的医疗器械局（Bureau of Medical Devices）负责监督实施。这一法规意味着任何**新型**植入装置都必须经过"上市审批"，再也没有手工匠人在自己的工坊造出一种植入物，转天就将它植入人体的情况了。在英格兰的莱廷顿，约翰·查恩雷 20 年来就是这样处理他的全髋关节植入物的。与药品一样，新法律规定器械制造商必须为准备投放市场的器械提出申请。根据"祖父法则"，已经在市场上销售的器械不受新规定约束，但新器械必须申请上市批准。

1982 年，医疗器械管理部门和放射性管理部门合二为一，成为医疗器械与放射卫生中心，隶属于美国食品和药品监督管理局。医疗器械与放射卫生中心负责管理所有医疗器械和放射性测试设备，以及所有释放电磁射线的装置，例如微波炉和手机。或许该部门最重要的作用是对医疗植入物进行了应用分类，例如起搏器、深部脑刺激器、骨关节置换物、人工耳蜗和心脏瓣膜。

　　器械审批面临着与药品审批类似的双重压力，制造商和患者经常对美国食品和药品监督管理局烦琐的规章程序和缓慢的办事效率感到懊恼，但是，如果药物不良反应或器械故障偶尔引发了不幸事故，人们就会批评美国食品和药品监督管理局标准宽松、审批随意。在美国食品和药品监督管理局审批失败的案例中，最严重的是错误地批准了沙利度胺的上市，引起了可怕的新生儿海豹肢畸形，即胎儿的四肢在母体内发育停滞，导致新生儿几乎没有四肢，手脚异常地长在距离肩部或臀部仅有几英寸的地方。在最严重的情况下，四肢均受到影响。由于许多孩子都留下了先天性缺陷，造成终生的噩梦，美国食品和药品监督管理局做出了"永远不再发生"的承诺。

　　植入物的批准也发生过类似的失败，在这种情况下，制造商、医院、医生和美国食品和药品监督管理局都有责任。曾经有一个重大失败案例，它造成的后果至今仍在持续着，受到伤害的患者就在我们周围。当时在美国有超过 4 万名患者，全世界将近 10 万名患者，在全髋关节置换手术中接受了德普（DePuy）公司"关节表面置换系统"（ASR）的髋关节植入物，该植入物最终于 2010 年 8 月 26 日正式从全球范围内召回。近万名原告的和解协议可能需要强生公司下属的德普公司赔偿将近 40 亿美元。一个有致命缺陷的全髋关节，是如何来到市场上并持续使用了 7 年的呢？

　　可以说，髋关节置换术是世界上最成功的手术，它能够极大地减轻疼痛，改善功能，而且感染率低，很少需要再次手术。有人甚至称之为"世纪性手术"。[14] 然而，髋关节置换术在老年人中取得的惊人成果，诱使部分外科医生和病人突破机械的耐久界限，尝试为更年轻、更有活力的患者进行置换手术。20 世纪 60 年代至 90 年代，关节置换的黄金准则是，植入关节柄向下插入股骨髓腔（由骨水泥固定），髋臼部件压紧骨骼，金属臼杯以聚合物（聚乙烯）做衬垫。事实证明，这种方法在老年人中持久耐用，但是，像所有的机械轴衬一样，聚合物衬层容易磨损，最终失效。机械工程师继续寻找着"替代性承载面"，也即其他的金属和塑料组合，来为年轻而充满活力的患者做置换手术。

在医学领域，突破性进展往往来自温故知新。第一例成功的髋关节炎手术由麻省总医院的外科领导者马里乌斯·史密斯–彼得森主刀完成，他用玻璃杯和金属杯盖住股骨头，以实现股骨头的"臼杯关节成形术"。查恩雷的**全关节髋部置换术**结果远远超越了混合式的臼杯关节成形术，但是，髋关节脱臼和聚乙烯磨损问题使外科医生和制造商重新开始考虑用一个大金属球替代股骨头。德里克·麦克明（Derek McMinn）是一位来自爱尔兰的医生，他在伦敦接受医学训练，在英国伯明翰工作。自 1988 年起，他就开始重新考虑如何实现不包含聚合物衬层的髋关节置换术，这一想法最初由麦基和法勒在 1960 年提出。[15] 麦克明从 1991 年开始，将一个大金属股骨头嵌入可在其中旋转的光滑金属髋臼杯中，他希望部件经过精心安置以后，可以生成薄薄的一层液体，在金属球和金属杯之间，起到自动润滑作用。

1991 年，这一装置最初被称为"麦克明髋关节"；1997 年，这位勇于探索的外科医生开始使用新设计的"伯明翰髋关节表面置换系统"（BHR）。手术的早期结果十分出色，骨骼保留较好（因为使用该系统需要去除的骨骼较少）、更加稳定的髋关节（因为金属股骨头较大）以及不会发生聚乙烯磨损等优点，使"伯明翰髋关节表面置换系统"替代了常规髋关节置换术，成为年轻患者的选择。这种置换系统出现的时机也恰到好处，那一年，3M 公司生产的一款主流髋关节因失败而撤出了欧洲市场。

2004 年，德里克·麦克明在英国《骨与关节外科杂志》上发表文章介绍了"伯明翰髋关节表面置换系统"的早期结果。在术后平均 3.3 年的时间里，440 名患者中只有一例进行了修复手术，高达 99.8% 的患者都避免了植入物失败的情况。到 2000 年，麦克明先生每年植入超过 200 例"伯明翰髋关节表面置换系统"，他的发明已经成为公开的秘密。终于有一种髋关节能够撑下来并且不会脱白，这一振奋人心的消息激励了美国乃至全世界的工程师和外科医生，他们开始竞相设计"金属对金属式"（metal-on-metal）髋关节置换系统。

位于美国印第安纳州小城华沙的德普矫形（DePuy Orthopedics），是世界上最早的植入物制造公司。德普公司创建于 1895 年，在成为骨科产品制造巨头之前，原本是一家制作骨折固定夹板的公司。与大多数骨科产品制造公司一样，德普认为设计一款金属对金属式髋关节势在必行。虽然美国食品和药品监督管理局直到 2006 年才批准伯明翰髋关节系统，但似乎每家公司都会立即分销无聚乙烯的髋关节。

制造植入物的第一步是建设一支由工程师、设计师、市场专家和外科医生顾问组成的团队。在几年的时间里，设计团队定期聚在一起开会研究，但首先必须分析市场需求、现有产品以及美国和国际上现行专利法的"操作自由"范围。一家公司一旦获得专利，拥有的知识产权就建立起一道阻止他人模仿的屏障，服从国际法则的制造商**应该**遵守这种规章制度。如果竞争对手在一种植入物方面持有强大的知识产权，那么新的设计团队就只能在样式、形状、工艺和技术方面创新，以免侵犯竞争对手的合法权益。有时设计上的更改确实会提高性能（在一场游走于法律边缘的模仿游戏中给出一个"变通方案"），但有时改变设计会引发严重危机。

植入物制造商通常会聘请自己公司"内部"的工程师和市场专家，而设计团队中的外科医生则是外部独立的医师，从各自的专业领域为团体提供咨询服务。通常参与设计的外科医生是大学院校的学术型外科医生，他们正值职业巅峰期，负责培训年轻医生，并在会议中进行指导性讲解，内容往往与他们设计的植入物有关。我们可以理解，公司会聘用一些"意见领袖"式人物，他们不仅自己会应用大量的医疗产品，还能够影响其他外科医生，使他们成为大客户。就像参与药物临床实验的医生，或是像学术和商业环境中提出假说并付诸实验的科学家，外科医生会遵守职业道德，不会违背原则，这几乎无一例外。不过，有幸加入一个成功的设计团队的外科医生会获得丰厚报酬，这也是对其道德标准的严肃考验。

德普的团队由来自澳大利亚、爱尔兰、英国、德国和美国的外科医生组成，在世纪之交召开了初次会议。德里克·麦克明的首款金属对金属式髋关节于1991年面世，接替它的伯明翰髋关节早在1997年就应用于植入手术，这极大地刺激着制造商尽快设计出下一款重要的金属对金属式髋关节，并安全地投放市场。一款髋关节植入物的成功上市能够产生数十亿美元的收入，德普的企业领导们

（及其外科医生顾问）对此心知肚明，麦克明的早期骨科会议报告也无疑使他们抱着乐观而兴奋的心态。

德普向美国食品和药品监督管理局提交了"关节表面置换系统"的批准申请，并以一种独特的方式提交了两个版本。两款设计使用相同的髋臼杯，但在股骨一侧有所不同，一款设计使用向下压入股骨髓腔的长柄，被称为 ASR XL，就如同铁路道钉。另一款"无柄式"的替代方案实质上是股骨头顶端的一个盖子，上面设有一个能够固定在股骨颈上的小钉。奇怪的是，美国食品和药品监督管理局没有批准第二种与伯明翰髋关节最为相似的无柄式方案，而在 2003 年只批准了 ASR XL。同年，这两个版本都获得了欧洲和澳大利亚的批准，[16] 市场营销活动也随即迅速展开，华丽的宣传手册和技术指南铺天盖地，来到世界各地的外科医生手中。

澳大利亚和欧洲的外科医生于 2004 年开始植入"关节表面置换系统"的髋关节。2005 年 12 月，"关节表面置换系统"在美国投入使用。[17] 然而在短短几年间，美国以外地区植入该器械的患者便出现了问题。起初，美国食品和药品监督管理局及其下属的医疗器械与放射卫生中心并没有察觉到美国境内的早期植入失败病例，**因为美国没有国家植入物注册系统**。

将近 50 年前，首个关节假体注册系统在梅奥医学中心诞生。那一年，该医院的一名医生成为美国首位进行查恩雷全髋关节植入手术的外科医生。[18]1975 年，瑞典隆德大学的骨科学教授戈兰·鲍尔（Göran Bauer）开始筹备全国性全膝关节注册系统（瑞典髋关节置换注册系统后来于 1979 年设立），要求瑞典的所有骨科医生收录基线信息，并如实对所有患者进行追踪访问。鲍尔是在瑞典接受的医学训练，但在纽约特种外科医院工作了七年，担任研究主任。1969年，他回到瑞典，当时关节置换术逐渐成为一种被公众认可的手术方式。在地方自治的瑞典南部，他感到关节置换术需要标准化和结果评估。于是，始于瑞典各地小医院的、分散的人工假体研究，最终转变成了世界上第一个国家关节注册系统。[19]

由于常规的"关节表面置换系统"只修复表面，美国食品和药品监督管理局将其认定为一种新技术，而不属于510K条款中的医疗器械，这迫使德普开展临床研究，以应对更仔细严格的审查，即"临床试验用医疗器械豁免"（IDE），这极大地放缓了"关节表面置换系统"在美国的上市进程。虽然使用ASR的患者在临床试验用医疗器械豁免的研究中得到了德普公司的认真追踪，但是使用ASR XL的患者却没有。读者们一定感到十分惊讶：美国没有一种官方机制，让植入物的制造商能够追踪其产品成功与否。相比之下，丰田汽车有可能知道普锐斯的排气管故障，而德普公司却不了解新型髋关节植入物在美国的表现。

表面看来，外科医生在关节注册系统中分析的是病人，但实际上分析的是**植入物的存活能力**。它不同于以疾病为基础的追踪患者生命活力状态的注册系统，例如追踪糖尿病患者或者心脏病患者的系统。进行置换手术时，患者资料以匿名方式与其所使用的医疗装置、外科技术以及医生姓名等信息一起录入数据库。因此，全国性关节注册系统可以提供所有外科医生在现实中真正使用的植入物在耐久性方面的宝贵信息。正因如此，外科医生发表文章时无法为自己所设计的植入物筛选病例。众所周知，外科医生在自己报告不良结果方面并不可靠，追求绩效的专业人士往往不愿意承认失败或表明自己判断错误，哪怕他们是无辜的参与者。所以全国性关节注册系统是分析关节置换短期、中期和长期结果的重要工具。

截至作者撰写本书时，世界上只有 11 个国家或地区拥有全国性关节注册系统：瑞典、芬兰、挪威、丹麦、新西兰、澳大利亚、加拿大、罗马尼亚、英格兰／威尔士和荷兰。北欧关节成形注册协会（NARA）是瑞典、挪威和丹麦的膝关节与髋关节注册系统之间的合作。国际关节成形注册协会与美国食品和药品监督管理局的国际骨科注册联盟（ICOR）发起了一项运动，希望可以建立统一的数据收集，加强数据共享，为植入物创建通用条形码。尽管查恩雷先生在关节置换术的发明上遥遥领先，但是英国在 2002 年才创建了国家关节注册系统。而令人惊讶的是，美国仍然没有国家注册系统。来自艾奥瓦州的著名骨科医生、医学博士约翰·卡拉汉（John Callaghan）表示："在植入物的供给和使用上，我们都排名第一。我们也应该是追踪访问的领导者。"[20]

澳大利亚的外科医生于 2004 年开始植入"关节表面置换系统"的髋关节；2007 年，澳大利亚国家关节置换注册系统（ANJRR）报告德普公司的植入物的修复率高于预期。根据主管部门的总结，髋关节假体的年失败率预期低于 1%，意味着植入手术 5 年之后，95% 的患者应该仍然具有功能良好的髋关节。然而，澳大利亚的数据显示，"关节表面置换系统"的两年修复率为 5.16%，[21] 年轻的患者需要特别强健的髋关节，而该方案作为给年轻患者的植入物解决方案，这一数据是十分惊人的。澳大利亚国家关节置换注册系统主任史蒂文·格雷夫斯教授将这个令人震惊的消息通知了德普公司，说这是个"明确无疑的结论，无可争辩"。[22] 但是，正如德博拉·科恩所指出的那样，[23] 尽管不断累积的证据表明"关节表面置换系统"是一颗定时炸弹，德普在此后几年中仍然不停辩解。

植入物失败意味着什么呢？如果起搏器失败（电路传导失灵、电池故障或者断线等），后果有可能立即致命。如果植入物未经适当消毒或者包装不严格，患者可能会受到感染。然而，在"关节表面置换系统"的髋关节案例中，植入物失败意味着，患者将遭遇由设计缺陷或部件植入过程出错而产生的金属碎屑受到折磨。碎屑微粒刺激植入金属部件周围的薄膜组织，引发炎症和急性囊肿，最终导致髋部周围的肌肉、肌腱、韧带和骨骼遭到破坏。那些信任外科医生能够消除髋关节炎疼痛的患者，有时甚至会出现更严重的疼痛。因此失败的髋关节植入物需要患者接受更为复杂的髋部手术，外科医生必须取出有缺陷的植入物，然后植入修复部件，希望可以将其坚实地固定在剩余的骨骼上。每位经历过多次关节手术的患者都需要承受关节周围肌肉运动功能的进一步损伤，还有肌肉萎缩、疤痕凹陷、活动能力丧失以及疼痛缓解程度的降低。最终，植入的失败更像是在自己喜欢的餐厅中遭遇了威胁生命的食物中毒，而不是在无聊的小酒馆中吃了一顿无味的饭菜。

巴里·迈耶是《纽约时报》医疗保健和商业版块的记者，在过去的十年中，他已经撰写了50多篇有关"关节表面置换系统"髋关节失败和其他医疗灾难的文章。他的第一篇关于关节注册系统的文章发表于2008年。[24] 2009年，他报道了美国众议院有关创建国家髋关节与膝关节注册系统的议案。[25] 2010年，尽管德普公司还在为"关节表面置换系统"辩护，迈耶对"金属对金属式髋关节植入物的担忧"[26]已经为这种髋关节的隐患敲响了警钟。他引述了拉什大学和梅奥医学中心的权威外科医生的话，对临床中出现的金属对金属式髋关节置换患者所遭遇的重大失败表示担忧。到2010年，美国有超过1/3的髋关节置换使用的是金属对金属式髋关节，成千上万例人工髋关节置换可能失败的前景，确实拉响了警报。

澳大利亚和新西兰于2009年撤销了对"关节表面置换系统"的许可，其关节注册系统显示出修复手术的需求量已经高得令人无法接受。巴里·迈耶在2010年的文章中并未特意提到医疗市场拒绝金属对金属型髋关节，但他发现了令人担忧的失败趋势。迈耶引用了德普公司的辩解说："与其他材料一样，在少数情况下，金属对金属的磨损碎片可能会在髋关节植入物区域引起软组织反应。"[27]德普公司在2010年的辩解有不少问题，欧洲和澳大利亚的国家关节注册系统都提供了客观的统计数据来支撑他们自己的结论，而且法院刚一开庭审理，处理案件的工作人员立刻发现德普的工程师、业务负责人和主管设计的外科医生之间的电子邮件中关于正在销售的缺陷产品的对话简直可恶至极，令其百口莫辩。

对于某位外科医生来说，"关节表面置换系统"的高修复率证明了他的先见之明，那就是伯明翰髋关节的设计者德里克·麦克明。2005年麦克明先生，在赫尔辛基通过其网站上发布的视频[28]批评了"关节表面置换系统"，并非常有先见之明地预测了它在庆祝进入美国市场的同一年便会身败名裂。视频中的麦克明感叹道："设计变化的吸引力十分诱人，但历史记录里留下了几处重大错误。"他继续从外科学的专业角度剖析了德普的许多失误：髋臼部件（臼杯）过薄，可发生变形；臼杯小于正常尺寸，直接将过多的压力集中于臼杯边缘，他猜测这会导致植入早期失败；设计过于规格化，会减小允许的误差范围；金属的热处理制造工艺则会增加磨损。尽管麦克明常常肯定个人设计创新背后的追求，但他预测这些变化加在一起意味着"关节表面置换系统"注定会失败，尤其是在外科医生没能完美地放置植入物的时候。最后，德里克·麦克明热切地恳求道："这一装置需要立即进行全面的重新设计……只是这一次，请选择成功的一方，精确复制伯明翰髋关节。"

2009 年，英格兰与威尔士国家关节注册系统发布了运用"关节表面置换系统"的髋关节置换术的高修复率：三年 7.5%。2010年 4 月，药物和医疗保健产品监管局（相当于英国的食品和药品监督管理局）发布了医疗器械警告，他们注意到"少数植入［金属对金属式］髋关节的患者对人工关节的磨损碎片产生了进行性软组织反应"。由于问题已经十分明显，外科医生们向德普表达了他们的担忧。其中一个著名的案例是，有一名来自英格兰东北部小镇蒂斯的外科医生安东尼·纳尔戈尔（Antoni Nargol）先生，在与德普公司的沟通中，公司告诉他，其他外科医生并没有出现他所遇到的失败。纳尔戈尔做证说，德普公司"告诉我，没有其他人出现问题"。[29]

直到其他人也出现了问题。

注册系统显示，早期的植入失败率很高。数据不断地猛攻，更重要的是非公开的骨科会议中的负面科学报告也越来越多，这导致了"关节表面置换系统"髋关节销量的大幅下滑。德普公司"于2009 年决定，由于需求量下降，将停止关节表面置换系统的生产"。[30] 但是，直到 2010 年 8 月 26 日，德普才召回售出的"关节表面置换系统"，**距离内部确定该项目失败有整整一年的时间。**这非常重要，因为它意味着数以千计的患者会继续接受这种有缺陷的植入物。这个决定的经济后果是无可估量的。召回一种医疗器械，意味着公司主动举白旗，承认该器械存在缺陷和危险。美国食品和药品监督管理局将一级召回界定为"产品具有一定的概率导致严重的健康问题或死亡"。一级召回将自动终止该器械的生产，同时该产品在全球的所有库存都会真正召回公司。悲观点说，这表明德普公司承认一直在供应一种危险的植入物，在随后的法律之战中，这也被认定为公司的第一个战略性措施。在 2010 年进行召回之前的几个月中，德普公司就已经做好了辩护姿态，但是让患者停止流血，为自己做好准备迎接诉讼风暴的时刻已经来临。

2003—2010 年，将近 10 万名患者植入了"关节表面置换系统"的髋关节，尽管许多人对手术结果十分满意，并且终身受益，但是可能有数以万计的患者需要移除植入物，进行修复手术。德普公司的和解总金额可能会超过 40 亿美元，这将取决于跨地区诉讼听证会上一些判例的结果。跨地区诉讼不同于集体诉讼，集体诉讼是一组原告代表提起诉讼，指称他们受到了怎样的伤害。集体诉讼的案例包括跑步运动员由于伐柏拉姆（Vibram）的五趾鞋涉嫌虚假宣传而获得 800 万美元的赔偿，还有投资者起诉公司谎报收入等。集体诉讼很少开庭审理，通常不需要消费者参与，原告律师赢下巨额赔偿后销案。

跨地区诉讼审理由联邦小组负责组织，将一小部分案例移交到一个联邦地方法院，该法院的联邦法官将确定全国范围内需要审理的主要案例，并任命各个委员会的原告律师和被告律师。专门办理诉讼产品责任案件（例如涉及植入物或药品制造商的案件）或者证券欺诈案件的原告律师，会非常渴望成为跨地区诉讼委员会的委员。一旦进入这样的委员会，律师会自豪地宣传其委员资质，希望可以吸引到越来越多的原告。从总体上看，判例决定了被告将提供给原告的和解金额。符合和解条件的受伤患者可以选择从制造商一方获得指定金额的赔付，不过，如果患者认为其案例十分有说服力，他们有时候会选择单独起诉制造商。虽然早期的判例结果可能会直接影响陪审团对上亿名患者的决定，但大多数跨地区诉讼的患者只能获得几十万美元的和解赔偿。真正获得意外之财的是原告律师，尤其是跨地区诉讼委员会中的幸运儿们，"让患者得到应有赔偿"的声誉使他们远近闻名。

俄亥俄州北区的法官大卫·卡茨（David Katz）被选为"关节表面置换系统"髋关节跨地区诉讼案的首席法官。2010年，卡茨法官选取了判例，第一起案例定于2013年在洛杉矶进行首次审理，但是，开庭前不久，德普公司以未公开的金额达成了和解。在首个实际开庭审理的案例中，洛杉矶陪审团判给一名蒙大拿州患者830万美元，包括医疗费用赔偿以及疼痛与精神损失赔偿。输掉了洛杉矶审判后不久，德普在芝加哥赢了一场官司，但在2013年底，即从全球召回产品的三年后，德普公司与卡茨法官及法庭任命的律师委员会进行了面谈，并同意以25亿美元对美国境内大约8 000起符合条件的诉讼进行和解。德普公司还同意拨出近5亿美元为重症患者提供附加赔偿，并支付私营保险公司和联邦医疗保险计划中与医疗和额外手术相关的索赔费用。德普及其母公司同意拨出共计

40 亿美元来解决"关节表面置换系统"的灾难性事件。对于这家同年矫形产品业务总额为 95 亿美元的公司而言，和解费用几乎相当于收入总额的一半，这是一笔十分惊人的代价。[31]

患者们得知和解费用高达 40 亿美元后，想当然地认为他们可以满意而归。但是，在扣除律师费之后，对患者疼痛与精神损失的赔偿只有 16 万美元。[32] 在美国，律师会获得和解费用的 1/3，或者说 8 亿美元，首席谈判律师和委员会成员会获得 1.6 亿的额外奖金。患者发现自己在不知不觉中陷入了美国历史上最大的医疗灾难之一，他们对这点赔偿金感到沮丧是可以理解的。想象一下，患者承受了几次失败的髋关节置换手术，拿到一张 16 万美元的支票，而一些大型律师事务所却拿到了超过两千万美元。它们虽然代表数百名客户，但其中许多人根本不需要额外的法律工作。或许，最令受伤患者感到沮丧的是一种被整个系统出卖的感觉——植入物制造商、美国食品和药品监督管理局、法庭、医院甚至外科医生，他们似乎并不在意。

马蒂亚斯·温罗思及其合著者在分析"关节表面置换系统"的失败时写道："**医疗植入系统**是整个医疗保健系统的一部分，由监管部门与其他管理机构、商业组织、执业利益相关方（如外科医生）以及患者之间的各种关系组成。"[33] 在我们的"科技社会"[34] 中，社会运作本身就如同一个实验室，市场和消费者被纳入了其延展的实验空间当中。[35] 植入物的测试不应该止步于实验室，恰恰相反，持续的测试和监督才是最关键的。即使在最好的情况下，患者实际上也只是不受控制的大型实验的一部分，[36] 如果一个社会的监管机制脆弱不堪、迟缓滞后，或者根本不存在，那么成千上万的患者会受到伤害又有什么好奇怪的呢？

对于我这名外科医生来说，美利坚合众国没有国家关节注册系统是不合情理的。一个自由资本主义者也可以认识到美国医学的每个利益相关者都必须更上一层楼。世界上有 11 个国家或地区跟踪每例全膝关节和全髋关节置换手术，正是它们提醒了美国患者和制造商"关节表面置换系统"髋关节发生的严重问题。建立美国关节注册系统是大势所趋，但是在该系统正式出现之前，我可以向读者们保证，监管工作会继续严格执行。非预期后果定律说明，1996 年的《健康保险携带与责任法案》实际上在保护患者隐私的同时，使结果的追踪变得更加复杂，但是相关部门正在为建立国家及国际性的关节注册系统进行认真的准备工作。美国食品和药品监督管理局的国际骨科注册联盟于 2010 年启动，以协调 14 个国家或地区的注册系统相互配合，但讽刺的是，创建并领导国际联盟机构的国家本身却没有全国性注册系统。

当然，美国的关节注册系统不应该仅仅追踪膝关节和髋关节的置换。数以百万计的患者植入了起搏器、心脏瓣膜、人工耳蜗、分流器、导液管、刺激器、锚、脊椎融合器、器官和电子植入物，对于他们来说，一套真正的监督系统是决定生死的。我们根本无法探知植入革命带来的可能性，无论植入物是合金、聚合物还是组织，无论它是大块金属，还是注射型纳米机器人，接受植入的患者一定要相信，关注**最终结果评估**的医疗植入系统正在追踪着每一个植入物的性能表现。

# 第十四章

# 医疗产业园区与医疗器械

在美国南北战争之后的几十年中，铁路在西部的扩张将整个大陆的林地、农田、石油生产设施和港口连接起来，摩根、科尼利厄斯·范德比尔特和杰伊·古尔德等实业家纷纷涌现，促进了美国内陆城市的发展。虽然石油生产在 1901 年以前相当有限，但中西部大油田的发现使石油产业从轻型润滑油工业转变为燃料生产工业。得克萨斯州的休斯敦当时已经从一个西部的偏远小镇发展成为重要的港口城市，铁路四通八达，深水航道通向海洋。

20 世纪初期，距离休斯敦建城不过百年，它就已经发展成为一个重要的交通枢纽，其银行"依靠石油、棉花和木材企业的丰厚利润，具有一定的偿付能力，能够为商业投资提供急需的贷款"。[1] 有两对兄弟决定将他们从事棉花贸易业务的安德森与克莱顿公司（Anderson, Clayton and Company）从俄克拉何马市转移过来，希望在这个蓬勃发展的得州东南部小镇发家致富。该公司由门罗和弗兰克·安德森兄弟，以及弗兰克妻子的兄弟威尔·克莱顿（以及后来的本·克莱顿）创立，自 1904 年成立以来，一直相当成功。

父亲过世时，门罗·安德森只有五岁，他一直在田纳西州的杰克逊镇生活。基本上没有接受过本科教育的门罗在杰克逊镇做银行出纳期间，学到了一些常识性的银行业务知识，远程管理安德森与克莱顿公司账目几年之后，他于1907年决定搬到休斯敦。虽然公司直到1916年才将总部迁到那里，但是门罗本人在这座蓬勃发展的港口城市扎根30年之久。他一辈子住在小旅馆里，终身未婚，精打细算地存着钱。

随着休斯敦航道于1914年竣工，休斯敦港成为美国最繁忙的枢纽之一，棉花贸易的中心也在第一次世界大战后转移到了美国。欧洲公司由于市场疲软、运输风险高以及缺乏仓储等因素的影响，在业务竞争中让位于像休斯敦这样的棉花贸易中心。安德森与克莱顿公司等企业蓬勃发展起来。这种合作伙伴关系不但经受住了战争的风雨，而且在"兴旺的二十年代"里迅速成长。在一路奔向成功的途中，弗兰克·安德森于1924年死于阑尾炎，享年56岁。这再次提醒我们，在没有抗生素的时代，生命是何等脆弱。弗兰克的离开也使门罗强烈地意识到医学的重要性。

1936年，身体状况欠佳的门罗·安德森建立了一个基金会，那时他的私有公司市值约一亿美元。尽管安德森从来不吸烟、不喝酒，在旅馆过着简朴的生活，但他还是患上了肾病和心脏病。[2]直到1938年中风后，他才搬到城南靠近莱斯大学校园的一所房子里，他将在那里度过最后几个月，直到1939年去世，享年66岁。门罗兢兢业业地建立起世界上最大的棉花贸易公司，精打细算地储蓄和投资，如今，他的两千万遗产可以发挥重要的作用。其基金会的执行官们十分精明，他们知道将这笔遗产散发给许多妥善经营的慈善团体会有一定的意义，但可能不会产生什么重大影响。在接下来的几十年中，他们所取得的成就简直令人惊叹。

读者们可能一直在想，为什么门罗这个名字听上去并不耳熟，直到看到他的全名：门罗·达纳韦·安德森（Monroe Dunaway Anderson）。他创立的基金会通常被称为 M.D. 安德森基金会。

1941 年，美国税务局正式认可了 M.D.安德森基金会的合法性；同年，得克萨斯州立法机构通过了一项议案，批准建立一家州立肿瘤医院。M.D. 安德森基金会拿出了它的第一笔重要拨款，为建立世界上最早的肿瘤专科医院之一捐赠了 50 万美元，条件是这家医院必须建在休斯敦。医院在休斯敦的著名律师詹姆斯·贝克[a]位于奥克斯的故居运营了十多年。

1925 年，赫尔曼医院（Hermann Hospital）在休斯敦市中心以南 4 英里的一片与世隔绝的"湿地"上建成了。[3]在赫尔曼医院周边，休斯敦市还有 134 英亩[b]的林地未被开发过。1943 年，M.D. 安德森基金会提出以 50 万美元在赫尔曼医院旁边建设一家占地面积 20 英亩的肿瘤医院，出资 100 万美元为贝勒医学院与牙科学院建设新的教学园区，将其从达拉斯迁到休斯敦，每年向贝勒医学院提供 10 万美元的医学研究资金，为期十年。提案得到了通过，二战结束后不久便开始动工。1948—1949 年，在全国的一系列建设热潮中，医院、临床大楼和医学院等建筑从城南林地中拔地而起。

1954 年是那片土地的关键一年。包括贝勒医学院和 M.D. 安德森癌症中心在内的几幢主要建筑开始营业。尽管只有 15 年的历史，M.D. 安德森基金会已经拨款 1 400 万美元，并通过精明的投资和

---

a 詹姆斯·贝克，是里根总统的参谋长兼财政部部长詹姆斯·贝克三世的祖父。——作者注
b 1 英亩约为 4 000 平方米。——编者注

管理，使其资产增长到 2 400 万美元。基金会管理的资产和拨款支出加在一起，已经让最初的 1900 万美元翻了一番。在那个一切皆有可能的年代，为建设医学园区而集中捐赠的做法正在实现一种奇迹。

不论当初那些年的建设是多么令人印象深刻，如今屹立于那片土地上的一切都绝对超越了往昔。现在，诞生于 20 世纪 50 年代建设热潮的这片建筑群名为得克萨斯医学中心，是世界上最大的医学园区；同时，它也是地球上最大的视觉展览，医学世界自植入革命以来所发生的变化，在这里一目了然。摩天大楼式的医院和临床建筑以及四通八达的马路构成了一座微型都市。相比之下，美国大多数城市的市中心都逊色不少。短短几十年间，医学发生了如此巨大的变化，简直就是一个奇迹。

如今，得克萨斯医学中心占地 1 345 英亩，拥有 280 座建筑和 5 000 万平方英尺（约 460 万平方米）的办公空间。[4] 这里有三所医学院（贝勒医学院、得克萨斯大学休斯敦分校以及得克萨斯大学医学部）和众多医院，包括赫尔曼纪念医院（Memorial Hermann）、卫理公会医院（Methodist）、圣路加医院（St. Luke's）、得克萨斯儿童医院（世界上最大的儿童医院）、得克萨斯大学 M.D. 安德森癌症中心（世界上最大的肿瘤医院）、得克萨斯心脏病医院、卫理公会德贝基心脏病医院（Methodist DeBakey Heart Hospital）、德贝基退伍军人医院（DeBakey Veterans Hospital）、圣殿医院（Shriner's Hospital）等等，总共具备超过 9 000 张病床。每年有超过 10 万名员工和 1 000 万名患者在这里相遇，其中包括 75 万例急诊患者和 2.5 万名新生儿。得克萨斯医学中心是世界第八大商业区，创造国内生产总值 250 亿美元，这个数据甚至领先于许多国家。

得克萨斯医学中心所占据的那两平方英里是技术与运筹的奇观，考虑到它最初的本金来自一位低调地住在休斯敦城市旅馆的单身汉，就更令人感到不可思议。M.D. 安德森基金会向得克萨斯医学中心各研究机构捐款超过 8 100 万美元，[5] 为其他机构捐款的数额是其两倍以上。从更加广阔的视野来看，这个建筑群所形成的迷宫可以说是一座**医疗产业园区**。在休斯敦，以及著名的波士顿、纽约和明尼苏达州罗切斯特等地，医学产业化的景象都令人叹为观止。其实，全美各地从城市到乡村，都分布着临床大楼、实验室、医院、康复中心、治疗室、手术中心和业务办公室。

我们换一个角度来思考医疗产业园区所取得的成就，考虑一下得到治疗的患者数量，其中最突出的一个问题就是，有多少西方人使用了体内植入物？也就是说，我们与其关注医院和医学园区有多少建筑，不如思考多少人的体内有医疗产业的产物。

第一，什么是植入物？在本书中，植入物可以是**暂时性**的，也可以是**永久性**的。几百年来，原始外科手术主要依靠肠线和丝线缝合，这两种缝合材料都会迅速在人体内降解。由于免疫系统的快速降解和破坏，在缝合几周后它们就消失得无影无踪。这种缝合线显然属于暂时性植入物，并不是本书的主要关切。本书的关注点是"永久性植入物"。每个医学专科都会使用永久性植入物，这些植入物会保留在体内，直至死亡。最简单的永久性植入物是"不可吸收的"缝合线，通常由合成聚合物制成，如聚酯纤维或聚乙烯。除了表皮活检、切除小囊肿或切除皮下脓肿，几乎所有接受过手术的人都在体内留下了永久性缝合线。在 20 世纪 50 年代植入革命爆发以前，人工合成的不可降解的缝合线还是很不可思议的，而如今，它几乎无处不在。

第二，植入物是由什么制成的？植入物由塑料、金属、有机物、生物和电子材料制成。

**有机**植入物是植入患者体内的非活性组织，最常见于治疗骨骼肌肉缺陷的骨科手术。一个常见的例子是对人体骨骼进行净化、处理并灭菌，然后移植给骨骼缺损的患者，比如说骨折无法愈合的患者。另一个例子是年轻运动员接受尸体（器官捐赠者）的腘绳肌，以进行膝关节前交叉韧带重建。这些移植不需要组织配型或者说供体匹配，因为它们没有生命活性，也不需要发挥生物学功能。最后一种是"异种移植"，即移植来自其他物种的植入物，比如猪的心脏瓣膜常用于患有心脏瓣膜疾病而不适合瓣膜修复或置换机械瓣膜的病人。

**生物性**植入物是具有活性的组织和器官，经过专门获取、处理和运输后，被立即植入患者体内。肾脏、心脏、肝脏、胰腺和肠管等器官移植，就是指有活性的功能性器官通过手术植入体内，并重新连接血管和软组织，使器官发挥功能。不可降解的缝合线和金属卡子会用来固定器官，但移植的核心当然是器官本身。器官来自一名捐赠者，他可能与患者认识，也可能毫无关系，可能已经脑死亡，也可能还活着。他与接受者配型成功，从而降低了移植的风险，这类移植的风险包括器官排异甚至更严重的"移植物抗宿主病"，这是移植器官内的免疫细胞在受体内向宿主组织发动的全面战争。

典型的生物性植入物是植入的另一个生命。我们人类可以在实验室环境中让生物性物质（精子和卵子）结合，然后将受精产物以低于冰点的温度存储在大金属管中，经历数月、数年甚至数十年，再将微型胚胎植入女性体内，就能生长出另一个生命。这种暂时性的、为期九个月的植入物初听起来令人神魂颠倒，就像一部希腊戏剧中众神从冷冻的大锅中繁衍出生命。但这种技术现在已经变得司空见惯，奇迹感也就逐渐消失了。体外受精（IVF）的奇妙程度无异于提议在火星上建立一个人类殖民地，但这种技术在美国每年使用超过 6 万次，全球每年 35 万次。近些年来，美国通过体外受精而出生的生命超过了 100 万，全美新生儿中有将近 2% 来自体外受精。[6]

可以说，"试管"婴儿就是一个为期九个月的暂时性植入物，但令人惊讶的是，新的发现表明所有女性都能够通过"母胎转移"（fetomaternal transfer）过程来庇护其胎儿的细胞。在这个过程中，胎儿细胞透过胎盘屏障，在母体内形成胎儿细胞的"微嵌合体"。[7]细胞向母体的转移可能具有积极的保护作用，但也可能对宿主构成威胁，这是我们以前没有认识到的。不论是自然受孕，还是通过体外受精怀孕，形成的胎儿都能够"永远活在"母体内，即使他们并不十分"匹配"（这通常会导致细胞排斥）。总之，母胎转移可能是一种我们最近才认识到的古老现象，但是，体外受精这种新技术第一次使完完全全的异体细胞住进一名女性体内（如果卵子来自另一名女性的捐赠，那么胎儿与母体之间没有共享基因，这在采用体外受精技术的高龄女性中十分常见）。胚胎这种生物性植入物的最终表达可能需要数十年的时间，然后我们才能真正理解其生物学结果，不过在那之前，以玻璃移液管、液体生长媒介以及冰冻储存室来创造生命，依然是一种十分奇异的现象。

**塑料**（或聚合物）植入物由有机聚合物制成，最常见的是从石油等石化产品中制成的。有机聚合物通过化学反应合成，产生的分子具有长链的重复结构，如同一串串连在一起的曲别针。由这些简单结构单元构成的链有可能极长，由成千上万个单元构成，而且链本身能够被横向连接在一起，形成一块聚合物。自然界本身也有聚合物，例如动物的角、毛发或者植物的纤维素，[8] 但是，二战后出现的通过聚合作用合成塑料的能力，引起了包装、运输、制造、服装以及医学等领域的革命。

通常，蛇形骨架般的长链聚合物具有化学惰性，不发生化学反应，也无法生物降解。塑料有种特性，使其难以回收（以石油炼制的传统塑料永远不会完全消失，即使分解成不完整微粒），还使其得以稳定地藏身于生物系统中，不被标记为入侵者。正是这种特性，让塑料成为理想的植入物材料。我们的免疫系统根本还没有进化到能将聚合物识别为外来异物的水平，只要聚合物无菌且结构完整，身体就会耐受，适应甚至欢迎这种植入物。

聚合物所制成的产品可以像岩石一样坚硬，也可以是柔软的塑料。化学工程师几乎能够配置出任何形状、任何尺寸的植入物，并设定材料在不同压力、热度和摩擦条件下的特定性能。几百年来，炼金术士试图把大块的土地变成黄金和贵金属，根据物质守恒定律，我们知道这种行为根本就是愚蠢蛮干，然而如今的科学家们能够从石化污泥中生产奇妙的材料，就如同炼金绝技。

**金属**材料常见于骨科、心血管外科以及植入电子元件的患者体内。金属植入物的主要成分是钴、铬、钼、钛、镍、碳、铂、金等等。矿业公司在地球上四处寻找着独特的矿床，这些矿床在地球上依旧存在古老地壳表面的地盾区域，例如非洲内陆、澳大利亚西部和加拿大尤为集中。从矿床中开采出的矿石可以产出微量的所需矿物质，经过处理和提纯后可制成合金，最终生产出植入物。

　　矿物质是"自然存在的固体无机物，呈晶体结构，不论来自哪里，都具有一致的化学成分"。[9]从某种意义上讲，"制造一种金属"是不可能的——我们只能发现、开采和加工处理矿物质。例如，世界上最大的铬铁矿床在南非、印度、哈萨克斯坦和土耳其，[10]而超过一半的钴矿在刚果民主共和国。[11]通过冶炼——运用热力和化学还原剂来提取金属——可以分离出纯金属，生成原材料的棒料。植入物制造商就用这些金属原料来制作植入物，仿佛在享用一场为外科手术植入物而准备的国际材料自助餐。一位接受全髋关节置换的患者体内可能有来自非洲、亚洲和北美洲的金属，以及来自北美洲的聚合物。

　　1893 年，佩昂在巴黎使用的肩关节假体由铂和橡胶制成，直到半个世纪后，使用合金材质的大关节柄进行的关节置换手术才变得可行。1937 年，抗生素即将应用于临床之际，骨科先驱们通过动物实验测试了各种合金材料的螺丝钉，最终确定了一种类似于我们今天所用合金的混合金属。加工和灭菌处理得到了极大的改善，让骨科植入物在疾病治疗的武器库中赢得了重要的一席之地，不过仅限于关节置换术和骨折的钢板固定。在植入革命的起步阶段，切合实际地使用矿物质的唯一方法是植入大块金属，但在十年之后，金属线就可以插入体内。

　　如今，全世界成千上万的患者在体内植入了心脏装置。这在几十年前还是一件不可思议的事，心脏病发作或心律失常的病人往往会直接死亡。几乎每位读者都会想起一位长辈死于心脏病发作或中风发作的故事，心绞痛和中风实在太过常见，让我们几乎忘了，我们开始有资格期待甚至要求心脏疾病发作后能完全康复，是件多么了不起的事情。金属在心脏中最常见的应用是冠状动脉支架和起搏器中的金属线。一般说来，全世界每年有超过 50 万台的冠状动脉支架手术，[12] 后面我将说明，这个数字大大低估了实际情况。预计到 2021 年，起搏器植入手术将超过 200 万例。[13] 支架的运用比起搏器安装晚了 30 多年——实际上，向心脏的肌肉中插入金属线要比向细小的冠状动脉中穿入可扩张的网笼容易得多。

事实上，每种医疗干预都涉及某种类型的现代材料和新型技术。不相信我吗？举个简单的例子，比方说，你被一颗生锈的钉子划破了腿之后去看急诊。首先，你会遇到一名分诊护士，她负责将你的信息录入电子病历数据库，这是近年才发明并完善的技术；然后静脉注射，运用到了具有柔韧性的现代聚合物；开始滴入抗生素，这是最近 50 年才出现的药物；输液袋由特殊的非反应性塑料制成。护士会用皮下注射器为你推入一针破伤风抗毒素。注射器本身的成分就错综复杂，它由来自世界各地的石化材料的衍生聚合物制成，经过消毒和专门包装，运到这个五脏俱全的急诊中心。抗破伤风药物的生产需要高度的精密性、复合式机械装置、专门的实验室以及层层监管。伤口的妥善清洁需要一种微型手术，所以护士打开专门的工具包，擦拭皮肤，用一次性蓝色洞巾覆盖伤口的周围区域。美国市面上的洞巾包可能是在波多黎各组装的，该地也生产用于静脉注射的液体。这就是为什么"玛丽亚"飓风对该岛造成了巨大破坏之后，美国的医疗系统也受到了一些影响。急诊医生戴的无菌手套更是科技的奇迹，它们由不含乳胶的聚合物制成，在芝加哥一家技术先进的工厂进行消毒和包装。尼龙缝合线由强生公司在佐治亚州的科尼利亚制作而成，与之配套的微型缝合针由一种非常先进的合金制成，而且经过了无菌包装。用来给缝合针穿线的工具装在专门配置的小缝合包里，同样由特殊塑料和适量的金属制成。即使在护士撤掉静脉注射后，贴在扎针处的创可贴也有自己的小故事：在企业经营上敢作敢为的强生兄弟正是从小小的创可贴起家开创帝国的。护士会把一块新斯波林（Neosporin）软膏厚厚地涂在伤口处，这种软膏的研发、制作、包装和经销的历史本身就能写上一个章节。一小时后，你就可以回家了，完全不用像我们的祖父辈那样，担心自己会死于破伤风或因异常的感染而失去一条腿。尽管你的这件糟心小事里不需要用到任何植入物，但就算有这个需要，医疗产业园区也能应付自如。

　　心脏病发作时的复苏更是一个伟大的奇迹。拨打 911 后，救护车会瞬间出现在门口，将病人送往医院的心血管造影室，这在我们的生活中已经成为一件理所当然的事。在前往医院的途中，救护车上的急救人员会传送美敦力（Medtronic）心电图报告，这个心率报告本身就为判断心脏病发作类型提供了强大的信息。病人进入"导管室"后，心脏病专家及其医疗小组会同样神奇般地现身，随时准备好挽救生命，他们马上开始从腹股沟进行大量的静脉输液。几分钟内，一根纤细而灵活的金属线就沿着主动脉蜿蜒向上通往心脏，进入冠状动脉，通过气囊血管成形术扩张动脉。

　　在人类历史上，急性冠状动脉阻塞的病人从来都是死路一条，但从 20 世纪 80 年代开始，在医院的导管室中，心脏科医生已经能够站在病人旁边，通过操纵一根导线末端的控制器，用微型充气球囊来清理一小段动脉，再按照需求用弹簧笼式合金支架将动脉支开。用于静脉注射的聚合物、消毒洞巾、透视检查（实时 X 射线成像）、专业包装以及麻醉对于所有这样的医疗干预来说几乎都是一样的，而且已经成为常态，可靠到我们忘记了其中的每一项技术都是极其了不起的成就。然而，植入物本身通常会引起极大的关注。现有数据会让我们怀疑，如果有些患者**并没有**经历急性心脏病发作，也几乎没有出现心绞痛，但心电图异常，那么植入动脉支架是明智的吗？尽管如此，在出现一定征兆的情况下，放置支架在世界范围内显然具有广大的市场。

科学家们可以选择的一系列材料，包括聚合物、金属以及极为先进的电子元件（更不用说有机植入物和生物性植入物的创新发明），与先进的制作和包装工艺加在一起，已经改变了制造商对待急性疾病和慢性疾病的方式。与制药业相似，市场分析推动着植入物的制造商对医疗器械创新的研究和思考。如果数据能证明一项投资合理，科学家和顾问医师将组成工作团队，希望在几年的时间里，经过上千小时的研发，实现具有市场潜力和临床影响力的技术突破。这种项目大多数以失败告终，因为发明一种新装置**极其困难**，它必须要有效、安全、新颖、确保能够制造、可以产生利润、不侵犯他人专利。

如果奇迹发生了，一项医疗器械的发明将改变许多人的生命**并**获得经济效益上的成功。正如本书所指出的，美国在跟踪植入物状态的医疗器械注册系统方面滞后到令人尴尬的地步。然而，我们必须面对事实，推进注册系统的建设，并在此过程中不断增加患者的安全性，提高手术的有效性，进而推动更多的医疗器械创新，达到更好的健康效果，无论是继续使用医疗装置，还是不使用医疗装置。正如珍妮·伦策（Jeanne Lenzer）在《我们体内的危险》（*The Danger Within Us*）一书中所强调的那样——我们对世界上的植入装置并没有准确的认识，这是无可争辩的事实。

要全方位了解医疗产业园区和植入革命，研究人员**不能**仅仅注视着得克萨斯医学中心的摩天大楼和财务报表，还必须将目光投向接受植入治疗的患者——生活在我们当中，体内装有植入物的人们。令人惊讶的是，从来没有人想过按年份统计植入装置的数量，当然也没有人评估过美国人或欧洲人当中体内有植入物或医疗装置的人占总人口的比例。

至今依然如此。

第十五章

# 心脏外科

1896年，著名的英国外科医生斯蒂芬·佩吉特断言："心脏外科可能已经达到了自然界给所有外科手术设下的极限：人类没有新方法也没有新发现来攻克心脏创伤治疗面临的难题。"[1]

第一款植入型心脏装置的故事彰显了科学和医学的进步。从初期令人失望的结果，到一批具有牺牲精神的患者同意在自己身上展开无畏的医学探索，再到遭遇灾难性失败后重新调查研究，最终一小群研究人员凭着近乎病态的决心获得了成功。

从20世纪50年代开始的数十年里，电子元件仅在心脏外科使用。如今，植入型电子装置广泛应用于普通外科、泌尿科、耳鼻喉科、神经外科、骨科甚至妇科。这些植入手术的故事倚赖外科技术的改善、麻醉学的进步、抗生素的问世、冶金技术的提升以及现代电子学的发展，尤其是晶体管的出现。

20世纪30年代，尽管治疗消化系统与骨骼肌肉的手术取得了进步，但没有人敢动心脏。脑部受损、猝死和手术失败的风险如此之大，根本没有理由选择手术。1938年，波士顿儿童医院的罗伯特·格罗斯进行了动脉导管结扎术。动脉导管是胎儿时期连接肺动脉与主动脉的小动脉，帮助胎儿绕过没有功能的肺，动脉导管应该在出生几天后自然闭合，但如果没有闭合，持续开放的动脉导管会使婴儿患病。

1944年，阿尔弗雷德·布莱洛克在约翰斯·霍普金斯医院为一名患有"法洛四联症"（tetralogy of Fallot）的儿童进行了姑息性手术治疗。法洛四联症是一种先天性心脏缺陷，肺动脉瓣过窄，导致右心室肥大，室间隔缺损，以及主动脉骑跨，即主动脉排空左右两心室，而不只是左心室。简单地说，法洛四联症患者的心脏所具有的一系列器质性缺陷，使它无法为血液充分供氧，婴儿的氧合功能严重受累，导致皮肤呈青紫色，也即"新生儿发绀"。要治疗这种疾病，医生必须切开心肌壁，看到心脏内部，但是当时的世界上还没有任何外科医生能想出一种"打开"心脏却不杀死病人的方法。法洛四联症等于死刑，而布莱洛克进行了一种姑息性手术——从心脏**外部**接通大血管——这个权宜之计确实提高了患者的生存率。

1952年9月2日，F. 约翰·刘易斯在明尼苏达大学进行了世界上首例心内直视手术，他通过全身降温和血流停滞的方法打开了一名五岁女孩的心脏。在手术室里，医护人员把这名儿童安置在盛满冰水的饮马箱中，将其体温降至28摄氏度，打开胸腔后，夹住流入心脏的血管，使血流停滞。他通过手术迅速封闭室间隔的病理性孔隙，再进行加温使患者复苏，从而平安渡过手术难关。50多名心室间通路异常的儿童接受了这种手术治疗。然而，由于担心加温复苏不一定能够恢复正常心率，明尼苏达的外科医生们开始思考另一种打开心脏的方法。

刘易斯所取得的进步鼓舞了费城杰斐逊医学院的约翰·吉本医生，他于 1953 年用人工设备为血液供氧，给一名同样患有这种心脏缺陷的 18 岁少女进行了手术。垂屏式氧合器（screen oxygenator）后来又叫"梅奥-吉本心肺机"（Mayo-Gibbon heart-lung machine），虽然大而笨重、结构复杂且造价昂贵，但首次应用确实取得了成功。这台机器的大小与一辆卖热狗的小货车相当，通过一系列塑料管与患者连接起来，用持续运转的德贝基滚轮泵实现血液的体外循环。患者不仅平安渡过了世界上首例使用心肺转流术的心内直视手术，她的人生又继续了 47 个年头，直至 65 岁才去世。[2] 不幸的是，吉本接下来的三位患者或死于手术室，或术后立即死亡。该设备的研发历经 19 年，其间有数不清的动物手术、数不尽的调查研究，然而，到了 1954 年，他决定暂停所有心内直视手术至少一年，同时试着改善结果。对于吉本医生来说，那一定是十分沉痛的打击；事实上，他再也没有做过心内直视手术。[3]

明尼阿波利斯的外科医生们也在研究自己的心肺机（进展甚微），他们还以生物学方案进行了创新。1954 年初，在一次临床医师献计献策的讨论会上，一名年轻的外科医生说，自己怀孕的妻子能够以流入子宫的血液来支持胎儿的心肺功能，给出了另一种思考角度，于是"交叉循环"的概念诞生了。研究小组尝试以一只狗作为"外部生物性心血管设备"来为另一只狗做手术。在狗的身上做过几十次实验之后，明尼苏达大学的沃尔顿·李拉海（Walton Lillehei）医生为一名一岁男孩进行了手术，而作为"生物性氧合器"与患儿连接在一起的是他的父亲。我们只能想象，母亲痛苦地看着自己的丈夫和孩子躺在病床上，被推往手术室去做交叉循环手术，勇敢的父亲冒着生命危险维持着幼子的生命。那一天，"对心内直视手术的普遍悲观态度发生了巨大的转变"，[4] 尽管患儿在 11 天后死于肺炎。李拉海并没有被困难吓倒，在接下来的一年中，他带领着自己的医护组通过交叉循环的方法进行了 45 例手术，每次患儿都在父亲或母亲冒着生命危险的支持下渡过难关，2/3 的患者手术成功并出院。重大心脏缺陷得到了治疗，其中包括心房和心室缺损（心内孔隙），甚至还有法洛四联症。得这些病在一年前还等于死罪难逃。1955 年，也就是阿尔弗雷德·布莱洛克初次进行发绀婴儿手术的 11 年之后，李拉海医生积累了一年的手术经验，在费城的美国外科协会的会议上，就首批法洛四联症患者的数据做了报告，布莱洛克也在听众席中。

在连续接受手术治疗的 10 名患者中，6 例结果极好，4 例死亡，死亡全部在术后几小时内发生。如今的我们是无法容忍这种失败率的，但在 1955 年，这却是一场伟大的胜利。沃尔顿·李拉海读完文章之后，布莱洛克评论道："作为一名保守的老外科医生，我可能不应该评论这篇论文。不得不说，我从未想过自己能见到这种手术操作得以实现的一天。我要赞扬李拉海医生、瓦尔科（Varco）医生及其同事们的想象力、勇气和事业上取得的成绩。"[5] 在科学领域，当朗读一篇开创性报告的声音在灯光幽暗的会议厅中回响，在座的每位同行都体会着那一历史时刻的分量。如同航空工程师在火箭发射成功后挥舞着旗帜相互拥抱，费城那间会议室中的外科医生们一定也擦着幸福的泪水，重获乐观的力量。30 年后，在 1985 年的胸外科医师学会的会议上，李拉海医生介绍了 45 名患者的长期结果。惊人的是，在 27 例患有室间隔缺损的病人中，有 17 人还活着，如果没有手术，他们根本不可能活下来，所以这一发现令人赞叹。丹顿·库利医生是心脏外科史上伟大的先驱之一，报告结束后，他在讲台上说道："李拉海医生为胸外科医生能够遇到的最大规模的野餐提供了开罐器。"[6] 尽管交叉循环心肺支持这种方法使用的时间很短，但它打开了心内直视手术的大门。到 20 世纪 50 年代末期，世界各地的外科医生都受到了启发，开始思考这种"不可能"的手术……或许，一切皆有可能。

　　沃尔顿·李拉海及其医护组向世人证明，严重的心脏缺陷是可以是治疗的，这重新唤醒了研究人员继续完善人工心肺机的追求。大家都认为，经梅奥医学中心改装的吉本心肺机，实际使用起来过于昂贵。李拉海医生找到自己年轻的实验室研究团队，希望可以研制出一台更好的设备。设计负责人是理查德·德瓦尔，他刚从医学院毕业，准备一生与实验室研究设备为伴。德瓦尔从一块干净的石板开始，用弯弯曲曲的软管、泵、针和氧气罐组装出一台"鲁布·戈德堡"[a]式的奇特装置，成为"机械设备领域的麦吉弗[b]"。[7] 德瓦尔没有使用易碎的玻璃管，而是选择了聚乙烯塑料软管。与玻璃管相比，塑料软管具有双重优势：它更廉价，而且与血液发生反应的概率低得出奇。德瓦尔的小额预算实际上成了一种优势，促使他以开放的态度去看待聚合物革命。他使用的聚乙烯管来自附近一家工厂的泵蛋黄酱的管道。

　　德瓦尔的鼓泡式氧合器造价低廉，可重复生产，更重要的是有

---

a　鲁布·戈德堡（Rube Goldberg）是美国的一位漫画家，他在作品中创造出一种设计得过于复杂的机械。所以，鲁布·戈登堡机械意指以迂回复杂的方法去完成实际上非常简单的事，亦指十分复杂的系统。——译者注

b　麦吉弗（MacGyver）为美剧《百战天龙》主人公。——译者注

效果。在 1954 年的试验性手术阶段，李拉海通过使用交叉循环向世人展示了心内直视手术的可行性；到 1955 年中期，鼓泡式氧合器已经成为这种开创性手术中维持生命的主要方法。如今，西方国家的每家大医院里，心肺转流机都是心脏外科手术中维持患者生命的工具。转流机研发的完整历史在这本书里是写不下的，不过研发过程与其他医疗器械的研发没有什么不同，也是由各大洲的精工巧匠自筹资金，进行开荒性质的研究，几经失败，终成正果。心内直视手术曾经只能在明尼苏达大学以及 90 英里外的梅奥医学中心进行。尽管手术本身很成功，但仍然存在一个关键问题：术后完全性心脏传导阻滞。

几百年来，科学家们为人体带有生物电的性质深深吸引，其中最能体现人体生物电概念的就是心脏。电脉冲来自被称为天然"心脏起搏器"的窦房结，向房室结传达讯号，从而推动心室的收缩。大脑并没有告诉心脏要收缩——心脏有自己的节拍器，像一个内置的电子计时器，有节奏地激发整个心肌（见彩插 15.1）。把手放在胸前，你所感到的怦怦颤动就来自正在收缩并将血液挤向全身的心脏。把手移向颈部，可以感觉到气管旁边的脉动，那有节奏的敲打声是心脏瓣膜猛然关闭的回响，整齐而均匀地响应着心脏肌肉的切分收缩。完全性心脏传导阻滞发生时，心脏的电脉冲传导失去了控制，患者出现严重的心动过缓、低血压以及心功能极度减退。实际上就是心脏这个肌肉泵的功能不协调，除非使电脉冲传导正常化，否则无法维持生命。明尼苏达的外科医生团队一直在寻找应对心脏起搏发生紧急情况的方法，并且用一种简单的实验室电测试设备"格拉斯刺激器"（Grass Stimulator）挽救了一名儿童的生命。

　　1957年1月，在明尼阿波利斯市，一名儿童经心内直视手术修复室中隔缺损后，发生了严重的**完全性心脏传导阻滞**。明尼苏达大学的一名生理学家曾经建议过心脏科用他们的实验室设备"格拉斯刺激器"刺激患儿心脏收缩，该设备会产生小幅电压。在全球生理实验室和时至今日的小学课程中，还有用刺激器通过电线向测试对象发送小幅电脉冲的实验。想使一只青蛙的腿做出跳跃动作，生理学家需要先把细小的电线戳进青蛙的腿部肌肉，将青蛙腿与格拉斯刺激器连接起来，再通过调压调速，使肌肉产生收缩。经过对狗的初步测试，李拉海小组希望刺激器能对儿童的完全性心脏传导阻滞有效。

　　于是在1957年，当一名儿童在心内直视手术后出现完全性心脏传导阻滞，李拉海医生带领其医护组将一根绝缘线插入了患儿的心脏肌肉中，与刺激器连接起来，他发现自己成功了——他可以控制心脏的跳动。通过调动表盘，李拉海可以使病人的心跳频率增加。威廉·哈维应该会十分欣赏这精妙的装置。尽管刺激器取得了巨大的成就，但是在现实当中，用电流来维持生命需要考虑非常庞杂的组织统筹工作。格拉斯刺激器与一台微波炉一样大，需要交流电源插座和延长线。在实际操作中，从手术室到病房之间需要一根100英尺长的延长线，才能保持设备通电以维持患者生命。想象一下，在心内直视手术后，心脏科的医生们用病床推着一个还处于无意识状态的小孩子走出手术室，孩子还插着管，麻醉师监视着孩子的呼吸，外科医生们沿着走廊一路拉着橙色延长线，以确保心脏起搏的频率可以维持生命。

　　对于出现完全性心脏传导阻滞的患者来说，交流电力式心脏刺激器就是他们的生命线，然而，1957 年 10 月 31 日，明尼阿波利斯发生了医疗灾难事件，一次全市范围的停电波及医院病房，结果导致一名年轻的患者死亡。对李拉海来说，这是一次沉重的打击，患者的生命竟然绑定在墙壁的电插座上，这令他感到十分懊恼。他咨询了当地的电气工程师和电子学专家，研究是否有可能缩小刺激器，生产出一种由电池驱动的微型产品。李拉海发现，大多数出现完全性心脏传导阻滞的患者在几周内就会恢复自己的窦性心律，他希望某种创新发明可以使患者摆脱电插座的束缚，帮助他们过渡到心功能恢复正常的阶段。李拉海找到了年轻的工程师厄尔·巴肯（Earl Bakken）——这是医学史上又一个伟大时刻。

1949 年，厄尔·巴肯和他的姐夫帕尔默·赫蒙斯利（Palmer Hermundslie）创立了一家公司，专门维护和维修明尼阿波利斯地区医院的电子设备，然而，工作第一个月的收入只有 8 美元，他们做了一台离心机的检修。[8] 新兴电子工业和晶体管的蓬勃发展，使这些维修工意识到，城镇的医院需要有人为他们维修所有的小设备。巴肯是明尼阿波利斯本地人，1941 年从高中毕业后，他应征入伍，成为陆军通信团的一名雷达指导员兼维修技术员。他一生对家用电子产品的爱好，自然而然地引导他在部队中从事了相应的工作。90 多岁的巴肯仍然说，他发现"看到、听到、触摸到甚至闻到老收音机、老机器和电子设备，都会使他的内心深处感到无以言表的快乐。只有明白电子产品来龙去脉的人，才能欣赏它们所具有的魔力。他热爱这些设备，不仅因为它们的功能，更因为它们实现了这些功能"。[9] 这种情感让我们想起史蒂夫·乔布斯等创业能手，同时也证实了这样的观点：几乎所有的发明创新者都是"在车库里折腾的人"，他们在脑子里翻来覆去地琢磨着一个想法，并亲手打造解决方案。

战争结束后，厄尔·巴肯回到明尼苏达，进入明尼苏达大学学习电子工程专业并获得本科和硕士学位。所有认识他的人都不会对其职业选择感到惊讶，他从小就擅长发明各种小装置。厄尔小时候看过电影《弗兰肯斯坦》，对故事中赋予生命的电力深深着迷。他后来回忆道："合理地运用电力，不仅能够点亮房间或者按响门铃，还能实现许多事，我对此深感敬畏。我意识到电定义了生命。当电流动起来，我们就活着；没有电流时，我们就死去。"[10]

厄尔·巴肯上大学时，经常穿过马路去学校的医学院，认识了许多科学家和技术人员，他们的工作正越来越依赖电子设备。这些交往也促使巴肯在 1949 年创建了自己的公司，但是，多年来低报酬的承包工作和残酷的商业竞争使他的公司经营状况不佳。突破困境的机遇出现在 1957 年停电事件之后，李拉海医生委托他负责研发方案，设计电池驱动的电子起搏器，他立刻就产生了一种想法，并着手制作起来。

厄尔·巴肯想起一年前的一期《大众电子》上有一篇文章讲解了如何制作一台电子晶体管节拍器，他从那篇文章中得到了灵感。对于酷爱电子装置的巴肯来说，主要挑战是找到他能建构的一种电路。1956 年 4 月的那篇文章展示了一张带有两个晶体管的简化电路图，而他巧妙地对这个娱乐产品进行了创新，发明出一种救命装置。

电路是一张电子网，由电线、电阻器、电容器和晶体管组成。电路中的晶体管部分彻底改变了所有的电子产品、通信方式以及医学。晶体管的发明是"电子时代的核心产物"。[11] 早期电子工业的真空管是靠不住的，因为它耗电量巨大，产生的热量也过多。人们需要一种能够放大电子信号的设备，但它同时要更小、更节能。贝尔实验室（Bell Laboratories）是美国电话电报公司的工业研究部门，当亚历山大·格雷厄姆·贝尔的电话发明专利即将到期，贝尔实验室开始迫切地研究起改善洲际通信的技术，结果使贝尔实验室蜕变为世界上首屈一指的科学研发机构。贝尔实验室的研究人员获得过许多诺贝尔奖，也研发出许多革命性的技术，包括激光、太阳能电池、通信卫星以及晶体管。[12] 关于晶体管的发明者是存在争议的，最终诺贝尔奖授予了威廉·肖克利（William Shockley）、沃尔特·布拉顿（Walter Brattain）和约翰·巴丁（John Bardeen）三个人，不过他们都没有从发明中获利。肖克利去了加利福尼亚的帕洛阿尔托，并在那里创立了肖克利半导体公司（Shockley Semiconductor），其员工最终创建了仙童半导体公司（Fairchild Semiconductor）和英特尔公司（Intel Corporation）。这些致力于革新电报和无线电技术的公司形成了硅谷，20 世纪 50 年代建立的半导体和计算机公司使这片土地进一步成长。晶体管和集成电路可以实现微型化，降低能量消耗并提高计算能力，这一切为太空探索提供了动力，也使个人计算机成为可能，更为医学和植入物的现代化奠定了坚实的基础。

厄尔·巴肯把自己设计的双晶体管电路装进一个简陋的铝盒里。这个小铝盒长宽都是 4 英寸，厚 1.5 英寸——大约相当于一小叠杯垫或一副牌的大小。格拉斯刺激器有多个操控点，而厄尔的装置只有一个拨动开关、脉冲频率和电流输出变阻器。装置顶端是接触终端，通过电线与患者相连，里面放着一块 9.4 伏特的锌汞电池。从装置中伸出来的电线能够穿过皮肤连接到心脏，当患者不需要这一个装置时，可以简单地在床旁把电线拔下来（见彩插 15.2）。

经过四周的试验，这一装置走进了大学动物实验室。在狗的身上进行了一天的实验后，研究人员看到了希望，他们认为这个装置经过改进，或许可以植入人体。在自传中，厄尔·巴肯回忆道，第二天他回到医院去研究另一个项目，"我刚好走过一间病房，看到李拉海的一名患者。我当时肯定是一副错愕的表情，定了定神，确定自己没看错，那个小女孩正用着我前一天才交给他们的装置原型！我惊呆了。我赶紧找到李拉海，向他询问情况。他以其一贯的谨慎冷静言简意赅地解释说，实验室告诉他起搏器有效，所以他不想再浪费一分钟。他说他不能因为我们没有使用最好的技术就让孩子送命"。[13]

在 1957 年，美国外科医生可以在没有美国食品和药品监督管理局设备许可的情况下，就为病人植入装置，这使我感到惊愕不已，不过那时候根本就不存在医疗器械批准这回事。20 世纪 50 年代是医疗器械发展的"西部拓荒时代"，没有法律，也没有"治安官"。尽管李拉海和巴肯担着个人风险为患者植入了一个就地取材发明的装置，但他们并不违法。今天这种行为属于犯罪，肯定会坐牢。然而，在 1957 年，植入医疗器械靠的是英勇的大无畏精神，是以乐观的心态迎接未来，依据人身伤害法索赔的事情尚未发生。

世界上第一个电池驱动的可穿戴式心脏起搏器的发明，得益于以下几个互相融合的因素：晶体管和聚合物等新技术的出现，电池和新型涂料的进一步发展，以及厄尔·巴肯这一有准备的头脑。厄尔那家挣扎前行的小型医疗电子服务公司叫什么名字？美敦力。现在它已经成长为全球最大的医疗器械公司，年收入近 300 亿美元，员工超过 8 万人，坐拥市值 1 000 亿美元。[14] 起搏器迅速成为一种可植入装置，主要应用于患有年龄相关性心律失常的老年人。每年有将近 50 万个起搏器被植入心脏。亲爱的读者，你在现实中肯定认识体内装有起搏器的人，在他们的胸腔里，一个微型装置悄悄地颤动着。它们的工作如此高效，个人几乎看不出其中有什么革命性巨变，但它确实是一个奇迹。

作为植入式电子医疗器械行业最伟大的先驱之一，94 岁高龄的厄尔·巴肯在夏威夷科纳海岸的一座豪宅里过着安详的生活。他曾邀请我到他在夏威夷岛上的寓所做客，这位理解电力能够维持生命的人，拥有着世界上最大的私人光电农场，怪不得他能够"脱离电网"，与世隔绝。他的住所俯瞰着基霍洛湾，不仅可以自行供电，甚至可以通过海水淡化装置为自家生产淡水。他主张"高情感和高科技"（high touch high tech）的理念，担心人类过分痴迷于新型技术而让世界失去神秘感。

虽然厄尔·巴肯已经好多年没有接受过采访了，但是当他知道了我的研究课题，他表示愿意接受我的访问。（在采访的八个月后，即 2018 年 10 月，厄尔·巴肯与世长辞。）与一位植入革命巨匠会面是一项重大的荣誉，手握密码的我通过一道道设有电子锁的防护门，开过一条围绕着火山岩的平坦马路，把车停在他办公室外的棕榈树下。办公室内，厄尔坐在老年电动车上，两侧是书架，奖杯、奖牌遍布房间各处，一个科学怪人弗兰肯斯坦的玩偶高高地站在书架上，让我不禁露出微笑。

厄尔·巴肯忆起往昔，一路走来的风风雨雨，他的成功与遗憾，但令我印象最深刻的是他对生活的信念——"全心全力地生活"。美敦力的使命真真切切地在他的心中搏动着，而我们的对话中，到处流露着他一生对缓解疼痛、恢复健康和延长生命的责任感。

美敦力现在形成了一种传统，恳请每位从他们的医疗器械中受益的患者，以一种有意义的方式将这种责任感传递下去。采访结束时，厄尔向我重复了这一真诚的恳求，恳请我"继续前进！继续传递！"。

从某种意义上说，这正是本书写作的目的——阐明先驱们的贡献，是他们使现代生活的风险减少，使人类的生活更加美好。我们都受益于医学和外科学的进步，尽管医学和外科学并不完美，甚至是危险的，生命得到丰富和延长的人们，必须"把爱传递出去"。

当然，起搏器的故事只是心脏外科故事中的一小部分。在心肺转流机出现之前，任何心脏缺损或心脏瓣膜手术都显得深不可测，难以想象。正如前面说到的，明尼苏达的外科医生们开拓性地打开了通往心脏的大门，于是在 20 世纪 50 年代，缺损闭合和瓣膜修复手术成为有效的、可以预期结果的治疗方式。

梅奥医学中心的外科医生约翰·柯克林（John Kirklin）和亨利·埃利斯（Henry Ellis）首次尝试了心脏瓣膜手术，他们用系在手指末端的专用手术刀在一颗跳动的心脏侧面摸索着划出小切口，仿佛一场快速突袭战，手术刀反复地强行刺入狭窄的患病主动脉瓣。[15] 严峻的现实是，那时的手术死亡率为 20%，而人们认为是可以接受的。

李拉海医生在附近的明尼阿波利斯市取得了更大的成功，他在进行主动脉瓣和二尖瓣手术时使用了心肺机。所以李拉海不是在一颗鲜血淋漓、搏动跳跃的心脏上动手术的，他能够探查心脏内腔，这一优势使他可以尝试部分切除僵硬的患病瓣膜，或者修复功能不健全的瓣膜。

　　首例人工瓣膜手术出现在 1960 年。由于不需要任何设备许可，美国的心脏外科医生们"大踏步前进着"[16]。首款瓣膜置换装置是球笼瓣，即不锈钢笼中放有由硅包裹的合成树脂球，它可以在切除的瓣膜区域来回摆动。尽管可能出现血块、心律失常和猝死等风险，但手术也确实挽救了生命，数百名患者的生活质量正在显著改善。"短短十几年，心内直视手术已经从 1955 年的试验性手术演变为一种标准化的治疗技术。"[17]二战前，任何开胸手术都是不可思议的，而到 1961 年，美国已有 303 家医院完全具备进行心内直视手术和血管造影术的能力。[18]心脏外科已经从治疗威胁患儿生命的心脏异常，过渡到对心脏瓣膜疾病的治疗。人们还完全不知道如何应对冠状动脉疾病和心脏病发作，这其实是更为紧迫的问题，而我们需要经历一次偶然的错误才能开启一场至关重要的变革。

　　1958 年 10 月 30 日，克利夫兰医学中心的心脏科医生梅森·索恩斯（Mason Sones）为一名 26 岁的男性患者插入了心脏导管，以进行瓣膜疾病的诊断性检查。当时的导管插入术是先把一根纤细而柔韧的导管插入手臂的肱动脉上，然后将其一直穿到主动脉瓣上方的主动脉根部。今天的导管插入术通过观看顶置式大屏幕监视器进行，但 20 世纪 50 年代到 90 年代所使用的方法是，医生用 35 毫米的电影胶片将插管过程拍下来，然后放在放映机上观看。索恩斯医生小心翼翼地将导管尖端穿过主动脉瓣时，自动压力注射器会向心室内注射 50 毫升造影剂。[19]

造影剂没有流入主动脉，而是充满右冠状动脉，导致这条动脉"极度浑浊"，而且出现暂时性心脏工作缓慢。"索恩斯担心冠状动脉中注入过多的造影剂会引起威胁生命的心室性心律失常，但他更强烈的感受是'对这种诊断技术的进一步发展相当满意'。"[20]索恩斯从以往的经验中看到新的希望，他很快便与一家公司合作，定制生产导入冠状动脉专用的锥形端导管。一夜之间，冠状动脉成像得以实现，更重要的是成像能够确定阻塞的程度和位置。一直以来，医生无法确定心绞痛的原因或定位血管阻塞区域，直到进行尸检时才恍然大悟。死神现在只能等待，医生已经能够在跳动的心脏上实时发现心绞痛和心脏病发作的奥秘。

医生能够看到冠状动脉而同时又不会让患者丧命，索恩斯在克利夫兰医学中心的外科医生同事们抓住了这一意外发现，他们意识到，"自己拥有手术治疗某些冠心病患者的最佳配备"。[21]确实，至今也是如此。当时的心胸外科主任唐纳德·埃弗勒（Donald Effler）充分利用了新的诊断工具，于 1962 年 1 月进行了世界上首例冠状动脉手术。时至今日，克利夫兰医学中心仍然是该领域的掌门人，每年在那里进行的冠状动脉旁路手术超过世界上任何其他地方。克利夫兰开创了冠状动脉搭桥手术的先河，医学中心的阿根廷外科医生勒内·法瓦洛罗（René Favaloro）从腿部采集静脉建立旁路、绕过阻塞区域。这种技术是人类最伟大的手术发明之一，经过改进后至今仍在全球各大医院使用。

克利夫兰医学中心在众多领域都处于世界领先地位，许多专科位居榜首，其中包括大多数外科领域。这绝非偶然，克利夫兰医学中心传统上的首席执行官一直是外科医生，本书正在撰写时的首席执行官也是心胸外科医生，托米斯拉夫·米哈列维奇（Tomislav Mihaljevic）。克利夫兰的做法与大多数医院完全不同，但世界上一些最伟大的医学机构，例如特种外科医院，也是由外科医生来领导的。

冠状动脉搭桥手术出现十年之后，1977 年，安德烈亚斯·格林特茨格（Andreas Gruentzig）在瑞士苏黎世进行了世界上首例血管成形术。血管成形术以及后来的冠状动脉支架手术，其发展历程遵循着医学和外科学的典型路径：从简单粗暴的干预方式开始，经过技术改进，手术创伤越来越小，技术也越来越先进，最后终于发展出一种在几年前还看似不可能的解决方案。冠状动脉的首次选择性成像出现在 1958 年，不出 20 年，医生就可以通过血管成形术，用一个微小的可扩张球囊打开阻塞的动脉，随后，心脏支架技术于 1986 年问世。[22]

纽约市公共图书馆内有一个铜制小地球仪，直径 5 英寸，是现存最早的制图球体之一。在亚洲的土地上，刻有拉丁文"此处有龙出没"（Hic sunt dracones）。[23] 它可能是唯一一个刻有这种说法的地球仪，而现在这句话已经成为"不得擅入"的代名词。我们终于对人体的最后一块主要阵地发起了挑战，并于 20 世纪 60 年代攻克了这一领域。电影和电视节目开始将外科医生描绘成英雄，这也不是偶然。在 100 年前，外科医生以英雄形象出现还是令人难以置信的。"不得擅入"的说法不再适用于人体。

我们根本无法真正体会参议院多数党领袖林登·约翰逊和总统德怀特·艾森豪威尔在 1955 年所接受的极端消极治疗。几个月间，两人接连遭遇心脏病发作，医生只能做诊断性心电图，没有任何办法可以加快他们的康复进度。在血管造影、心脏支架和冠状动脉搭桥手术尚未出现的时代里，美国总统只能穿着拖鞋，坐在轮椅上，祈祷为期六周的休息能对心脏病发作有用，这好像太荒谬了。[24] 如今的每个美国人都会认为，心脏病发作后，血管造影支架或者心内直视手术可以完全恢复心脏功能。心脏瓣膜修复、置换以及动脉瘤修复说明手术极有挑战性，但也不需要视死如归的勇气来接受这样的手术。

　　具有讽刺意味的是，尽管威廉·哈维首先对心脏进行了生理学测量，心脏却是最后一个屈服于外科医生手术刀的器官。休斯敦著名心脏外科医生丹顿·库利曾经这样说道，"它是体内唯一一个让你真正亲眼见证其功能的器官。"[25] 我年轻时曾经在父亲的兽医医院尸检室里见过一匹死马的心脏，它看上去混沌一团，毫无生气，而且臭烘烘的。然而，在大学里第一次目睹心内直视手术时，我看得目瞪口呆，因为出现在我眼前的是一个正在搏动的鲜活器官，它滋养补给着整个人体结构。

　　或许没有图表或绘画能够捕捉心脏的动态功能，而只有当外科医生掌控了身体的炉石，他们才能向世人宣告，外科医生已经彻底告别了从前的卑微地位，成为受人尊敬甚至充满荣耀的职业。觉得我过于煽情吗？请想象一下自己置身于医院等候区，与几位担惊受怕的家属等待着心脏外科医生，他们的母亲前一天心脏病发作，而医生在几个小时里征服了心脏，挽救了生命，你就能亲眼见证人们对这种能力的感激之情。那一刻，植入革命如同奇迹。

第十六章

# 外科学的专科化

依我之见，美国的前景从未如此充满希望……外科医生迎来了他们的时代，而且他们自己知道！梅奥兄弟，美国的圣科斯马斯和圣达米安——他们的临床实践在今天的医学领域和外科学领域体现出前所未有的重要性。他们是智者！他们看到钟摆正在摆向自己。

——威廉·奥斯勒，1919 年 [1]

作为一名医学院四年级学生，我意识到自己对丹佛总医院（Denver General Hospital）骨科没什么实际作用。我拥有的只是满腔热情，但重点是我必须表明自己为了成为一名骨科医生而愿意付出一切。这是我的"校外实习期"，在另一所医学院进行为期一个月的轮岗实习，作为考核期的加时赛。由于丹佛是一个比较理想的地方，科罗拉多大学及其姊妹医院丹佛总医院的轮转岗位中挤满了雄心勃勃的医学生，他们就像是一队枪手，必须表现出一流的团队合作精神，同时保证自己在竞争中脱颖而出。

轮岗实习的前几周，我在丹佛大学医院，白天忙忙碌碌，但不需要熬夜。现在，我来到丹佛总医院，这是对毅力和决心的考验，我渴望表明自己愿意比同班任何人都更努力工作。我知道自己机会渺茫——全美有数百名的 1995 届医学生想成为骨科住院医师，而绝大多数会失望而归。当第一次待命之夜来临，我对自己即将在科罗拉多"刀枪俱乐部"的见闻充满了焦虑与好奇，心情如同坐过山车。

我陪着住院总医师乔走向急诊室，一位老太太因髋部受伤刚刚收治入院。乔是华裔美国人，身材健壮。我们来到 13 区，他拉开泛黄的帘子，屋顶轨道的挂钩吱吱作响。躺在病床上的是一位瘦弱的老太太，将近 90 岁高龄，牙齿都掉光了，也不清楚自己身在何处。她的左腿奇怪地斜扭着，乔看着我问道："你的诊断是什么？"

"她的腿脱位了吗？"

"你是问我还是告诉我？"乔质问道。

"她的髋关节脱位了。"我说出结论。

"错！"乔斥责道。

该死的。"她的髋部骨折了吗？我是说——她的髋部骨折了。"

"对了，"老板肯定了我的判断，"照个 X 光，看看有多严重吧。"

我们正在等放射科技师时，急诊室医生快步走过狭窄的走廊，通知大家有一名枪伤受害者将在几分钟内被救护车送到医院。我不敢承认，但这正是我所期待的。我为自己病态的好奇心辩护着：我不想让任何人受伤，但如果有人受到枪伤或刀伤，那么我希望发生在自己值班的时候。

我和乔走过外伤病房，在这间大房间中，一面墙摆满了医疗用品储备架，另一面墙是一排水槽和一堆工作台，一片狼藉，前一例外伤患者的废弃物已经填满了垃圾桶。清洁人员正忙忙碌碌地收拾房间，为下一个病人做好准备，医学生和住院医师们走来走去，等待着病人的到来，这个小小的空间变得拥挤不堪。

我与乔来到救护车入口，等待着我们的枪伤病人，尽量不让自己表露出紧张的情绪。在班诺克街这个温暖的十月傍晚，我看了一眼急诊室的护士和技术人员，他们穿着浅蓝色护士服，每个人都是一副轻松的神态，甚至开着玩笑。可能只有我一个人感到焦虑。我还从未见过枪击受害者，尽管自己肯定不会参与复苏急救，但专业知识的完全缺失加深了我的恐惧。急诊主管护士从身后走来，通知普通外科和骨科住院医师，刚刚又收到一辆救护车的呼叫信号，一名刀伤受害者即刻到达。大家对此都很放松。

一南一北，两辆救护车从不同的方向开过来，几乎同时停在了医院门口，车灯闪烁，笛声刺耳。我们迅速打开了第一辆救护车的车门，匆忙中我看了一眼病人。护理人员从车内拉出病床，床轮部分向地面自动展开。患者是一名年轻的拉丁裔男子，意识清醒，他表现出来的镇定程度令我感到吃惊，而整个医务组也同样冷静而放松。他的眼睛转来转去地看着医护人员，但被推入医院时一直保持沉默。病人右臂上扎着输液针，一袋透明液体沿着塑料管滴入静脉。白色 T 恤衫上沾有少量血迹，但绝对比我想象中腹部刚刚中枪的状况要好得多。

另一辆救护车只比前一辆晚几秒抵达，然而我们打开车门后看到的完全是另一番景象。一位非裔老人正从轮床上坐起来，手上堆着一张白色毯子。到处是血——鞋上，卡其布裤子上，短袖格子衬衫上，还有脸上。剧烈的疼痛使他表情痛苦，在担架上扭动着身体。被推往急诊室时，他一直恳求医生为他减轻疼痛。

"看一下那个人怎么回事。"乔下了命令。

我赶紧跟着救护人员来到急诊的一间小检查室，听听他们的报告。

"亨利·琼斯，68岁男性，被搭便车的人在路边用大刀砍伤。行凶者试图捅向亨利腹部，但患者用双手挡住了刀，两根大拇指几乎被截断。没有其他部位受伤。输入一袋LR[乳酸钠林格注射液]。患者生命体征稳定，没有按时注射破伤风疫苗，但不存在其他医疗问题。"

老护士斯蒂芬妮发现没有住院医师和主治医师，立即接手说道："亨利，我们会为你治疗。没有药物过敏吧？"他紧紧地咬着牙，屏住呼吸，疼痛已经异常剧烈。

"我不过敏，请给我些药！"

斯蒂芬妮去药房取芬太尼。因为所有的外伤科医护人员都在外伤病房，突然就剩下我和一名年轻的护士与患者在一起。我戴上手套，介绍了一下自己。

"亨利，我是大卫·施耐德，是骨科的实习生。我需要看看你的手，可以吗？"

我轻轻地掀开沾满血迹的毯子，一层一层地打开亨利手上临时包扎的纱布，解开右手的最后一层时，亨利疼得直发抖。揭开白色棉垫，我看到大拇指通过薄薄的一点皮肤勉强与手相连，皮肤一边悬着大拇指，一边是深红色的豁开伤口，肉呈锯齿状，肌腱撕裂，露出正在搏动的血管。

亨利的头猛地向后一转："我的天啊！"我默默地说着同样的

话。尽管知道只是徒劳，我还是抓过几块四乘四纱布，试着把大拇指放回原位。握着这根危险的手指，我想着下一步该怎么办。我用更结实的军用纱布进行了临时包扎，并缠上几层棉布胶带加以稳固。我喜欢事物看起来整洁有序，就好像在做八年级的自然科学课题作业，但显而易见的是，我不够熟练。

向乔汇报之前，我还得检查左手。亨利闭上了眼睛，我觉得芬太尼正在浸透他的大脑，终于缓解了这个可怜人的痛苦。我重复着右手的过程，像剥洋葱一样，小心翼翼地一层一层打开包扎纱布，终于看到了另一根摇摇晃晃的大拇指——这根手指正在流血，所以看不清到底是怎样连接在手上的，被截断的部分歪在那里，看着令人揪心。尽管强力麻醉剂正流向亨利的全身，但我的操作使他一直在地狱般的困境中徘徊。

包扎完左手，我去外伤病房向乔汇报情况。

在我俩分开的这 10 分钟里，又来了一名重伤患者，这个年轻的小伙子被一辆大 SUV（运动型多功能车）撞倒，司机是个毒品贩子。我向病房里扫了一眼，那是我所见过的最疯狂的场面。到处都是血。患者昏迷不醒，麻醉师急忙为他插管，外伤组正用巨大的外伤剪刀剪开他的蓝色牛仔裤。（每名医学生和外科住院医师都要负责带着这些工业级的橙色手柄剪刀，它们能剪断硬币，裁开各种材质的衣服。外伤病房的第一项工作就是剪掉衣服。）护士正在为他脱掉靴子，我看出他的双腿已经碎成了一堆骨头。护士将腿扭转了360 度，牛仔裤被剪掉后，我才发现那条腿显然已经完全截断了，只通过粗如绳索般的神经与髋部相连，令人目不忍视。我的天啊！我又一次在心里说道。

　　乔急忙压住大腿，以止住汩汩涌出的鲜血。我想自己正看着这名英俊的非裔美国青年死去。他生气全无，尽管十几名急救人员争分夺秒地配合协作，但我想他们无法阻止死亡。

　　乔等着技术员拿止血带时，抬眼看到我，冷静地问道："你觉得怎么样？"

　　我几乎吓了一跳，不确定他到底在问什么。他是问这个命悬一线的年轻人吗？

　　"大卫——刀伤怎么处理？……他的手受伤了吗？"

　　"对，两根大拇指几乎完全被割断了。我对双手重新进行了无菌包扎。"

　　乔将止血带缠到那条毁掉了的腿上，止住血流。他回头看着我说："我们这儿已经忙坏了。我想让你去给那个人的手做麻醉，然后在急诊室把血冲洗干净，我们今晚再做缝合。"

　　这就是一家县级医院运作的现实画面，至今仍然如此。医院的医护人员有限，对他们来说工作简直太多了。县级和市级医院都有医学生和住院医师的支持，所以患者经常由不具备执业资格的人员来照料。事实就是如此。

　　我回到亨利的检查室，告诉他我们准备今晚重接他的拇指，因为还有两名外伤患者同时来到医院，所以我们现在无法去手术室。我现在会为他冲洗伤口，以避免不干净的凶器引起严重感染。虽然我没敢告诉他，但问题是我不知道怎样进行局部麻醉。

　　当威廉·霍尔斯特德率先使用可卡因作为局部麻醉剂的时候，他很快便认识到，以远离麻醉目标区域的特定神经为注射对象，可以导致整个肢体麻木。然而这需要对错综复杂的神经三维解剖结构了如指掌，而我当时根本没有达到那种全面理解的水平。我希望直接为双手注射能有用。

护士从药房取来利多卡因，并将其吸入两支大注射器中。拆除临时包扎的纱布后，我开始将针头插入刀口附近，这加剧了出血和疼痛。一遍又一遍地在两个拇指周围进行注射之后，我决定等几分钟好让麻药生效。

我找到一张类似于烤盘的大金属盘来接冲洗的水，护士告诉我，骨科住院医师通常使用电动脉冲式灌洗器将水流喷入外伤伤口。我同意了，尽管自己从来没用过。这真是个天大的错误。

回到病房后，我对亨利双手的麻木程度进行了评估，麻药似乎起作用了，我决定开始冲洗伤口。脉冲仪喷向亨利右手皮开肉绽的伤口时，他痛苦地尖叫起来，显然麻醉还没有达到能够让人忍受冲洗的程度。我决定再注射一些麻醉剂，但如果对神经本身注射，又担心伤害到手臂下方的神经。于是，我直接在裂开的伤口处进行了注射，并向亨利道歉说麻药没有像我所期待的那样有效。

我明白自己的任务是暂时稳定亨利的情况，但我觉得我所做的一切正在让事情变得更糟。又等了几分钟，我的沮丧情绪不亚于亨利的恐惧心理。我提醒他，我需要再次冲洗伤口，他把双手放在金属盘上方。我没有用脉冲仪，而是用简单的球形注射器轻轻地冲洗开放性伤口。刚开始冲洗时，他又大叫起来，疼得直发抖，金属盘中的水也洒在了床边。尽管我们进行了重复麻醉并更换了冲洗方式，可他仍旧痛苦不堪。

我放下球形注射器，无法继续让亨利承受这种酷刑般的折磨。我已经束手无策了，不知道该怎么办。我看了一眼这位老先生。尽管身处困境，他仍然流露出善意的目光。我摇了摇头，他肯定也感到了我的无能为力。

亨利低声念叨："请老天爷帮帮这位医生吧。"这美好的举动让人惊讶。我们目光交会，亨利又说道："耶稣哭了。"这或许是他所知道的唯一一节《圣经》。我呆住了。

正当我处于崩溃边缘时，住院总医师奇迹般地出现在门口。"怎么样，大卫？"

"不太好，乔。我无法麻醉他的双手。"

"你注射的是什么地方？做了局部麻醉吗？"乔感到情况超出了我的能力范围。

"局部麻醉？呃，没有。"

乔帮我保住了面子，并意识到我们从未讨论过局部麻醉技术。他让护士再取一些麻药过来。"我给你示范。"乔肯定地说。我瞬间感觉如释重负。

这便是医学教学——在反复试验中，承受失败，享受胜利，遭遇令人崩溃的不安，偶尔得到认可，这一连串的艰辛令人精疲力竭。一名医学生或住院医师经常会因为缺失一小部分知识而遭遇失败，这对他们自己，甚至对患者来说，都意味着厄运。在全面实施医学培训的医疗环境里，错误往往会在造成伤害之前就被及时发现，在这个病例中，我的住院总医师在紧要关头挽救了局面。亨利会接受他所需要的局部麻醉，以适当的方式清洗伤口，为今晚重接断指做好准备。

1540 年，伦敦理发师-外科医师公会通过议会法案成立。这从法律上说明了理发师和外科医师各自的职能——只有理发师可以剃须剪发，只有外科医生能够进行脓肿切除、接骨和伤口缝合等原始操作。这是一种令人担忧的联合，特别是在接下来的两百年中，外科手术的专业化程度日益提高的情况下。1745 年，理发师和外科医生已经各行其是，外科医生继续保有解剖死刑犯尸体的权利，并有权在职业实践中采取更积极的侵入人体的方式。最终皇家法令于 1800 年通过，成立了英格兰皇家外科医师学会，在很大程度上，这要归功于首位采用科学方法的外科医生约翰·亨特的开创工作。

几百年来，内科医生在英国保持着比外科医生更为优越的社会地位，他们属于社会精英阶层，而外科医生是手艺人，或像药材商一样是生意人。内科医生不屑于用双手工作，只"观察、推测、开药方"。[2] 在 18 世纪，皇家医师学会成员都是牛津和剑桥的毕业生，为贵族患者提供医疗服务，效仿上层社会的生活方式，"养成与众不同的行为举止和高雅流行的穿戴风格，想方设法令自己引人注目"。[3] 英国严格的社会等级并没有在北美殖民地形成，殖民地的内科医生、外科医生和药材商是共存的，如果有条件，他们会上一些简陋的医学院。

工业革命扩大了中产阶级队伍，增强了人们支付医疗服务开销的能力，扶植少数贵族医生的贵族患者也逐渐失去了原有的优势地位。但是直到消毒外科科出现并采用了德国的科学思维方式之后，将医院视为"死亡之所"的观念才彻底消失。20 世纪伊始，医院数量出现了爆炸式增长。1872—1910 年，美国医院的数量从 178 家增长到超过 4 000 家。[4] 1865 年，亚伯拉罕·林肯与世长辞；

1901 年，威廉·麦金莱逝世。这使美国人对医生的治愈能力深表怀疑，但医学很快便走出了无能为力的状态，并展现出意想不到的功效。

心脏病专家、医学史学家布鲁斯·菲指出："在 19 世纪的最后三十几年里，铺天盖地的新技术改变了美国。当时涌现出很多令人印象深刻的发明，包括电话、打字机和留声机等通信工具和不断扩张的铁路线、涡轮动力轮船、自行车和汽车等交通手段，改变了我们的文化。另一项突破性技术是电力，电发动了机器，点亮了黑暗，也成为一种治疗工具，受到人们的追捧。"[5] 此外，现代建筑技术利用了新型贝塞麦钢材和乔治·富勒的内部承重钢结构，与历史上使用的外部承重结构不同。再加上 1883 年电梯的发明，建筑物越建越高。[6] 首座摩天大楼于 1885 年建成，没过多久，这种新推广的建筑风格就会对医学的转变产生影响。

1883 年 8 月 21 日，一场灾难性龙卷风横扫了明尼苏达州小镇罗切斯特。这场 F5 级龙卷风（每小时风速超过 260 英里[7]）导致 37 人死亡，超过 200 人重伤。罗切斯特是一座典型的中西部农业小镇。6 年以前，24 名方济各女修会成员来到明尼苏达州的这个南部小镇成立新的会区，并定居下来担任镇上的教师。飓风摧毁了罗切斯特，同时也暴露出当地毫无急救医疗服务的问题。幸运的是，小城中有一位富于进取精神的全科医生，他从英格兰兰开夏郡移居此地，一生做过十几种不同的工作，包括新闻工作者、河船船长、农民、裁缝、政客以及人口普查员，不过随着罗切斯特的发展，他的身份最终定格为社区医生。威廉·沃勒尔·梅奥（1819—1911 年）是小镇领导，但他对罗切斯特及全世界的重要贡献，是他养育的两个儿子，威廉·詹姆斯·梅奥和查尔斯·霍勒斯·梅奥。

梅奥医生 32 岁时与路易丝结婚，但威尔·梅奥[a] 十年后才出生，那时他的父亲已经 42 岁了。4 年后，查尔斯出生。尽管老梅奥年纪大了，但他的精力异常充沛，甚至在儿子们从医学院毕业后，还与他们一起行医了 10 年。

梅奥医生于 1854 年从密苏里大学医学院毕业。他毕业后唯一的选择就是立即开始行医，当时尚未发明住院医师制度。1864 年他搬到罗切斯特，那时小镇上只有 3 000 居民。[8] 在罗切斯特打下事业根基之后，这位雄心勃勃的"小医生"（因为他身高 1.62 米）于 1869 年前往纽约市和费城观摩外科医生的工作。在外科手术领域，利斯特刚刚开创了全新的抗菌技术，等到梅奥医生返回罗切斯特时，他对外科手术的看法已经发生了转变。他上一次来到纽约是 1846 年，那时麻醉刚刚发明，现在他又一次见证了科学革命。

作为一个经常搬家和换工作的人，梅奥医生终于在 1874 年安定下来，他将作为一名外科医生，在罗切斯特度过余生。1873 年，梅奥医生成为明尼苏达州立医学会主席，那时他的外科手术技术已经在当地闻名。所有的医疗服务都在他的小诊室或者病人家中进行，根本就不需要医院。梅奥医生可能是小镇上少数几位**见过**医院的人之一。

在美国南北战争的第一场重要战役刚刚过去几周后，威尔·梅奥（1861—1939 年）出生在明尼苏达州的勒苏尔（Le Sueur）；在南北战争的**最后一场**重要战役结束几周后，查理[b]（1865—1939 年）

a　威尔·梅奥即威廉·梅奥，威尔（Will）是威廉（William）的简称。——译者注
b　查理·梅奥即查尔斯·梅奥，查理（Charlie）是查尔斯（Charles）的简称。——译者注

在罗切斯特出生。威尔和查理从小就陪同"马车时代"的老医生上门看诊，甚至协助手术。1883年，威尔·梅奥于从密歇根大学毕业后，回到家乡罗切斯特，与父亲一起在罗切斯特下城区的门诊工作；当时查理正在芝加哥医学院读书，他在毕业后也加入了家族医疗事业。

1883年8月21日，那场可怕的龙卷风在罗切斯特肆虐时，三位梅奥先生都在城中。当地死伤惨重却没有任何医疗设施，于是受伤的人们只能在当地的学校、小旅馆和歌舞厅先确定治疗顺序。不久，方济各女修会会长阿尔弗雷德·莫斯修女（Mother Alfred Moes）找到梅奥医生，表示愿意帮助建立一家医院。在全美各地，天主教修女与城镇领导人物都是合作伙伴关系。面对灾难，会长阿尔弗雷德想到在广袤的平原上建设一家小医院。

梅奥医生后来回忆道："我也告诉她，建医院是一项艰巨的任务，需要大量资金，而且即使投入大量的时间和金钱，我们也不一定会成功。'非常正确，'她坚定地说，'但您只需要答应我，您会负责管理这家医院，而我们会负责把医院呈现在您的面前。以我们的信念、希望和力量，它一定会成功的。'我问她，女修会愿意投入多少资金。她的回答是：'您需要多少？''您愿意冒险投入4万美元吗？'我说。'愿意，'她答道，'如果您需要的话，更多也没问题。制订计划吧，马上就建好。'"⁹

女修会花了5年时间筹募资金，购买土地，最终破土动工。在此期间，梅奥医生和越来越出名的"威尔医生"四处参观美国东海岸的医院，并拜访了建筑师。尽管那场龙卷风是一场灾难，但它也提供了一个机遇。30年前，那片荒地上还杳无人烟，而19世纪

80 年代中期，几位具有远见卓识的梦想家坚定地认为，值得试试在那里建设一家地方医院，而且他们也有能力建设具有现代特色的医院大楼。配备最新的技术对这家医院来说是必不可少的——事实上，这至今仍然对梅奥医学中心至关重要——它帮助梅奥兄弟领先于整个地区，甚至领先全世界。

那场毁灭小镇的风暴过去 6 年后，圣玛丽医院于 1889 年开诊。多年来，三位梅奥医生常常一起做手术，而且手术量惊人。

梅奥的另一项悠久传统是鼓励外科医生外出访学。欧洲人，尤其是英国人，走遍欧洲大陆的"游学"传统始于 19 世纪。随着旅行方式变得更加可靠，美国人也开始了欧洲之旅。大卫·麦卡洛（David McCullough）的《伟大的历程：美国人在巴黎》（*The Greater Journey: Americans in Paris*）一书详细地描述了美国画家、作家、雕塑家和医生在 1830—1900 年前往巴黎的朝圣之旅。尽管从法国大革命到 19 世纪的最后 30 余年中，法国一直统治着医学领域，但世界领先地位的天平实际上在向东倾斜，维也纳和柏林成为有抱负的外科医生的圣地。不过，梅奥兄弟会先跟随父亲乘火车前往纽约、费城、波士顿和巴尔的摩，后来才拜访欧洲。

1889 年，这座三层楼高的医院有 45 张病床，只有一间手术室。医院建成的头十年里唯一的外科医生就是梅奥兄弟。不出五年，医院便需要增加治疗空间。到 1894 年，医院拥有了第二间手术室，总共 75 张病床。最早的圣玛丽医院与约翰斯·霍普金斯医院在同年开诊。1895 年，威尔·梅奥前往巴尔的摩观摩威廉·霍尔斯特德和霍华德·凯利（Howard Kelly）的手术，并在日记中记录下对约翰斯·霍普金斯医院外科医生的印象："胶底鞋。手术服。碘仿、硼酸和铋。蒸汽消毒。放置工具托盘的桌子呈环形摆放。橡胶手套。褥式缝合法。皮下缝合法。"[10]

　　威尔·梅奥将成为梅奥医学中心在接下来的半个世纪中走向成功的幕后推手。他并没有仅仅满足于经营一家小镇医院，而是聘用了一系列的专业人员，这开启了罗切斯特飞向世界医学前沿之旅。威尔和查理没有选择由兄弟二人维持运营这条保险的道路，而是专门聘请了诊断医师，以最新的实验室技术对患者进行筛查和测试。到 1895 年，梅奥兄弟进行的手术数量已经十分惊人。五年多以前，罗切斯特还没有医院，而在 1895 年内，他们进行了 762 例手术，其中包括 95 例腹腔手术。[11]

　　迈入 20 世纪时，只有不到 2% 的美国医生是外科医生，[12] 而梅奥兄弟可以毫不谦虚地接受外科专家的身份。到 1905 年，新增加的十几位外科医生全部围绕在梅奥外科兄弟身边。梅奥医学中心历史上最成功的聘用，或许是聘用了一名 29 岁的明尼苏达本地人。

　　1901 年，梅奥兄弟聘请了亨利·普卢默（Henry Plummer），这位年轻医生与其父亲在明尼苏达州的拉辛（Racine）一起行医。普卢默于 1898 年从西北大学获得医学学位，由弗兰克·比林斯指导，这名芝加哥医学教授是一位内科先驱，凭借先进的实验室和诊断设备在众多医生的竞争中脱颖而出。此外，比林斯曾预言，内科医生和外科医生的成熟将推动医学发展的专科化。在接下来的几十年中，正是普卢默在梅奥医学中心为医学的专科化发展注入了能量。

　　就像约翰斯·霍普金斯的威廉·韦尔奇一样，普卢默在梅奥倡导细菌学研究和实验医学。虽然医学在半个世纪前还是一种比较粗糙的技艺，但在世纪之交的时候，罗切斯特的内外科医生们已经拥有了量身定做的办公室、检查室、临床实验室和一台 X 射线设备。[13] 听起来令人难以置信的是，威尔和查理在 1903 年一年里进行了 2 640 例手术，其中包括 1 302 例腹部手术。"患者死亡数量很低，只有 69 例，死者中 84% 接受了腹部手术，该手术是公认的高风险手术。"[14] 全美各地有成千上万的小镇，其主路上有成群的医生营业，他们都希望为小社区提供医疗服务，为什么罗切斯特的医疗团队能够迅速取得如此巨大的成功呢？

在一座并不位于铁路枢纽的偏远小镇取得医学的主导地位，需要打一场硬仗，而胜利并非从天而降的。父亲威廉·沃勒尔·梅奥的雄心壮志为日后取得卓越成就奠定了基础。他有"走出去、请进来"的意愿，而且他与专家交流切磋，以技术为信仰，渴望在医学机构中担任由选举产生的职务，愿意与他人形成务实的合作关系。这些从一开始就为其成功创造了条件。梅奥医生的儿子们沿袭了这一传统，医院建成不出十年的时间，他们便确立了自己在世界外科手术领域的先进地位。

1906 年，威尔·梅奥当选美国医学会主席。这位 45 岁的外科医生在就职演讲时说道："未来需要学校为渴望从事专科工作的医生提供高级培训。"梅奥临床医学院直到 1972 年才成立，但威尔医生所倡导的并不是建立一家普通的医学院，他在响应威廉·霍尔斯特德等外科先驱的号召，他们预见到新出现的专科领域需要更长时间的医学培训。

在新世纪的第一个十年中，梅奥医学中心的重点仍然是外科学。不仅梅奥兄弟被视为专职外科医生，整个梅奥医学中心和圣玛利亚医院也是如此。时至今日，所有拜访过罗切斯特的人都很难相信，这里成了世界首屈一指的医疗园区。外科手术的朝圣地肯定是东海岸的一个沿海城市，也可能是芝加哥，难道不是吗？

从某些方面来说，相信这种情况没有发生在主要城市才更合理些，那些大城市的竞争过于激烈，没有任何一群外科医生能够独占数量可观的患者群体，以成为普通外科领域的专家，更不用说成为一名专科医生。在罗切斯特，梅奥医学中心的学科队伍之间实现了"合作的胜利"。[15]1910 年，在芝加哥拉什医学院毕业典礼的演讲中，威尔·梅奥大力主张多专科医疗实践，他讲道："如今，全部医学知识的总量如此庞大……一个人试图从整体知识中习得大部分实践知识是徒劳的。这种现状促使执业医生必须进行合作。患者的最大利益是唯一需要考虑的利益。为了使病人受益于先进知识，不同的力量必须联合起来……［所以］医学发展为一种合作科学是十分必要的。临床医生、专科医生和实验室工作人员为了患者的利益携手合作，分别阐明各自领域的问题，互相协助、彼此依靠、并肩支持。"[16]

数十年来，亨利·普卢默作为首席诊断专家和"系统工程师"不断创新。他和同事们发明了统一标准的医疗记录，也就是我们今天非常熟悉的医院病历。此前，医护人员每天在工作日志上手写病人信息，无法实现信息检索和跟踪随访。采用了这一独创性方法后，每位患者都以梅奥的患者编号来标识，这个号码将跟随他们一生（荣幸的是，我也有一个），而且每位患者都拥有一份属于自己的纸质个人表格。随后发生的每一次住院治疗都会记录在患者的那张表格上，极大地提高了治疗的连续性。

作为世界上首屈一指的诊断专家，普卢默进行了许多开创性研究，对罗切斯特建起世界一流的医疗建筑群也发挥了关键性作用。在他的职业生涯中，世界医疗技术取得了极大的进步。他在早期采用 X 射线设备和心电图设备，也推动了梅奥医学中心成为医学实践先锋。

梅奥兄弟在 1939 年相继去世，那时，梅奥医学中心已经成为世界上卓越的医学圣地。美国总统、公司总裁、显要人物、富豪、贫民以及外科医生蜂拥前往小城罗切斯特。梅奥成医学中心了世界最早、规模最大的多专科医疗实践基地，它帮助塑造了医学专科化的本质。历史学家罗斯玛丽·史蒂文斯论述道："专科化是 20 世纪医学机构的基本主题。"[17] 到第一次世界大战结束时，大多数医生都是专科医生，技术发展成果显著，住院医师培训制度问世并得到推广，而在《弗莱克斯纳报告》之后，医学院的组织结构也得到了改进。

梅奥兄弟**没有**经历过外科住院医师的阶段，却推动了外科手术实践、医院组织结构和医生教育培训的转变，这一事实令人惊叹。患者也认为，为了接受专家级的医疗服务，前往明尼苏达州的小镇罗切斯特是完全值得的。

在人类社会迈入 20 世纪时，梅奥兄弟、巴尔的摩的威廉·霍尔斯特德以及伦敦、柏林和维也纳的外科医生们正在使外科学发生翻天覆地的变化。随着全科医生的专科化，年轻的内科医生和外科医生需要更长时间来教授和培训，好让他们学习由经验丰富的执业医生发展和改进出来的专科技术。不同专业的医生专注研究人体某个系统或某个器官，让医学达到了半个世纪前还难以想象的复杂程度。

纽约特种外科医院或许是世界上最著名的骨科医院。它不是美国第一家骨科医院，因为第一家的头衔属于波士顿的骨科医院，现在已经不存在了，但纽约特种外科医院是现存最古老的骨科医院，建于 1863 年。[18] 最初成立时，它名为伤残医院，专门为纽约街头的残障人士提供医疗服务。在那个年代，流行病仍然是未解之谜，结核病猖獗蔓延，大人和儿童都可能会因传染病造成的畸形和外伤而痛苦不堪；而一旦丧失活动能力，人生的毁灭就是必然的。

伤残医院成立于美国南北战争时期，但直到 1889 年，医院才拥有了一间手术室，这和罗切斯特的拥有一间手术室的圣玛丽医院与约翰斯·霍普金斯医院开诊恰好在同一年。詹姆斯·奈特（1810—1887 年）是医院的创始人，不过他并不是外科医生，而是"外科力学"专家。奈特医生不做手术，而是使用支架、绷带和支撑物来治疗脊柱侧凸、疝、静脉曲张甚至痔疮。[19] 最初的伤残医院只是一家小规模诊所，在奈特医生位于第二大道的家中看诊，后来搬到列克星敦大道和 42 街交叉路口西北角的专用医院大楼（现在是君悦酒店大楼）。然而，在整个职业生涯中，奈特医生一直对手术持怀疑态度。现在回想起来，他的保守是有充分理由的。在他的职业生涯中，人们还不知道麻醉、病菌学说和无菌外科，世界上也没有人能想象抗生素的出现。

来自肯塔基州的农场大男孩儿维吉尔·吉布尼（Virgil Gibney，1847—1927 年）先后就读于路易斯维尔大学医学院和纽约贝尔维尤医院医学院，1887 年他成为伤残医院的第二任领导。尽管吉布尼在少年时期失去了右手的无名指和小拇指，但他顽强地追求着自己要成为一名外科医生的梦想，并得到美国第一位骨科教授，贝尔维尤的刘易斯·塞尔（Lewis Sayre，1820—1900 年）指导。与詹姆斯·奈特不同，在治疗骨骼肌肉疾病时，塞尔医生对外科手术持积极态度，他还率先于 1854 年对感染结核病的髋关节进行了手术切除。

在 1887—1925 年将近 40 年的时间里，吉布尼医生都是伤残医院的首席外科医生。在他的监督管理下，美国首个骨科住院医师制度于 1887 年创立，伤残医院的第一间手术室于 1889 年建成。19 世纪的最后十年动荡不安，伤残医院在吉布尼的领导下彻底颠覆了骨科实践，外科手术占据了中心位置，而推动变革的是 1889 年到来的罗亚尔·惠特曼（Royal Whitman，1857—1946 年）。

罗亚尔·惠特曼的反传统倾向与维吉尔·吉布尼相当一致。他从前的学生回忆道，他"总是尝试新的手术方式——有些是他自己发明的，有些是其他人的建议。他对骨科疾病和畸形的发病机制抱有永无止境的好奇心，丰富的想象力使他不断地寻求新的手术方法来纠正骨骼肌肉缺陷"。[20] 1901 年，惠特曼出版了一部经典教科书——《骨科手术专论》（*A Treatise on Orthopaedic Surgery*），在接下来的 20 年里，他对该著作进行了 9 次修订。

吉布尼和惠特曼活跃在伤残医院的几十年中，另一座医院大楼于 1912 年建成，以配合新建的中央车站，于是伤残医院向东搬迁了几个街区。这时的曼哈顿已经拥有多家医学院、教会医院和学术型医院，以及众多外科手术培训项目，而骨科当时是一种关于铸型和加固的临床实践，也包括切除手术和引流手术。当时世界上还没有人能够可靠地植入**任何**金属，当然，塑料也还没发明出来。

直到 1955 年，医院才迁至现在位于 70 街和 71 街之间东河沿岸的地址，这是医院的第四个院址。不过那时的特种外科医院（于 1950 年更名）已经名声显赫。它与纽约医院和康奈尔大学医学院之间的联系，使它深入发展基础科学研究，这对医院起到了至关重要的作用。

在世界范围内，骨科已经成为骨骼、肌肉、韧带以及肌腱修复和重建的医学专科。骨折护理已经从铸型和加固过渡到以钢板和螺丝钉进行"内部固定"的阶段。20 世纪 50 年代，髋部骨折的治疗方式中加入了部分髋关节置换术。

如前所述，如果说"专科化是 20 世纪医学机构的基本主题"，[21]那么高度专科化与外科植入物的使用便是战后医学的基本主题。如果你想找到外科手术爆炸式增长的证明，可以想一想 1968 年的特种外科医院，它在建院 100 多年后，仍然只有**三间手术室**。马克·考文垂医生于 1969 年在梅奥医学中心进行了首例"美国食品和药品监督管理局认证的全髋关节手术"，而 1968 年，在首席外科医生小菲利普·威尔逊（Philip Wilson Jr.）和后来成为加州大学洛杉矶分校骨科主任的哈兰·阿姆斯图茨（Harlan Amstutz）医生的指导下，特种外科医院进行了首例"查恩雷金属对超高分子聚乙烯"髋关节手术。[22]

全髋关节置换术可以说是外科学历史上最可靠、效果最持久以及最令患者满意的植入手术。聚乙烯和骨水泥能运用于医学，应归功于约翰·查恩雷爵士。直到今天，每年仍有数百万人感受着他对世界医学的贡献。然而，全膝关节置换术出自特种外科医院的外科医生和工程师之手，1974 年"全髁膝关节假体"是世界上首款成功并广泛使用的膝关节置换假体。[23]随着关节置换术的成功以及脊椎手术的可靠性日益提高，特种外科医院于 1972 年将手术室增至 8 间，到 1990 年增至 11 间，而现在又翻了一番。

全世界最著名的骨科医院在前 50 年中发展缓慢，并不是因为领导不力或缺少投资；直到植入革命实现并完善了各个基本要素之后，特种外科医院才得以全面繁荣。美国在二战后对生物工程和生物技术的推崇，促进了世界上独特的骨科研究项目的发展，尤其是运动医学领域的发展。就像梅奥医学中心一样，特种外科医院运用高科技诊断工具，重视住院医师的教育工作，渴望创建一支顶尖核心团队。这吸引着世界各地的患者来到这里，使这家医院成为希望的灯塔。

　　所有外科专科都能列出各自的领域始于哪些重要的诊所和医院。神经外科医生都认可哈维·库欣工作的约翰斯·霍普金斯医院，泌尿科医生认可休·扬（Hugh Young）和约翰斯·霍普金斯医院，心胸外科医生认为明尼苏达、克利夫兰、费城、罗切斯特和休斯敦是他们这门专科的中心，等等。这些医学机构都由一位有远见的外科医生领导，领导者往往来自一座小镇，靠自己的双手闯荡。再想想美国骨科巨匠维吉尔·吉布尼和刘易斯·塞尔，他们都来自肯塔基的列克星敦地区。再让我们仔细看看吉布尼医生的右手——11 岁那年，他受伤失去了两根手指。

　　在同辈精英中成为黑马脱颖而出，其背后似乎有一个秘密：一个需要证明自己的孤独灵魂，熟练而灵巧的手法，手工操作与创新见解相结合。查理·尼尔就是这样的人（他虽然没有什么业余爱好，也不喜欢捣鼓小东西，但他会骑马和打网球）。他开创了肩关节置换手术，对几种肩部状况的诊断和处理方式进行了改进，改变了整个肩外科领域。肩外科的首个专科项目（住院医师培训后的进阶项目），就由他在哥伦比亚大学负责带领，该项目的研究人员都是史上留名的肩外科医生。尼尔医生是美国肩与肘外科医师学会（American Shoulder and Elbow Surgeons）的建会主席，也是《肩与肘外科学杂志》出现的幕后推手。这一切都出自这名在俄克拉何马州维尼塔长大的男孩之手。

诺曼底登陆期间，查理·尼尔与其他医疗"志愿者"一起被派往英吉利海峡，在一艘条件艰苦的医疗船上验伤筛查。由于尼尔和同事都是单身，他们被视为"敢死队员"，在波涛汹涌的海上乘鱼雷艇到达医疗船，迅速开始对登陆法国海岸的战斗中英勇负伤的军人们进行筛查评估。查理在一片漆黑中一直听到有人大声喊着"救救我""帮帮我"。在查理的人生中，这样的恳求会一直回响在他的耳边，挥之不去。同样让他无法忘记的还有患者在改装的军舰上命悬一线，在幽暗的水面上颠簸的景象。

26 岁的查理·尼尔将于诺曼底登陆日的六天后，即 1944 年 6 月 12 日登陆法国海岸。随着盟军向南部和东部行进，他所在的军团陆续建立了野战医院，最后在距离沿海小镇迪耶普（Dieppe）几英里的小村庄阿尔克拉巴塔耶（Arques-la-Bataille）的一间校舍中建立了一个比较固定的医疗场所。在刚刚登陆的前几天，盟军伤亡惨重。在接下来的几周中，盟军力争在法国北部站稳脚跟。数千名海陆空战士在行动中牺牲，溺水、爆炸、炮击和烧伤夺去了他们的生命，而更多的伤员需要在行军途中临时搭建的野战医院里接受治疗。在阿尔克拉巴塔耶，新任命的医疗军官尼尔中尉和同事们为受伤的盟军（偶尔也有德国部队）包扎伤口和进行手术，日夜不息。

尼尔医生也去过太平洋战场，在菲律宾和日本工作。他真正见识过战争的恐怖，包括前往满目疮痍的广岛原子弹爆炸现场。查理永远也无法忘记那些战地医学经历——在 20 世纪 40 年代，战争技术肆意践踏着生命，医学却无能为力，承受着巨大折磨的伤员们在绝望中痛苦地哭喊。几十年过去了，诺曼底海滩上的一切对他来说仍然历历在目。

在尼尔医生职业生涯的后期，一通来自华盛顿的电话接入了他在哥伦比亚大学的办公室。国务卿詹姆斯·贝克要求与尼尔医生紧急通话。国务卿要求尼尔医生履行爱国义务，前往巴黎为一位富豪进行治疗，他是美国的重要盟友，但没有透露他的具体身份。应总统要求，来自维尼塔的查理·尼尔将为一个富可敌国的人提供医疗服务。

他有些犹豫地答应了。尼尔夫妇在肯尼迪机场登上了法国航空协和式超声速喷气客机。这场惊心动魄的超声速飞行从纽约的跑道上就开始了，飞机从一侧倾斜向另一侧，起飞过程令人心惊胆战。为了节省时间，整个飞行过程丝毫没有考虑心神不宁的乘客。乘坐世界上最著名的飞机带来的荣耀感，在宇宙飞船发射般的可怕启动过程中荡然无存。

飞行到足以欣赏地平线的高度之后不出几个小时，尼尔医生就跟随引领，迅速来到患者位于巴黎最高级行政区的私人住宅。他对患者肩部进行了有条不紊的彻底检查，与往常一样对诊断和预后进行了细致的讨论。这位富豪病人了解到没有必要做手术，并得到了一套简单的治疗方案。

离开前，尼尔医生提出了一个请求。尽管对方在旅行安排上十分慷慨大方，但他实在不愿意再乘坐协和式超声速飞机返程，飞行过程实在太痛苦了。出资人没有对他说出这种话感到生气，并承诺工作人员会做其他安排。

转天，尼尔夫妇到达戴高乐机场，跟随工作人员来到一架专门为他们安排的包机上。他们十分高兴地看到，等待自己的不是可怕的超声速小飞机，在跑道上闪着灯的竟然是一架波音 747 客机。登上这架庞然大物后，尼尔夫妇震惊地得知整架波音飞机都是他们的，于是对这位心存感激的患者称赞不已。机组人员向他们问候致意，并向尼尔医生询问道："我们加满了油箱，飞机上也没有其他乘客，请问您在返回纽约途中还想去其他什么地方吗？"

查理·尼尔回想起自己在部队医疗队做年轻军官的那些日子里曾登陆尸横遍野的诺曼底海岸。他告诉飞行员，他很想去看看英吉利海峡、法国北部沿岸的居民区，最重要的是，奥马哈海滩和犹他海滩。

飞行员很高兴能够达成尼尔医生的愿望。

私人 747 大型喷气式客机载着两名乘客从巴黎起飞，向北飞往诺曼底。自东而来的这架巨型飞机陡然向左倾斜转弯，诺曼底的沿海村庄便出现在正下方。布满白色十字架的纪念广场和广阔的沙滩呈现在他眼前。如今，那位来自维尼塔的大男孩已经是世界上最著名的肩外科医生。尼尔医生第一次来到诺曼底是 45 年前，那时的他还是一名战战兢兢、不谙世事的美国青年，梦想着有朝一日能够成为一名外科医生。在那期间，抗生素研发成功，联邦医疗保险通过法律生效，关节置换术问世，主要的骨科器械公司成立。现在的查理·尼尔奇迹般地乘坐着私人的波音 747 飞机重回诺曼底。第二次世界大战后还需要好几年才会出现商务航空旅行，当时他根本无法想象自己将来会乘坐大型私人包机返回奥马哈海滩。同样，配备了晶体管、聚合物、电线、生物材料和现代合金的植入革命，也是那么不可思议。

# 第十七章

# 植入革命

第一次工业革命使用水和蒸汽动力来机械化生产。第二次革命使用电力创造出大批量生产。第三次革命使用电子和信息技术进行自动化生产。现在，在第三次革命的基础上，第四次工业革命正在进行，这是始于上个世纪中期的数字革命，其特征是技术融合，实体、数字和生物之间的界限变得模糊起来。

——克劳斯·施瓦布，世界经济论坛创始人

如今，我们的约翰·查恩雷已经成为外科学历史的一部分，与曾经的那些大师级外科医生比肩……查恩雷假体本质上是一件生物学设计，其设计者同时也是一位艺术家。莱昂纳多·达·芬奇也许想到过这样的作品。但今天，我们想到的是这个人，一位我们认识并喜爱的人。在奠定基础知识和减轻人类痛苦方面，他为外科世界做出了极大的贡献。[1]

——哈里·普拉特

我正在做肩部手术，但并没有穿戴手术衣、手术帽和口罩，而是身着衬衫，系着领带，套着实验室的白大褂，坐在办公室里。实际上，患者根本不在这里，只有三维立体成像的肩胛骨映在我面前的计算机屏幕上。几年前，世界上还没有任何肩外科医生能够处理斯坦利的病例，他的骨骼缺失和变形十分严重，而如今，这种情况几乎已经能够得到常规治疗。

4 个月前，我在诊所第一次见到痛苦不堪的斯坦利。8 年前，他在中西部接受了全肩关节成形术，尽管初步效果非常好，但在过去的几年中，他的肩膀越来越疼。我看了最初的 X 射线检查，告诉他我真希望是自己为他做的植入手术，植入的金属和塑料部件在过去的几年间已经慢慢松动了。在植入手术过程中，骨科假体部件必须放置得极其稳固，任何地方能够稍微晃动都意味着置换术最终注定失败，不过，即使不差分毫的完美植入也无法保证绝对成功。

斯坦利有一头沙金色的头发，脸上总是挂着笑容，露出一口稀松的牙齿。他常常咳嗽，一听那声音就知道他吸烟。此前，他已经看过几位外科医生，他们都认为 X 射线照片看上去没什么可担心的。我对斯坦利进行了全面体检，并仔细检查了新的 X 射线照片。我认为他的全肩关节置换物松动了，并且有可能发生了感染，这令他大吃一惊。61 岁的斯坦利直言，他还得再工作几年才能退休，而置换手术的失败令他感到痛苦和焦虑。我建议手术移除松动的植入物，同时检查是否感染，并评估骨骼缺失程度。在这种病例中，不够稳固的关节盂组件（由聚乙烯制成的肩关节窝植入物，看起来像白蜡一样）会对肩胛骨的关节窝部分逐渐造成损伤。当钴铬合金肱骨头置换物在关节盂假体内旋转，聚合物组件的钉桩有可能开始松动，脱离宿主骨，就像不结实的木桩摇摇晃晃，无法再支撑花园的大门。长时间忽视这种情况的话，肩胛骨的骨骼就会在不知不觉间消失，只剩下蛋壳状的骨头包围着木薯般的纤维组织和脱节的聚合材料植入物。

一个月前，我第一次为斯坦利做手术时，眼前的情景令我为他感到担心：骨骼大面积缺失，植入物在松散的骨头中浮动。打开肩膀最深处，我发现一团金属、塑料、苹果汁般的滑膜液和纤维组织的混合物。所有植入的异物都需要移除，还需要取得组织和体液的培养物，以确定没有隐性感染。然后，我放置了一个由丙烯酸水泥做的骨水泥占位器，它是一种液态单体与聚合物粉末混合的产物，类似我小时候做作业用的树脂，看上去则像蓝色橡皮泥。这种模仿正常肱骨形状和功能的占位器还含有粉末状的抗生素，可以在我们等待培养结果时对抗深度感染。放置好骨水泥占位器，我们要去做一件神奇的事：拍一张计算机断层扫描片，通过一系列精密的三维X射线检查，帮助我制订全肩关节置换修复手术的术前计划。

术后一周，我们拍了一张肩部的高分辨率计算机断层扫描片。计算机可以通过视觉成像软件收录所有的X射线检查信息，构建虚拟的三维影像。在过去的十年中，神通广大的成像软件使外科医生和放射科医生可以"减去"所有的周围组织如肌肉、韧带和肌腱，在计算机屏幕上"构建"骨结构。医生可以通过键盘操作来旋转图像，以了解骨骼外观。想象一下，修车师傅不用抬起引擎盖，而是使用一种能够透过金属看到内部的奇妙工具，魔法般地洞悉发动机的问题所在。在过去的几年中，科技的发展使我们不仅能够看到骨骼的三维图像，还可以设计手术方案，以虚拟方式植入部件，并对放置的位置进行评估。更加令人难以置信的是，我现在可以与工程师合作，为一个肩关节的特定缺陷定制肩关节置换物。

我与魁北克植入产品设计师的电话会议即将开始。通过植入物公司捷迈邦美（Zimmer Biomet）电子邮件中的链接，我与蒙特利尔的一位工程师通过网迅（Webex）进行视频会议。只要敲打几下键盘，我就可以设置程度的隐私程度，使斯坦利的个人信息完全保密。工程师西蒙妮通过电脑上的链接与我通话，并控制屏幕上的图像。浅灰色的背景上呈现出斯坦利肩胛骨的三维图像。西蒙妮通过鼠标控制成像软件，而我可以要求她显示肩胛骨的不同角度和方向。我们在影像与想象中共事。蒙特利尔和丹佛突然显得并不遥远。

西蒙妮通过计算机操纵着肩胛骨，仿佛《实习医生格蕾》的画面走入真实生活，在我的面前翩翩起舞。完整而结实的关节盂可以支撑常规的植入物，而出现在我眼前的是一个布满凹痕的肩关节窝，中间有一个又大又深的坑，根本无法支撑我需要植入的金属底座。此刻，西蒙妮展现出卓越非凡的现代意识：我们要一起构建一个植入物，这将是一个计算机辅助制造的金属产品，能够完美契合斯坦利的肩部。他的肩膀损伤严重，在 5 年前我还不会考虑治疗这样的病例。如今，我可以与捷迈邦美合作，为患者定制一个独一无二的植入物，它能够与骨骼外壳紧密契合，上面的钻孔可以使螺丝钉完美地固定到剩余的骨骼上。这一突破性系统使我能够处理 5 年前还无能为力的肩部病例。不到一个小时，我们就完成了植入物的设计，签字完毕后，开始在印第安纳州的华沙进行制作。

　　距离我们完成植入物设计已经过去了几周，手术的日子到了。患者所需要的其他准备都已经按常规安排好，包括术前沟通、术前准备、手术体位、手术入路以及切口。不过，在我触及肩部最深处的时候，按部就班的常规工作便结束了。专门定制的植入物单独放置在一层一层的无菌包装中，等待着植入手术。它的替身是3D打印的白色聚合物，尺寸完全相同，还有一个斯坦利肩胛骨的3D打印版本。这些实物大小的轻型硬塑模型与几周前我在计算机屏幕上所看到的完全一致，它们可以帮助我完成定位，将真正的金属植入物放置到斯坦利支离破碎的肩关节窝中。

　　清理洞腔缺损处的纤维疤痕之后，我仔细观察着肩关节窝深处，那里已经不是能够支撑植入物的坚实堡垒，只剩下蛋壳般的骨骼。要是在以前，这样的发现会令我大为震惊，但这一次我们已经有了心理准备。我没有像以往那样惊恐不安，而是勇气十足，甚至跃跃欲试，因为我拥有转危为安的工具。我小心翼翼地将试用的聚合材料植入物放置在缺损部位，它完美地卡在它的位置上。我又花了一点儿时间检查契合的程度，确定没有问题之后，向洞腔深处插入了实际的植入物。形状奇特的高密度合金植入物在巨坑中安稳落座，仿佛宇宙飞船的发射架进入发射基地，科幻小说也不过如此。

　　我用多个螺丝钉将定制的植入物固定在肩胛骨上，轨迹和长度在几周前已经确定好。以前绝无可能的事情如今似乎变得稀松平常。我小心谨慎地将螺丝钉一个接一个地穿过金属植入物，钻入受损的骨骼，我已经感觉到每根螺丝钉的长度都与数周前我做"网络外科医生"时所预计的长度相同。植入所有的螺丝钉后，斯坦利的身体拥有了一件这样的植入物：它在蒙特利尔完成设计，在印第安纳州由一群熟练的技术员精准打磨，再连夜寄到我的合作公司业务代表乔迪那里，他今天运送给我。工程学、商务、生物学研究、计算机成像、卫星和光纤通信、高级制造业、空运、合作营销业务、熟练的外科手术以及出色的麻醉、护理和技术支持，这一切融为一体，为患者提供医疗服务，所以在今天看来，他的严重病痛已经不是什么大问题。尼尔医生会大为惊讶，也会感到相当自豪。

　　查理·尼尔的医学实践与 20 世纪 50 年代所有的骨科医生没有什么不同，那时专门研究特定关节的医生很少。除了由手外科之父斯特林·邦内尔（Sterling Bunnell）和威廉·利特勒（William Littler）等人在旧金山、芝加哥和纽约指导的手外科实践，骨科在世界上几乎没有进一步细分的专科诊所。尼尔医生继续担任着骨折医生，甚至在 1971 年发表了一篇膝关节外伤论文，那时他已经完成住院医师培训 20 多年了。但是，随着医学的加速发展，像查理·尼尔这样的外科医生开始关注特定关节。正如骨科与普通外科产生区别，成为一门专科一样，热衷于在更狭小的范围内仔细钻研的人们孕育了骨科的专科领域。

　　战争总是残忍而有效地推动着技术、运输、通信、设计和医学的发展。在 20 世纪 40 年代，随着冶金学和抗生素的进步，骨科专科即将迈入最重要的发展时期，不过关节炎的治疗还几乎没什么效果。在职业生涯的第一个十年中，查理·尼尔致力于骨折治疗，包括肩部骨折的手术治疗。

　　几百年来，医生和科学家们主要通过印刷期刊与同行交流他们的新发现。对于研究型大学的医生们而言，"要么发表，要么灭亡"的信条要求医生必须积极地开展研究工作，在期刊上为自己争得一席之地。查理·尼尔这样的年轻外科医生精力充沛、乐观向上、视角新颖，是暴露二战后骨科不足的完美人选。尼尔医生发表于 1953 年的经典文章《肱骨颈骨折合并肱骨头粉碎性骨折伴脱位》强调了与肩部严重骨折相关的非手术治疗和手术治疗的不良后果。在文章的最后一页，他附上了一张自己设计的肩关节植入物照片并总结道："置换假体在逻辑上是可能的，在处理肱骨头重大损伤方面可能很有价值。"[2] 世界初识未来。

1955 年，尼尔医生就 12 例接受肱骨头关节置换的患者做了报告。[3] 他使用自己设计的植入物治疗外伤，术后情况取得了显著改善。为外伤病人植入尼尔的假体是医学向前迈出的重要一步，但在这篇文章中，查理·尼尔还暗示了另一层意义。12 名患者都发生了肩关节骨折-脱位，但有一人除外。1954 年 3 月 16 日，第 11 号病人，一位 70 岁的家庭主妇，因患有"肥大性骨关节炎"而接受了手术治疗，这是世界上首例治疗关节炎的部分（"半"）肩关节置换术。患者在术后回到了中西部，后来她给尼尔医生写信说，自己"摆脱了疼痛，走向新生"。尼尔医生并没有将肩部植入物的使用局限于外伤治疗，也为肩关节炎患者带来了福音。

随着战后的繁荣带来前所未有的发展和兴盛，医生坚信能够以从未想象过的方式来挑战疾病。抗生素打开了通往腹腔并给腹腔器官做手术的大门。术中和术后的机械通风为外科医生给重症患者做手术提供了更好的环境支持。药理学的发现使医药发展突飞猛进，糖尿病、疟疾、痛风、类风湿性关节炎和心脏病等疾病得到了医治。最后，化学和高分子科学的进步，促使一些每年使用数百万次的材料出现，其中包括世界上最常见的塑料——聚乙烯。

自 1953 年取得突破以来，尼尔医生在十年里进行了 46 例**部分肩关节置换手术**。在 46 例半关节成形术中，7 例患者得了骨关节炎而非骨折。在 1963 年发表于《北美外科临床》（*Surgical Clinics of North America*）的文章中，查理·尼尔总结道："这一组的假体置换效果优于其他治疗方式。"在肩关节置换手术的头十年中，肩外科之父平均每年进行的关节炎置换手术还不到一例，但这一数字将会迅速上升。

尼尔医生的下一篇关于肩关节置换术的重要文章，是一篇 20 年来肩关节置换的报告——《盂肱骨关节炎的置换成形术》（"Replacement arthroplasty for glenohumeral osteoarthritis"），这位纽约外科医生就 48 例接受关节成形手术的关节炎患者做了报告。在第一个十年中，7 例关节炎患者接受了手术治疗，而在第二个十年中，41 名患者接受了手术治疗，增加了近 5 倍。在这篇发表于 1974 年的文章中，尼尔医生又一次让人窥见了未来。第一张数据表中藏着一例这样的患者：第 18 号病人，一名 57 岁的家庭主妇，接受了**全肩关节成形术**，在关节盂即肩关节窝一侧放置了一个聚乙烯植入物。尼尔医生解释说："这例患者的治疗方式有所改进，我们插入了高密度聚乙烯关节盂，以丙烯酸水泥进行固定，使用了与之前略微不同的肱骨元件。"[4]

文章中有一张植入物的图示，但没有 X 射线照片。稍加改良之后，这种名为"尼尔二代"（Neer II）的钴铬钼合金植入物的边缘呈弧线形设计，圆滑的肱骨头更接近球形，未来几十年中出现的所有肩关节植入物都从这里起步（见彩插 17.1）。

自 20 世纪 60 年代以来，每一种新发明的骨关节置换术都具有以下三个主要特征：塑料聚乙烯衬垫、合金关节表面、用于固定金属部件的丙烯酸水泥。不论是肩、肘、腕、髋、膝还是踝，每一种关节成形术中的关节置换都由这三个部分组成。技术进一步发展后，无骨水泥组件出现了，植入物的质地可以促进新的骨骼生长，不再需要丙烯酸水泥。约翰·查恩雷爵士为我们描绘出了这种关节置换的蓝图。

坐落于英格兰西北部的兰开夏郡曾经是世界上重要的工商业中心和国际资本主义发源地。兰开夏郡的中心是利物浦和世界首座工业化城市曼彻斯特。曼彻斯特虽然曾经是古罗马的防御要塞，却因为运河和河道改善工程而闻名（竣工之后，周边村落的煤炭和经过加工的棉花从这里运往默西河、利物浦及全世界）。工业革命始于 1780 年左右，尽管英格兰从未种植过棉花，但到 19 世纪 30 年代，世界上几乎所有的棉花都在兰开夏郡加工。随着世界其他地区竞相效仿兰开夏郡的蒸汽机、运河、工厂和贸易中心，兰开夏人的国际影响力将会逐渐减少，然而我们可以说，在刚刚过去的一个世纪中，最重要的一位兰开夏人来自曼彻斯特的郊外小镇贝里（Bury）。

约翰·查恩雷出生于 1911 年，父亲是化学家，母亲是一名护士。他从小就表现出极强的机械天赋，喜欢做帆船、修机器。约翰的姐姐就读于剑桥大学，而约翰从贝里文法学校毕业后，凭借众多科学奖项和优异成绩直接进入曼彻斯特的医学院学习。似乎查恩雷命中注定会成为一名外科医生，在他还是医学生时，他就参加了英格兰皇家外科医师学会的考试，并轻松过关。

1935 年，年仅 24 岁的查恩雷取得了医学学位和外科学位 [a]，在伦敦开始了外科医生的职业生涯。后来他回到曼彻斯特，在德高望重的英国早期骨科先驱哈里·普拉特的指导下工作。1939 年 9 月 1 日，战争的爆发打乱了查恩雷未来的职业计划。1940 年 5 月 1 日，他应征进入皇家军医部队。与此同时，德军横扫西北欧，占领荷兰、比利时和法国，查恩雷被派往位于英吉利海峡敦刻尔克对岸的多佛尔。在那场 37 万大军撤离法国海岸的奇迹中，他出生入死，多次跨越海峡转移和救治伤员。后来他在埃及和巴勒斯坦的皇家军医部队工作，这些经历使他在治疗复杂的骨外伤方面获得了宝贵的经验。

战争结束后，查恩雷先生（英国的外科医生会使用"先生"这一头衔，并以此为荣）回到曼彻斯特，兼任皇家医院外科医生。查恩雷渴望从事更多的医疗工作，于是接受了曼彻斯特以北 25 英里处莱廷顿医院的一个职位。为什么这位年轻的外科医生会接受一个偏远乡村医院的职位呢？医院又为什么会建在那里呢？

在 19 世纪和 20 世纪，世界各地建立了许多结核病疗养院，这些设施按照弗洛伦斯·南丁格尔的建议，遵循着一定的典型模式建设：它们是为结核病患者专门在乡村建立的医院，那里的空气比较新鲜，医院通常为单层结构，设有开放式走廊和大型窗户，人们认为这样有助于患者对抗结核病。罗伯特·科赫于 1882 年分辨出了结核分枝杆菌之后，科学家们只能梦想着出现一种杀死细菌的神药。在取得这项突破之前，人们怀着矛盾的心情在乡村建好专门的

---

a　MB 和 ChB 分别是医学学位（Medicinae Baccalaureus）和外科学位（Baccalaureus Chirurgiae）的拉丁文缩写，相当于美国的医学博士学位（MD）。——作者注

医院来收治患者，而他们将在那里日复一日地咳嗽，慢慢地死去。1920 年，兰开夏郡议会从一个出现财务困难的名门望族手中购买了莱廷顿大礼堂，并将其改建为一所能够容纳 226 名慢性结核病患者的单层结构疗养院。这家医疗机构独立运营了数十年，于 1948 年移交英国国家医疗服务体系管理，就在那个时候，查恩雷开始每月前往这一乡村基地。

莱廷顿的大多数病人都患有骨骼和关节感染，从内部开始腐烂，只能姑息治疗。有意思的是，正当查恩雷开始在莱廷顿进行医疗咨询工作时，结核病的发病率开始下降。随着卫生标准的提高（包括牛奶的巴氏灭菌标准提高）和生活条件的改善，感染结核病的儿童越来越少；链霉素和对氨基水杨酸于 20 世纪 40 年代问世，则使治愈结核病成为可能。"英国各地的疗养院和骨科医院都面临着同样的尴尬局面，曾经为结核病患者准备的大量床位如今已经不再需要了，他们该如何运用这些床位？"[5]患者不会死于结核病，但这种疾病对身体的严重破坏还没有消失：感染的关节仍然会受到严重损伤。塞米斯托克利斯·格鲁克曾在 1890 年痛苦地认识到，根本无法置换体内受到感染的关节。但如今查恩雷可以考虑以手术方式对抗患病关节，不论患者得的是不是结核病，他还有希望缓解甚至治愈人类最大的负担之一——关节炎。

在曼彻斯特工作期间（他在那里兼职到 1958 年），查恩雷先生为一名接受过朱代（Judet）丙烯酸假体部分髋关节置换手术的病人做了评估（朱代丙烯酸假体是一个替代发炎股骨头的透明塑料球体）。患者告诉这位聪颖的外科医生，自己身体前倾时，植入的人工髋关节会发出吱吱的响声。这种声音尖锐刺耳，连他的太太都无法容忍自己在身边。查恩雷并没有轻视这件事，也没有觉得可笑，而是反复思考为什么会出现这种噪声。他发现股骨骨折后所进行的股骨头置换就很少会出现这种声音。在股骨骨折的情况下，髋臼软骨仍然完好，而且从表面上看它仍然提供着光滑的关节表面；而这些声音只在关节炎病例中出现，关节炎患者的髋臼在髋关节两侧只剩下粗糙的骨头，当置换的塑料球体与患有关节炎的髋臼相互接触时，就会发出吱吱的响声。重要的是，**查恩雷没有将注意力集中在植入物和配件上，而是去推敲有机部分**，思考重要患病组织的生物力学——根据《牛津英语词典》，生物力学指"与生物体的运动或结构相关的机械定律"。他的导师哈里·普拉特爵士认为查恩雷是一名外科医生兼生物学家，而不是外科医生兼工程师。为了找到治疗髋关节炎的方案，他首先需要了解健康的关节软骨具有怎样的功能。这将成为每一种植入物的发明模式：提出治疗方案之前先理解功能。现在看来，格鲁克在抗生素、灭菌、现代生物力学、合金和聚合物出现之前的1890年植入象牙，似乎有些荒唐可笑了。

工业革命为我们带来了机械引擎及其曲轴、活塞、齿轮和车轴——这一切都需要润滑。新兴的石油工业发现的机油和蒸馏黏性流体，可以用来润滑机器组件衔接处的金属。如果人是一台机器，那么可以合理地推断，我们的组件具有相似的生物力学关系。这样想是合理的，但是错了。查恩雷开始与曼彻斯特大学学工程的朋友们探讨自己的理论，他们一致同意我们的关节与金属机械组件的润滑原理**不同**。金属机械组件属于液体动力润滑，即薄薄的一层液体分离连接表面以及快速运动的组件；而我们的关节则不一样，查恩雷和同事们认为，人体关节属于**边界**润滑，即润滑剂（滑膜液）对关节表面本身具有亲和力。为了验证这种假设，约翰·查恩雷和工程师们开始研发检测装置，以评估软骨的"润滑度"。

摩擦系数（用希腊字母"$\mu$"表示）是表示两个表面之间摩擦力的数学比值。如果 $\mu$ 很高，则说明移动其中一个物体需要很大的力量。磨砂纸或橡胶轮胎的 $\mu$ 值高于 1，而非常滑溜的东西，例如在冰面上滑行的溜冰鞋，摩擦系数只有 0.03，很难想象有比这更加光滑的物体了。为了确定软骨的 $\mu$ 值，查恩雷及其工程师团队组装出一种能够将人体关节（膝关节，后来还有踝关节）的一部分固定的支撑平台装置。关节的上半部分置于平台上方，并以摇臂固定，这些科学先驱就可以像这样计算出健康软骨的光滑程度。结果他们惊奇地发现，摩擦系数为 0.001，这是有史以来人类测试到的最光滑的固体表面，以数学方式来表达的话，它的光滑程度是金属对骨骼光滑程度的 500 倍，是冰上的溜冰鞋光滑程度的 30 倍。

查恩雷先生在非外科领域的科学出版物上发布了其生物研究成果。更重要的是，他知道取得良好临床效果的关键是设计出一款摩擦系数很低的植入物，而且他可以一边用测试装置确定 $\mu$ 值，一边修改植入物的形状和尺寸。于是他长期以来提到的"低摩擦人工关节成形术"的研发竞赛开始了。

外科医生对患有关节炎或发生骨折的股骨头进行置换手术已经十几年了，结果通常可以接受，但查恩雷在努力寻求更好的效果和更长的使用寿命。要实现真正的**低摩擦人工关节成形术**，关节窝需要一种"光滑物质"，他开始向英国新近训练出来现的聚合物科学家们咨询候选材料。最终得到的建议是使用聚四氟乙烯（PTFE），亦称特氟龙。"特氟龙"会使我们想到平底不粘锅，不过它最初是一种工业材料，用于制造阀座和无润滑轴承。查恩雷对特氟龙进行了评估，发现这种材料具有生物学惰性，植入人体后（他没有用动物试验）几乎不会在局部产生异物反应。特氟龙外观呈白色半透明蜡状，可以用刀切开。查恩雷从 1956 年开始使用特氟龙臼杯进行全髋关节成形术，将其敲进患者的髋臼中，那也是世界上最早的全髋关节成形术。手术结果令人惊叹。[6] 患者的活动范围良好，并极大地缓解了疼痛。查恩雷开始在两个闻名世界的医学出版物《英国医学杂志》（*British Medical Journal*）和《柳叶刀》上报告自己取得的成果。

查恩雷让髋关节置换领域产生的一个重大变化，是他勇敢地改变了金属股骨头的大小。从史密斯-彼得森开始，到后来的罗伯特·朱代和让·朱代兄弟，以及奥斯汀·摩尔（Austin Moore），所有早期髋关节先驱都设计出了与患者本身股骨头相同大小的金属股骨头来进行部分关节置换。人工髋臼杯的出现使查恩雷做出了一个天才决定——缩小金属股骨头的尺寸。他又一次将关注点放在了"低摩擦人工关节成形术"上，认为更小的股骨头摩擦力也更小，所以股骨头的直径从摩尔的 42 毫米（约为乒乓球大小），变为 28 毫米，最终减到 22.25 毫米，大约相当于一颗弹球的大小。许多外科医生觉得约翰·查恩雷的设计十分可笑，但他有数学计算的支持。

最初，查恩雷为患者植入的是奥斯汀·摩尔的股骨柄和大股骨头，没有丙烯酸骨水泥。在使用摩尔假体和特氟龙臼杯几年之后，他开始寻找一种更为稳固的方法来植入股骨部件。对于骨质较弱的老年患者来说，摩尔假体的细长金属柄可能会在股骨髓腔中晃动，导致下沉和疼痛。查恩雷常常向曼彻斯特大学的科学家们咨询问题，特氟龙取得初步成功之后，他咨询了曼彻斯特大学牙科学院修复学系的一些化学家。牙医经常处理牙齿脱落后的齿槽缺损。在英国，随着国家医疗服务体系在 1948 年建立，数以百万计的患者在人生中第一次寻求医疗服务和牙科治疗。这种对医疗保健的需求促使科学家们纷纷开始寻找更好的假牙和牙齿植入材料，而正是曼彻斯特的一位有机化学家丹尼斯·史密斯向约翰·查恩雷推荐了"聚甲基丙烯酸甲酯"（PMMA）。

聚甲基丙烯酸甲酯，也就是丙烯酸骨水泥，是一种由液体单体与粉末状聚合物简单结合而成的自凝黏结剂。水一样的液体单体存储在小瓶中，其中带有化学抑制剂，而外观呈糖粉状的粉末装在小袋子里。手术时，助手将两种成分在搅拌碗中混合，类似于制作面团。混合物起初呈乳状，然后变成面团状，几分钟后看起来就像新的橡皮泥一样。聚合作用是较小的化学分子即"单体"竞相与较大的链状聚合物连接在一起，形成刚性物质的复杂晶格的过程。这一化学过程是一种"放热反应"，即分子连接时会放出热量，刚开始形成一种黏性浆体，然后变为柔韧的塑料，再逐渐硬化，形成具有弹性的团状物，最后成为一块固体聚合物。如今，我们每天都会见到聚甲基丙烯酸甲酯，在有机玻璃窗、展示柜、眼镜、标识牌、浴缸和天窗里都有。而查恩雷发觉聚甲基丙烯酸甲酯是固定髋关节柄的理想黏结剂。他没有进行动物试验，就在 1958 年首次将其应用于人体。他马上便相信了这种材料的能力。半个世纪后，全世界每家医院每天都在使用查恩雷的骨水泥，只是对其化学成分略加修改而已。

　　1958 年后，查恩雷彻底离开了曼彻斯特，一开始在莱廷顿做兼职工作，最终把自己的全部时间都交给了这家曾经的乡村结核病医院。当地医院管委会为建立生物力学工作室和实验室提供了资金，查恩雷很快便雇用了一名实验室技术员哈里·克雷文，这位全才的多面手在查恩雷身边工作了许多年，他们共同经历了 20 世纪 60 年代的那些关键时刻。实验室于 1961 年建成运营。查恩雷拥有敬业的工作人员和专门建设的手术室，他相信自己会不断成功，并满怀信心地将其机构命名为"莱廷顿医院髋关节外科中心"。

　　就像所有科学和医学领域的开拓者一样，约翰·查恩雷也是一名精工巧匠。他擅长制作，修机器，建模型，也亲手设计和制作自己的植入物。他的家里设有一个工作室，里面有一台车床，可以将特氟龙块制成髋臼植入物。克雷文协助他完成这些工作，而解决髋关节炎问题的关键是制作小部件本身。

　　在髋关节外科中心和数百例髋关节置换手术所带来的兴奋之情中，查恩雷希望小型股骨头、特氟龙臼杯以及丙烯酸骨水泥固定可以成为髋关节炎的长期手术方案。他每年所做的髋关节置换手术数量，已经从 1959 年的 100 例增长到 1962 年的超过 400 例。作为一名科学家，查恩雷当然愿意对患者进行跟踪随访并确定长期效果。1962 年末，查恩雷意识到大事不妙。尽管患者对手术效果十分满意，关节功能也能到了改善，但 3 年来的随访 X 光检查显示，特氟龙臼杯发生了严重变化。查恩雷后来解释道：

　　　　历经 300 例手术和三四年的时间，我才得出结论［特氟龙不合适］，这似乎有些奇怪，有许多的原因共同造成了这样的结果。第一，三年来的效果令人惊叹，患者们充满了感激之情，这让我们无法直面怀疑：在如此成功的情况下，X 射线检查竟然会显示出失败的端倪。第二，从化学本质上讲，聚四氟乙烯［特氟龙］惰性极强，我们觉得即使出现磨损，碎屑也会无害。第三，尽管在一年后的 X 射线检查中，我们可以看到 1 毫米的磨损，但我认为这并不意外，可以解释为股骨头"嵌入"了一个刻意加工成内径大于股骨头的白窝中。直到第一年的磨损程度在第二年翻倍，而到第三年又增加了一倍，问题的严重性才显现出来。[7]

一场改变世界的革命走到了尽头，查恩雷也不得不开始怀疑是否一切都搞错了。所有的 X 射线检查都显示特氟龙臼杯的"顶部"出现了相似的高度侵蚀，在几年的时间里，金属股骨头一点一点地磨入塑料臼杯，仿佛一把热切刀穿过黄油一般。查恩雷先生开始重新手术，他震惊地发现特氟龙臼杯的磨损并非最严重的问题；更糟糕的是，在特氟龙臼杯失败的患者髋关节周围存在"磨损碎屑"。他在髋关节囊内的特氟龙颗粒周围发现了纤维组织团。人体组织对这种曾经被认定为"惰性"的材料产生了不良反应，这足以表明特氟龙完全不适用于人体，尽管早期结果看似是成功的。为了进一步证实自己的想法，查恩雷将特氟龙研磨成粉末状样本，并**用大号针头注射到自己的大腿中**。经过 9 个月的观察和等待，他切出皮下的结节，仔细检查了被纤维组织团包围的特氟龙结块后，他知道自己再也不会使用特氟龙了。整块特氟龙在体内**是**惰性的，但特氟龙颗粒则不是。我们会对查恩雷将特氟龙颗粒注射入自己大腿的行为感到惊叹，但想想他的英国前辈、外科学之父约翰·亨特，他将梅毒脓液涂在自己划伤的阴茎上做实验，相比之下查恩雷似乎也不算太疯狂。

功亏一篑的约翰·查恩雷满心内疚、郁郁寡欢。几周来，他的生活淹没在绝望中，太太（他终于在 46 岁时结婚了）发现他半夜坐在床上，双手抱着头。她感到"一切都是灰色的，阴郁无望笼罩着四周"。[8] 这种痛苦持续了好几个星期，终于，一次偶然的发现使他重回正轨。

1962 年 5 月，一名德国塑料制品公司的销售员来到莱廷顿，希望可以与查恩雷或其助手哈里·克雷文面谈。他销售的产品是塑料齿轮部件，用于兰开夏郡的纺织业（20 世纪 60 年代仍然是当地十分重要的产业）。他想查恩雷的实验室可能会需要这样的机械部件。与销售员见面后，克雷文一眼就发现零部件的原材料与特氟龙十分相似。于是他留下了一块 4 英寸的材料样品，一块高分子量聚乙烯（HMWP），打算拿给查恩雷看看。

克雷文将聚乙烯块拿给查恩雷，查恩雷把它放在手里，用大拇指用力揉捏。他发现指甲可以在表面造成划痕，认为这种"聚合物"会和特氟龙一样令人失望，便告诉克雷文别浪费时间了。然而，克雷文并没有听从查恩雷的劝阻，他保留了新型聚合物的样本，并打算用自己专门设计制作的测试装置对其进行分析。在同一台莱廷顿的机器上，这种新型材料的初步测试结果令人震惊，特氟龙根本无法与之相比。查恩雷去哥本哈根开会了，所以他还不知道机器运转起来了，不锈钢头正在高分子量聚乙烯块上不停地振荡着。

查恩雷去哥本哈根时，肯定还是闷闷不乐的，甚至没有注意到高分子量聚乙烯正在实验室进行测试。他曾因髋关节成形术而在业内闻名，但当那些可怕的结果在他面前展开，查恩雷开始怀疑自己是否愚笨至极。后来，他回忆道，度假回来后：

> 克雷文来到办公室，让我下楼去实验室……下楼后，我看到了高分子量聚乙烯。经过三周的昼夜运转，这种在当时的工程领域都很少有人听说过的新型材料，在同等条件下的磨损程度还不及特氟龙 24 小时内发生的磨损。
>
> 毫无疑问：**我们成功了。**

查恩雷从德国鲁尔公司（Ruhrchemie，后来被赫斯特公司收购）得到了更多的原材料。与之前用特氟龙做的实验一样，他将聚乙烯注射进自己的大腿。六个月后，大腿上没有结节形成。查恩雷写了一封信，很快便发表在 1963 年 12 月 28 日的英国《柳叶刀》杂志上，他报告了自己对特氟龙的担忧以及对高分子量聚乙烯研磨粉末的积极态度，同时也借此提醒外科医生注意特氟龙的问题，因为他听说一些医生正考虑在尚未成熟的膝关节置换手术中使用特氟龙。

发现高分子量聚乙烯仅仅几个月后，查恩雷于 1962 年 11 月开始使用聚乙烯臼杯进行全髋关节置换术。早期的这些聚乙烯全髋关节置换手术中许多是修复手术，取出失败的特氟龙臼杯，固定新的聚乙烯臼杯。起初，所有的臼杯都由查恩雷亲手制作，并用戊二醛整夜浸泡，进行化学灭菌。后来，他的制造商合作伙伴萨克雷

（Thackray）负责制作臼杯，并用伽马射线对聚乙烯进行照射处理（也有人建议在环氧乙烷中浸泡，至今仍有争议）。他继续使用新型高分子量聚乙烯臼杯，进行了数百例植入手术，从未用过全身性抗生素，并且只使用了不锈钢关节柄，而非我们今天所使用的钴铬合金。查恩雷没有急着发表结果，他担心特氟龙的灾难会重演，不过，这并没有发生。

事实上，在接下来的 20 年中，约翰·查恩雷几乎没有做出任何改变，他在莱廷顿以及后来的米德赫斯特，日复一日地为成千上万的患者做着髋关节置换手术，直至去世的那一天——他在 70 岁时遭遇心脏病发作。时至今日，即使我们拥有更现代的制造工艺、更先进的冶金学和聚合物研究、更精密的手术技术以及更新颖的教育方式，也没有人能够超越查恩雷。这位来自英格兰乡村小镇的外科医生兼生物学家所采用的材料，将在我们的世界中每年被植入数百万次，他不仅改变了骨科领域，而且史无前例地改变了人们的思维模式——体内接受异物并没有那么非同寻常。

我自己也是数百万接受髋关节置换的患者之一，我对约翰·查恩雷爵士充满了感激之情，他极大地改善了我的生活，减轻了曾经的苦痛。

查理·尼尔于 1973 年首次使用聚乙烯肩关节窝部件，并在 1974 年的文章中对此做了报告。在 1982 年《骨与关节外科杂志》的一篇文章中，尼尔对自己 9 年来进行的 273 例全肩关节成形术做了报告。[9]尼尔尝试将聚乙烯应用于肩关节时，这种材料已经在髋关节领域使用了十年之久。没有用于肩关节的一部分原因是，小肩关节窝的空间并不宽裕，使固定变得更加困难。我们很难想象，仅在 30 年前查理·尼尔还是世界上为数不多的做肩关节置换手术的外科医生之一，尤其要考虑到美国现在每年进行肩关节置换手术的病例超过 10 万例，而这一数字与每年的 500 万例髋关节置换和 100 万例膝关节置换比起来，似乎相形见绌。

　　关节置换成形术是世界上最常见的植入手术。它不仅可以缓解疼痛，还极大地改善了人们在日常生活和工作中所需要的功能和能力。这是人类最伟大的发明创新之一，而正是实干的约翰·查恩雷在一家名不见经传的乡村医院中，以自己的双手发现了合适的金属、塑料和黏结剂组合。

第十八章

# 运动医学的诞生

我坐在佛罗里达州那不勒斯市锐适（Arthrex）公司的行政办公室里，等待着与公司创始人兼总裁莱因霍尔德·施米丁（Reinhold Schmieding）见面。莱因霍尔德今天十分忙碌，数百名年轻的外科医生来参加年度住院医师研讨会，他又即将去德国慕尼黑，每年夏天他都会去那里视察锐适的欧洲分公司。尽管分身无术，这位美国出生的德裔牙医之子还是不可思议地同意了坐下来接受正式的采访。这很可能只因为我是一名工作繁忙的肩肘外科医生，在洛杉矶著名的克兰-乔布骨科诊所（Kerlan-Jobe Orthopedic Clinic）接受过正统培训，不过，不论他同意我采访的原因是什么，我都很高兴自己能够坐下来与一位伟大的世界级企业家对话。

我坐在一把黑色的现代皮质座椅上，正在看自己的研究论文，无意中瞥见了一张简单的白色桌子，铝合金管的桌子腿呈 A 形。一个念头出现在我的脑海中：这是那张传奇的绘图桌吗？莱因霍尔德·施米丁就是在这张桌子上设计出了使用将近 40 年的锐适商标的吗？ 1981 年，在慕尼黑奥林匹克村的一间小公寓里，26 岁的他趴在一张从家居用品商店花 50 美元买来的绘图桌上，创造了公司的名称和标识，而昔日"渺小的开端"吸引着我。

如今，60 岁的莱因霍尔德·施米丁依然身体健康、精力充沛。锐适现在是世界上最成功的运动医学植入产品公司。与施米丁相处不一会儿，就能感受到他对锐适的自豪之情。你还会意识到，他身上所散发出来的强烈竞争意识和忠诚精神在公司的每一名员工那里均有体现。锐适公司的建立与关节成形术的发展是同步的，而施米丁的改进版外科手术器械巩固了他的商业帝国。

作为一名外科医生，我植入过成千上万来自锐适的缝合线、缝合锚钉、螺丝钉及许多不同的其他器具，也非常清楚锐适是如何改变了运动医学的面貌的。不过，我今天要了解的是其创始人和他人生中取得辉煌成就的原因。

来到那不勒斯之前，我做了一些功课，此时此刻的我非常想了解莱因霍尔德是如何通过坚持不懈的努力使自己跻身福布斯 400强，并有望登上美国富豪百人榜单的。[1]

我的第一个问题：这就是那张绘图桌吗？是的，他微笑着肯定道。随着我对他的了解加深，我感到他仍然保留着这张桌子并不意外。他是一个复杂的矛盾体——节俭与奢侈、解析与直觉的结合。我想这张桌子就像一件护身法宝，纪念着简单的起家和发明的力量。

北美和欧洲的外科医生以前只能由外向内窥视关节，渡边正义在日本历经数年研制出可以应用于临床的光学关节内窥镜后，他们如今可以在关节中进行手术操作。渡边在东京的导师开启了一个工具研发项目，发明了一种铅笔般粗细的棒状金属装置，一端带有目镜，外科医生可以俯身通过目镜近距离观察手术关节。首个模型于1931 年问世，后来的模型按顺序编号。在 1958 年的第 21 次尝试中，渡边研制出后来所有关节镜的设计模型。"渡边 21 号"和之前的模型一样，由微型白炽灯泡提供光源，需要外科医生手持贴近面部，但它引领了全球微创手术的革命。在接下来的 20 年中，关节内窥镜从一种新奇玩意儿转变为功能强大的工具，这主要是因为它用到了柔性光纤照明以及镜头上的小型摄像头，外科医生再也不用俯身低头，将镜头不卫生地贴在眼球上了。

到 1981 年，外科医生可以轻松地站着用双手操作摄像头，奇迹般地探查人体内任何一个关节的微型世界。困境是观察时缺乏能够完成工作的器械。

莱因霍尔德·施米丁与锐适出现了。

虽然莱因霍尔德在密歇根出生长大，1976 年从密歇根州立大学毕业，但他后来搬到德国黑森林地区，成为美国骨科矫形公司理查兹（Richards）的国际经理人。在德国及周边地区向外科医生销售骨科植入物三年之后，他对关节镜手术的新发展产生了浓厚兴趣。尽管用关节镜观察膝关节内部的情况变得越来越普遍，但医生们明显缺乏可靠的工具来操作组织，具体来说，他们缺少可以夹牢、切掉并移除软骨、骨骼和半月板的手术器械。幸运的是，这位初出茅庐的企业家正好住在德国西南部，那里有世界上最优秀的手工匠人来制造外科手术器械。莱因霍尔德感觉到这是一个机遇，他开始设计、研发微创手术器械，不出几个月，他便决定离开理查兹，成立自己的公司。莱因霍尔德坐在一张廉价的绘图桌边，将自己的新公司命名为"锐适关节镜切除器械公司"，简称"锐适"，[a]

---

[a]　"关节镜切除器械"英文为 Arthroscopy Excision Instruments，莱因霍尔德·施米丁将其缩写为"Arthrex"，即锐适公司英文名称的由来。——译者注

并绘制出一直使用到今天的商标。现在的锐适品牌已经价值数十亿美元。

刚刚成立的那几年，锐适举步维艰，与 20 世纪 50 年代末期的美敦力十分相似。现金流问题、差旅成本、外科医生的阻力以及初期产品供应的局限性，使锐适只能勉强维持运营。施米丁设计出具有突破意义的关节镜下前交叉韧带重建准则时，恰逢几位早年的重要外科医生订购了一些手术器械，为他提供了资金。莱因霍尔德·施米丁带着起步阶段的锐适前往瑞士苏黎世，向一位备受尊敬的外科医生展示自己研发的一小套膝关节器械。这位医生仔细查看了他的工具后，转向这位年轻的创业者，用德语问道："施米丁先生，你打算**以此为生**吗？"[2] 这套小工具看上去不会成长为一个帝国。

正如本书中已经多次讲过的那样，医学和外科学领域的伟大先驱们大多有十分灵巧的双手，并极度渴望与机器装置为伴。莱因霍尔德·施米丁小时候就热爱艺术，在学生时代之初，他就感到自己与同龄人对事物的处理和思考方式不同。

我坐在那张绘图桌前，请他举个例子。

"高中的有一天对我来说非常重要，当时的历史老师给我们一项作业。他在我们面前放了一根蜡烛，要求我们想出词语来描述它，只有 5 分钟的时间，想出来的词越多越好。一个一个的单词不断地在我脑海中冒出来，我以最快的速度写下它们。时间到了，我的同学们说他们写了 15 个、20 个或者 25 个词。当老师看向我，我告诉他自己写了 225 个词。那一刻，我意识到自己的对事物的思考方式与其他人不太一样。"[3]

在商业和医学领域的所有分支行业中，善于解决问题的开创者都具备这种"思如泉涌"的特征。再加上施米丁具有极强的空间推理能力和艺术天赋，锐适从一开始就处于外科医生教育的最前沿。由于锐适的诞生与关节镜的面世几乎同时，执业外科医生在住院医师期间还没有接受过关节镜的培训。现在需要一家能够为外科医生提供实践教学的公司，因为他们对手持一种全新技术设备笨拙地观察关节还感到犹豫不决。

普通读者可能并不了解，关节镜手术是一套完全不同的技术，镜头末端是带有角度的镜面，以倾斜的视角将画面显示在电视屏幕上。这就像你第一次通过汽车仪表板上的后视摄像头倒车，一切都需要反过来操作，习惯性地依靠眼睛是没有用的。随着时间的推移，我们都会渐渐地习惯使用这种倒车技术，但是没有任何一名自负的外科医生想在攻克一项新技术时，让自己看起来像个傻瓜，甚至将患者置于险境。

年轻的锐适开始搭建技术实验室，并制作出远远优于竞争者的文宣产品。2002 年，我在洛杉矶做运动医学研究员时，曾经收到锐适赠送的整套外科手术动画光碟，其他骨科植入产品公司几年后才开始尝试制作竞争产品。文宣产品往往造价高昂，但它是莱因霍尔德艺术气质的成果，而且在我看来，我们的患者从中受益匪浅。这也是一个伟大的商业决策，我一直对其他外科产品公司吝惜教育预算感到困惑不解。莱因霍尔德告诉我："因为必要，所以伟大。"

锐适在慕尼黑的家庭办公室中走过了第一个十年，最终在佛罗里达州那不勒斯市建立了全球总部。成立 12 年之后，锐适开始生产其首款医疗植入物，专门用于膝关节前交叉韧带重建的钛材质"介入"螺丝钉。这一产品引领了自1993年以来的植入物生产热潮：在刚刚过去的25年中，人体每个关节的植入物一个接一个地由锐适研发出来，令人应接不暇。肩袖修复、前交叉韧带重建、肩关节稳固、骨折处理、踝关节修复以及上万种其他植入物和技术都可以在锐适服务范围内找到。

锐适在运动医学领域占有强大的统治地位。对我来说，在任何一场全美的橄榄球、篮球、棒球或冰球大联盟比赛中，不可能没有体内带有锐适品牌植入物的运动员。我问莱因霍尔德对此有什么感受，他告诉我："我真的感到非常幸运，自己当初做出了这样的选择。显然，我对锐适的创立和成长做好了充分的准备。我喜欢策略、领导、服务和医学……当挑战出现，我可以迅速想到解决方案。在创业早期我们为了生存而奋斗时，正是我自己持之以恒的坚韧才使公司维持下来，不管在什么时候，我都特别愿意为帮助外科医生更好地治疗病人而付出自己的一份微薄之力。"

基于自己多年来的分析和计算，我特别想告诉莱因霍尔德·施米丁一个重要发现。尽管有些医疗公司的年收入较高，例如通用电气的医疗部（他们并不研发植入式器械），但大多数生产医疗植入产品的公司，都是通过生产全髋关节植入物和起搏器等成本高昂的大件产品来获利的。此外，在所有的大型骨科植入产品公司中，现任首席执行官在岗位上的时间都少于5年，其他大型医疗器械公司当中，没有一家是由创始人管理将近40年的私营企业。

锐适拥有上千种植入产品，几乎全都是永久的不可降解的植入物，再加上施米丁史无前例的任期，以及过去25年来植入产品的大批量生产，我们会得到一个令人惊叹的结论：地球上没有第二个人，像他这样亲自监督大量存在于我们同胞体内的医疗装置的设计、制作和分配工作。锐适产品在全世界 150 个国家中经销，在我们星球上的任何地方，你都有可能撞上一个体内拥有锐适的植入物的人。在这本关于植入革命的书中，有一个人以实体产品触碰的同胞生命比其他人都多，而且莱因霍尔德·施米丁似乎才刚刚起步。

1888 年 11 月的最后一个星期六，天气阴郁而寒冷，[4] 耶鲁艰难地击败普林斯顿，保住了自己的最佳战绩。耶鲁斗牛犬橄榄球队（Yale Bulldogs）来到纽约市波罗球场（Polo Grounds）时，以前的 12 场比赛全胜，**平均得分为 57 分**，全年一分未失。球队中的威廉·赫弗尔芬格（William Heffelfinger）最终成为世上第一位职业橄榄球运动员，阿莫斯·阿隆索·斯塔格（Amos Alonzo Stagg）日后则成为多项体育运动的传奇教练。

站在场边的沃尔特·坎普（Walter Camp）并不知道历史会给他留下"美式橄榄球之父"的称号，也不知道自己正注视着最具历史地位的一支球队。与所有的教练一样，坎普此刻所关心的只是眼前这场比赛。橄榄球的历史还不足 20 年，但它与之前的英式橄榄球明显不同。这项运动早期的许多变化都来自坎普，包括争球线、四分卫的位置以及十码进攻体系。

由于耶鲁决心实现一个 13 场全胜的完美赛季，整场比赛令人紧张不安。虽然耶鲁轻松地赢下了全年的其他比赛，但这次对阵普林斯顿，他们要面对绅士之间的一场野蛮硬仗。结果，普林斯顿队长赫克托耳·考恩（Hector Cowan）因动作粗野被担任本场比赛裁判的哈佛毕业生罚下。[5]耶鲁认为以 10∶0 的比分赢下比赛纯属好运，他们以神话般的全国冠军身份回到了纽黑文市。

现在，请你站在沃尔特·坎普的位置上思考，如果有人严重受伤怎么办？你会依靠队医来为一名受到重伤的年轻在校生进行检查和诊断吗？

当然，在 1888 年没有队医，而且许多人可能不知道，就在几年前，也就是 1882 年，沃尔特·坎普退学时仅差两门课就可以从耶鲁医学院毕业。坎普后来在传记问答中特别提到："原本我希望一起进行医学实践的外科医生过世了，于是我离开了医学院，投身商业。"[6]他于 1880 年从耶鲁大学获得学士学位，然后继续在纽黑文读医学院，同时作为队长为橄榄球队效力。

1882 年，坎普再遭挫折：**他在训练时膝盖受伤，从而结束了运动员生涯。**坎普很可能是前交叉韧带或半月板撕裂，在 19 世纪后期，没有任何一台手术可以治疗膝关节的运动损伤。即使是相对轻微的膝关节损伤，也会导致运动生涯的终结。

在大学橄榄球的"野人"时代，受伤十分普遍，死亡也时有发生。到 1905 年，一些常春藤联盟大学暂停了橄榄球项目。那一年有 18 名大学生死亡，并出现 149 起严重意外事故。[7]罗斯福总统亲自召集沃尔特·坎普以及哈佛大学和普林斯顿大学的代表来到白宫，开会研究美国是否需要废除橄榄球。[8]不到一年后，美国大学校际体育协会成立，这是全美大学生体育协会的前身，沃尔特·坎普担任规则委员会主席。

耶鲁和普林斯顿的那场比赛发生在 130 多年前。坎普先生可以使用什么医学技术呢？

什么也没有。

在我们还未走进现代的时候，一个世纪前的运动医学几乎是角斗士时代的真实写照，不过就是强调多吃肉、比赛后洗个冷水澡以及在训练室进行按摩。在没有先进医疗手段的情况下，1905年，18 名大学生在一项粗暴而缺乏规范的体育比赛中死亡，也不足为奇。

运动员遭遇开放性或者说"复合型"踝关节骨折时，可能面临着死亡。普法战争期间，小腿骨折的死亡率为 50%；第一次世界大战期间，开放性股骨骨折的死亡率高达 80%。然而，没有人担心乔·赛斯曼（Joe Theismann）会死在 1985 年周一晚上的重大比赛中；2001 年 9 月 10 日，就在"9·11"恐怖袭击的几个小时之前，观看《周一晚间橄榄球》的观众们也不会去思考遭遇类似开放性胫骨骨折的爱德·麦卡弗里（Ed McCaffrey）会不会死亡。

手术麻醉于 1846 年在麻省总医院的"乙醚穹顶"中首次公开演示，科赫以实验证明了细菌的真实存在，利斯特研究出消毒法，这一切都使外科手术变得极为安全。再加上第二次世界大战期间抗生素的问世，以及医学从观察性科学过渡到研究性科学，运动医学终于能够改变运动员的命运。

一个世纪以来，洛杉矶的城市面积每十年都会翻一番，这一增长趋势一直持续到 20 世纪 50 年代。当横跨北美大陆的旅行越来越方便，克利夫兰公羊队（Cleveland Rams）成为首支向西迁移的重要球队，搬至洛杉矶，并惊人地夺得了 1946 年全美橄榄球联盟冠军。等待公羊队的是一位善于交际的骨科医生，带着他悲惨的医学秘密。

　　罗伯特·克兰（Robert Kerlan）的父亲是一位全科医生，在明尼苏达州德卢斯以西一个小时车程的小镇艾特金行医。作为一名高中明星运动员，克兰在 16 岁时第一次来到洛杉矶，在加州大学洛杉矶分校打篮球。一年后，他转到南加州大学，攻读本科和医学院。如同许多曾经做过运动员的医学生一样，鲍勃·克兰[a]选择了骨科。完成外科培训之后，他毫不犹豫地选择担任职业体育运动机构的队医，成为最早一批做队医的骨科医生之一。在蓬勃发展的 20 世纪 50 年代和 60 年代，他在洛杉矶的每场体育赛事中都拥有特等席。

　　1958 年，克兰医生在棒球赛开幕的前一天受聘于新组建的洛杉矶道奇队。（布鲁克林道奇队在 1955 年赢得世界职业棒球大赛冠军之后，在 1958 年赛季前西迁，纽约巨人棒球队也做出了同样的选择，令无数球迷心碎。）他已经在一支小职业棒球队做了几年志愿工作，但这次不同。道奇队是一支统治球坛 10 年的重要球队，他们的大胆西行标志着体育商机时代的到来。克兰医生在事业上的一帆风顺似乎掩盖了他患有强直性脊柱炎的事实。

　　强直性脊柱炎是一种脊柱炎性疾病，它迫使患者身体向前屈曲，灵活的人体脊椎变成一根长而僵硬的竹竿。患者会渐渐地变成一副痛苦的异相，一旦进入晚期，将无法抬头向前看。这种疾病最坏的情况会导致患者秃鹰般的姿态，我见过有些患者不得不倒着走路才能看见他们走路的方向，类似于赛马骑师盯着自己肩膀的视

---

a　鲍勃·克兰即罗伯特·克兰。英文名字鲍勃（Bob）为罗伯特（Robert）的简称。——译者注

角。鲍勃·克兰的整个职业生涯都在与强直性脊柱炎做斗争，而他却一直保持着幽默与乐观的态度。

强直性脊柱炎是一种炎症，所以治疗需要抗炎药物，配合物理疗法和身体锻炼。20 世纪 60 年代最常用的抗炎药物是苯丁唑啉（Butazolidin），在体育界被称为"保泰松"。在 1969 年《体育画报》（*Sports Illustrated*）的一篇文章中，克兰医生描述了埃尔金·贝勒（Elgin Baylor）、杰里·韦斯特（Jerry West）、威尔特·张伯伦（Wilt Chamberlain）以及赛马骑师使用保泰松的情况。鲍勃·克兰自己也服用保泰松和少量阿司匹林，还让另一位南加州名人也服用保泰松：山迪·柯法斯（Sandy Koufax）[a]。

克兰医生继续做了 15 年手术，到 20 世纪 70 年代初期，他的身体残疾过于严重，无法安全地在手术室操作手术器械，最终迫于无奈地向命运投降。但是，他仍然顽强地坚持工作，照顾着道奇队、湖人队（1960 年迁至洛杉矶）、公羊队和国王队的队员们，以及好莱坞公园赛马场的骑师们。与此同时，他还与沃尔特·马修（Walter Matthau）、丹尼·凯（Danny Kaye）等好莱坞演员以及威利·休梅克（Willie Shoemaker）和威尔特·张伯伦等体育巨星结下了深厚的友谊。人们看着克兰医生坚持前行，都不再向他抱怨自己的身体疼痛。在 1969 年《体育画报》的一篇文章中，山迪·柯法斯说："他自己的身体状况远比他所治疗的大多数患者要糟糕，而他总是乐在其中，讲笑话，跟人们互相开玩笑。我一直喜欢这位医生，但我更喜欢他这个人。"

---

a　山迪·柯法斯是道奇队的著名棒球投手，1965 年患上肘关节炎。——编者注

　　这种特殊的行医方式让鲍勃·克兰不堪重负，他开始寻找一位可以帮助他的伙伴。1965 年，在骨科群体尚未真正将运动医学视为专科领域时，克兰医生找到了一名真诚的年轻人，来自北卡罗来纳州小镇布恩的弗兰克·乔布。

　　虽然乔布医生将作为运动医学的共同创立者而为体育界带来巨大变化，但他自己并不擅长运动。当我问他自己棒球技艺如何，他这样告诉我："我从来都不是一个好的棒球手。后来，我意识到自己的天赋不在这里。"弗兰克·乔布医生曾经在第二次世界大战期间应征入伍，成为一名军医，这也激发了他对医学的毕生爱好。二战后，他在南加州大学完成了所有的医学培训，开始在大洛杉矶地区经营自己的私人诊所。

　　克兰医生和乔布医生于 1965 年联手，他们二人的合作将两种截然不同的天赋组合在一起：克兰医生具有出色的人际交往能力，而乔布医生表现出惊人的、创新的手术见解。这是医学技艺与科学研究的交相辉映，让受制于疾病折磨的身体遇到了绝妙的天才之手。克兰-乔布骨科诊所在"天使之城"洛杉矶诞生了，这简直是一场天作之合。二人携手，完美超越了各自的天赋。

　　克兰医生极善言辞，说起话来妙趣横生。我遇到的人们只要提起克兰医生，都会讲出一段令我捧腹大笑的趣事。比如詹姆斯·安德鲁斯医生，他无疑是当今世界运动医学之王者。20 世纪 70 年代，还在佐治亚州霍斯顿诊所工作的安德鲁斯医生，在克兰医生的陪同下访问洛杉矶。那次经历给安德鲁斯医生留下了深刻印象，他告诉我："克兰医生简直**惊为天人**！"说这句话时，他用双手抱住我，这个重要的动作让我理解了这句话的含义。弗兰克·乔布是他脚踏实地、实事求是的搭档。与克兰一样关注患者和手术技艺的乔布医生，是位颇具远见的外科手术创新者和科学家。克兰医生是个谈笑风生、喜欢生活享乐的人，而乔布医生更愿意实话实说，较少动手实践。有意思的是，正是乔布医生的双手改变了棒球世界。

汤米·约翰是一个普通人、一位患者、一名棒球手。在棒球迷心中，他是洛杉矶道奇队、芝加哥白袜队以及纽约扬基队的球员，在 1974 年 9 月 25 日接受了历史上最著名的肘部手术。在医学领域，一些典型疾病大多以最先描述症状的医生名字来命名，偶尔也有以疾病发生地来命名的情况，例如埃博拉和莱姆病。因此，我们记住了帕金森、亨廷顿、霍奇金和马凡这些名字——他们是描述了相应疾病的医生，而不是患有该病症的患者。除了著名的卢·格里克（Lou Gehrig），患者的名字几乎无一例外地淹没在历史中。然而，每个棒球迷都知道汤米·约翰，这是一个与成功解决肘部断裂联系在一起的名字。

道奇队的球迷们已经目睹了另一位著名的左手球员山迪·柯法斯在十年前因肘部重伤而退出体坛。山迪·柯法斯和汤米·约翰都无法进行肘部的磁共振成像检查，因为磁共振成像要等到 20 世纪 80 年代才普及。肘部韧带（内侧副韧带）撕裂只是一种临床诊断，或者说"动手检查"的诊断。1974 赛季中期严重受伤之后，汤米知道自己再也无法投球了，他的情况和今天大多数棒球医生所见到的轻微伤病不同，肘部极不稳定地耷拉下来。

乔布医生在道奇体育场检查了汤米的肘部，最初建议是为这名左手球员的手臂打上石膏，试一段时间。他无疑想到了山迪·柯法斯在 1966 年终结了职业生涯。两年前，乔布医生为汤米的左肘做了手术，移除了骨碎片。为了康复专门休养一段时间后，汤米恢复到了最佳状态。现在，汤米·约翰似乎在劫难逃，必须面对职业生涯的终结。两人意识到夹板固定无用之后，坐在乔布医生的办公室里讨论了重建手术。经过"一夜的考虑"，汤米说："那就做吧。"

汤米·约翰的手术意愿凸显出观念的转变——手术不再是最后走投无路的选择。然而，没有外科医生做过肘部尺侧副韧带手术。尽管职业运动员常常认为职业生涯的结束等同于死亡，但大多数运动医学手术完全属于择期手术，即使不做手术，运动员也可以继续生活。汤米的未来是一个未知数，他将自己的手臂和职业生涯完全交到了乔布医生的手中，相信他所拥有的创造力和手术技术，可以完成其他外科医生未曾经历之事。

是什么塑造了一位伟大的外科医生？从威廉·霍尔斯特德到当今的著名人物，这些英雄都具有一系列与众不同的必备素质。许多患者可能没有意识到，很多甚至大部分外科医生并非最优秀的天之骄子。相当一部分外科医生具有足够的动手能力，但也没有什么特别之处。只有极少数的医者才是真正的创新者，在思考外伤和疾病时具有突破性的创造力。他们有从三维的层面理解人体构造的能力，那是一种"感觉"人体的方式，很难用语言来描述其概念，就如同一个具有良好方向感的人，夜间在城镇中不熟悉的地方开着车，但仍然知道回家的路。

一位出色的外科医生要沉着自信，具备敏锐的洞察力、灵巧的双手以及有些出人意料的谦逊性格。假如一个球员想在比赛即将结束时拿下制胜球，**沉着自信**是在比赛中当上"关键先生"必备的素质。这好比当副机长驾驶飞机从拉瓜迪亚机场起飞后，机长切斯利·"萨利"·萨伦伯格[a]意识到飞机面临着厄运，他冷静地说道："我的飞机，我来。"副机长遵照规程说："您的飞机。"每一位飞行员、外科医生和真正的领导者听到这个故事后都会心照不宣地点点头。外科医生在手术室大发脾气，通常是暴露了他们顶不住压力的事实，而这种看似有"男子气概"的表现，恰恰说明他们的神经也扛不住压力。

**洞察力**让人能够对自己从众多不同领域导师和专家那里学到的知识融会贯通并灵活运用，有时候还是快速调用，从而在关键时刻解决问题。**灵巧的双手**是真正的天才之手，天生可以随心控制、纹丝不动，同时又灵活而有力、优雅而敏感、迅速而精准，仿佛伊扎克·帕尔曼[b]与诺姆·艾布拉姆斯[c]融为一体。**谦逊性格**则成就圆满。外科医生要有自知之明，知道自己的能力范围，知道另一名外科医生更擅长某种手术，知道自己出现了错误并敢于承认。

最后，当今最优秀的运动医学执业医生都有一个共同特点，那就是与患者深度沟通的能力。"一切都会好起来。"这句话常常伴着肢体语言，医生会拍一拍患者肩膀，以示安慰，并传达出一种郑重的保证。

对于那些有幸遇到乔布医生的患者来说，乔布医生就意味着一切。

---

a　切斯利·"萨利"·萨伦伯格（Chesley "Sulley" Sullenberger），于 2009 年驾驶全美航空 1549 号班机从纽约拉瓜迪亚机场起飞，约 5 分钟后便与飞鸟相撞，两个发动机停止工作。萨伦伯格将飞机迫降在哈德孙河上，使全机乘客和机组人员幸免于难。——编者注
b　伊扎克·帕尔曼（Itzhak Perlman）是著名以色列小提琴家。——编者注
c　诺姆·艾布拉姆斯（Norm Abrams）是一名手艺精湛的美国木匠，因 PBS（美国公共广播公司）的几档综艺节目而出名。——编者注

这次具有开创性的肘部手术于近 50 年前的 1974 年 9 月 25 日在森蒂内拉医院（Centinela Hospital）进行，而在加利福尼亚州英格尔伍德的手术室中发生了什么事情，我们并不太容易知道。我有幸认识乔布医生和汤米·约翰二人，1986 年的出版物中也有一份详细的报告。《骨与关节外科杂志》是骨科学的圣经，尽管《运动员尺侧副韧带重建》（"Reconstruction of the Ulnar Collateral Ligament in Athletes"）这篇文章历经十年才得以发表，让人有些惊讶，但乔布、斯塔克（H. Stark）和隆巴尔多（S.J. Lombardo）医生饶有兴致地向我们讲述了 1974 年的那台重要手术。通常来说，医学期刊文章读起来极其枯燥，即使是病例报告也只有无名患者的信息，平淡无味。但在那篇发表于《骨与关节外科杂志》的文章中，我们会发现，一号病例是一名 29 岁的职业棒球手——显然是汤米·约翰。

文章介绍了他 12 岁时作为投手参加少年棒球联盟（Little League）而初次受伤的临床信息。令人惊讶的是，汤米在 8 年职业生涯中接受了大约 25 次类固醇注射。在 1972 年肘部手术清理之后，他恢复了状态，1974 赛季开始获得 13：3 的比分，表现十分出色。7 月份，他在投出一记高难度滑球时，感到手臂严重疼痛，而且肘部似乎断了，失去了控制。标记为"1974"的应力 X 射线照片也显然是汤米的。

几年前，乔布医生向我坦白说，那台具有开创意义的手术进行之前，没有先在尸体手臂上实践，也没有生物力学测试从科学上证实其价值。这对于一名年轻的外科医生来说，是一个惊天大新闻，也进一步说明乔布医生是一位勇敢的创新者。

手外科的一些开拓性手术表明，在治疗脊髓灰质炎时，可以有效地将手部某处肌腱转接到另一个部位。因此，局部瘫痪的腿或手臂是可以恢复功能的。这种手术的开创者之一是雅克兰·佩里（Jacquelin Perry）医生，他曾经在洛杉矶市的兰乔·洛斯·阿米戈斯（Rancho Los Amigos）工作了数十年，是弗兰克·乔布的终生好友。所以我们就能理解，乔布医生为什么从汤米的右前臂上采集了一处不具有重要功能的"掌长肌"，将其接到左臂的手肘上。身体感觉这来自另一个地方的肌腱属于它的新家并迅速开始供血，从生物学和生物力学层面上赋予其生命，这让人惊叹。

文章中有一系列的图示解释这种革命性手术并详细描述了手术的技术。医生在肱骨和尺骨上有计划地钻孔，如果能够精确到毫米，将新的肌腱嵌入钻孔中，就可以使撕裂的韧带功能再生。肘部侧副韧带的长度只有一英寸，比一支铅笔还要细。现在精确的生物力学研究已经表明，对于棒球投手而言，尺侧副韧带的重要部位是尺侧副韧带前束。

汤米在术后醒来时努力地感觉着自己的右臂。左臂肘部在两年前已经进行过一次手术，乔布医生告诉他，这种新型"重建"手术需要使用**右臂的**肌腱。[9]他告诉汤米有两种可能，一种是简单的清创手术，一种是新的重建手术。当这位道奇队的得分手感觉到右臂上的绷带，他知道历史已经在自己的身上改写了。

乔布医生已经告诉汤米，他重返赛场的机会只有1%。冒险运动无异于不系保险绳就在太空中行走，而汤米还是回到了赛场，而且取得了比手术前更好的战绩。如今，汤米·约翰手术是所有运动项目中最可靠的手术之一，据报告，患者重返赛场的比例至少有

80%。天才之举挽救了成百上千名运动员的棒球生涯，每一支主要联盟球队都有许许多多个和汤米·约翰一样的"幸存者"。[10] 而且，由于汤米·约翰手术几乎全是择期手术，仅适用于棒球精英球员，因此从某种意义上说，它代表着植入革命成果的终极展示：外科医生现在的重建手术对象，是为我们的娱乐生活和巨额消费做出贡献的运动员。

如果 1903 年 12 月 17 日你漫步在北卡罗来纳州基蒂霍克小镇南边的杀魔山（Kill Devil Hills）海滩，你可能会撞上莱特兄弟，他们正在用莱特飞行器创造历史。你可能不敢相信自己的眼睛，然而一旦你看见载满乘客的长途客机起飞，你就会理解人造飞行器的意义。同样，如果你在 1974 年 9 月 25 日那天待在洛杉矶森蒂内拉医院的手术室里，汤米·约翰躺在手术台上的样子可能会让你好奇，但只有当汤米·约翰手术改变了数百名棒球精英运动员的职业生涯和生活，棒球医疗和运动医学的深层意义才体现出来。尽管运动医学有许多发源地，但后来你才领悟到，自己曾经身处一个特殊的历史时刻，见证了一位大师、一位先驱谦逊地为运动医学的诞生工作着。

第十九章

# 计算影响

植入革命的影响是什么？理解医疗器械对我们这个世界的影响范围，需要从总体上计算成本、手术量以及每年植入医疗器械总量的明细。

当你收看一场电视政治辩论，你会听到政客们绘声绘色地描述美国的医疗系统"效率普遍低下"，说它造成"费用失控"。这种对成本的关注非常重要，尤其考虑到联邦医疗保险开支被认为是美国公民**享有**的一笔直接巨额支出，或者说是**强制**支出。2016 年，美国政府在联邦医疗保险上花费了我们 6 920 亿美元，比 2015 年增长了 9%。[1]

重要的是，"效率低下"与"成本高昂"不尽相同。我们会因为现代客机需要更长的跑道而批评建设或重建地方机场所产生的成本吗？与祖辈的收音机比起来，我们会抱怨视觉效果惊艳的液晶平板电视产生了新成本吗？当然，我们都抱怨公共开销和私人生活的花费，但我们愿意为家庭无线网络、智能手机和"免下车"咖啡店买单——我们无法想象没有现代便利的生活。

真正的问题在于，我们愿意为医疗保健支付多少钱？正如第十二章所概述的那样，1965 年，没有一个国会议员能猜出科学家和医生们的头脑中正在酝酿着什么。1967 年，即联邦医疗保险和联邦医疗补助计划实行的第一个完整年度，公共医疗卫生服务和用品的联邦支出总额不到 100 亿美元，其中 55 亿用于医院治疗，[2] 而2015 年用于医院治疗的支出是 384 亿美元。[3] 谁能想到用于医疗保健的年度联邦支出会在半个世纪中增长了 17 倍？在过去的 50 年中，癌症、心脏病和关节炎的治疗成果发生了巨大进步，但还是那个问题：我们愿意付多少钱？

　　一些批评医疗保健的人提到了一种世界末日般的结果——有朝一日，我们在医疗保健上的花费可能比抵押贷款还要多。我们承认这个事实，许多美国人现在还没有保险，贫困家庭的医疗保健效果也不好，但是比起住房条件，难道身体健康不应该优先得到关注吗？但愿我们可以不用面对这种数学题。让我们感受一下在过去75 年中所取得的成就，抚慰一下震惊所带来的刺痛。

　　现在是时候给你一张植入式医疗器械的明细表了。最简单的方式是按照医学专科来完成，但由于没有全国性注册系统，这将是一项十分艰巨的计算任务。计算方法结合了美国联邦政府信息和产业报告，这两种报告都需要购买，而且需要咨询专家。

　　专家建议，植入物的评估以其使用寿命（暂时性与永久性）和结构成分（有机、生物、塑料、金属和电子）为基础。存在于人体中的每一件植入物都可以描述为这些描述符的某种组合。

　　植入物分类还有一种方法是以功能为基础的。植入物会被用于**修复**、**重建**、**替代**、**固定**、**复原**、**扩增**和**电刺激**。这是我自己的分类，不作为事实表现，而是一种概念性方法。

　　**修复**意味着我们自身组织的重新排列组合，例如缝合撕裂的皮肤边缘，或让肌腱边缘附着在骨骼上，比如肩袖修复。修复几乎都需要使用缝合线，而且通常是永久性缝合线，也就意味着缝合线将永远留在那里。心内直视手术和二尖瓣（左心房与左心室之间）修复会用到大量的永久性缝合线，并且往往需要用永久性加固环进行瓣环成形术。

**重建**需要将新组织植入特定部位，期望身体会奇迹般地产生如下反应：（1）不排斥组织；（2）从微观上接受组织并将其吸收到邻近结构中；（3）使新组织适应先前的组织功能。每年世界上最常见的重建手术是前交叉韧带重建，这种手术会把另一名患者或一具尸体上的肌腱植入患者膝部，患者痊愈后，相当于拥有了一个稳定而且关键的膝关节韧带。

**替代**手术指的是用能够恢复功能的植入物完全替换磨损或患病的身体部位。例如在关节置换术中，用金属或陶瓷部件重新形成一个关节表面，以替换患有关节炎的骨表面及磨损软骨。又比如在心脏瓣膜置换术中，用动物（猪或牛）的瓣膜或金属植入物替换人类患病或畸形的瓣膜。替代手术不仅能使先前丧失的功能恢复，还可以延长寿命并极大地改善生活质量。

**固定**手术使用在康复过程中能够支撑身体的植入装置。固定手术与修复手术不同，因为固定手术会有一种额外的附加结构安装在相邻的生物区域，例如安装金属板和螺丝钉以帮助身体愈合。严重移位的骨折通过外伤器械进行内部固定，使骨骼末端慢慢地长在一起。脊柱融合术同样是用大螺丝钉和长杆将椎骨连接在一起，从而实现相邻结构融合的手术。在适当条件下，这种类型的融合具有一定优势，但固定必须十分牢靠，使细胞能够在裂隙间实现坚固的愈合。

**复原**手术是在身体本身无法实现某种功能时通过手术来恢复功能。当心脏由于神经传导电冲动出现问题而自己无法按节拍搏动，没有药物或非手术治疗的方式能够使它恢复常态。植入起搏器可以恢复心脏的规则搏动，这是一个了不起的现代奇迹。最近出现的另一种奇迹是脑深部刺激术，将电引线精确放置在大脑的微小区域中，可以影响情绪，抑制或激活技能，减少甚至消除震颤或癫痫发作，提高记忆力，缓解抑郁，或许有一天还可以遏制阿尔茨海默病。

**扩增**及其他类型的整容手术并不改进功能，而是通过永久性植入物来改变容貌和外表。乳房切除后的丰胸手术介于扩增术和复原术之间。

其实，这些手术类型之间的界限常常是模糊不清的。例如，使用人工耳蜗为耳聋患者恢复听力是复原还是替代呢？当心脏支架精确地潜入冠状动脉，这是在修复还是在复原？无论在哪种情况下，植入物都经由内外科医生之手强而有力地促进了康复过程。正如弗朗西斯·培根在400年前梦想的那样，"让我们期盼……一系列发明竞相涌现，如春风雨露降临人间，可以在某种程度上征服并战胜人类的需要和苦痛"。现在我们来计算一下这一系列发明的影响。

骨科接触的植入器械比任何其他专科都要多。肩、肘、腕、手指、髋、膝、踝和脚趾的关节成形术，再加上脊柱融合、骨折处理以及肌腱和韧带修复，美国每年所进行的此类手术可以达到数百万例。史密斯-彼得森于1938年在波士顿进行臼杯成形术之前，美国几乎没有金属植入物，在那之后的十年中，植入手术数量缓慢上升；在 20 世纪 50 年代期间，美国、欧洲和日本的骨科医生成为引领关节成形术的开拓先驱；到 20 世纪 60 年代，植入革命全面繁荣。

## 关节置换术

正如我在本书其他章节中谈到的那样，因为美国没有全国性的关节注册系统，所以对于关节置换的评估只能依靠商业和政府的估算数据。最可靠的估算来自"全美住院患者样本"（Nantional Inpatient Sample），它是"美国最大的全等额给付住院治疗数据库，包含超过 700 万例的住院病人数据"。[4]"全美住院患者样本"是由"医疗保险成本与利用项目"编制的最大数据库，由医疗保险研究与质量管理局资助，本身也是美国卫生与公众服务部的一部分，与美国国家卫生研究院、疾病控制与预防中心、联邦医疗保险、医疗补助服务中心以及美国食品和药品监督管理局等部门相比，"全美住院患者样本"的预算很少。它统计的患者数量约占所有出院患者数量的 20%，所以我们必须对其数据进行推算，才能得出全国的估算数据。

美国第一例获得美国食品和药品监督管理局批准的全髋关节置换术由马克·考文垂于 1969 年 3 月 10 日在梅奥医学中心进行。考文垂植入美国首个官方批准的髋关节时，约翰·查恩雷已经进行了将近十年的"现代"全髋关节置换术。1976 年达尔康盾事件之后，美国食品和药品监督管理局对医疗器械的批准变得更加严格。1976 年《医疗器械修正案》对 1938 年《食品、药品和化妆品法》做出了修改，极大地加强了联邦政府对医疗设备的监管。

1965 年《联邦医疗保险法案》通过时，美国还没有开展全髋关节置换手术。因为医疗保险研究与质量管理局在 1989 年才成立，所以我们无从考证 20 世纪 90 年代以前做过的髋关节成形术数量。梅奥数据库于 1969 年首次进行髋关节植入时建立，存有梅奥医学中心所进行的关节置换数量的准确信息。1969—2000 年，这家世界上最繁忙的关节置换医院总共进行了 35 167 例髋关节置换手术。[5]尽管这个数字一开始增长缓慢，之后才迅速上升，但是算起来平均每年也只有 1 000 多例手术。因此在刚刚过去的几十年中发生的事情是令人惊叹的。

根据医疗保险研究与质量管理局的"全美住院患者样本"数据，美国在 1997 年进行了 29.07 万例髋关节置换手术。到 2000 年，美国的髋关节置换超过了 30 万例；2005 年，这一数字变为 38.35 万。2007 年的《骨与关节外科杂志》中，有一篇关于髋关节与膝关节置换手术的调查研究，该项研究以手术数量为基础，并考虑了美国人口变化情况，例如婴儿潮一代的老龄化。作者预测，2020 年会出现 38.4 万例全髋关节置换手术和 6.76 万例髋关节修复手术。[6] 2030 年将增长为每年 57.2 万例基本置换手术和 9.67 万例修复手术。文章对 2030 年的预测数字表明，手术量会比 2005 年增长 139%。现在我们再阅读这篇 2007 年的文章，会惊讶地发现 2014 年的实际数据大大地超出了预期。

医疗保险研究与质量管理局于 2017 年 12 月发布了一份题为"2014 年美国医院住院期间手术室操作综述"的统计概要，报告显示，在 2014 年美国进行了 52.28 万例髋关节置换手术，这不包括将近 30 万例的髋部骨折手术，它们通常也以部分或全髋关节置换作为治疗方式。[7] 因此，2014 年的 52.28 万例髋关节置换手术比《骨与关节外科杂志》文章所预测的 2020 年 45.16 万例手术还多约16%。善于计算的统计学家们也失手了，连常规手术的影响他们都总是低估。

2014 年，65 岁以上患者（几乎 100% 拥有联邦医疗保险）进行的髋关节置换手术有 31.54 万例，是这个年龄组的第二大手术。[8]在 2014 年的美国住院费用排行榜上，髋关节置换手术排名第三位，单次平均花费为 1.7 万美元，占美国人均入院相关费用总和的 5%还多。可以看出，起搏器手术的费用是髋关节置换的两倍，而心脏瓣膜手术费用是髋关节置换的三倍，但因为这两种手术总量较少，开支总额少于髋关节手术。髋关节置换住院治疗的总费用（不包括门诊治疗和护理）超过 80 亿美元，仅其本身便超出了 1967 年联邦医疗保险的全部住院治疗预算。约翰·查恩雷爵士在英格兰西北部兰开夏郡的微型工场中开始使用的技术，已经成长为人类最有效的医疗干预方式之一。如果算上关节炎和骨折治疗，那么在你读到这本书的时候，这种手术每年在美国会发生将近 100 万次。骨科有一句老话："人类通过子宫降生，但通过髋部存在。"而髋关节治疗已经今非昔比了，我们要为此感谢查恩雷。把毛毯叠起来盖在骨折患者丧失行动能力的腿上花不了几个钱，但这没有效果，也不人道。

全膝关节置换的数字更加醒目。在美国，膝关节成形术是开支排名第二的手术，2014 年的开支将近 120 亿美元。[9] 事实上，六种最常进行的骨骼肌肉手术占美国全部住院费用总额的 1/4，2014 年共计花费 412 亿美元。[10] 在 2014 年这一年里，美国手术室进行了 72.31 万例全膝关节置换手术。[11] 上文引用的 2007 年《骨与关节外科杂志》文章预测，到 2020 年，膝关节置换手术会有 16.41 万例，预计其中 7% 为修复手术，预计 2030 年为 37.49 万例，估计其中 26.8 万例为修复手术。[12] 根据 2014 年医疗保险研究与质量管理局的数据，膝关节成形术的平均费用为 1.63 万美元，到 2030 年，仅膝关节炎的治疗费用就将达到 610 亿美元的惊人数字。

在过去的 15 年中，肩关节置换成形术以不同于过去半个世纪中其他任何关节手术的速度飞速增长。查理·尼尔最初进行的半关节成形术在 20 世纪 50 年代和 60 年代经历了几次改进，在 20 世纪 80 年代和 90 年代，仍然只有少数骨科医生能够进行全肩关节置换手术。在整个 20 世纪 90 年代，关节盂的植入物设计基本没有什么变化，但在 21 世纪初，欧洲和美国的几家骨科植入产品制造商都建议改变植入物的外形和固定方式。到 2006 年，全肩关节置换终于超越了部分肩关节置换，而这一趋势再也没有发生过改变。

美国食品和药品监督管理局在 2004 年 3 月批准了"反向"全肩关节置换后，全肩关节置换的数量在短短几年间就翻了一番。这第三种方式极大地改变并改善了骨科医生对关节炎、肩袖撕裂、骨折以及先前失败的肩关节手术的处理方式。所以 15 年前才面世的反向置换术数量呈指数增长并不意外。两种置换术加在一起，美国在 2011 年总共进行了 66 485 例肩关节植入手术，在本书即将出版时，这一数字又增长了 50%。[13]

肘关节置换要么需要完全替换每一个承载面，要么仅简单地替换桡骨头本身。美国每年全肘关节置换为 5 800 例，而桡骨头置换为 9 200 例。加在一起，美国每年有 1.5 万名患者的肘部接受某种类型的金属植入手术。

与每年几十万例的髋关节和膝关节成形术相比，腕部和踝部的置换手术比较少见，美国每年的腕关节置换可能还不到 400 例[14]。2014 年的局部和全腕关节置换手术总量仅为 2 000 例。[15] 全踝关节成形术更常见一些，2000—2010 年的 11 年间，估计手术量为 13 145 例。[16] 全踝关节置换手术在 2006 年后出现了增长趋势，但美国每年的手术量可能仍然少于 2 000 例。踝关节融合术更普遍，数量可能是踝关节置换手术的 6 倍，并需要大量的金属螺丝钉、钢板和钢条。比较合理的推断是，美国每年有超过 1 万例患者因严重的踝关节问题需要进行植入手术。

根据骨科行业分析机构"智能追踪"（SmartTRAK）的数据，美国在 2014 年进行了大约 1.6 万例手指置换手术和 1.2 万例脚趾置换手术。[17]

2014 年（我们能查到最可靠数据的最近年份），关节置换手术的总体情况为：全髋关节 52.28 万例，全膝关节 72.31 万例，全肩关节 9 万例，肘关节 1.5 万例，手指置换 1.6 万例，脚趾置换 1.2 万例，踝关节 2 000 例，腕关节 2 000 例。**美国在 2014 年进行的所有关节置换手术总量为 138.29 万例。**有一小部分患者在一个自然年度接受了不止一种关节置换手术，所以总结说 138.29 万名美国人在 2014 年进行了关节置换并不够准确，但在美国拥有关节注册系统之前，这已经是我们能够得到的最接近准确数字的明细表。到本书出版时，这一数字将会迅速增长到**每年**约 **200 万例**，到 2030 年，**每年 400 万例**。

脊柱融合术是美国最昂贵的住院手术。虽然脊椎手术病例大约为膝关节成形术的一半，但平均费用却几乎翻了一番。2014 年，脊柱融合术住院患者为 41.32 万例，几乎全部都需要金属螺丝钉、钢板和 / 或钢条。[18] 尽管椎板切除术或椎间盘切除术在手术费用表上排名第 15 位，总计花费 23 亿美元，但这些手术不涉及嵌入装置，所以在以植入物为中心的明细表中并不是重点。但是，脊柱融合手术费用高昂，在 2014 年的所有手术室费用总和中占 7% 以上。[19] 因为现在的许多脊椎手术都属于门诊治疗，上面写到的 41.32 万例脊椎手术其实大大低于实际手术量。合作行业跟踪估算出的数字为，**2014 年进行了 778 180 例植入器械型脊椎手术**。[20] 每年大概有 50 万美国人在体内嵌入脊椎植入物，其中约 1/3 的患者（15.59 万）的年龄在 65~84 岁之间，这意味着联邦医疗保险花了 40 亿美元来支付脊柱融合手术，这还没有考虑到非手术类脊椎治疗费用的天文数字，以及美国工薪阶层因 "背痛" 折磨而严重流失的生产力。[21]

## 创伤

骨折可以通过非手术干预进行治疗，例如使用石膏、夹板和悬带，也可以进行切开复位和内固定。"内固定" 需要钢板、螺丝钉、钢钉和锚钉。体内的每块骨骼都有特定的骨折形式，植入器械是对此最佳的治疗方案，如果不进行手术，那就相当于牺牲了那部分肢体的最终功能。一个明智的外科医生知道哪些骨折可以用石膏来治疗，哪些骨折需要手术。因此，下面的明细专门汇总了通过手术植入器械来治疗骨折的情况。

上肢骨折固定，包括锁骨、肩、肘、腕和手指的器械植入手术，2016 年的手术总量为 350 388 例。[22] 以每年增长约 2.5 万例推算过往，那么推断 2014 年进行了 30 万内固定植入手术是比较合理的估计。2016 年所进行的下肢内固定手术总共为 1 862 134 例，假设在过去的十年中，内固定手术的增长率为 6%，那么 2014 年的下肢植入手术的总量应该是 1 657 293 例。[23] 这些手术包括胫骨和股骨骨折、踝关节骨折、骨盆和髋部骨折以及足部骨折。两种手术加在一起，**美国在 2014 年进行了大约 195.7 万例四肢骨折手术**，这不包括上文中所提到的脊柱固定手术。到 2020 年，每年进行的内固定术预计将超过 300 万例，很大一部分来自总人口当中与年龄密切相关的髋部和腿部骨折病例。

## 运动医学

运动医学作为医学专科的历史，始于橄榄球运动员的膝关节重建手术。如今，运动医学手术通常是在关节镜下对关节及韧带进行的微创手术。这些手术往往是多道手术程序共同进行，最明显的例子是膝关节半月板修复和前交叉韧带重建。因此，手术程序数量要多于手术的台数。本书的重点是植入革命的影响，而且我希望算出特定年份中体内植入器械的美国患者的总体数量，所以多种手术程序将被视为一台手术。这使本已艰巨的计算医疗器械行业覆盖范围的任务变得更加复杂，尤其是在骨科运动医学领域。没有人能够知道确切的数字，但通过对产业报告、医学文献出版物、医疗保险数据库以及州立机构和联邦机构数据库等多个来源进行交叉考证，我们得出的数字会更加可靠。

　　前交叉韧带重建用于稳固膝关节，对于非联邦医疗保险患者来说，这种手术通常属于门诊范围。近期研究表明，在过去的 15 年中，前交叉韧带重建手术率显著上升。1994 年的手术率为每 10 万人次 33 例，[24] 而 2004 年手术率增长到每 10 万人次 40.9 例，[25] 2006 年又进一步增长到每 10 万人次 45.1 例。[26] 这些年的数据说明，每年发生 134 421 例前交叉韧带重建手术。据美国人口普查局估计，截至 2014 年 7 月 4 日，美国人口数量为 3 亿 1 864 万 6 275 人，[27] 在本书中，我将使用这个数字来估算手术程序的数量。即使每 10 万人次 [a]45.1 例的比率没有增长（不太可能），2014 年的前交叉韧带重建手术总数也大约会达到 143 709 例。然而，如果对比"业内人士"的市场分析，你会发现这一数字远低于实际情况。2016 年，膝关节韧带重建术为 493 328 例，其中包括 34 005 例多韧带重建手术。[28] 按照 3.93% 的综合年增长率来推算，2014 年所进行的膝关节韧带修复术为 456 724 例，是 10 年前医学文献预测数据的 3 倍。

　　膝关节镜手术每年有超过 50 万例，术中，膝关节半月板部分切除或全部切除。2014 年，膝关节半月板修复手术有 41.64 万例，半月板同种异体移植手术为 2 200 例。[29] 令人惊讶的是，涉及植入型器械的手术共计 41.86 万例，这说明半月板修复几乎与肩袖修复一样普遍。

　　肩袖修复是一种更为常见的手术。2006 年的肩袖修复手术率约为每 10 万人次 98 例。[30] 如果我们认为手术率没有上升的话，那

---

a　此处原文为每 1 万人次，根据上下文，应为笔误。——译者注

么在 2014 年所进行的肩袖修复术为 312 273 例。然而最近的研究显示，肩袖修复手术的增长率十分惊人，2000—2007 年佛罗里达的肩袖修复手术增长了 353%，1995—2009 年纽约州的手术增长了238%。随着婴儿潮一代成长到联邦医疗保险计划的法定年龄，而且有充分证据表明该年龄段容易发生肩袖撕裂，这种手术肯定会出现爆炸式增长，而所有肩袖撕裂手术都需要使用植入物。自 2006 年以来，如果按照相对适度的 60% 的增长率来计算，那么 2014 年估计进行了 50 万例肩袖修复手术，骨科领域的每一个人都会同意已经达到了这个数量。

由于肩关节稳固术通常属于门诊治疗，我们无法使用"全美住院患者样本"的数据。作者们利用商业数据库计算出超过美国人口 1/10 以上的大规模人口中，接受开放式和关节镜下肩关节稳固术的数量。从这些数字推算，美国在 2012 年进行的肩关节稳固手术为每 10 万人次 30.7 例，也就是一共大约 97 928 例手术。[31] 按照2008—2012 年的 5 年间的增长率为 0.001% 来计算，2014 年可能进行了 10 万例肩关节稳固术，全部都需要多种手术植入物。

在 1990 年以前，髋关节软组织成分的关节镜下修复术几乎不存在，从 2000 年开始，这种手术成为运动医学中发展最快的一部分。2014 年美国进行了约 10 万例髋关节修复手术，全部需要永久性植入器械。[32]

软骨植入手术是将患者身体某个部位的整个软骨或软骨碎片植入受伤部位，植入的软骨也可以来自另一名患者，这就是所谓的"同种异体软骨"植入。2016 年，涉及已故捐赠者的软骨置换手术为 15 452 例。[33] 手术的年增长率估计为 10%，由此可以估算出

2014 年进行了 12 770 例软骨植入手术。

如今，有许多软组织手术施行在人体大大小小的特定部位上，从小脚趾到胸骨的胸锁关节。这些手术加在一起接近几十万例，再加上前交叉韧带重建、肩袖修复、半月板修复、肩关节稳固、髋部手术以及软骨植入，**美国在 2014 年总计进行了大约 200 万例手术。**

## 骨科小结

2014 年，按类别划分的手术总量约为：

运动医学：2 000 000 例

骨折手术：1 957 000 例

关节置换：1 382 900 例

脊柱内固定：778 180 例

**2014 年，骨科和脊柱器械植入手术合计数量为 6 118 080 例。**

## 心血管

心、肺和大血管属于心胸外科医生、心内科医生和心血管外科医生的诊疗范畴。在血管造影术问世之前，心内科医生很少做手术，但随着微创技术的发展，他们每年进行的干预治疗越来越多，其中不乏一些令人难以置信的手术治疗方式。

心胸外科医生的专长是"开胸"手术，包括冠状动脉搭桥术、瓣膜修复或置换、肺部切除以及大血管的治疗。许多肺部手术在

"胸腔镜"下进行，或者是内窥镜下的微创手术，而大多数心脏手术属于开胸手术，需要用手术锯切开胸骨，用金属曲柄器械恐怖地撑开胸腔。心脏及邻近区域尽收眼底，外科医生的手和器械可以进入其中。

主动脉瓣手术是最常见的瓣膜手术，其次是二尖瓣手术。[34] 近期分析表明，单独的瓣膜手术（在一个瓣膜上进行的单台手术）占89%，而11%的心内直视瓣膜手术是联合式瓣膜修复或置换，最常见的是主动脉瓣和二尖瓣一起进行。[35]

与其他所有瓣膜手术一样，三尖瓣手术也是一种修复术或者置换术。美国每年进行1 000例三尖瓣置换手术，其中大约一半涉及另一种心脏手术。[36]

与置换术相比，对患病的二尖瓣进行修复成为一种显著趋势。在那些接受置换术的患者中，异种组织，即"人工"动物瓣膜的移植超越了机械心脏瓣膜，已经成为瓣膜置换的明确趋势。[37] 修复手术会使用永久性缝合线和加固性植入物，因此，修复术**和**置换术都会用到植入装置。2005年，美国共计进行了16 997例单独二尖瓣手术，其中修复术和置换术差不多各占一半。

另一方面，2005年的单独主动脉瓣手术为28 360例，其中，97%为瓣膜**置换术**，修复术仅占3%。置换用的瓣膜几乎全部为人工生物瓣膜，每年所进行的机械（金属）瓣膜手术越来越少。和其他瓣膜手术一样，主动脉瓣置换术当中也出现多部位同时治疗的趋势，置换主动脉瓣的同时治疗胸主动脉的手术比例一直在增加。最近的一项研究表明，28.5%的二叶式（先天性畸形）主动脉瓣患者在术中得到了胸主动脉治疗。从1998年到2008年，这个数字增长了两倍，意味着同期费用大约是原来的 7.5 倍，从 1.56 亿增长到 12 亿。[38] 发表这篇文章的哈佛医生们证明，患者死亡率发生了显著变化，但这项研究也凸显出一个事实，外科医生们态度上的一个简单变化就可以导致成本开支和医疗器械使用数量飞升。

以近期出版物为依据来猜测每年的瓣膜手术量，我们的数据对象只能是 10 年前的患者。美国心外科医生能给出的最新临床数据是 2007 年的数据。在一篇 2011 年的文章中，作者引用了胸外科医师协会的数据，2003—2007 年这 5 年间，瓣膜手术共计 292 543 例，平均每年手术量为 58 509 例。这与上文中部分统计的数据一致。在 21 世纪初，每年的单独瓣膜手术量约为 4.5 万，联合式瓣膜手术至少超过 1 万例。短短十年间，这个数字就惊人地变成过去的 3 倍左右，**2014 年的瓣膜手术量为 143 500 例**，[39] 随着婴儿潮一代人口达到瓣膜手术患者的平均年龄 67 岁，[40] 瓣膜手术数量肯定会迅速上升。

冠状动脉搭桥术是最常进行的心内直视手术，**2014 年进行了 201 600 例**。[41] 在过去的 15 年中，冠状动脉搭桥手术量呈现出下降趋势，这在很大程度上是因为心脏病医生可以"经由皮肤"或通过腹股沟动脉导管来治疗冠状动脉血管疾病。他们很可能会继续使用微创技术来应对更多的心脏病，不过我们之后会看到，有些治疗方式需要充足的勇气，无法实现或者是铤而走险。冠状动脉搭桥手术是通过移植患者自身的血管如腿部静脉或胸壁小动脉来"跨越"狭窄的或阻塞的动脉，以聚合物材质的永久性缝合线进行缝合固定。尽管缝合线并非手术的焦点，但如果没有像聚丙烯缝合线这样的现代聚合材料植入物，冠状动脉搭桥术便不能成功。

起搏器于 60 年前首次应用于临床，如今在住院手术费用中排名第 11 位。2014 年，住院患者开支总计为 28 亿美元，但很大一部分安装起搏器的患者属于门诊范畴。[42] 近期分析显示，2009 年的起搏器安装率已经增长至每 10 万人次 61.6 例，相当于一年有 188 700 名患者安装。假设安装率没有进一步增长（不太可能），那么 2014 年的起搏器植入手术量为 196 286 例。根据史蒂文·库尔茨（Steven Kurtz）及其同事们的研究，植入型心律转复除颤器的手术率已经接近起搏器安装的 40%（植入型心律转复除颤器是一种能够感知心律不齐并使心脏恢复到正常心律的装置）。[43] 由此我们可以估算出，2014 年的除颤器植入量约为 78 514 例。2014 年，美国心内植入式电子装置总量**估计已经达到 27.5 万台**。欧洲心脏病学会在 2015 年的一项研究显示，2013 年欧洲所有地区一共进行 500 411 例起搏器植入手术，植入型心律转复除颤器手术 85 289 例。[44] 综上所述，每年全球市场的心内植入式电子装置可能超过 100 万台。

冠状动脉支架是由金属制成的圆柱形扩张式小装置，用途是撑开冠状动脉，最近的产品也使用聚合材料。这种装置已经使用了近半个世纪，时常接受严格的检查，以防过度使用。支架最初只由金属制成，现在通常被覆抑制药物，以防止支架上形成凝块和疤痕组织。在急性心脏病发作或缺血性胸痛的情况下，患者需要安装支架。本书面临的最具挑战性的计算，可能就是尽量准确地确定每年的支架手术量。据《纽约时报》报道，每年有 50 万例支架手术，[45] 而《今日美国》援引范德比尔特大学一位心脏病学家的研究，估计每年有 100 万例该类型手术。[46] 另一些研究称每年进行 70 万例支架手术。[47]

分析支架植入手术数量的问题在于，手术对象可能是住院患者也可能是门诊患者，而且大量患者还未到使用联邦医疗保险的年龄。一份近期报告分析了联邦医疗保险与医疗补助服务中心2001—2008 年的数据，推断 2008 年进行了 319 567 例手术。[48]《美国医学会杂志》的一篇文章评估了"全美住院患者样本"中所有成年人的数据，认为在 2008 年有 809 400 名成年人安装了支架。[49] 医学文献中没有更新的数据分析，随着人口老龄化发展，再加上支架仍然是医患所青睐的治疗方式，我们完全可以合理地推断，美国支架手术的实际数据为**每年 100 万例患者**。世界上有超过 70 家制造商生产支架，那么全球市场的支架费用估计为每年12 000 000 000 美元（是的，120 亿美元）。[50]

　　与器械相关的大血管动脉瘤修复手术极大地降低了这种可怕病症的发病率和死亡率。离开心脏的主动脉仍然如同浇灌花园的软管一般粗细，如果大血管壁变薄并膨胀出来，患者可能随时面临死亡威胁。动脉瘤也可以发生在伸入下肢的分支血管中。虽然这种修复手术每年仅有 2 000 例，[51] 但腹部主动脉瘤修复手术每年大约有 3 万例，这一数字是以两个数据的平均数为基础估算的——2013 年的一项外科医生调查显示，腹部主动脉瘤修复手术量可以达到 26 257；[52]2006 年，联邦医疗保险患者进行了 32 464 例该类手术。[53] 加在一起，**2014 年的动脉瘤修复手术量约为 32 000 例**。

　　放置支架、搭桥术、心脏瓣膜和安装起搏器的财务影响总额高达 234 亿美元，这在很大程度上是因为单例手术费用很高。例如，一例心脏瓣膜手术费用为 5.2 万美元，搭桥手术为 4.19 万美元，起搏器安装为 3.5 万美元。

## 心血管小结

2014 年，各种类型的手术总量为：

冠状动脉支架：1 000 000 例

起搏器：275 000 例

冠状动脉搭桥：201 600 例

瓣膜手术：143 500 例

动脉瘤修复：32 000 例

**2014 年，涉及心血管系统的手术合计约 1 650 000 例。**

**因此，骨骼肌肉和心血管系统在 2014 年进行了约 7 768 000 例手术。**

## 神经外科

脑室-腹腔（VP）分流管用于治疗脑积水，即脑室内积聚的脑脊液过多。脑室-腹腔分流管是在大脑深处放置的一根薄塑料管，沿皮下经颈部向下伸入腹腔，从而使多余的脑脊液排入腹腔。2000 年，与脑室-腹腔分流管相关的手术有 27 870 例。[54] 根据最新的一项研究，**每年进行的脑室-腹腔分流手术约 3 万例**，我将以此作为 2014 年的数据。[55]

脑动脉瘤的治疗可以是通过脑外科手术用卡子从外部夹住血管，或者是通过脑动脉置入一卷缠绕在一起的微型金属团。2010 年，每 10 万名联邦医疗保险注册者中会发生 6 例脑动脉瘤手术，[56] 而那一年有 4 770 万人拥有联邦医疗保险。[57] 这相当于一年中有 **2 862 名**

患者通过联邦医疗保险进行了脑动脉瘤治疗，而最近的医学文献估算，每年进行脑动脉瘤治疗的美国人约为 1.2 万名。[58]

神经调节装置用于大脑、脊髓或者周围神经。神经调节装置于 20 世纪 80 年代问世，其发明受到心脏起搏器的启发，研发工作首先出现在明尼苏达州，这并不意外。[59]植入式装置通过微型导线向大脑、脊髓或周围神经传递小幅的电脉冲。植入式药物泵向神经中枢系统输送小分子，从而实现大脑功能的神经调节。

大脑功能的神经调节被称为脑深部刺激术，主要用于治疗帕金森病、原发性震颤和癫痫。脊髓刺激术主要用于治疗术后背部综合征、慢性局部疼痛和周围神经疾病。周围神经刺激术被用于治疗一些放在一起列举有点不可思议的疾病，如失禁、偏头痛、肥胖、阻塞性睡眠呼吸暂停以及腹部问题。

1997 年，美国食品和药品监督管理局批准脑深部刺激术用于治疗原发性震颤，2002 年批准用于治疗帕金森。与其他一些医疗器械一样，美国食品和药品监督管理局允许在人道主义器械豁免条款下，按照每例患者的情况来使用脑深部刺激的设备。由于脑深部刺激术对帕金森病的治疗十分有效，所以美国食品和药品监督管理局准许神经外科医生为肌张力障碍和强迫性神经官能症患者植入脑深部刺激装置。[60]脑深部刺激应用于核准用途以外的治疗越来越多，包括重度抑郁、抽动秽语综合征、厌食症甚至痴呆。据有关美国脑深部刺激装置发展趋势的最新学术文章估计，2011 年进行了 5 385 例植入手术，根据前些年的增长趋势来估算，美国在 2014 年植入了 6 596 台脑深部刺激装置。

脊髓刺激术通常由专门负责疼痛管理的医生来操作，近年来，这类手术在门诊患者范围内进行，这总是使计算变得更复杂。据 2009 年《神经调节》（*Neuromodulation*）的一篇学术文章推算，美国每年植入 4 000 个脊髓刺激系统，但北美神经调节学会（North American Neuromodulation Society）前任主席写了一封严谨周密的信，反驳了这个数字，他认为 2007 年的脊髓刺激植入手术超过了 27 000 例，与文章的数据差异惊人。[61] 近年神经调节装置植入率的唯一可靠来源是业内消息。一份行业报告显示，在 2014 年，脊髓刺激装置手术大约是脑深部刺激装置手术的三倍；[62] 因此，2014 年，**美国安装了大约 2 万个脊髓刺激装置**。通过同样的方法，我们可以推知，**2014 年进行了 7 000 例骶神经刺激装置手术和 2 000 例迷走神经刺激装置手术。美国在 2014 年总共进行了大约 3.5 万例神经调节手术。**

**因此，2014 年，中枢神经和周围神经系统植入手术合计为 7.7 万例。**

**耳鼻喉**

人工耳蜗或许是医疗植入装置中最成功的。人工耳蜗作为唯一能够恢复一种五官感觉的装置，从情感上来说达到的效果是最令人满意的。每年，全球市场上的人工耳蜗装置数量可达约 5 万。截至 2012 年 12 月，美国的人工耳蜗植入量占全世界的 28%。[63, 64] 因此，**美国在 2014 年大约植入了 1.4 万个人工耳蜗装置。**同年，还进行了少量的中耳植入装置手术，但具体数量行业并未公开。

鼻窦手术虽然也十分常见，但使用的是临时装置，所以不会包括在永久性植入物的计算中。同样，鼓膜置管也属于暂时性植入物，不计入此处。

## 移植手术

首例成功的肾脏移植手术出现在 50 年前，但直到环孢素等抗排异药物于 20 世纪 80 年代问世之后，器官移植才开始在美国及世界范围内飞速发展。迄今为止，美国是世界上器官移植率最高的国家。**2014 年，美国进行了 29 539 例器官移植手术。**[65] 与本章中所有其他数据信息相反，这是一个**准确**数字。美国器官共享联合网络（UNOS）作为业内权威，以卓越的记录和监管能力为我们提供了这一数据。2014 年，肾脏移植手术 17 108 例，肝脏移植手术 6 730 例，心脏移植手术 2 655 例，肺移植手术 1 925 例。所有的心脏移植手术均需要死亡捐献者，但总体来说，约 1/5 的器官移植手术由活体捐献者提供器官，在全部肾脏手术中，活体捐献者占 1/3。[66]

体外受精可以说是人类迄今最伟大的生命孕育手术，真真正正地在实验室环境中创造出一个生命。初学生物学的学生们会了解到有关孢子、细菌和许多单细胞生物体的无性繁殖。除了在鱼类、两栖动物甚至鸟类中会发生一些罕见的"无性繁殖"，动物都是从受精卵发育而来的。有性受精繁殖无论以哪种交配形式发生，都需要雄性与雌性之间的互动。低等无脊椎动物通常由雄性对大量卵子不加分别地授精，例如无私的鲑鱼王，而哺乳动物的诞生则需要雄性与雌性之间的亲密互动，至今为止还是如此。

根据美国疾病控制与预防中心的数据，美国**每年约有 7.2 万**

名婴儿诞生于辅助生殖技术。[67] 200 年前，约翰·亨特将不同发育阶段的鸡蛋泡入水中并加以观察，获得了突破性的观点，他相信人类也是从子宫中的卵子发育而来的。在刚刚过去的几十年中，试管婴儿技术赋予了现代人一种接近"无性繁殖"的能力。在美国的新生儿中，1.5% 为试管婴儿，[68] 也就是 100 万美国人。[69] 有人可能认为，试管婴儿的胚胎属于暂时性植入物，但考虑到胎儿细胞确实能穿过胎盘屏障，怪异地独立存在于宿主母体中，所以我们可以肯定地说，辅助生殖技术的确产生了一种永久性的细胞植入物，更何况现在地球上居住着数百万诞生于辅助生殖技术的人。

## 泌尿科

充气式阴茎植入物用于治疗勃起功能障碍，但其实它的使用量正在减少，因为随着手术的精确度日益提高，术后性功能障碍的发生率越来越低，尽管患有勃起功能障碍的男性总数有所增加。虽然美国人口呈老龄化发展趋势，但**每年充气式阴茎植入物手术仅有 5 000 例**。[70]

尿失禁患者的男性比率要远远低于女性。男性手术包括放置人造硅胶括约肌或者植入悬带，以便从内部抑制尿液流动。近期的一项研究估计美国**每年大约进行 2 500 例该类型手术**，比全美女性手术量略高 1%。[71]

## 眼科

2014 年，美国社区医院进行了 1 428 800 例眼内手术。[72] 虽然手术也在医院里进行，但基本上，所有晶体置换手术都属于门诊手术。不过，将近 150 万的数字具有误导性，因为许多州不要求对非医院所属的手术中心进行完全统计。因此，数据信息并不完整，而且"全美住院患者样本"的总数统计大大低估了白内障手术的数量。

在美国，几乎所有植入物都呈稳定增长趋势，人工晶体也不例外，自问世以来植入率稳步上升。奇怪的是，一篇 1986 年的文章预测，每年的晶体植入手术量将会下降，并稳定在每年 100 万例以下。[73] 其实，对于各种类型的植入手术来说，预测手术量上升而非下降始终是更安全的。

**人工晶体植入手术的实际数量大约为每年 300 万例。**[74] 99% 以上的白内障手术会先做一只眼睛，几周后再进行第二次手术。[75] 因此，每年大约有 150 万美国人植入了人工晶体。

## 普通外科

胰岛素泵以及与之连接的血糖监控器，并不是真正的植入物，它存在于体外，通过留置针输液装置（留在皮肤上的小装置，用一根细针穿入皮下脂肪）与体内相连。

人工补片是普通外科手术中最常用的植入式外来材料，在疝手术中用作永久性加固装置。2012 年，住院病人进行了约 19 万腹壁手术，但门诊患者的手术量大得多。[76] 据估计，80% 以上的疝修补术使用了人工补片。[77] 美国每年进行超过 80 万例腹股沟疝手术，[78] 而根据商业报告，腹壁疝手术每年超过 50 万例，[79] 那么每年疝手术总量为 130 万例，这说明**美国每年至少有 100 万的疝手术需要植入永久性人工补片**。

胃旁路手术在过去的几十年中得到了不断的改进和发展。对于每年接受这种手术治疗的近 20 万患者来说，它简直就是一个奇迹。据美国代谢与肥胖外科学会估计，在 2014 年，美国进行了 19.3 万例减肥手术。[80] 超过 75% 的减重手术不过是在术中巧妙或疯狂地变换肠胃的位置，一小部分手术需要将较大的金属和聚合物装置插入肥胖患者腹部。**2014 年的 19.3 万例肥胖症手术**包括通过简单的手术将肠道永久地缝合在一起，或通过植入束带或其他机械装置来减缓食物的转移或消化速度。[81]

## 妇科

妇科最常用的植入物是阴道补片，用于治疗盆腔脏器脱垂，这是女性在孕后常常发生的情况。据估算，**美国每年大约进行 20 万例阴道补片手术**。[82] 尽管盆腔脏器脱垂是一种比较常见的产后疾病，约占孕后女性的 10%，[83] 普遍通过植入阴道补片进行治疗，但美国食品和药品监督管理局在 2011 年发布的一项安全通告指出："使用阴道补片可能会增加并发症风险，并没有提高女性的生活质量。"[84]

目前常见的尿失禁治疗方法是使用人工合成悬带。[85] 在 18~64 岁的美国女性中，悬带修复手术率为每 10 万女性 198.3 例；65 岁以上女性的手术率更高，可能超过 60%。[86] **美国每年估计约有 21.5 万名女性因尿失禁接受悬带手术。**

## 整形外科

据美国整形外科医师协会报告，2014 年进行了 286 254 例隆胸手术。[87] 大多数女性选择硅胶填充式植入物，这种植入物在 2006 年获得了美国食品和药品监督管理局的临时批准。[88] 其他整形手术大多不涉及植入物，包括面部眼睑手术、缩胸手术和抽脂手术。许多整形外科手术需要使用注射式填充物（这些填充物会分解并排出体外），或者使用手术者身体其他部位转移而来的脂肪细胞。两者都不属于永久性植入物。

## 口腔外科种植牙

据估计，美国每年放置 45 万颗骨整合型种植牙。[89] 依靠牙托式假牙和牙齿黏结剂的日子一去不复返了，千百万患者以植入的假牙取而代之。这些假牙通过金属桩穿过牙龈、与骨骼接合在一起，固定在颅骨上。

**2014 年，美国植入手术数据如下：**
骨科和脊柱器械植入手术 6 118 080 例；
涉及心血管系统的植入手术 1 650 000 例；
中枢和周围神经系统植入手术 77 000 例；
人工耳蜗安装 14 000 个；
器官移植手术 29 539 例；
每年试管婴儿技术使新生儿诞生 72 000 名；

泌尿系统植入物 7 500 个；

晶体手术 3 000 000 例；

需要使用永久性人工补片的疝手术 1 000 000 例；

肥胖症手术 193 000 例；

阴道补片手术 200 000 例；

女性尿失禁悬带手术 215 000 例；

隆胸手术 286 254 例；

骨整合型种植牙 450 000 颗。

**因此，美国在 2014 年总共进行了约 1 331 万例植入手术。假设综合年增长率保守估计为 4.5%，到 2020 年，每年与植入物相关的手术量将达到 17 333 000 例。**

正如本章中所强调的那样，这些计算有时只是根据某些资料的推测，但比以往提出的任何方案都更加科学。我撰写本书时，我们正在走向 2020 年；我们——美国公民、政客、雇主、医疗器械制造商、医院行政管理人员以及医务工作者——必须打起精神，着手解决植入型手术费用昂贵的情况，尤其是出现问题的时候。我有幸整日为全肩关节置换手术忙碌着，植入革命使我乐在其中。我谦卑地认识到先驱们以其伟大的勇气、见解与想象力将金属、药物、塑料和灵巧的技术融为一体，使外科医生拥有回天之力，将患者从痛苦中解脱出来，提高患者的生活质量。我们对医疗改革和医学未来发展的讨论必须以事实为基础——而事实是，**到 2020 年，美国的植入型手术将超过 1 700 万例。**

第二十章

# 脑植入物

把事情做好，首先需要爱，然后是技术。

——安东尼·高迪

　　无论是关于身体机器的生理化学概念，还是技术突破的
希望，都无法用来定义理想的人类或适宜的环境，除非考虑
到，过去种种已经一步一步地化身为人性与人类社会的一部
分，决定着人类生命的局限和潜力。过去并非死亡的历史，
而是人们用来建构未来的鲜活材料。

——勒内·杜博斯，《人类是这样一种动物》，1968 年

　　仰望穹顶，装饰在天花板上的木刻雕像深深地迷住了我。我站
在一座古老程度世所罕见的学术建筑中，我的四周完全被云杉木所
围绕——地板、墙壁、天花板，都密密匝匝地铺着一条条蜂蜜色的
厚木板，屋顶中央的雕塑俯瞰着整个房间。创立于 1088 年的博洛
尼亚大学是西方世界的"大学之母"，但其中一座拥有 400 年历史
的解剖演示厅，才是我来到这个位于意大利中部的圣地的原因。头

顶上复杂精巧的手工制作的嵌板，展示着 14 幅星座与黄道十二宫的图画，草草看一眼，就能认出狮子座、处女座、双子座等所有星座。而那座悬置于 40 英尺上方的真人大小裸体雕像使我停下了脚步。

我的私人导游卢卡用带有博洛尼亚口音的英语说："这是阿波罗。"悬在半空中的阿波罗优雅地指向我身旁的白色大理石桌子。他是希腊和罗马的音乐、真理、治愈和光明之神，宙斯之子，阿斯克勒庇俄斯之父，是医学与治愈之神中最重要的一位。阿斯克勒庇俄斯本身也是几位与医学技艺相关的著名女神之父，比如许革亚（Hygieia）和帕那刻亚（Panacea）。我很想看到阿波罗的身后是什么，在导游的提示下，我终于搞明白那是一把里拉琴——我们音乐之神的合理装备。

阿波罗在上方遨游，起初我并不理解古人要传达的信息。演示厅里只剩下我和太太，还有我们的导游，他很友好，没有在即将闭馆时把我们请出去。我全神贯注地努力记住这些星相标志，结果没看到重点。我回过头，看见卢卡用手臂画出一个大圆圈："这些星座都围绕着光明与太阳之神阿波罗。想象一下几百年前的这个房间，只有从窗户射进来的光线，而阿波罗正在为整个房间带来光明，或者说带来理解，这也是他指向解剖台的原因。"

我调整着自己的位置，使阿波罗的手指向自己。

我想要理解。

卢卡又说道："阿波罗位于中心，是光明之神，而围绕他的这些主要星座，在 17 世纪被认为拥有主宰生死疾患的力量。"

主宰的力量。如果无力控制疾病，古人渴望至少能够理解和解释它们。卢卡也是这样说的。"星座和阿波罗施加了'影响力'——这就是神秘疾病'流感'一词的由来。[a] 自现代曙光初现之时起，人们就对流感感到费解。是什么引起了瘟疫、传染病及其大流行？星辰与神灵，影响力。"

我的目光追随着卢卡手臂的指引，环视令人眼花缭乱的星座诸神，他就像是我的私人阿波罗。在并不十分遥远的从前，欧洲大陆上最有前途的学生们为了理解人体之谜和折磨人类的力量而聚集在这个神圣的房间里。在最显眼的展示中，受人尊敬的教授在讲堂上告诉学生们，是上天主宰着他们的存在。盘旋在头顶的星群统治着有识之士，人类糊涂蒙昧，脆弱不堪。

卢卡拉上东面的百叶窗时，我注意到映在阿波罗周围嵌板上的铭文。盾牌般的嵌板线条柔美，外围雕刻着优雅的花饰，上面刻有拉丁文格言，其中，最凄凉动人的一句话是，"对我们而言，首先是他们的力量"（ET CUNCTORUM SUBIECTA POTENTIA NOBIS）。

一万年以来，人类种地耕田，畜牧养殖，建设城镇，在泥板和纸张上进行数学运算，以货币完成交易，扬帆远航，以武器作战，酿酒，制乳酪，纺棉织毯，铺设公路，修渠建坝，变更河道，抽水排污，输送淡水，然而，人类却在理解生活中最紧迫的问题方面毫无进展：我们为什么会生病？

由于无法解释，我们的祖先将目光转向了上天，以挣脱困惑之网——我们会生病是因为上天的影响力。

---

a　"影响力"一词在意大利语中为 influenza，即"流感"一词的英文。——译者注

　　历经千古迷惘，我们这一代人中的大部分，已经接受了以科学的概念来解释疾病的起因和治疗。植入革命取得了巨大的成就，以至于如果出现无法诊断或是无法完全恢复功能的情况，我们甚至会感觉接受不了。此外在 50 岁以上的人群中，我们越来越难找到一个口腔或体内没有永久性植入物的人，更不可能找到一个不认识任何植入物使用者的年轻人，至少在美国是这样的。这种转变发生在上一代人身上，并且会继续深入发展。

　　未来几十年会为我们带来什么呢？我的猜测或许非常愚蠢（如果前面的几百页有意义的话），但外科医生一向直言不讳。不过，我想先讲一个故事，关于人类最不同凡响的干预治疗方式之一。

　　1982 年 7 月，加利福尼亚州圣何塞的圣克拉拉谷医疗中心收治了一位 40 多岁的先生。他处于一种身体冻结但意识清醒的状态，身体僵硬得像一块板子一样，一动不动；虽然他的身体几乎没有反应，但将其收治入院的神经科医生威廉·朗斯顿（William Langston）感觉到，他可能处于正常的清醒状态。这真是一种神秘的医学现象：这位患者是如何在一夜之间突然"瘫痪"却没有丧失认知能力的？朗斯顿医生必须对此做出判断。[1]

　　快速的身体检查排除了中风和紧张型精神分裂症。虽然患者无法移动四肢，但他的身体并非松软无力，而是僵硬的。实际上，患者可以被形容为"蜡样屈曲"，即检查人员可以将其手臂举过头顶，松手后，肢体会保持在原位。这不是感染，不是脑出血，也不是精神失常。医生从认识他的人当中得知，这些症状真的发生在一夜之间，仿佛出现了历史上第一位在一天之内就患上严重帕金森病的患者。

通过仔细的调查工作和一些"讽刺的蛛丝马迹"，[2] 谜团迅速被破解。朗斯顿医生及其他医学调查人员收集了邻近城市的急诊室病例报告、警察报告、新闻媒体的警报，再加上很讽刺的"一点运气"，他们在湾区又发现了六例猝发帕金森病的患者。这七名患者具有一个明显的共同特征：他们都使用了一种新型"合成海洛因"。这种毒品在 20 世纪 80 年代早期的"特质毒品潮流"中，新近出现在加利福尼亚州北部的街头巷尾。

问题是，这些悲惨折磨背后的致病因是什么？通过与执法机关以及"配合"工作的毒贩合作，科学家们获得了合成海洛因的样本，终于击中要害。他们发现了一批几乎完全由 MPTP 构成的劣质毒品（MPTP 是一种在脏乱厨房或露营车里搞化学反应而产生的有害分子）。事实上，在制作合成海洛因的过程中，温度至关重要，如果（不那么）"可靠"的毒品贩子打破行规，故意破坏了海洛因的调制方法，就会生成一种对大脑特定部位有毒性的副产品。

1983 年，朗斯顿和同事们在《科学》杂志上发表了这一发现。研究表明，MPTP 对大脑特定部位具有毒性。他们认为，这种分子对这个部位的破坏是导致帕金森病的原因。由于以前从未发现过类似帕金森病的动物模型，全美各地的研究人员都瞄准了 MPTP，将其用作一种可以在实验室动物身上制造帕金森病的试剂。后来科学家发现，MPTP 会分解成为另一种毒性更高的分子 MPP+，这种分子会强力地破坏以多巴胺为主要"神经递质"的细胞，实际上就是向协调运动功能的大脑深处发送小型的化学"智能炸弹"。

乔瓦尼·莫尔加尼关于疾病的位置和病因的突破性见解，改变了医生对器官在疾病中所扮演角色的理解。进入 19 世纪，科学家们尚未理解大脑的组成部分，但人们开始好奇颅骨的形状和大小在决定个人性格和能力方面的作用。德国医生总结出颅相学，这种伪科学认为骨骼特征和独特的头部轮廓可以帮助警惕的检查人员诊断心理问题。就像大多数甚至是现在的江湖医术一样，没人能证明颅相学不是错误的，但它确实开启了人们对**大脑不同部位各有不同功能**的思考。

菲尼亚斯·盖奇（Phineas Gage）是佛蒙特州的一名铁路工人，他在工作时受到了致命性颅脑损伤，身下地洞中炸出的铁路捣固杆穿过他的头部，又飞出 80 英尺。这件事发生在 1848 年。在没有什么医治方法的情况下，盖奇必死无疑。然而他活了下来。当地的医生接受过以那个时代而言不错的医学培训，明白伤口清创术是有用的，他小心翼翼地处理了盖奇外伤部位的组织。

标枪大小的捣固杆从他的左眼下方进入，向上穿过头顶。令人惊讶的是，菲尼亚斯一开始还能说话，但几天之内，他就进入半昏迷状态，在死亡边缘徘徊。当地医生为他清除了血块和脓肿。当时距离抗生素问世还有将近一个世纪，盖奇的生死完全取决于其自身免疫力。他活了下来，失去了左眼，但更重要的是，他失去了原本的脾气秉性。

菲尼亚斯·盖奇又活了十年，然而，原本性情温和、能够正常社交的他变成了一个性格极端的病人，"成日脏话连篇（他从前并没有这种习惯），丝毫不尊重同事，他自己的想法与人发生冲突时无法克制情绪，没有耐心听从劝告，有时顽固不化，有时又反复无常，想出未来的工作计划又旋即放弃，因为其他方案似乎更加可行"，他的医生在马萨诸塞州的一份医学出版物中这样写道。[3] 患者在短期内人格发生了巨大改变，而他并没有丧失肢体活动能力、语言能力以及信息处理的能力。我们显然可以得出这样的推论，位于眼睛上方的大脑"额叶"部位，与肢体活动、语言控制或者面部功能控制无关。菲尼亚斯·盖奇的病例甚至变成早期"病变案例研究"之一，这类患者的大脑特定部位损伤，恰恰揭示出该部位的功能。虽然几十年来，人们对"脑定位"（cerebral localization）的理解只停留在粗浅水平，但随着科学家们研发出更加准确的方法来深入研究大脑思维，"脑定位"这一概念将得到蓬勃发展。

皮埃尔·保罗·布罗卡（Pierre Paul Broca，1824—1880 年）是一位法国医生，在 19 世纪中期，他得到了整个巴黎最受人尊敬的一些执业医师的指导和培训，学成之后，他在病理学、外科学和解剖学方面均有实践。布罗卡生性酷爱调查研究，具有广泛的好奇心，全心致力于医学研究和文章发表。1861 年，布罗卡被请到比塞特医院（Bicétre Hospital）为一名失语患者做检查。比塞特医院是巴黎市郊的一家精神病专科医院，布罗卡要评估的并不是精神病人，而是一名 51 岁的男性患者，他已经 21 年没有说过话了——除了"谭"（Tan）这个词，于是，人们都不叫他的名字路易·维克多·莱伯尼（Louis Victor Leborgne），而是为他取了个绰号叫"谭先生"。

"谭先生"在比塞特医院住院的前十年里，只是无法说话。布罗卡后来在报告中写道："智力似乎未受影响，精神和身体状况完好，反应灵敏……他一直尝试与人交流。"[4] 在遇到布罗卡之前的几年中，他的右半侧身体开始瘫痪，肢体上的坏疽使病情迅速发展到威胁生命的状态。即使生命走到了死亡边缘，莱伯尼还是能够与布罗卡互动交流。与往常一样，他唯一的言语表达就是"谭"，但布罗卡认为，他能够理解其他人的语言，按要求行事和记数字。

保罗·布罗卡刚刚参加了巴黎人类学学会（Société d'Anthropologie de Paris）的一个讲座，埃内斯特·奥伯廷（Ernest Aubertin）在讲座中介绍了屈勒里耶（Cullerier）先生的病例。这名患者试图朝着自己的前额开枪自杀，结果子弹击碎了头骨前部，露出了大脑，但惊人的是他并没有当场毙命。屈勒里耶被送往圣路易医院，在生命的最后几个小时中，他仍然可以说话。奥伯廷抓紧时间为患者做了检查，并进行了一个极不寻常的实验。后来他写道："……由于我非常想知道，如果大脑受到挤压，语言能力会受到什么影响，我们用一块大压舌板从上向下、从前向后按压暴露在外的大脑部分。在一定的压力下，他的舌头似乎动弹不得，无法发音；我们突然加力按压后，患者不仅丧失了语言能力，而且话没说完就停止了。"[5] 奥伯廷对巴黎同行们说，**大脑功能具有区域性**；保罗·布罗卡开始思考，掌管语言的区域是否确实位于大脑前部。

一周后，路易·维克多·莱伯尼（"谭先生"）过世了，布罗卡对其尸体进行了解剖，包括对大脑的解剖。在额叶靠近外侧沟（额叶与颞叶之间的大裂隙）的地方，布罗卡发现了一处孤立的梅毒病变，他推测这一位置便是语言生成区。

他是对的。在人类历史上，科学家首次确定了人类大脑中的特定功能区域。时至今日，这一区域仍被称为"布罗卡区"（见彩插20.1）。这位巴黎医生的求知欲为**认知神经科学**奠定了基础，并迅速开启了人们对大脑功能定位和偏侧性的真正理解。

　　威廉·伦琴于 1895 年发现了 X 射线，宣告人类具备了窥见人体内部的能力。但 X 射线完全无法显示大脑的内部损伤。约翰斯·霍普金斯医院的沃尔特·丹迪（Walter Dandy）在 1919 年发明了"气脑造影术"，这是向大脑深处的中空脑室注入气体，然后在颅骨的 X 射线检查中观察骷髅状大脑轮廓的技术。但直到 20 世纪 70 年代，计算机断层扫描和磁共振成像才能无痛而准确地显示颅内结构。因此，从 19 世纪 60 年代到 20 世纪 60 年代，确定人脑功能区域的过程完全依靠对颅脑损伤患者进行尸体检查。真正解开大脑的秘密需要一种突破性技术，使神经科学家的目光转向单个脑细胞。这样医生才能理解那一团高深莫测的细胞，也就是大脑。

　　约瑟夫·杰克逊·利斯特发明的消除色差的透镜极大地改善了显微镜技术，但更重要的是，现代化学的出现和染料的应用使组织变得鲜明可见，为研究细胞的组织学带来了巨大的进步。然而，神经组织不易染色，而且人们对脑细胞之间的接触和交流方式也争论不休。事实上，有些专家认为，大脑是由一个单细胞构成的单个器官，细胞自身如一大团毛发状纤维交织在一起，这就是"网状说"（reticular theory）。科学家每次尝试为神经组织染色都会在显微镜下看到一团乱糟糟的神经纤维，19 世纪中期的那些组织学先驱显然被大脑搞糊涂了。

　　威廉·珀金在 1856 年发现了苯胺紫（详见第八章），开启了合成染料工业，使服装制造业焕然一新，也为现代化学带来了翻天覆地的变化。不久后，德国的大学和企业在药理学、化学和制造业领域占据了世界市场的主导地位，所以发明新一代组织染色技术并让组织在显微镜下栩栩如生的研究者是位德国科学家，并不让人意外。奥托·戴特斯（Otto Deiters，1834—1863年）是最早看到，也知道自己看到了单个神经细胞的人之一，这位年轻的德国神经解剖学家在26岁时发明出一种神经细胞染色技术，能够在极高的放大倍率（300倍）下特别灵敏地筛出单个细胞。由于显微照相术尚未发明，戴特斯亲手画出了自己的发现。他画的图像明确显示，大脑和脊髓是由一个个细胞组成的，这些细胞以蜿蜒曲折的突触进行互动。他用细小的针头成功地分离出单个细胞，简直令人难以置信，[6]但要弄清大脑中细胞之间的相互作用，则需要科学的奇迹。在显微镜下观察脑组织的横截面就像在看一碗意大利面，而试图认出单个神经细胞相当于追踪碗里的一根面条。或许戴特斯能够推导出答案，但遗憾的是，他在29岁时死于伤寒，过世时尚未完全发表他的研究，而我们也只能等待另一位研究人员来解开神经的秘密。

卡米洛·戈尔吉（Camillo Golgi，1843—1926年）在伦巴第区紧邻瑞士边境的科尔泰诺出生长大。戈尔吉的父亲是当地医生。1860年，他遵循了父亲的职业足迹，南行前往帕维亚大学学医。尽管他在第一个十年中的学术成绩并不突出，但戈尔吉确实得到了心理学和组织学早期开拓者的指导，这激发了他对微观神经学的研究兴趣。在1000千米之外，罗伯特·科赫正在开创性地利用显微镜研究细菌。与科赫和利斯特一样，戈尔吉后来在厨房的临时实验室中进行了自己最重要的研究。

戈尔吉跟随一位重要的组织病理学家学会了分析技术之后，于1872年离开了帕维亚的舒适环境，前往位于米兰市郊的阿比亚泰格拉索（Abbiategrasso）。在接下来的三年中，戈尔吉发明出一种为神经细胞染色的新方法。他不断地改变着使用试剂的时机和顺序，直到迎来科学的重大发现时刻。戈尔吉在厨房实验室里尝试着各种混合物，他将一只狗的大脑样本埋入一块固体石蜡中。在那之前，他为了防止大脑腐烂，已经用福尔马林"固定"了组织。石蜡变硬之后，这位 30 岁的科学家将薄得几近透明的嗅球进行了切片处理。这一次，在 1873 年，卡米洛·戈尔吉首先将样本放入重铬酸钾，然后放入硝酸银。神秘的现象发生了，载玻片上只有少数神经元从银色染成了墨黑色，而其他区域为土黄色。直到今天，也没有人知道为什么只有少数几个神经元会对硝酸银产生反应，但这一结果却揭示出栖息于大脑中的单个神经细胞的真面目。通过对相邻的切片重复染色，样本的结构一目了然。在这个过程中，戈尔吉将其富有艺术性的手法发挥到了极致。[7]

1875 年，戈尔吉发表了一份令人惊叹的医学艺术品，向人们展示了哺乳动物嗅球神经细胞的柱状组织结构。他准确地描绘出神经细胞体及其树突部分的植物般布局，毕加索或达利的绘画也不会比这图像更有创意了。这种"黑色反应"现在称为戈尔吉法，至今仍然是神经组织染色的标准方法，[8]戈尔吉也由此发表了世界上第一张神经元绘图。然而，戈尔吉却认为复杂的神经纤维突触就是单个神经细胞的全部，这无疑巩固了大脑组织结构的"网状说"。他当然是错误的。幸运的是，十年后一位富于想象力的西班牙医生看到了戈尔吉的杰作，从而开启了一项赢得诺贝尔奖的大脑结构研究。

圣地亚哥·拉蒙-卡哈尔（Santiago Ramón y Cajal，1852—1934 年，见彩插 20.2）在 35 岁时第一次看到戈尔吉的神经细胞染色法。他的父亲是萨拉戈萨的一名解剖学教师，但拉蒙-卡哈尔不愿与父亲一样学医。转折点是一次传奇的墓地历险，父亲恳请他在那里运用素描技巧绘出骨骼草图。[9]这位极具天赋的艺术家（自称是一名性格腼腆、不善交际、神神秘秘的学生）[10]，发现自己擅长绘画，适合做一名科学绘图师，于是才进入父亲任解剖学教师的医学院学习。作为一名年轻医生，拉蒙-卡哈尔在服军役时染上过疟疾，身体条件不适合行医，于是他转而研究组织学，这反倒更贴近其天生的内向性格。"我最终选择了严谨的组织学作为职业道路，一场享受宁静的旅程……［这样］我应该可以快乐地在属于自己的角落里思考生命的魅力……"[11]

　　1887年，尚未忘记少年志向的中年医生拉蒙-卡哈尔看到了戈尔吉的细胞图，其技艺的魅力无疑征服了这个西班牙人。在接下来的半个世纪中，他详细地绘制出大脑和脊髓的外观，更重要的是，他解开了复杂的神经组织结构之谜（见彩插20.3、彩插20.4）。

　　拉蒙-卡哈尔作品的艺术价值是没有争议的。他的科学绘图以其重要的艺术价值和学术意义传遍了各大洲。就像维萨里在《人体构造论》中呈现出夺目的视觉效果，拉蒙-卡哈尔的作品也十分精美，但因为他在表现一种关于神经元结构的**想法**，所以这些图示传达出的真实性，在任何单张显微镜载玻片上都无法证明。从这个角度看来，艺术表现力和想象力甚至比照片的捕捉能力更为重要。

　　拉蒙-卡哈尔的艺术表现精美绝伦，同时他的科学发现为我们打开了通往神经科学这一新领域的大门。戈尔吉是神经染色的先驱者，而拉蒙-卡哈尔的创新则将这一领域带到了前所未有的高度。戈尔吉相信大脑的网状说，而拉蒙-卡哈尔能够证明大脑是由亿万个神经细胞构成的。人们普遍认为，大脑是由一千亿个细胞组成的，每个脑细胞都能够与成千上万个其他细胞相连。毋庸置疑，拉蒙-卡哈尔是神经科学之父，这位巨匠为展示神经在大脑、脊髓和身体中的惊人游走路径铺平了道路。

拉蒙-卡哈尔并不认为大脑是一团胶质，而是将这个组织看作"我们体内嗡嗡作响、永不休止的蜂巢"。[12] 即使最幼稚的医学生也能够认识到，细胞极小极小，肉眼当然是看不见的。而拉蒙-卡哈尔及其追随者指出了一个惊人的事实：在大脑的最外层即大脑皮层（产生运动冲动的地方）与它指挥移动的肌肉（如拇指屈肌）之间，**只有两种神经细胞**。细小的"上运动神经元"始于大脑皮层并发出其刺状的、携带电信号的轴突，沿着大脑向下到达脑干。轴突在这里"垂直交叉"穿过脊髓，并沿脊髓下行，轴突的卷须状纤维在脊髓的另一侧继续向下延伸，直至触及颈部的"下运动神经元"。这种神经细胞从脊髓穿过颈椎之间的神经根，沿手臂向下延伸，直至前臂的拇指肌。在普通身型的成年人体内，"下运动神经元"的轴突**长度超过两英尺**！如此纤细的东西竟然可以这么长，简直令人难以想象。而如果科学家指出，细于蛛丝的轴突纤维可以从脊髓一直通到肌肉，我们同样会感到不可思议。这解释了为什么脊髓受伤后，重新连接每一根轴突束几乎是不可能的，也解释了为什么没有手术可以重接受损末端……目前还没有。

"今天，当我们看着他的［拉蒙-卡哈尔的］绘图，呈现于眼前的不是图表或者结论，而是探索遥远前沿地带的第一幅清晰图景，绘制出它的人一直远行至无尽的远方。"[13] 圣地亚哥·拉蒙-卡哈尔开启了对大脑和思维迷宫的研究。与戈尔吉一样，他也活到 82 岁，直到躺在病榻上，也没有停止探索的脚步。此时距离计算机断层扫描和磁共振成像阐明大脑的动态功能还有几十年，而拉蒙-卡哈尔如同漂泊在大海上的探索者一般，数年来日复一日地窥视着显微镜目镜，概括我们的微观世界景象。他永远是最伟大的思维制图师。

爱德华·埃瓦茨（Edward Evarts，1926—1985 年）在纽约市出生，就读于哈佛大学和哈佛医学院，1948 年获得医学博士学位。毕业后，他即刻开始了自己的心理神经学研究生涯，并简单地完成了一个为期两年的精神病学培训项目，然后回到位于马里兰州贝塞斯达的美国国家心理健康研究院神经生理学实验室，在那里工作了30 多年。埃瓦茨致力于钻研大脑的功能性通路，然而他不是对已经死亡的脑物质进行组织染色，而是发明出一种测试大脑电传导的方法。他的患者不是患有心理问题的病人，而是猫和猴子。

埃瓦茨在 20 世纪 60 年代取得了几项突破性发现，特别是他发明出一种跟踪动物单个大脑皮层神经元的方法。埃瓦茨在 1962 年和 1964 年发表的文章中，先后介绍了未进行任何麻醉和约束的猫[14] 和猴子[15] 分别在清醒和睡眠状态下接受玻璃绝缘式铂铱微电极的结果。后来，埃瓦茨能够在猴子的操作性条件反射运动中跟踪单个神经元的活动。[16] 这些研究以神经生理学先驱数十年来的研究成果为基础，也遵循着医学每个分支领域的发展模式，包括解剖学、生理学以及最终的病理学。埃瓦茨并不是第一个在实验室动物身上使用植入式电极的人，但他"巧妙地完善了单个细胞记录法"，[17] 使其得到广泛应用，并为跟踪更加复杂的神经回路提供了可能性。

埃瓦茨的最终目的是了解精神活动的物理基础，而他推断这首先要从理解四肢运动的放电模式开始。他认为"必须先理解运动，才能理解其背后的思维活动"。[18] 在接下来的 20 年中，埃瓦茨破译了神经放电的时间和顺序，不过，除了实验室技术之外，他对神经生理学的最大贡献是指导了一批杰出的神经科学家，其中包括一名哈佛住院医师，这位年轻人如果没有在公共卫生系统找到一份为山姆大叔效力的工作，就注定会被送往越南战场。医学及人文科学博士马伦·德隆（Mahlon DeLong）十分幸运，美国国家卫生研究院（及其心理健康研究院）将他中途拦下。

马伦·德隆（生于 1938 年）就读于斯坦福大学，跟随一位研究淡水螯虾神经系统的生理学家学习。这位教授就是唐纳德·肯尼迪，未来的斯坦福大学校长以及《科学》杂志主编。[19] 德隆的本科学习并不是典型的医学院预科，却激发了他对生物系统的研究兴趣，于是，他考入了东部的哈佛医学院并于 1966 年毕业。他原本留在波士顿做住院医师，但由于越南战争的军事后勤需要，美国在 1969 年进行了臭名昭著的越南征募抽签。一旦抽中，（年轻的医生们）将被派往海外军医部队，德隆不想承受这样的风险，于是他接受了国家心理健康研究院爱德华·埃瓦茨实验室的研究员职位。在接下来的五年中，德隆将成为探究"思维线路板"的先锋部队中的一员。

进入实验室工作后，德隆很快便意识到，大多数比较容易接近的大脑区域已经由实验室其他人员负责研究，而人们对遥不可及的大脑中心地带还知之甚少。这对德隆而言"就如同探索地图上尚未标记的非洲或亚马孙地区并为其绘图"。[20] 由于所有的"好地方"如运动皮层和小脑，都已经得到了一定的研究，马伦·德隆将注意力放在了"基底神经节"上，这一区域的常规结构和生理机能还几乎处于未知状态。这位年轻研究员并没有该领域的博士学位，但他很快便发现了一个惊人的事实：正如大脑皮层具有特异性，基底神经节中编码运动的神经通路也有局部特异性。

正如保罗·布罗卡预测的那样，大脑功能是按区域划分的。大脑有极为特别的功能区，例如运动皮层。不但所有肌肉功能都由这个"运动带"（motor strip）控制着，而且在这个大脑的褶皱带中，形成了一套关于运动职责的怪异组合结构，在插图中往往以"侏儒"（homunculus）或"小人"（little man）的形象示人（见彩插 20.5）。

从图中可以看出，感觉区的分布似乎没有逻辑。例如，膝部感觉的位置靠近头顶，大脑在那里被平分为左右两个半球。同样，掌管面部肌肉运动的区域来自大脑半球中部的运动带——亲爱的读者，如果你触摸耳朵上方的头皮，皮下 1 英寸深处的大脑部分就控制了与你触摸位置相对的另外半张脸。德隆的重大发现是，在基底神经节中，分布着类似的独特活跃细胞，这些神经细胞与面部、手臂和腿的特定运动有关。他于 1971 年发表的文章 [21] 具有里程碑式的意义，[22] 极大地挑战了科学家们所预想的基底神经节在运动中的作用。

这篇文章发表后不久，德隆就回到了大学附属医院，不过，他并没有返回波士顿，而是转到了约翰斯·霍普金斯大学，在神经内科完成了三年的住院医工作。当身穿住院医师白大褂的德隆医生向上级医生讲解基底神经节的功能，显然他偶尔会遇到这种角色转换引起的尴尬。做住院医师间，德隆继续着自己的研究工作，然后便留在了约翰斯·霍普金斯大学，直到 1989 年。在这些年中，德隆及其医学研究小组证明，基底神经节的"结构并不是一个向运动皮层传送多种影响的漏斗，而是一系列平行独立的神经回路的组成部分，接送来自特定大脑皮层的信息。另一项惊人的发现是，神经回路不仅与运动有关，而且涉及认知和情感"。[23] 简单来说，马伦·德隆破解了大脑最深部的秘密，最终了解了为什么帕金森病这样的疾病会同时导致手部震颤痉挛和双腿无法活动。

19 世纪的杰出科学家无法对震颤、癫痫、偏头痛和脑部感染做出解释。圣地亚哥·拉蒙-卡哈尔绘制出了自己看到的神经通路。接下来的一批神经科学家运用电极确定了神经细胞的放电模式，但科学家们需要患帕金森病的哺乳动物模型，才能进一步阐明运动障碍的复杂通路，或许还可以进行奇迹般的手术干预。1982 年还没有人想过脑植入物，那是科幻小说里的东西。马伦·德隆一直希望能够以动物模型来检验自己的假说，这时他偶然读到了《科学》杂志上的一篇报道，文章详细介绍了湾区的海洛因食用者一夜之间变成帕金森患者的离奇故事。

完成神经内科住院医师培训之后，德隆医生留在了约翰斯·霍普金斯大学，组建了自己的实验室，继续探索基底神经节的基本结构和功能。德隆受到 MPTP 患者报道的启发，想知道是否可以为帕金森病建立一个动物模型。他预感帕金森病的损害要比理论家们所认为的复杂得多。破解病因和发现治疗方法需要极大的想象力，而德隆"十分善于客观而抽象地思考事物的本质"，[24] 所以他正是破解大脑深处"黑匣子"复杂密码的合适人选。

德隆最早在实验室动物身上进行的人造帕金森病研究工作为大脑研究带来了翻天覆地的变化。我们大多会将手部震颤症状与帕金森病联系起来，而这种疾病的其他主要症状包括四肢僵硬、行动缓慢、面部表情消失以及语言不清。总而言之，大部分症状都说明从运动皮层到肌肉的神经传导出现了抑制或者"简化"，因此，科学家们得出结论，帕金森病可以概括为控制运动的神经元之间出现了神经传导减慢的情况。事实**恰恰相反**，马伦·德隆回忆道："一开始有人怀疑，但在实验第一天，我们就看到活动模式和放电速率变化很大，基底神经节的输出**上升了**，而不是下降了。"[25]

德隆和同事们意识到，解密基底神经节是理解运动障碍的关键。随着实验的开展，他们发现了一个鲁布·戈德堡式的奇妙装置，大脑皮层和基底神经节元素之间的神经回路在这里成为焦点。他们首次观察到，某些神经通路向其他细胞巢发出了抑制信号，结果，沿"抑制"线路增加的放电导致下一次停留的信号减少。

这是生理学和医学中的一个重要概念：在我们的 DNA 中、细胞中、腺体与器官之间以及神经通路中，都具有一些功能性元素，当信号分子或神经传导**增加**，对应的效果会**减少**。一个典型的例子是肿瘤抑制基因 p53。"抗癌基因"p53 处于激活状态时，可以帮助修复 DNA 缺陷、稳定细胞的完整性，从而抑制细胞从健康状态到癌变状态的转化。我们体内的许多激素具有类似的行为模式：蛋白激素分泌的增加会导致另一种蛋白质或离子的减少。换一个角度看，失去抑制就是**纯刺激**。德隆证明，基底神经节是一组复杂的"平行独立的神经回路"，通过不同的神经通路连接基底神经节的各个区域和大脑皮层的特定区域，有些具有兴奋性，有些具有抑制性。同样令人惊讶的是，这些回路不仅与运动有关，也涉及情感和认知。

基底神经节的最深处是"底丘脑核"。德隆在 20 世纪 80 年代后期得出结论，这一组细胞在帕金森病中至关重要。黑质显然是引起整个系统出现异常生理输出的退化区域，但德隆的 MPTP 动物模型显示，从"底丘脑核"到基底神经节其他部分的兴奋性冲动是增加的。他产生了一种想法：如果故意破坏（或"损伤"）底丘脑核，会怎么样呢？

"马伦提出了一个惊人的建议，通过损伤这一区域来恢复帕金森病的活动平衡。真的想不到，他成功了。我可以毫不夸张地说，这是一个重大飞跃，因为 50 多年来，人们一直认为，损伤底丘脑核会产生异常的运动障碍，而马伦却提出损伤那一区域来治疗帕金森病，并实现了他所预测的结果。"[26] 马伦的前实验室同事说道。这就如同通过长时间晒太阳来治疗皮肤癌患者。

马伦·德隆在 1990 年的《科学》杂志上发表了他的研究成果。[27] 在患有帕金森的实验动物猴子身上，损伤底丘脑核的方法减少了"对侧肢体的所有主要运动障碍，包括丧失运动能力、强直和震颤"。[28] 在医学领域，我们的第一直觉往往是错误的，而德隆却怀疑在大脑的另一部位造成额外的神经损伤可以减轻帕金森病，这种反常识的想法大获成功。

丘脑下损伤实验取得了成功，下一步显然是开始对**人类**的相同区域进行精确的放射性治疗。为此，德隆开始与神经外科同事合作，尤其在他将实验室和医学实践转到埃默里大学之后，即刻取得了积极成果。

首例"苍白球切开术"（对基底神经节的一个部位进行选择性损伤）于 1992 年在埃默里进行。在此前的一些年里，神经外科医生已经开始为癫痫患者进行"功能性手术干预"。医生曾经尝试对大脑进行热损伤，但有时候会导致灾难性后果，患者出现流口水、抑郁、寡言的症状。这些干预属于刻意的永久性破坏，所以后果无法挽回。然而1992年的德隆有大量的理由感到乐观，比如大脑成像和电生理学标测技术的精确度，肯定比几十年前要好得多。

实验性外科手术需要大胆而具有远见的医者、绝望无助的患者、勇敢无畏的家庭以及（必要的）时间来证明其效果。在最初的几年中，只有零零星星的病人接受手术，渐渐地，越来越多不愿被疾病击倒的患者选择了手术干预。在探索中前行的外科医生们要求对最初的一批患者进行几年跟踪随访，然后开展严谨的对照研究，还需要几年的时间来组织招募足够的病例以起草文章，再经过数月的反复编辑修改，才能最终发表。因此，实验性手术的随机研究的成果往往要经过十年的时间才出现在医学杂志上（比仅仅使用药物的治疗方式耗时长得多），苍白球切开术的历程便是如此。埃默里小组的文章于2003年发表，文章表明，在帕金森病的治疗中，手术干预比药物治疗更具优势。[29]

在20世纪80年代，德隆和他的同事们成为将微电极传入大脑最深部位的专家。这些导线可以监测电极尖端神经元的放电模式。如果外科医生故意将电极留在大脑里，然后大胆地尝试不同频率的电流会怎么样呢？这或许不可能在美国发生，这里遍地都是律师的广告牌，律师们正真诚微笑着等待受理人身伤害案件。不过，另一个国家的一名医生大胆地实现了这一突破。

阿里姆·路易·本纳比德（Alim Louis Benabid，生于1942年）是法国小城格勒诺布尔的一名神经外科医生。格勒诺布尔坐落于靠近意大利边境的阿尔卑斯山脚下，现在已经是欧洲首屈一指的研究和技术中心，当地最重要的科学和工程院校是约瑟夫·傅立叶大学。本纳比德与众不同，拥有约瑟夫·傅立叶大学的物理学博士学位和医学博士学位，是发动生物物理学革命的完美人选。

虽然左旋多巴（levodopa）极大地改善了数十万名帕金森病患者的生活，但这种药物在五年后往往就失去疗效，即使患者从中受益匪浅，也会遭遇明显的副作用。本纳比德医生在整个 20 世纪 80 年代仍然会实施损伤手术，目标为严重受累的帕金森患者的丘脑。他通常使用的技术是将**清醒的**患者小心翼翼地安置在手术台上，仔细地用夹具固定其头部，以保持头骨完全不动；然后在头顶部钻出一个小孔，在实时 X 射线检查的指导下，将一根长针悄悄地插入大脑深处。医生会在考虑到大脑复杂结构的情况下，向置于大脑深部的针状电极传送微量的电脉冲。探针瞄准的是丘脑中部，"如果稍微错后一点，就是丘脑的感觉区，患者会感到刺痛；如果向侧面偏太多，就会碰到锥体束，患者的手部或面部会出现收缩。"[30] 电极放错位置可能会导致患者瘫痪，因此，以低频率脉冲模仿神经放电至关重要。

1987 年的一天，在格勒诺布尔的手术室里，本纳比德想到一个问题：如果改变探针的电频率会怎么样呢？一个物理学家出现这样的疑问并不奇怪。本纳比德对一位患有严重震颤的老年患者进行了实验。将探针放入正确部位后，他开始改变频率。"我从非常低的频率开始探查效果——1 赫兹，5 赫兹，10 赫兹……直到 100 赫兹，就这样幸运地得到了结果。"他仅仅改变了探针的电频率，就在没有让患者丧失其他神经功能的情况下，使帕金森病患者突然完全停止了震颤。"频率达到 100 赫兹时，我们可以抑制震颤……我想，啊哈，这可能就是解决方案。"[31]

本纳比德的发现无疑是外科史上最辉煌的瞬间之一。即使是偶然间的无意发现，这也会令人赞叹不已，而这位外科医生兼科学家的发现并非偶然。他果敢地认为，改变电流频率可能会产生影响，然后目睹震颤立刻消失，解决了一种具有宗教意味的古老疾病。本纳比德的突破是一个奇迹，堪称最高级的"发现瞬间"。

更精彩的是，本纳比德将顶端带有四个金属触点的导线留在了患者的丘脑部。他将导线连接到外部电源上，然后通过一个带有按钮和老式开关的小盒子调制这个装置。这样，他就可以定制自己的设置，并继续通过改变传输频率来进行实验。本纳比德立即报告了自己在丘脑植入电极后所取得的惊人发现。[32] 读者或许会觉得不可思议，但在 1987 年，格勒诺布尔还没有伦理委员会，法国当时也没有一个相当于美国食品和药品监督管理局的机构，法国药品管理局到 1992 年才成立。经约瑟夫·傅立叶大学的神经外科领导同意，本纳比德便继续为患者植入世界上第一批大脑深部刺激装置。

与此同时，在大西洋对岸，德隆正在最终确定"功能各异的平行回路"[33] 分布图，并集中精力研究此前被大家忽略的底丘脑核的重要性。1992 年，埃默里小组成功逆转了帕金森病；之后本纳比德开始改进技术，在帕金森患者的底丘脑核放置脑深部刺激导线。在 2003 年德隆的丘脑下损伤对照研究发表前不久，美国食品和药品监督管理局批准了脑深部刺激植入装置用于帕金森病的治疗。

我有幸观摩过为帕金森患者放置脑深部刺激装置的神经外科手

术。亲眼看着 6 英寸的硬针在术中计算机断层扫描的指导下，被缓缓送入大脑最深处，这是一种非凡的体验。但是，术后几周的约诊更加精彩，这时神经科医生和技术助理会对已植入患者体内的晶体管电子装置进行编程。患者本来只能僵硬地坐在椅子上，双手只要尝试活动就会抖动起来，就连拿起一杯水送入口中都做不到，令她十分窘迫。然而，当脉冲发生器开始发射电信号时，震颤便瞬间停止了。多年来，患者第一次能够自己喝水，她（和家人们）不禁流下了眼泪。如果你在互联网上搜索一下开启脑深部刺激装置的视频，我敢说你在观看后一定会忍不住偷偷抹泪。

在全球范围内，脑深部刺激术已经进行了 15 万次以上，美国每年的手术量大约为 1 万。我们能查到完整数据的年份是 2014 年，那一年美国大约放置了 2 万个脊髓刺激装置、7 000 个骶神经刺激装置和 2 000 个迷走神经刺激装置。加在一起，美国在 2014 年进行了大约 3.5 万例神经调节手术。[a]

"一项近期研究估计，神经调节系统在 2005 年的全球市场价值达到了 33.1 亿欧元（约合 36.5 亿美元），包括脑深部刺激以及脊髓刺激和经颅磁刺激等技术［据《市场与市场》（*MarketsandMarkets*）的报告］。预计该市场的复合年均增长率为 11.2%，这样，到 2020 年将达到 56.2 亿欧元（约 62 亿美元）。"[34] 由于脑深部刺激装置在帕金森病早期比药物更有效，并且效果可以持续数年，它是对抗运动功能障碍的有力武器。

如今，脑深部刺激术也用于治疗慢性抑郁症、肌张力障碍、癫

---

a　如第十九章所述，这个数字中还包括 2014 年的 6596 例脑深部刺激术。——编者注

痫、强迫症、抽动秽语综合征甚至阿茨兹海默病。在《新英格兰医学杂志》的一篇前瞻性文章中，迈克尔·奥肯总结道："脑深部刺激疗法通常仅在其他治疗方式都无效的情况下才考虑，但其'仿生'能力为许多患者带来了新生。在很大程度上，我们要感谢两位杰出科学家［德隆和本纳比德］的贡献，人类已经进入了神经网络调制时代。"[35]

人体深处放置带有低频率电流的电极丝，在全世界已经有 30 年历史。有意思的是，科学家们并不十分确定其作用机理，但话说回来，我们也不完全了解麻醉在手术中有多少作用，也不完全了解缓解疾病的药物在体内有多大效果。我们只知道，**它们有效**。

未来的植入式装置不是随机地传递电脉冲，而是能够起到记录和交互的作用。这类植入装置被统称为脑机接口（BMI）。虽然现在获得美国食品和药品监督管理局批准的脑植入物仅在特定位置产生电场，但脑机接口可以记录并刺激单个神经元。正如爱德华·埃瓦茨开创了"单个神经元测试"的动物实验，当今的科学家们正在探索如何记录人类的单个神经元，以便向机器传输神经元信号。

大脑是我们身体的"中央处理器"，它接收生活中的所有感觉信息（眼中所见、耳中所闻、身体所触、口中所尝、心中所受，以及平衡之感），然后在潜意识和意识中处理这些信息。通常，这些信息的输入是非语言性的，需要对意义进行推理和计算。语言，无论是书面语还是口语，同样需要认知、分析、记忆形成和回应。

我们的输出过程包括面部和四肢运动。有意思的是，我们不用运动肌肉就能够收集信息，但是必须通过口部运动和声带运动，或者用手打字、书写、比画才能交流。至少现在是这样。脑机接口是终极植入物。到目前为止，植入物主要是用来做部位置换，比如用支架打开冠状动脉、替换发炎的关节、替换老化的晶状体以及加固薄弱的腹壁。在不久的将来，脑机接口将推动人类社会进入仿生的未来，男女老少不仅能够治愈疾病，而且借用《无敌金刚》的台词来说，可以变得更好、更强、更快。

　　随着生物治疗和基因治疗的不断进步，毫无疑问，一个世纪后的医学重点将不再是癌症，因为它将被治愈；也不是慢性疾病，糖尿病、自身免疫障碍、退行性病变、关节炎和心脏病将成为遥远的记忆；22 世纪的医学研究对象将是更高级别的类人动物，植入手术不再用于治疗疾病，而是制造更好的半机器人（cyborg）。听上去让人毛骨悚然吗？但它势不可当，远超你的想象。

第二十一章

# 半机器人的未来与"电智人"

在过去的日子里，外科手术只与鲜血和内脏有关。未来，外科手术处理的是比特和字节。

——《尖端医疗的真相》

机器人会来看你。

——《尖端医疗的真相》

我现在上医学院二年级，正在去上课的路上而且快要迟到了。我从城郊公寓搬到了医学中心附近老街区的三居室小屋，早上可以沿着不平坦的人行道走路去上课。我把背包挂在肩膀上，遵守只背一条书包带的社会习俗，免得背双肩让人联想起某些书呆子形象。我满脑子都是马上要进行的细菌学考试，这是我们学院臭名昭著的终极挑战，不及格就会被踢出去。

这时，我碰到了一幕不太寻常的场景——一对老年夫妇手牵着手站在街区中间的路边。他们面对马路，一动不动，似乎在等待着什么。我放慢了脚步，向马路对面张望着，想知道他们在看什么。

然后，我突然明白了他们是盲人，因为两人的头都微微下垂，而且目光茫然。我停下了脚步，意识到他们是要过马路，我猜他们正在听这条单行道上的交通情况。

我住的街区都是一排排建于 20 世纪 30 年代的两居或三居的平房住宅，前院大多点缀着蒲公英，还有以前的树木留下的凹陷小坑。一代又一代的医学生和住院医师居住在这个社区里，我与前辈们一样，既无财力也无精力去改善自己的住房问题。社区里偶尔也有住了几十年的老夫妇，这对盲人一定已经在附近的街道上来来回回地走了许多年。

一辆破旧的皮卡隆隆驶过，僵局继续着。我与这对小心翼翼的行人隔街相望，此时并没有车开过来，他们在等什么呢？那位先生看上去 60 岁左右，留着黑色背头，有着阿尔奇·邦克（Archie Bunker）[a] 式的体型和穿衣风格，身旁的女士穿着色彩鲜艳的裙装和舒适的鞋子，白色卷发上系着物美价廉的发带。突然间，那位先生猛地拉起她的手，两人疾步穿过马路。来到马路这边之后，他们与我走在同一条人行道上。因为我快迟到了，所以无法继续沉浸在好奇心中。我本想与他们交谈，但最后只是沉默地擦肩而过，希望能有机会再次遇到他们。

几个月后，在体格检查课（学习如何结合所有感官来做出诊断）上，我向教授提起了那次偶遇。他立刻就知道我说的是谁。"是道迪夫妇。他们不仅是盲人，而且都听不见。"都听不见？此刻，我回想起自己在路边看到他们的情形。他们在快速穿过马路之前格

---

a  阿尔奇·邦克是美国电视剧《全家福》（*All in the Family*）中的人物，指头脑顽固又自以为是的工人。——译者注

外小心，不是在听车辆开过来的声音，而是在感觉。

我从老师那里知道了更多关于道迪夫妇的故事。他们结婚许多年了。1932 年，5 岁的伦纳德因细菌性脑膜炎失去了视力和听力。在 20 世纪 40 年代以前，人们只能任由细菌性脑部感染摆布。贝蒂天生耳聋，年轻时因患色素性视网膜炎而失明。他们在彼此的手上通过手语进行交流，也即"手语拼写"。那么他们怎样与不懂手语的人交流呢？我的老师也不完全确定其原理，但他告诉我他们会触摸说话人的脸部（见彩插 21.1）。

现在，我更加渴望见到道迪夫妇，与他们互动，希望不会吓到他们。

一周后，我在医学中心看到了道迪先生。他一个人坐在大厅等候区——我的机会来了。

我慢慢地走近他，不知道他能否感觉到我在靠近。我轻轻地把手放在他的肩膀上，在他旁边的塑料座椅上坐了下来。

伦纳德立刻朝我的方向转过头，瞬间露出满面笑容。我伸出手与他握手时，他的整个身体转向我。在简短握手后，他的右手熟练地来到了我的脸部：大拇指立即放在我的嘴唇上，食指和中指在下颌角，手掌压在喉头上。我觉得自己一向惧怕别人摸我的脸，但这种突如其来的触碰驱散了我的顾虑和不安。

伦纳德保持着充满活力的微笑，让我们的初次见面气氛活跃。他说道："你好，我是伦纳德。"他发出了我听得懂的声音，这在聋人中间十分常见。

"我叫大卫。"我紧张地盯着他的面部表情缓缓说道。我们能够跨越这道鸿沟吗？

"大卫你好！"伦纳德满怀热情地说道。于是，我交了一位新朋友。

我环顾四周，有零星几位坐轮椅的患者，带着新出生的宝宝的年轻母亲，一个身穿防风夹克的蓬头垢面的流浪汉，一名衣着整齐的医药推销员，他们都看着我们。我向他解释说，我们住在同一个社区，自己曾经在路上看见他们步行到医学中心。伦纳德说，贝蒂在医学中心的洗衣房工作。我们交流起来只是略微有一点点困难，而我也渐渐地习惯了被询问的时候脸被摸来摸去。几分钟后，贝蒂挽着同事的手臂出现了。

伦纳德和贝蒂立即握起对方的手，通过手语拼写交流起来，不时在寂静中发出咿咿啊啊的声音。贝蒂转向我，以几乎标准的语言说："很高兴认识你，大卫。"

我惊呆了，真的。几分钟的时间里，我们就熟识起来，我希望他们以后也会记得我。道迪夫妇坚定而温厚的性格魅力触动了我，我急忙赶回校园的一幢教学楼中。后来，我又了解到他们的欧洲之旅，伦纳德在木工坊的工作，他喜欢做的木匠活儿和其他一些奇闻。我还进一步了解了伦纳德用手来理解他人的技能，这种方法叫作"塔德马"（Tadoma），是利用呼吸的感觉、嘴唇的形状、下巴的运动以及喉头震动的触觉来理解别人说的话。

我时常在社区周围遇见道迪夫妇，尽管他们的交流能力让人惊叹，但他们的行动能力更加神奇。据我观察，伦纳德在附近的街道活动时并不需要使用盲人拐杖，他对每一条马路和每一处障碍物都了如指掌。有一天，我跟在他们后面研究这种技能，就像在玩一场赌上生命的两人三足式"贴驴尾巴"（Pin the Tail on the

Donkey）[a]游戏。在社区附近的一个十字路口，当一辆20世纪70年代的福特雷鸟在坑坑洼洼的路上驶过，我看到他俩超级敏锐地一齐停下来，纹丝不动。我们距离彩虹大道只有一个路口，那是一条城市主干道，大大小小的车辆络绎不绝，我想知道，他们如何感知哪些车辆按南北向通行，没有危险，而哪些车辆沿着41街东西向通行，对他们构成威胁。当马路对面清晰可见，也没有车辆出现在视线范围内，竞走比赛开始了，他们手牵着手，步伐一致地走向马路对面。他们走到路边时，脚自然地抬起来，然后不动声色地放慢了脚步，安全地回到凹凸不平的人行道上。

医学院三年级开学后，我轮换到哈里·杜鲁门退伍军人管理局医院，所以有几个月没看到道迪夫妇了。现在，我又轮换回大学医院的精神科，希望可以很快再见到他们。

我今晚值夜班，收治急诊部的精神病患者。一名患者躁狂症发作，危及生命，于是我和住院总医师急急忙忙地跑下楼赶往急诊。她已经三天没睡觉了，声音嘶哑，神志不清。我照料过几位受躁狂症困扰的患者，但这位瘦弱的病人使我感到有些恐惧，她住在软壁病房，房间里没有任何家具或小东西。

我透过房门上的玻璃窗，看到一个女人狂躁不安地走来走去，手里拿着一根烟比画着，烟并没有点着，她把烟当作指示杆、指挥棒和书写工具。她对我视而不见，却热情洋溢地向看不见的人群讲解倒十字架的意义。她把烟头转过来，用已经碾碎的一端在装有软垫的墙壁上画了几十个倒十字，太多是在原有的图画上重描，以示

a　"贴驴尾巴"是一种在墙上挂一幅缺少尾巴的小毛驴图画，儿童蒙着眼睛给毛驴贴上尾巴的游戏。——编者注

强调。她几乎不能说话，这位无辜的患者令我感到十分难过。

　　我转过身看着住院总医师时，听到几名急诊住院医师说收治了一名耳聋患者。"这世界上怎么会有盲人在地下室有木工坊？"

　　我不需要更多信息，便知道是伦纳德。

　　"道迪先生在哪儿？"我向那几位年轻的医生询问道。

　　"三区。你认识他？"

　　"他是我邻居。他没事吧？"

　　"他切到了手指，但还好。你去打个招呼吗？"

　　我拉开帘子，道迪先生躺在病床上，右手裹着沾满血的毛巾。他的太太坐在旁边，手放在他的肩膀上。我绕到病床另一侧，握住他们的肩膀，向他们打招呼。两人的手迅速从前臂向下滑到我的手上，而伦纳德只能用左手寻找着我的脸。

　　伦纳德一下子就认出了我。他赶忙用手语拼写告诉贝蒂，她说出一声"大卫！"，松了口气，站起身来，而伦纳德又一次露出了大大的微笑，认识他的人都爱这张笑脸。

　　后来我成了一名外科医生，可现在缝合切伤的手指还不是我的专长。此刻的我不是照顾患者的医生，而只是一名患者的邻居，碰巧遇到他前来就医。伦纳德的镇定与勇敢深深地打动了我。同时，尽管他如此注意安全，还是不幸地遭遇事故，这也令我感到心痛。

　　更令我痛心的是，伦纳德的手指对其生活质量来说举足轻重。切伤手指是很悲惨的，而对于一个失明且失聪，必须通过手与他人交流的人来说，这就是一场灾难。

　　伦纳德在童年时期患上脑膜炎的经历表明，在20世纪30年代，人们对这种疾病无能为力。如今，如果以强效抗生素及时治疗，类似的感染可以完全治愈。贝蒂的先天性耳聋显然没有药物治疗方法，但现在的人工耳蜗可以解决类似的听力损失。视力损失的患者在未来会怎样呢？未来的植入式医疗装置无疑会恢复视力，无论病因来自眼外伤还是脑损伤。

然而，道迪夫妇之间的爱情故事会怎样呢？两个丧失感官能力的人相互陪伴、协助和指导，他们之间鼓舞人心的情谊来自残疾，并通过相互依靠又渴望独立的情感得以维持。当所有疾病都能够治愈，我们会不会丧失不屈不挠的坚韧性格？当所有悲剧都能够缓解，胜利会不会贬值？

## 接下来的几十年

你可能在想："你是一个观点片面的外科医生，是医疗器械行业的托儿。"

我不这样认为。我非常诚实地讨论了医疗器械许可过程中存在的不足。此外，我也批评了美国缺少植入物注册系统的糟糕现状，以及某些器械制造商不够透明的尴尬事实。

近期的期刊文章、书籍和曝光内幕的纪录片都着重强调了植入物的负面影响，令人感到恐惧。在 2018 年的纪录片《尖端医疗的真相》中，美国食品和药品监督管理局小组就能否批准植入型避孕装置 Essure 而辩论的场面令人感到不适，小组成员甚至开玩笑说，万一证明这种装置真的有一定的危险，那么对审核人员会产生什么影响。这是最严重的背叛。

我相信现代医学的威力能够有效而美好地改善同胞们的生活。

正是出于这种信念，我不得不赞叹医学在过去几个世纪中，尤其是刚刚过去的 75 年里所发生的巨大转变，也不得不严厉批评我们植入物评估系统的缺陷，器械制造商中偶尔出现的一些行为不端的人，以及极少数没有职业道德的、只为自身利益着想而贪婪地对待病人的医生。

如果有地狱，那些在护理过程中对患者冷酷无情甚至故意伤害他们的医护人员就会下地狱。病人无知觉地躺在手术台上，处于人类最容易受到伤害的时刻。照顾没有防御能力的人，这是一种特殊的权利，也责任重大，而亵渎这种神圣的信任是缺乏良知的。劳拉·贝尔（Laura Beil）笔下的克里斯托弗·邓奇（Christopher Duntsch）医生令人不寒而栗，因为外科医生若是奸诈无能，能做出我们想象中最无耻的背叛。[1]

我希望我们能够客观冷静地看待医疗器械行业，既能看到它的不足，又能对行业里的科学家、医生和商人所取得的辉煌成就表示赞赏，这样我们的社会及其立法者才能铸造出植入革命的规则。同时，只有深刻地理解历史并了解我们今天所处的位置，才能以平常心来看待这个行业。

医疗保健之所以昂贵，是因为技术突破成本高昂；健康保险使患者能够负担昂贵的治疗方案，也使医院乐意提供可以提高利润的治疗。正如本书所示，美国每年所进行的植入手术很快就将超过 2 000 万例，这将花费数千亿美元。我们喜欢抱怨医疗保健行业和健康保险是何等“低效”，但没有它们，医疗就无法发展到今天。

现在，我们应该已经清楚地了解到，现代医疗保健费用之所以高得惊人，是因为植入物、药物、医院和医生十分昂贵。在医生愚昧无知、医院如同收尸场、药学尚未发展成熟、植入物还根本不存在的时代，医疗保健比现在便宜多了。

要将植入革命提升到全新的水平，我们必须做到以下几点：

1. 建立综合全面的植入物注册系统。

2. 改进美国食品和药品监督管理局关于医疗器械管理的规章制度，这可能需要彻底改变批准流程。

3. 健康保险和医疗保健价格更为透明。

4. 公布所有外科医生和医院的并发症发生率及治疗结果。

我想这些建议会惹恼我的同事和医疗器械行业的每个人。考虑到风险，这四个建议必然会产生巨额成本。谁来支付呢？可能是制造商、医生、保险公司和医院共同支付。相关各方都会付出一定的艰辛和牺牲，但如果美国想要保持科学领先地位，就必须坚定地致力于长期发展目标。到目前为止，跟踪远期治疗结果是确定最佳实践方案的最重要方法，这一点在医疗器械行业尤为突出。

## 未来

未来会如何发展呢？简单地说，首先是关节置换、起搏器、导管、网状装置、心脏瓣膜和脑深部刺激装置的**逐步改进**。对设计和制造流程稍加调整就会为产品带来一定的改良，但每个领域的各家制造商都在酝酿着创造能够产生质变的植入物，这些产品往往会让我们开始挑战以前从未挑战过的疾病类型。

器械制造商所制作的产品会越来越小。

最初的心肺机的大小和衣橱差不多，带有多个旋转桶和无数活动部件，通过弯弯曲曲的管子推送深红色的血液。几十年后，机械心脏问世，为非住院病人提供心肺功能。虽然 20 世纪 80 年代的首款植入式人工心脏的确被放置在患者的胸腔中，但电池驱动装置仍然像洗碗机一样大小。人工心脏的发展一路坎坷，但如今这些装置在外部微型计算机的控制下运行，计算机由火腿三明治大小的电池驱动。患者走路甚至运动时只要挎一个小书包就可以了。除了胸部会留下疤痕之外，现在使用机械心脏的患者还有一点与众不同的特征：没有脉搏。这些装置里有持续转动的内部旋转叶轮，不需要开合瓣膜便可以推动血液。

新型机器会越来越小，未来的动力装置很可能会像钢铁侠用的植入式电池，可以使用多年。未来的人工心脏会极其微小，小到难以想象，不再像机械泵一样。事实上，虽然现在我们还无法想象，但将来的人工心脏可能真的是纳米级别的。

我们的肾脏像拳头一样大小，却需要 1/5 左右的体内供血量。肾脏可以净化血液中的杂质（通过尿液排泄）并维持电解质平衡。如果肾脏衰竭，那么患者必须进行肾脏活体移植，或定期进行肾透析。目前，血液透析设备大约高 4 英尺，类似于带有软管和滚筒的小型心肺机。真想知道这些设备在我们不需要它们之前会变得多小。人工肾脏会小到可以植入吗？我不敢说不会。不过，随着人工器官越来越小，疾病治愈也会变得越来越有效，也就不再需要使用它们了。

"成簇规律间隔短回文重复序列"（CRISPR）技术的问世无疑

能够完全破解每个人的 DNA，更重要的是，它还可以矫正基因缺陷。一切具有遗传基础的疾病，无论是遗传易感性的疾病还是染色体损伤，无论是类风湿性关节炎、心力衰竭还是皮肤癌，都将成为过去。

外伤（包括脾脏和肝脏破裂、肺萎陷、骨折和脑损伤）似乎将永远与人类并存。保护性运动器材及车辆安全性能的提高可能会帮助降低受伤的严重程度，但在充满科幻色彩的未来，外伤能够完全消除吗？我猜不能。但是，在几十年前，有人能想象脑植入装置可以消除震颤吗？

如果生命是宇宙中最神圣的事物，如果"生存的权利是人类最基本的价值"，² 那么，死亡就是反人类的罪行。一旦我们开始延长人类的寿命，医疗保健的风险就将变得更大。如果注定要活几百年，我们会不会惧怕受到外伤而意外死亡？中年人遇车祸早逝，与一个还能活上几百年的人在 40 岁时遇车祸死亡，是截然不同的两件事。结果我们可能会更加惧怕死亡。

我们究竟会不会战胜细菌这一劲敌？战胜微生物斗士可能是人类最艰巨的挑战，而我们一旦真正驾驭了操作基因的力量，谁敢说我们不会消除这种威胁？或许，对人类构成更大威胁的是，星际飞船带回来一种已经在另一个星球上进化了数十亿年的外星微生物。我承认这是一种疯狂的想法。

从某种意义上说，人类将在接下来的几十年中与疾病进行三方作战，从生物、植入和基因三方面入手。在基因治疗完善之前，生物治疗方案（通过制药和营养）将继续在细胞层面发展。这些方法无效时，植入成为治疗方案。例如，直到研究人员在 20 世纪 20 年代提取出胰岛素，人们才真正认识了糖尿病，并通过每日注射胰岛素来治疗。胰岛素泵的出现大大减少了注射的烦琐步骤。虽然人们对植入胰腺组织进行了深入研究，期望胰腺自身恢复生产胰岛素的功能，但最终目标仍然是基因治疗。因此，治疗糖尿病的生物、植入和基因之战仍在继续，但也许一个世纪之后，再也不会有人注射胰岛素了。

从下面的问题可以看出你对医疗未来的信心：如果一定要把全部净资产投资到某一专业领域的医疗公司，而这笔钱一百年不能取回，那么你会将这笔钱投资在哪里呢？是医药公司、关节置换制造商、基因技术公司还是生物电技术公司？尽管我是一名骨科医生，但我无法想象一个世纪后还会进行关节置换手术。同样，患者也不可能再接受化疗药物，因为癌症已经不复存在。因此，要么投资生物电技术公司，要么投资基因技术公司，取决于你如何看待医学在未来的角色。未来的医生是治疗疾病还是专门改进半人机器人？

在十年或二十年之内，人类的基因修饰必定会成为常态。在一个世纪中，每个人都摆脱遗传基因错误是有可能（甚至很有可能）实现的。这也许会被强制执行，不可能出现不遵医嘱的情况，因为那些带有染色体缺陷的人是"有病的"。我估计，反疫苗接种的抗议与22世纪的"基因矫正"相比会显得黯然失色。

人类将成为彻底的转基因生物。

遗传病成为过去，癌症也逐渐淡出了我们的生活，而将来的世世代代甚至都不需要矫正基因组。令人惊叹的是，一旦一代人的共同基因组被净化了，后代可能就不需要再矫正，因为配子会享有同样净化的基因。婴儿生来就有"正常"染色体，免受自身免疫系统疾病、食物过敏、精神病、癌症和心脏病的威胁。当疾病变得不堪一击，我们的注意力将转向从身体、心理和社会层面不断提高和变强。我相信，那时仍然需要使用植入物——脑机接口。

这就是为什么我会将百年赌注押在生物电植入产品公司上。

虽然现在获得美国食品和药品监督管理局批准的脑植入物仅在特定位置产生电场，但脑机接口可以记录并刺激单个神经元。正如爱德华·埃瓦茨开创了"单个神经元测试"的动物实验，当今的科学家们正在探索如何记录人类的单个神经元，以便向机器传输神经元信号。

目前，脑机接口十分少见。人工耳蜗属于一种脑机接口，其外部感应装置看起来像一个加强版的助听器，内部导线则深入内耳耳蜗部位。它作为接收装置，将声波信息以电信号的方式传送到听神经的耳蜗部分。人工眼睛还处于早期研发阶段，在概念上与人工耳蜗类似，具有人工感应装置，通过电信号与处理感官信息的神经接合。

植入人工耳蜗和植入视网膜置换的是一种感觉器官，而未来更先进的植入物则会是"神经接口"装置，其中的电信号交流既可以是传入的，即传入感觉，也可以是传出的，即释放信号。终有一天，传出的信号可以来自大脑中微小的特定部位，而神经接口技术将提供双向信息流。

如果将脊髓看作一根包含微观传输线的管道，其中载有 10 亿神经元，[3] 那么脊髓损伤无法修复就没什么好奇怪的。在手外科做住院医师，我曾经在值班时遇到过重接腕部结构的艰巨挑战。绝望的患者用刀割腕自杀，九根肌腱、两根动脉和正中神经全部断裂。

这种称为"意大利面式的手腕"之所以具有挑战性，是因为将连接指部肌肉（出人意料地位于前臂）的肌腱与手指重新配对十分困难。外科医生必须在混作一团的肌腱中小心辨认，并将它们正确配对，弄错一对就会使手部功能错乱。

匹配那十几对结构都是一道手术难题，更何况匹配脊髓的10亿个神经元？所以，伴有脊髓损伤的移位性脊椎骨折的手术重点从来都是稳定骨骼，而不是"修复神经"，更何况那些神经轴突的直径只有蜘蛛丝直径的1/4。

我们还有一种选择。由于我们已经知道大脑皮层中运动带和感觉带的特定位置，将来有可能通过全身性大规模重新布线来治疗脊髓损伤。我们正在研发名为"生物微机电系统"（BioMEMs）的专用传感装置，可以感知大脑的运动诱导。然后，生物微机电系统可以绕过脊髓，与周围神经相连。这些微型神经探针"与线路整体结合，用于扩增、多路传输、放电探测，以及电力和双向数据的无线传输"，并且"有助于改善在许多使人衰弱的神经类疾病中使用的假体器官"。[4]

纳米技术的发展和电子微型化技术的进步为我们带来了生物微机电系统，它正在改变医学。随着微创手术的不断发展，未来治疗破坏性脊髓损伤已经不再是幻想。

医学现代化的故事往往以可怕的疾病开始，然后沿着一系列没有那么严重的疾病发展，直到最后，我们开始关注生活上的种种不便。以面部整形外科为例，它最初关注的是因梅毒感染而失去鼻子的奇特损伤，但随着时间的推移，它渐渐地变成遵循不断变化的文化喜好的美容手术。

生物微机电系统在脑外科的应用会沿着治疗脊髓损伤、中风、脑肿瘤、脑瘫和癫痫的方向继续发展，最终过渡到治疗早期痴呆、强迫症、中度抑郁和健忘症等危害较小的疾病。我可以非常肯定地说，到下一代人，所有这些疾病都可以通过某种对神经功能进行调节的脑植入物得到治疗。

但接下来呢？涉及大脑之后，我们会不会从治疗疾病变为解决功能障碍，最终发展为拥有超能力？这一点毫无疑问。

如本书所示，美国每年进行约 2 000 万例植入手术。虽然我们医疗保健的大部分费用都与医疗器械有关，但每年慢性疾病的住院治疗费用高达数千亿美元。我们几乎不会怀疑，基因组净化技术的出现会消灭许多慢性疾病及癌症，使人类专注实现"更快、更高、更强"的奥林匹克理想。

半机器人时代的局限性是什么呢？当慢性疾病得以治愈，我们希望生理和心理功能最大化的冲动无疑会导致**人类成为机器**。这并不是说每个人都会为了植入生物微机电系统而经历开颅手术，虽然这很可能发生，但未来或许会出现某种未知方法，可以在物理层面改变人脑，以机械方式来修饰人类的思想。

这个想法会让我们大多数人不寒而栗。我们想要生活在一个人人都具有一部分人工自我的世界里吗？

在电影《她》中，华金·菲尼克斯所饰演的角色爱上了电脑操作系统中的女声"萨曼莎"（由斯嘉丽·约翰逊配音）。如果这种关系使你产生存在危机，你并不孤单。与超现实的计算机交谈并产生爱情，这种想法会令人感到不安。他已经知道对方是人造情人，却仍然对计算机产生了"爱情"，这使许多观众感到困惑或难以置信，不过它确实凸显了这样一个事实——情爱虽然是一种典型的生理关系，却植根于精神生活。

或许，比起在技术上已经可行的计算机恋爱，更令人紧张不安的是《机械姬》中的人机交合。电影中，一位世界级富豪隐居在一个与世隔绝的地方，其住所同时也是一个研究所，他邀请年轻的计算机程序员迦勒（Caleb）来到偏僻的别墅中，对他所创造的机器人艾娃（Ava）进行人性测试。艾娃的躯干和四肢是透明的，展露出内部的电子结构，尽管如此，年轻的男主角还是同情甚至爱上了这个不折不扣的机器人。随着剧情的发展，观众会越来越支持人性化的艾娃，即使我们会不禁自问："在现实生活中，自己会被骗吗？"《机械姬》的编剧兼导演亚历克斯·嘉兰说，"这部电影真正讲述的是一台机器成为一个女孩的故事"。[5] 对于本书作者来说，当我们认识到艾娃具有情感和动机，特别是当这些人类冲动开始变得危险，她就变成了"女孩"。

当机器人和人工智能对我们的优势地位和掌控感构成威胁，它们便令人感到恐惧，尤其是在"机器的崛起"似乎会让我们的管辖权限永远丧失的情况下。但是，对大多数人来说，人工智能还是一个神秘的概念。我对计算机编程一无所知，无法理解人工智能是如何配置成形的，具有哪些危险，但对于那些了解和创造人工智能的人而言，其未来是确定无疑的。

在某种程度上，人工智能一直在我们周围随处可见，它并不是马萨诸塞州坎布里奇（指哈佛大学）精心制作的一个独立软件程序。我们不要仅仅将人工智能设想为一台经过巧妙编程后可以下国际象棋的计算机，那是一种特殊的人工智能，人工智能的未来是"通用人工智能"（AGI），这种人工智能可以学习、思考，而且按理说可以有良知。

对于人类的半机器人时代来说，通用人工智能的发展比任何植入发明都更加重要，但一路上会出现许多令人惊讶的障碍。例如，小孩子很容易识别出猫与狗之间的区别，这对计算机来说却很困难。因此，计算机科学家们正在深入钻研我们大脑的学习和处理方式，期望成批的计算机最终能够学习并超越程序员的智慧，这一天指日可待。当这一天到来，通用人工智能的发展脚步将变得势不可当。

今天，通用人工智能的点点滴滴时刻围绕在我们身边。伊隆·马斯克指出："公司本质上是人和机器的控制论集合……谷歌搜索就包含了这种集体人工智能技术，我们都像网络的节点一样连在一起，如同一棵树上的叶子。我们都在向网络提交各种问题和用网络搜索。我们都在共同编写人工智能程序。谷歌和脸谱网、推特、照片墙等社交网络，以及与之连接的所有人一起构成了一个庞大的控制论集合。"[6]反馈回路强化了机器的功能，并提高了其他所有机器处理信息的能力。当计算机在我们身边以光速运转，记忆就变得很容易，但控制论思维会使我们不可思议地成为超人。

从某种程度上说，你已经是半机器人了。亲爱的读者，我相信你一定有一部智能手机，并且此刻它就放在触手可及的地方。它的记忆力比你好多了，尤其是在它连入万维网时。忘记了吉布提的首都是哪里吗？问问你的手机。（顺便说一句，吉布提的首都是吉布提市。）需要复习一下怎样打领结，或是想不起来奶奶的肉桂卷食谱中有多少黄油？你马上就能知道。如果手机中的所有信息都能存在脑子里而不是指尖，会怎么样呢？

但是，谁会傻到在大脑中植入一台计算机呢？于是你得出结论，这永远也不会发生。

我们有可能通过生物微机电系统来治愈脊髓损伤、震颤和中风，这种前景是激动人心的。在未来，先天性疾病如脑瘫和后天性疾病如癫痫，可以通过更先进的脑植入物来治疗。电子药物（electroceutical）是一种植入装置，"通过控制发往特定器官的神经信号对患病处进行精准定位"，[7]目前正在测试一些似乎与电没有什么关联的疾病，例如类风湿性关节炎和糖尿病。如果你想知道有什么证据表明电子药物很可能成功，可以看看葛兰素史克等制药巨头得到了多少投资。[8]

当我们的注意力逐渐从疾病治疗转向疾病的预防和治愈，人类无疑会创造出生理（和心理）更强大的"智人"。我们未来的子孙后代将是净化染色体和功能加强的受益者。他们不仅拥有更好的视力、听力、牙齿和健康的冠状动脉，而且在耐力、记忆力和情绪管理方面也更出色。因此，神经探针的植入将是一次巨大的飞跃，它会极大地改进人类这一物种。

如果说我们的祖先是直立人（Homo erectus），那么我们的后代可能是"电智人"（Homo electrus）。

耳机会继续朝着无线化方向发展，最终在我们的耳道内植入扬声器，这一点毫无疑问吧？更先进的阶段是直接连线到耳蜗，甚至是听神经。如此一来，隐蔽听觉甚至放大听觉都可以实现了。

另一方面，人们正在秘密地深入研发能够感知我们大脑冲动的技术，总有一天，我们将无须活动任何肌肉便可以传送思想。通过神经探针感知我们大脑语言部位的心灵感应术肯定是可能的。听起来疯狂吧？包括伊隆·马斯克在内的许多优秀的头脑都认为这是未来之路。[9]

虽然《机械姬》《她》等电影使人们对计算机控制和机器人的统治感到恐惧不安，但更令人担心的是，在半机器人时代，人与人之间的互动关系会如何发展。当社会上每个人都以电子方式接通，交流起来会是什么样子呢？

机器在未来的崛起不是靠单独一支迅速成长起来的机器人部队，而是依靠人转变为"电智人"。在《终结者》系列电影中，"天网"是服务器、机器人、半机器人、人造卫星和战争机器相互连接而成的人工智能系统。终结者与《机械姬》中的艾娃以电子方式通力合作似乎是不太可能的，令人难以置信。未来的"电智人"将以电子方式传送信息来"说话"，而在我们通往那个时代的途中，总有一天我们的子孙后代会与拥有额外电子视线的类人机器人面对面。借用蒂莫西·利里（Timothy Leary）的话来说，如果能够以电流方式来"激发热情，内向探索"（turned on, tuned in），那么，我们与这样的人类共存会是什么感觉呢？

我们怀念智能手机面世之前的生活，那时人们会**亲临现场**观看体育赛事和音乐会，睁大眼睛感受高潮时刻。如今手机站在两者之间，我们既无法全面捕捉那一时刻，也无法**置身其中**。当那些小电子装置不是出现在眼前，而是植入我们的大脑中，生活会变得多么奇怪呢？

不得不说，我希望自己错了。"电智人"吓到我了。

根据迈克斯·泰格马克的观点，从混沌初开到半机器人出现的

138 亿年中，进化演变过程主要可以分为三个阶段。生命 1.0 大约出现在 40 亿年前，以简单的生物形式为特征，例如没有交流和学习能力的细菌等生物体。生命 2.0 是现代人，出现于约 10 万年前，具有先进的文化和意识，以及交流和提高自身"软件"的能力。[10] 泰格马克解释说："尽管人类 DNA 中的信息在过去的 5 万年中并未发生显著变化，但存储在我们的大脑、书籍和计算机中的总体信息却出现了爆炸式增长。通过安装使我们能够用复杂的语言系统进行交流的软件模块，我们确保了存储在一个人大脑中的最有用的信息可以复制到其他人的大脑中，即使原始大脑死亡，信息也可以留存下来。"[11]

处于植入革命萌芽阶段的我们可以归为生命 2.1，拥有人工关节和心脏起搏器，但没有大幅升级认知硬件，不过这很快便会到来。"许多人工智能研究人员认为，随着人工智能的发展进步，生命 3.0 会在下个世纪出现，甚至有可能出现在我们还活着的时候。"[12] 生命 3.0 的重要特征是人同时得到了软件升级和硬件升级，控制植入物使人类可以更好地获得、处理、交流和记忆信息，能力远远超过目前水平。

在不久的将来，控制论机体（半机器人）将引领我们进入"电智人"时代，技术奇点（Singularity）指日可待。

麻省理工学院毕业生、著名的发明家和未来主义者雷·库兹韦尔认为，再过几十年，我们就将进入一个人与机器之间没有差别，虚拟与现实之间没有差别的时代。[13] "奇点"是一个借用物理学和数学中的概念，指计算机超级智能继续保持指数级增长，结果导致机器智能过于强大和诱人，以至于人类必须与计算机合作，除此之外别无选择。

　　库兹韦尔并不是一个胡思乱想的业余未来主义者。他是一个发明家，其主要发明包括第一台 CCD（电荷耦合器件）平板扫描仪、第一台文字–语音转换合成器以及首款商用大词汇量语音识别软件。通过数学模型和技术评估，库兹韦尔得出了一个惊人的结论：奇点会在 2045 年到来。"身为人类并不是我们自身的局限，尽管我们确实有许多局限，但人类的本质应当体现于超越自身局限的能力。我们并未停留在地面上，我们甚至不会满足于只生活在这个星球上，我们并没有安于自身的生物局限性。"[14]

　　这场革命的三个组成部分可以简称为"GNR"，即基因技术（Genetics）、纳米技术（Nanotechnology）和机器人技术（Robotics）。库兹韦尔在 2005 年出版的《奇点临近》（*The Singularity is Near*）中预测了基因操控即将出现的变化，这些预测在我听来十分奇幻。随着 CRISPR 这种尖端技术在纠正基因变异方面的发展，或许不到十年，我们就会发现库兹韦尔的梦想还不够奇幻。一旦我们成为终极转基因生物，具有超人智能的增强版人类便近在眼前。库兹韦尔认为，随着纳米技术和机器人智能的发展，这一天终将实现。

　　生物进化造就了一个能够思考和操控其生存环境的物种。如今，人类正在"成功地摸索并改进其自身设计，而且能够重新思考和改变这些基本的生物学法则"。[15] 在接下来的 25 年里，当机器逐渐超越我们的一般智力水平，并拥有超过我们自身 10 亿倍以上的学习和记忆能力，我们将迈向生命 3.0。当非生物智能超越生物智能，人类无疑将反向还原我们的认知生活，"在更加强大的基础层面上建模、模仿、复位，并修改和延伸……"。[16] 一直以来，生物进化的脚步十分缓慢，万物皆始于十分简单的折叠蛋白，始终以依旧神秘的方式和相对缓慢的速度进行思维处理，于是我们渴望像机器人一般思考，而奇点的出现会使这种渴望变得难以抑制、无法满足。

纳米技术和生物微机电系统首先用于治疗疾病，而后使人类获得超乎寻常的能力，它似乎告诉我们，向超人类迈进很可能会成为现实。许多杰出人士认为，这是我们的命运，而且会比想象中出现得更快。事实上，人类的非生物部分最终将占据主导地位。在 100 年前，西方世界有 1/3 的人感染结核病，人们迈着沉重的步伐走在满是粪便的街道上，身边来来往往的人群中咳嗽声不停，那时候的人们根本无法想象，有朝一日生活中会没有这些。而如今，我敢肯定你都不认识患有结核病的人。

革命改变了我们的世界，工业、运输、能源等革命的进展远远快于人们最初的设想，但与植入革命来临的各个阶段相比，它们都会显得黯然失色。

植入革命的最后阶段将会是地球生命 40 亿年历史上最为复杂精妙的技术革命阶段，因为它是一项旗舰事业，违抗进化规律并打造我们的半机器人未来。

植入革命的根源可以追溯到 17 世纪天才学会的创立、18 世纪外科学的诞生以及 19 世纪早期显微镜的改进和完善。化学的出现、病菌学说的巩固以及对疾病的器官基础和细胞基础的发现，为革命的启动提供了助力。在首次疝择期手术和 1941 年青霉素问世之间的半个世纪中，我们开始尝试植入（虽然以失败告终）。

两次世界大战之间人们发明了健康保险，二战后出现了由美国政府资助的医院建设热潮。一系列的集中发展使高分子科学、晶体管、现代合金和抗生素进入了工业化生产阶段，因此需要建立医疗保险和联邦医疗保险计划的反馈环。**植入材料、专用资金、崭新的手术室以及让手术变得安全的抗生素，发动了这场革命。**

经过 75 年的革命，美国及各个国家的医疗实践仍然存在明显缺陷。然而，在植入技术的基础上，关节炎、心脏病、中风、腹部器官疾病、脊柱侧凸、尿失禁、听力受损、帕金森病、癌症以及成百上千种其他疾病的治疗水平显著改善和提高。虽然这些医疗干预通常效果显著，但与 18 世纪旧医学的"善意忽略"相比，价格极其昂贵，而且植入物的评估不够科学严谨仍然是非常普遍的现象。

查尔斯·达尔文在其开创性著作《物种起源》的最后一段中，对自己的研究课题做出了精妙的总结：

> 因此，从自然界的战争中，从饥饿与死亡里，迎来了我们能想到的最值得赞美的事物，即高等动物的产生。有一种壮阔的生命观，认为生命最初是由造物主，伴随其他几种能力，注入几种或一种形态中的，亦认为当这颗星球遵循固定的引力定律循环往复地转动，生命便从极为简单的初始形态，源源不断地进化出最美妙绝伦的形式，而且仍然在进化着。[17]

进化是个极其缓慢的过程，几乎逃过了每一位科学家的法眼，直到一位极有远见的博物学家领悟到它的伟大之处。即使以达·芬奇的创造才能、牛顿的聪明才智、爱因斯坦的想象力和达尔文的洞察力，也无法想到"最值得赞美的事物"会是"电智人"。百万年来难以察觉的适应变化和偶然的基因突变（哪些属于偶然的基因突变取决于你的哲学观），现在哈佛的实验室或伦敦的手术室用几个小时就可以将它扭转。一旦我们战胜了退化和遗传疾病，有可能就不再需要治疗疾病的植入物了。今天，植入产品制造商、外科医生、医院、保险公司、政府部门和管理机构正齐心协力地运用一系列发明来救急。在不久的将来，这些机构将携手违抗"引力定律"，摆脱作为智人的局限，所向无敌地拥抱全新的生活。

# 致　谢

　　世界上没有什么高呼"我发现了！"的时刻。至少在这个后现代世界里，我们似乎会得出这样的结论，但事实并非如此。

　　在我刚开始和温迪约会的时候，她很快就意识到我是一个擅长讲故事的人，也不知是好事还是坏事。没多久她就预言说我有一天会成为一个作家。我在科学和外科领域兜兜转转30年，就是为这本书而准备的，还要加上我忙着在骨科领域炮制学术出版物的同时，于世界最伟大的图书馆里花费的无数时间，为回复编辑批评意见而度过的不眠之夜。现在我很少进行科学实验，而是保持着繁忙的骨科临床工作，专攻肩肘外科。

　　我的"发现"时刻是在一天洗澡时出现的。我的这个写作项目始于一种冲动，想向公众和医生解释现代手术。我不断地碰到外科伟人的有趣故事，意识到我可以将他们攻克疾病的生涯联系在一起。一天清晨，当温暖的淋浴水洒向我的头顶，我产生了一个念头：我们正处于一场革命之中。

　　有时，革命会因为政府被推翻或机器的发明而引爆，此时你无疑被卷入剧变之中。但有时如果没有人指出来，你就无法察觉到你正生活在一个飞跃的时代。我要让你指出几个你认识的、没有做过手术的人。你几乎不可能答得上来。而如果你做过手术，你体内很可能有一个永久性的人造材料——但这在 1941 年还不可能。

因此，植入物是一场革命。

温迪预言我会写一本书，但在过去十年里，我经过与几个朋友的推敲，才启动了这个项目。在一场高中篮球赛上，阿尔·基林真诚地看着我，催促我去工作。在一次超级碗的聚会上，迈克尔·梅森为我提供了灵感，唤醒了我久违的写作激情，然后在 This Land 出版社给我提供了一个平台，点燃了我的写作斗志。我对迈克尔感激不尽。我亲爱的小姨子伊丽莎白·加恩西是一位天才作家和敏锐的编辑，在写作初期给了我鼓励和真诚又有建设性的批评。大名鼎鼎的乔纳森·科特在过去五年中倾听我的想法并给予我肯定。他不仅有相当高的文学天赋，而且忠诚体贴，如果没有乔纳森，这本书（以及接下来的书）根本就不会存在。

和每一个作家一样，我也是我成长环境的产物。在堪萨斯州曼哈顿长大的我有幸拥有好几位杰出的老师，比如我六年级的英语老师弗雷泽夫人和八年级的英语老师科尔曼先生。克雷默博士是我的高中英国文学老师，他很严厉，也很优秀。大学时，马克·威廉姆斯激励了我。

我心中的第一个医学英雄是杰夫·霍尔特格林。从 1988 年起，他就是我各个方面的榜样，并让我确认了成为一名骨科医生的意义。当我的医学院和住院医师的工作遇到困难，他的榜样力量就像一条鼓舞人心的生命线，哪怕是他在病床上与重症做斗争的时候。我深深地感谢我的医学导师，尤其是 H. 克拉克·安德森、文斯·佩莱格里尼和尼尔·阿特拉什。弗莱德·雷克林、凯文·布莱克、斯彭斯·雷德、保罗·胡利亚诺、桑吉瓦·奈杜和詹姆斯·蒂博内也是我外科训练中的不朽人物。

我在科罗拉多州的骨科手术伙伴们对我的"爱好"和多次前往欧洲及美国各地的研究旅行给予了惊人的支持。特别是杰拉德·福伦、迈克尔·艾尔曼、米奇·罗宾逊、马克·米尔斯、艾德·罗兰德、尼梅什·帕特尔、萨米尔·罗德哈、道格·福尔克、佩特·德奥、吉姆·约翰逊、查克·戈特洛布、罗恩·休格特、罗尼·罗采海瑟和约翰·弗勒利克，他们都是给予我宝贵反馈的人，也是我热情的支持者。我在医疗设备行业的朋友们，尤其是那些拒绝安于现状的朋友，我永远尊敬他们。我不认同先进医疗技术协会对医生和企业关系的错误认知，我猜在他们的世界里，感谢世界级的企业家在某种程度上是不正确的……所以我不会这样做。但是，我要对那些带头冲锋陷阵的工程师和商界人士说：谢谢你们！

任何人一生中能拥有一个"最好的朋友"都是幸运的。首先，我的双胞胎兄弟丹尼尔是我一生中出色的僚机。他聪明、坚强、忠诚。道格·伯顿、里克·金升和丹尼尔·华莱士这样的伙伴是罕见的。托德·路易斯是我三十年来最亲密的朋友，也是第一个像我一样知道自己注定要成为一名外科医生的朋友。我真诚希望自己的孩子也能拥有（并成为）托德这样的朋友。像马克·莫尔顿和杰夫·亚诺维奇这样的朋友知道什么是无条件的爱。在博尔德，我最亲密的朋友是斯图尔特·克雷斯皮，他正直忠诚，与我情同手足。在《生活多美好》（*It's a Wonderful Life*）的结尾，天使克拉伦斯在他的《汤姆·索亚历险记》题赠处写道："记住，只要有朋友，就不是失败者。"就像乔治·贝利一样，我觉得自己是城里最富有的人。

如果没有一个了不起的团队，你不可能在繁忙的外科工作同时写出一本综合全面的历史书。乔迪·辛西克、克里斯蒂·库珀·内维尔、保罗·李、艾比·普莱斯和阿什利·尼科尔森不仅动手研究骨骼，深入地治疗肩肘疾病，而且一直愿意听我讲医学逸事和研究发现。我一辈子都欠着他们的人情！

作为一个菜鸟，出书的每一步都是一种启示。深深地感谢InkWell 的迈克尔·孟杰洛和迈克尔·卡莱尔，感谢他们收留了我这个菜鸟。希望在这本书之后还有几本书！感谢 Pegasus 的工作人员——克莱伯恩·汉考克、玛利亚·费尔南德兹、杰西卡·凯斯——感谢你们给我这个机会，我希望能让你们欣喜若狂！致我的编辑德鲁·惠勒——感谢你对手稿的打磨和你的编辑协助。

这本书是献给我的父亲 J.E."吉恩"·施耐德的，他是一位战士、科学家、兽医、敬业的父亲和祖父，也是一位有着坚定信仰的人。他已经离开了十多年，我每天都在想念他。他对孩子们怀有无穷的骄傲，我很确信，如果他今天还活着，他一定会在博尔德的珍珠街兜售这本书。我的母亲朱迪思·施耐德，在 86 岁时仍在探索我们的世界。她充满好奇心，不愿被博物馆和音乐厅拒之门外的态度深深感染着我。我是她的骄傲和爱子。我的兄弟姐妹（和姻亲）马克与琳内·施耐德，本和罗歇尔·普拉特，丹尼尔和吉塞拉·施耐德，蒂姆和珍妮·布赖特松，伊丽莎白（和查理）·加恩西，以及赫利克和迪亚娜·加恩西，一直是我灵感和智慧的巨大源泉。

温迪·加恩西·施耐德和我在一起已经有 30 多年了。我们的四个成年子女艾米莉、卢克、乔纳森和詹妮弗是我最大的骄傲和喜悦。归根结底，他们对我作为父亲的认可和评价是我生活的意义所在。我希望他们能在生活中得到最好的发展。我们的四个孩子每个都有独特的天赋，注定要完成一些特别的事情。我迫不及待地想知道他们会成为什么样的人。

最后，献给温迪，我的灵魂伴侣和最好的朋友。我们第一次见面时还是大学生，没多久就深深地相爱了。通常情况下，外科医生都是在完成所有艰苦训练后才结婚的，但我们在医学院开学前几周就和对方结婚了。一年又一年充满挑战的日子里，温迪看到了我最好的一面，更多的时候，看到了我最坏的一面。尽管医学院和住院医师的要求令人难以置信，但我们的婚姻（和萌芽中的家庭）还是蓬勃发展，甚至在低谷时我们也挺了过来。我的生活因为你的存在和不懈的支持而得到了极大的改善，我永远无法描述我对你的智慧、爱和支持的崇拜和钦佩。看来你要永远和我在一起了！现在，让我们开始下一次冒险。

大卫·施耐德

# 注　释

序　章

1　Galen, *On the Natural Faculties*, trans. Arthur John Brock (London: William Heinemann, 1928), p. 279.

2　Walter Isaacson, *Leonardo da Vinci* (New York: Simon & Schuster, 2017), p. 9.

3　Stephen Greenblatt, *The Swerve: How the World Became Modern* (New York: W.W. Norton, 2011), p. x.

4　Ibid., p. 186.

5　Ibid., p. x.

6　Galen, *On the Natural Faculties*, trans. Arthur John Brock (London: William Heinemann, 1928), p. x.

7　Owsei Temkin, *Hippocrates in a World of Pagans and Christians* (Baltimore: Johns Hopkins University Press, 1991), p. 10.

8　Siddhartha Mukherjee, *The Emperor of All Maladies* (New York: Scribner, 2010), p. x.

9　Owsei Temkin, *Hippocrates in a World of Pagans and Christians* (Baltimore: Johns Hopkins University Press, 1991), p. x.

10　David Wootton, *Bad Medicine: Doctors Doing Harm Since Hippocrates* (Oxford, UK: Oxford University Press, 2006), p. 42.

11　Ibid., p. 31.

12　Owsei Temkin, *Hippocrates in a World of Pagans and Christians* (Baltimore: Johns Hopkins University Press, 1991), p. 11.

13　Ibid., p. 5.

14　Steven Johnson, *How We Got to Now: Six Innovations That Made the Modern World* (New York: Riverhead Books, 2014), pp. 5–6.

15　Owsei Temkin, *Galenism: Rise and Decline of a Medical Philosophy* (Ithaca, N.Y.: Cornell University Press, 1973), p. 14.

16　Owsei Temkin, *Hippocrates in a World of Pagans and Christians* (Baltimore: Johns Hopkins University Press, 1991), p. 3.

17　Ibid., p. 4.

18　Galen, *On the Natural Faculties*, trans. Arthur John Brock (London: William Heinemann, 1928), p. xix.

第一章　困　境

1　R. I. Harris, "Arthrodesis for Tuberculosis of the Hip," *Journal of Bone and Joint Surgery*, vol. 17, No. 2, 1935

2　E. A. Codman, *The Shoulder* (Boston: Thomas Todd Co., 1934).

3　Charles S. Neer, *Shoulder Reconstruction* (New York: W.B. Saunders, 1990), p. vii.

4　Ibid., p. 146.

5　E. A. Codman, *The Shoulder* (Boston: Thomas Todd Co., 1934), p. 331.

6　Arthur Steindler, *The Traumatic Deformities and Disabilities of the Upper Extremity* (Springfield, Ill.: Charles C. Thomas, 1946), p. 126.

7　A. F. DePalma, *Surgery of the Shoulder* (Philadelphia: J.B. Lippincott, 1950), p. 272.

8　Ibid., p. 423.

9　C. S. Neer, T. H. Brown, H. L. McLaughlin, "Fracture of the neck of the humerus with dislocation of the head fragment," *American Journal of Surgery*, March 1953, pp. 252–58.

## 第二章　纸张、先知和印刷机

1　Sven Beckert, *Empire of Cotton. A Global History* (New York: Knopf, 2014).

2　Matt Ridley, *The Evolution of Everything: How New Ideas Emerge* (New York: Harper Collins, 2015), p. 120.

3　Ibid., p. 125.

4　Kumar Srivastava, "The 'Adjacent Possible' of Big Data: What Evolution Teaches about Insights Generation," *Wired*, Dec. 2014.

5　Steven Johnson, *Where Good Ideas Come From: The Natural History of Innovation* (New York: Riverhead Books, 2010), p. 31.

6　Elizabeth Eisenstein, *The Printing Revolution in Early Modern Europe* (Cambridge, UK: Cambridge University Press, 1983), p. 4.

7　Mark Kurlansky, *Paper: Paging Through History* (New York: W.W. Norton, 2016), p. 13.

8　Craig Kallendorf, "Ancient Book," in *The Book: A Global History*, M. F. Suarez and H. R. Woudhuysen, eds. (Oxford, UK: Oxford University Press, 2013), p. 49.

9　Mark Kurlansky, *Paper: Paging Through History* (New York: W.W. Norton, 2016), p. 14.

10　John Man, *Gutenberg: How One Man Remade the World with Words* (New York: MJF Books, 2002), p. 24.

11　Ibid., p. 48.

12　Ibid., p. 124.

13　Ibid., p. 124.

14　Ibid., p. 164.

15　Ibid., p. 8.

16　Mark Kurlansky, *Paper: Paging Through History* (New York: W.W. Norton, 2016), p. 26.

17　Ibid., p. 160.

18　Steven Weinberg, *To Explain the World: The Discovery of Modern Science* (New York: HarperCollins, 2015), p. 101.

19　Ibid., p. 104.

20　P. K. Hitti, *History of the Arabs* (London: Macmillan, 1937), p. 315.

21　Hillel Ofek, "Why the Arabic World Turned Away from Science," *The New Atlantis*, Winter 2011, pp. 3–23.

22　Ibid., p. 50.

23　Hillel Ofek, "Why the Arabic World Turned Away from Science," *The New Atlantis*, Winter 2011, p. 7.

24　David Wootton, *Bad Medicine: Doctors Doing Harm Since Hippocrates* (Oxford, UK: Oxford University Press, 2006), p. 50.

25　Michael Flannery, Avicenna entry, *Encyclopedia Britannica* online, quoted August 11, 2016.

26　Sherwin Nuland, *Doctors: The Biography of Medicine* (New York: Vintage Books, 1988), p. 57.

27　Steven Weinberg, *To Explain the World: The Discovery of Modern Science* (New York: HarperCollins, 2015), p. 112.

28　Charles Burnett and Danielle Jacquart, eds., *Constantine the African and Ali ibn al-Abbas al-Magusi; The* Pantegni *and Related Texts* (Leiden, Netherlands: E. J. Brill, 1994), Preface vii–viii.

29　Nicholas Ostler, *Ad Infinitum: A Biography of Latin* (New York: HarperPress, 2009), p. 211.

30　David Osborn, "Constantine the African and Gerard of Cremona," in GreekMedicine. Net, quoted August 20, 2016, http://www.greekmedicine.net/whos_who/Constantine _the_African_Gerard_of_Cremona.html.

31　Christopher de Hamel, "The European Medieval Book," in *The Book: A Global History*, M. F. Suarez and H. R. Woudhuysen, eds. (Oxford, UK: Oxford University Press, 2013), p. 59.

32　John Man, *Gutenberg: How One Man Remade the World with Words* (New York: MJF Books, 2002), p. 88.

## 第三章　维萨里与《人体构造论》

1　David Wootton, *The Invention of Science: A New History of the Scientific Revolution* (New York: HarperCollins, 2015), p. 58.

2　Ibid., p. 106.

3　Ibid., p. 75.

4　Ibid., p. 78.

5　Paul Strathern, *The Medici: Power, Money, and Ambition in the Italian Renaissance* (New York: Pegasus Books, 2016), p. 46.

6　Steven Johnson, *How We Got to Now: Six Innovations That Made the Modern World* (New York: Riverhead Books, 2014), p. 17.

7　Ibid., p. 19.

8　Ibid., p. 32.

9　Ibid.

10　Ibid., p. 8.

11　Lewis Mumford, *Technics and Civilization* (Chicago: University of Chicago Press, 2010), p. 129.

12　Steven Johnson, *How We Got to Now: Six Innovations That Made the Modern World* (New York: Riverhead Books, 2014), p. 35.

13　C. D. O'Malley, *Andreas Vesalius of Brussels 1514–1564* (Berkeley: University of California Press, 1964), p. 6.

14　Ibid., p. 10.

15　Ibid., p. 14.

16　Ibid.

17　Ibid., p. 19.

18　Ibid., p. 20.

19　Ibid., p. 44.

20　Ibid., p. 49.

21　Ibid., p. 59.

22　Ibid., p. 64.

23　Ibid., p. 77.

24　Ibid., p. 106.

25　Ibid., p. 113.

26　Ibid., p. 114.

27　Ibid., p. 321.

28　Ibid., p. 317.

29　Ibid., p. 318.

30　Ibid.

31　Ibid., p. 323.

32　S. W. Lambert, W. Wiegand, and W. M. Ivins, *Three Vesalian Essays to Accompany the Icones Anatomicae of 1934* (New York: Macmillan, 1952), p. 27.

33　Ibid., pp. 3–24.

34　C. D. O'Malley, *Andreas Vesalius of Brussels 1514–1564* (Berkeley: University of California Press, 1964), p. 323.

## 第四章　科学的崛起

1　Thomas Sprat, *The History of the Royal Society of London for the Improving of Natural Knowledge* (London: 1667), p. 53.

2　David Wootton, *The Invention of Science: A New History of the Scientific Revolution* (New York: HarperCollins, 2015), p. 24.

3　Ibid., p. 12.

4　Ibid., p. 199.

5　Galilei, Galileo, *Sidereus Nuncius, or the Sidereal Messenger*, Albert van Heiden (trans) (Chicago: University of Chicago Press, 2016), p. 6.

6　David Wootton, *The Invention of Science: A New History of the Scientific Revolution* (New York: HarperCollins, 2015), p. 215.

7　Ibid., p. 39.

8　Perez Zagorin, *Francis Bacon* (Princeton, NJ: Princeton University Press, 1998), p. 122.

9　Ibid., p. 3.

10　John Sutton, *Encyclopedia of the Life Sciences* (New York: Macmillan, 2001), p. 471.

11　David Wootton, *The Invention of Science: A New History of the Scientific Revolution* (New York: HarperCollins, 2015), p. 83.

12　Ibid., p. 75.

13　Perez Zagorin, *Francis Bacon* (Princeton, NJ: Princeton University Press, 1998), p. 79.

14　Ibid., p. 3.

15　David Wootton, *The Invention of Science: A New History of the Scientific Revolution* (New York: HarperCollins, 2015), p. 84.

16　Perez Zagorin, *Francis Bacon* (Princeton, NJ: Princeton University Press, 1998), p. 100.

17　Ibid., p. 123.

18　Francis Bacon, *New Atlantis* (1627), 5:415.

19　Perez Zagorin, *Francis Bacon* (Princeton, NJ: Princeton University Press, 1998), p. 123.

20　Ibid., p. 224.

21　Bill Bryson, ed., *Seeing Further: The Story of Science and the Royal Society* (London, HarperPress, 2010), p. 9.

22　David Wootton, *The Invention of Science: A New History of the Scientific Revolution* (New York: HarperCollins, 2015), p. 35.

23 Bill Bryson, ed., *Seeing Further: The Story of Science and the Royal Society* (London, Harper Press, 2010), p. 3.

24 James Gleick, *Isaac Newton* (New York: Harper Perennial, 2004), p. 3.

25 Edward Dolnick, *The Clockwork Universe: Isaac Newton, the Royal Society, and the Birth of the Modern World* (New York: HarperCollins, 2011), p. 5.

26 Bill Bryson, ed., *Seeing Further: The Story of Science and the Royal Society* (London, HarperPress, 2010), p. 33.

27 Gerek Gjertsen, *The Newton Handbook* (London: Routledge Kegan & Paul, 1987), p. 24.

28 Matthew Green, http://www.telegraph.co.uk/travel/destinations/europe/united-kingdom/england/london/articles/London-cafes-the-surprising-history-of-Londons-lost-coffeehouses/. Accessed October 9, 2019.

29 Ibid.

30 John Maynard Keynes, quoted in James Gleick, *Isaac Newton* (New York: Harper Perennial, 2004), p. 188.

31 Perez Zagorin, *Francis Bacon* (Princeton, NJ: Princeton University Press, 1998), p. 95.

第五章 哈维与亨特

1 Stephen Paget, *John Hunter, Man of Science and Surgeon* (London: Fischer Unwin, 1924), p. 27.

2 Wendy Moore, *The Knife Man: Blood, Body Snatching, and the Birth of Modern Surgery* (New York: Broadway Books, 2005), p. 177.

3 Thomas Wright, *Circulation: William Harvey's Revolutionary Idea* (London: Vintage, 2013), pp. 41–42.

4 Ibid., p. 91.

5 Ibid., p. 119.

6 Ibid., p. 110.

7 Ibid., p. 121.

8 Ibid., p. xiii.

9 Finch, Ernest, "The Influence of the Hunters on Medical Education," *Annals of the Royal College of Surgeons of England*, 1957, vol. 20, pp. 205–48.

10 Wendy Moore, *The Knife Man: Blood, Body Snatching, and the Birth of Modern Surgery* (New York: Broadway Books, 2005), p. 14.

11 Ibid.

12 Ibid., p. 28.

13 Ibid., p. 37.

14 Ibid., p. 39.

15 Ibid., p. 41.

16 Ibid., p. 43.

17 William Hunter, Two Introductory Lectures (London: printed on the order of the trustees for J. Johnson, 1784), p. 73.

18 John Hunter, *The Works of John Hunter*, ed. James Palmer, vol. 4, (London: Longman, Rees, Orme, Brown, Breem, 1835), pp. 81–116.

19 John Hunter, *Essays and Observations on Natural History, Anatomy, Physiology, Psychology and Geology*, ed. Richard Owen, (London: John Van Voorst, 1861), vol. 1, p. 189.

20 Megan Oaten, Richard Stevenson, et al., "Disgust as a Disease-Avoidance Mechanism," *Psychological Bulletin*, vol. 135, No. 2, pp. 303–21.

21    Wendy Moore, *The Knife Man: Blood, Body Snatching, and the Birth of Modern Surgery* (New York: Broadway Books, 2005), p. 62.

22    Ibid., p. 149.

23    Benjamin Franklin, *The Autobiography of Benjamin Franklin* (New York: P.F. Collier, 1909), p. 157.

24    http://www.archives.upenn.edu/people/1700s/shippen_wm.html. Accessed October 9, 2019.

25    Betsy Copping Corner, ed. *William Shippen Jr., Pioneer in American Medical Education, With Notes, and the Original Text of His Edinburgh Dissertation, 1761*, (Philadelphia, PA: American Philosophical Society, 1951), p. 7.

26    Wendy Moore, *The Knife Man: Blood, Body Snatching, and the Birth of Modern Surgery* (New York: Broadway Books, 2005), p. 84.

27    Jessé Foot, *The Life of John Hunter* (London: T. Becket, 1794), pp. 81–2.

28    Wendy Moore, *The Knife Man: Blood, Body Snatching, and the Birth of Modern Surgery* (New York: Broadway Books, 2005), p. 7.

29    Ibid., p. 89.

30    Ibid.

31    Ibid., p. 112.

32    Royal Society Journal Book Copy, vol. 26, 1767–1770, February 5, 1767 (no page numbers).

33    John Hunter, *The Works of John Hunter*, ed. James Palmer, vol. 4, (London: Longman, Rees, Orme, Brown, Breem, 1835), p. 417.

34    Ibid., pp. 417–19.

35    Wendy Moore, *The Knife Man: Blood, Body Snatching, and the Birth of Modern Surgery* (New York: Broadway Books, 2005), p. 6.

36    Ibid., p. 176.

37    Ibid., p. 177.

38    Ibid.

39    Ibid., p. 269.

40    Ibid., p. 170.

41    Ibid., p. 171.

42    Ibid., p. 223.

43    Thomas Wright, *Circulation: William Harvey's Revolutionary Idea* (London: Vintage, 2013), p. 225.

44    Ibid.

## 第六章　病理学

1    Sherwin Nuland, *Doctors: The Biography of Medicine* (New York: Vintage Books, 1995), p. 156.

2    Ibid., p. 157.

3    Ibid., p. 159.

4    Ibid., p. 147.

5    Rudolf Virchow, "Morgagni and the Anatomic Concept," *Bulletin of the History of Medicine*, Oct. 1939; vol. 7, pp. 975-90.

6    Antoni Lewenhoeck, "De Natis'e E Semine Genitali Animalculis," *Philosophical Transactions* (1665–1678). 1753-01-01. 12:1040–1046.

7    Catherine Wilson, *The Invisible World: Early Modern Philosophy and the Invention of the Microscope* (Princeton, New Jersey: Princeton University Press, 1995), p. 36.

8　Ibid., p. 37.

9　Bernard de Fontenelle, p. 9. https://books.google.com/books?id=VOqbtFnjR0C&print sec=frontcover&source=gbs_ge_summary_r&cad=0#v=onepage&q&f=false. Accessed October 9, 2019.

10　https://www.nationalgallery.org.uk/paintings/vincent-van-gogh-sunflowers. Accessed October 9, 2019.

11　http://ursula.chem.yale.edu/~chem220/chem220js/STUDYAIDS/history/chemists /perkin.html. Accessed October 9, 2019.

12　"The Top Pharmaceuticals that Changed the World," *Chemical and Engineering News,* vol. 83, Issue 25, June 2005, https://pubs.acs.org/cen/coverstory/83/8325/8325emergence.html. Accessed October 9, 2019.

13　S. I. Hajdu, "Microscopic contributions of pioneer pathologists," *Annals of Clinical & Laboratory Science,* vol. 41(2), 2011, p. 201.

14　R. Ali Faisal, et al., "Hematoxylin in History—The Heritage of Histology," *JAMA Dermatology,* 2017, 153(3), p. 328.

15　Gary W. Gill, *Cytopreparation: Principles & Practice; Essentials in Cytopathology* (New York: Springer, 2012), p. 207.

16　Johannes Steudel, Johannes Müller, German Physiologist, in *Encyclopedia Britannica* online, https://www.britannica.com/biography/Johannes-Muller. Accessed October 9, 2019.

17　Sherwin Nuland, *Doctors: The Biography of Medicine* (New York: Vintage Books, 1995), p. 310.

18　Ibid., p. 320.

19　Ibid., p. 307.

20　Ibid., p. 306.

21　Ibid., p. 325.

第七章　病　菌

1　http://en.muvs.org/topic/the-gate-for-the-secretly-pregnant.pdf. Accessed October 9, 2019.

2　Sherwin Nuland, *The Doctor's Plague: Germs, Childbed Fever, and the Strange Story of Ignác Semmelweis* (New York: Atlas Books, 2003), p. 96.

3　Ibid., p. 96.

4　Ibid., p. 94.

5　Ibid., p. 90.

6　Ibid., pp. 99–100.

7　Ibid., p. 100.

8　Edward Huth and T. J. Murray, *Medicine in Quotations: Views of Health and Disease Through the Ages* (Philadelphia: American College of Physicians, 2006), p. 176.

9　Lane, Nick "The Unseen World: Reflections on Leeuwenhoek (1677) 'Concerning Little Animals'" *Philosophical Transactions of the Royal Society,* 370: 20140344, 2015, pp. 1–10.

10　Sherwin Nuland, *The Doctor's Plague: Germs, Childbed Fever, and the Strange Story of Ignác Semmelweis* (New York: Atlas Books, 2003), p. 156.

11　Ibid., pp. 159–61.

12　Thomas Hodgkin, "On Some Morbid Appearances of the Absorbent Glands and Spleen" *Medico-Chirurgical Transactions,* 1832. 17:68–114.

13　Sherwin Nuland, *Doctors: The Biography of Medicine* (New York: Vintage Books, 1995), p. 352.

14    David Wootton, *Bad Medicine: Doctors Doing Harm Since Hippocrates* (Oxford, UK: Oxford University Press, 2006), p. 234.

15    Sherwin Nuland, *Doctors: The Biography of Medicine* (New York: Vintage Books, 1995), p. 354.

16    Ibid., p. 355.

17    Ibid., p. 356.

18    Richard A. Fisher, *Joseph Lister 1827–1912* (New York: Stein and Day, 1977), p. 52.

19    Melvin Santer, *Confronting Contagion: Our Evolving Understanding of Disease* (Oxford, UK: Oxford University Press, 2014), p. 211.

20    Jacob Henle, *On Miasmata and Contagia*, trans. George Rosen (Baltimore: Johns Hopkins Press, 1938), p. 14.

21    Ibid., p. 19.

22    Richard A. Fisher, *Joseph Lister 1827–1912* (New York: Stein and Day, 1977), p. 132.

23    Sherwin Nuland, *Doctors: The Biography of Medicine* (New York: Vintage Books, 1995), p. 362.

24    Ibid., p. 363.

25    Richard A. Fisher, *Joseph Lister 1827–1912* (New York: Stein and Day, 1977), p. 134.

26    Ibid.

27    Edwin S. Gaillard, *The American Medical Weekly*, vols. 8–9, 1878, p. 243.

28    Richard A. Fisher, *Joseph Lister 1827–1912* (New York: Stein and Day, 1977), p. 131–2.

29    Francis Darwin, *The Eugenics Review*, vol. 6:1, 1914, p. 1.

30    Thomas Goetz, *The Remedy: Robert Koch, Arthur Conan Doyle, and the Quest to Cure Tuberculosis* (New York: Gotham Books, 2014), p. 11.

31    Ibid., p. 13.

32    Ibid., p. 6.

33    http://www.merckvetmanual.com/generalized-conditions/anthrax/overview-of-anthrax. Accessed July 23, 2017.

34    Thomas Goetz, *The Remedy: Robert Koch, Arthur Conan Doyle, and the Quest to Cure Tuberculosis* (New York: Gotham Books, 2014), p. 23.

35    Jacob Henle, *On Miasmata and Contagia*, trans. George Rosen (Baltimore: Johns Hopkins Press, 1938), p. 42.

36    Thomas Goetz, *The Remedy: Robert Koch, Arthur Conan Doyle, and the Quest to Cure Tuberculosis* (New York: Gotham Books, 2014), p. 39.

37    Ibid., p. 40.

38    https://www.britannica.com/biography/Robert-Koch. Accessed July 29, 2017.

39    Thomas Goetz, *The Remedy: Robert Koch, Arthur Conan Doyle, and the Quest to Cure Tuberculosis* (New York: Gotham Books, 2014), p. 87.

40    E. Cambau and M. Drancourt, "Steps Towards the Discovery of Mycobacterium Tuberculosis by Robert Koch, 1882" *Clinical Microbiology and Infection*, vol. 20, Issue 3, March 2014, pp. 196–201.

41    Thomas Goetz, *The Remedy: Robert Koch, Arthur Conan Doyle, and the Quest to Cure Tuberculosis* (New York: Gotham Books, 2014), p. 88.

42    Ibid., p. 87.

43    David Wootton, *Bad Medicine: Doctors Doing Harm Since Hippocrates* (Oxford, UK: Oxford University Press, 2006), p. 227.

44    Sherwin Nuland, *Doctors: The Biography of Medicine* (New York: Vintage Books, 1995), p. 379.

第八章 抗生素

1　William Rosen, *Miracle Cure: The Creation of Antibiotics and the Birth of Modern Medicine* (New York: Viking, 2017), p. 41.

2　Ibid., p. 39.

3　H. Maruta, "From chemotherapy to signal therapy (1909–2009): A century pioneered by Paul Ehrlich," *Drug Discoveries Therapeutics*, 2009; 3(2): 37–40.

4　William Rosen, *Miracle Cure: The Creation of Antibiotics and the Birth of Modern Medicine* (New York: Viking, 2017), p. 57.

5　Ibid., p. 62.

6　Ibid., p. 63.

7　William Rosen, *Miracle Cure: The Creation of Antibiotics and the Birth of Modern Medicine* (New York: Viking, 2017), p. 53.

8　Ibid., p. 63.

9　Ibid., p. 68.

10　Ibid., p. 107.

11　Ibid., p. 113.

12　Eric Lax, *The Mold in Dr. Florey's Coat: The Story of the Penicillin Miracle* (New York: Henry Holt and Company, 2015), chapter 8.

13　William Rosen, *Miracle Cure: The Creation of Antibiotics and the Birth of Modern Medicine* (New York: Viking, 2017), p. 131.

14　Ibid., p. 135.

15　Robert Bud, *Penicillin: Triumph and Tragedy* (Oxford, UK: Oxford University Press, 2007), p. 36.

16　William Rosen, *Miracle Cure: The Creation of Antibiotics and the Birth of Modern Medicine* (New York: Viking, 2017), p. 135.

17　Paul Starr, *The Social Transformation of American Medicine: The Rise of a Sovereign Profession and the Making of a Vast Industry* (New York: Basic Books, 1982), p. 341.

18　William Rosen, *Miracle Cure: The Creation of Antibiotics and the Birth of Modern Medicine* (New York: Viking, 2017), p. 192.

19　Ibid.

20　Selman Waksman and H. Boyd Woodruff, "Streptothricin, a New Selective Bacteriostatic and Bactericidal Agent, Particularly Active Against Gram-Negative Bacteria" *Proceedings of the Society for Experimental Biology and Medicine*, Feb. 1, 1942, 49(2), pp. 207–10.

21　Albert Schatz, Elizabeth Bugle, and Selman Waksman "Streptomycin, A Substance Exhibiting Antibiotic Activity Against Gram-Positive and Gram-Negative Bacteria," *Proceedings of the Society for Experimental Biology and Medicine*, Jan. 1, 1944, 55(1) pp. 66–9.

22　William Rosen, *Miracle Cure: The Creation of Antibiotics and the Birth of Modern Medicine* (New York: Viking, 2017), p. 211.

23　Ibid., p. 268.

24　Ibid., p. 303.

25　Paul Starr, *The Social Transformation of American Medicine: The Rise of a Sovereign Profession and the Making of a Vast Industry* (New York: Basic Books, 1982), p. 336.

26　William Rosen, *Miracle Cure: The Creation of Antibiotics and the Birth of Modern Medicine* (New York: Viking, 2017), p. 256.

## 第九章 麻 醉

1    William Mayo, Collected Papers of the Mayo Clinic and the Mayo Foundation, vol. 13, (New York, Saunders, 1922), p. 1274.

2    J. Ashhurst Jr., "Surgery Before the Days of Anesthesia," in J. C. Warren, J. C. White, W. I. Richardson, H. H. Beach, F. C. Shattuck, W. S. Bigelow, eds. *The Semi-Centennial of Anesthesia*, October 16, 1846–October 16, 1896, (Boston: Massachusetts General Hospital, 1897), 27–37.

3    Ann Ellis Hanson, "'Your mother nursed you with bile': anger in babies and small children," in Susanna Braund, and Glenn W. Most, eds., *Ancient Anger, Perspectives from Homer to Galen* (Cambridge, UK: University of Cambridge Press, 2004), p. 185.

4    https://www.greekmyths-greekmythology.com/morpheus-the-god-of-dreams/. Accessed October 4, 2018.

5    M. L. Meldrum, "A capsule history of pain management," *JAMA*, 290(18), Nov. 12, 2003.

6    Ibid., p. 2.

7    Sherwin Nuland, *The Origins of Anesthesia* (Birmingham: Classics of Modern Medicine, 1983), p. 25.

8    https://www.acs.org/content/acs/en/education/whatischemistry/landmarks/joseph priestleyoxygen.html. Accessed October 9, 2019.

9    Ibid.

10   Ibid.

11   Henry Guerlac, "Joseph Black and Fixed Air, a Bicentenary Retrospective, with some New or Little Known Material," *Isis*, vol. 48, No. 2, 1957, p. 125.

12   https://www.acs.org/content/acs/en/education/whatischemistry/landmarks/josephpriest leyoxygen.html. Accessed October 9, 2019.

13   Humphry Davy, *Researches, Chemical and Philosophical: Chiefly Concerning Nitrous Oxide* (Bristol, UK: Biggs and Cottle, 1800), p. 556.

14   Sherwin Nuland, *The Origins of Anesthesia* (Birmingham: Classics of Modern Medicine, 1983), p. 54.

15   Ibid., p. 55.

16   Ibid., p. 63.

17   https://archive.org/stream/101495446.nlm.nih.gov/101495446#page/n1/mode/2up. Accessed October 9, 2019.

18   Sherwin Nuland, *The Origins of Anesthesia* (Birmingham: Classics of Modern Medicine, 1983), p. 65.

19   Ibid., p. 67.

20   Ibid., p. 68.

21   John Collins Warren, "Inhalation of ethereal vapor for the prevention of pain in surgical operations," *Boston Medical and Surgical Journal*, December 9, 1846.

22   Sherwin Nuland, *The Origins of Anesthesia* (Birmingham: Classics of Modern Medicine, 1983), p. 99.

23   Gordon, H. Laing, quoted in Sherwin Nuland, *The Origins of Anesthesia* (Birmingham: Classics of Modern Medicine, 1983), p. 108.

24   http://www.ph.ucla.edu/epi/snow/victoria.html. Accessed October 9, 2019.

## 第十章 择期手术

1    Gerald Imber, *Genius on the Edge: The Bizarre Double Life of Dr. William Stewart Halsted*

(New York: Kaplan, 2011), p. 66.

2     James Thomas Flexner and Simon Flexner, "William Henry Welch and the Heroic Age of American Medicine," *New England Journal of Medicine*, 1942; 227: 152–54, July 23, 1942.

3     Gerald Imber, *Genius on the Edge: The Bizarre Double Life of Dr. William Stewart Halsted* (New York: Kaplan, 2011), p. 42.

4     Joshua Berrett, "Doctors Afield: Theodor Billroth," *New England Journal of Medicine*, 264; Jan. 5, 1961, p. 38.

5     A. Cesmebasi, et al., "A Historical Perspective: Bernhard von Langenbeck German Surgeon (1810–1887)," *Clinical Anatomy* 27: 972–75, 2014.

6     Ibid.

7     Siddhartha Mukherjee, *The Emperor of All Maladies* (New York: Scribner, 2010), p. 58.

8     Sherwin Nuland, *Doctors: The Biography of Medicine* (New York: Vintage Books, 1995), p. 391.

9     R. Kazi and R. Peter, "Christian Albert Theodor Billroth: Master of Surgery," *Journal of Postgraduate Medicine*, 2004; 50: 82–3.

10    Sherwin Nuland, *Doctors: The Biography of Medicine* (New York: Vintage Books, 1995), p. 391.

11    M. Goerig, et al., "Carl Koller, Cocaine, and Local Anesthesia. Some less known and forgotten facts," *Regional Anesthesia and Pain Medicine*, 37(3, May-June): 318, 2012.

12    Ibid.

13    G. Gaertner, *Die Entdeckung der Lokalanasthesia* (Vienna: Der neue Tag, 1919), 6.

14    Ibid.

15    H. D. Noyes, "The Ophthalmological Congress in Heidelberg," *Medical Record*. 1884; 26: 417–18.

16    Gerald Imber, *Genius on the Edge: The Bizarre Double Life of Dr. William Stewart Halsted* (New York: Kaplan, 2011), p. 55.

17    Howard Markel, *An Anatomy of Addiction: Sigmund Freud, William Halsted, and the Miracle Drug, Cocaine* (New York: Vintage, 2012), p. 108.

18    Ibid., p. 111.

19    Gerald Imber, *Genius on the Edge: The Bizarre Double Life of Dr. William Stewart Halsted* (New York: Kaplan, 2011), p. 80.

20    Ibid., p. 87.

21    Ibid., p. 98.

22    Ibid., p. 349.

23    Sherwin Nuland, *Doctors: The Biography of Medicine* (New York: Vintage Books, 1995), p. 414.

24    Gerald Imber, *Genius on the Edge: The Bizarre Double Life of Dr. William Stewart Halsted* (New York: Kaplan, 2011), p. 115.

25    Ibid., p. 118.

26    Siddhartha Mukherjee, *The Emperor of All Maladies* (New York: Scribner, 2010), p. 47.

27    Gerald Imber, *Genius on the Edge: The Bizarre Double Life of Dr. William Stewart Halsted* (New York: Kaplan, 2011), p. 228.

28    Ibid., p. 233.

29    Ibid., p. 349.

30    Ibid., p. 296.

31    Ibid., p. 348.

32　Ibid., p. 146.

33　Ibid., p. 350.

第十一章　钴铬钼合金

1　A. Boire, V. A. Riedel, N. M. Parrish S. Riedel, "Tuberculosis: From an Untreatable Disease in Antiquity to an Untreatable Disease in Modern Times?" *Journal of Ancient Diseases and Preventable Remedies*, 2013, vol. 1, pp. 1–11.

2　N. J. Eynon-Lewis, D. Ferry, and M. F. Pearse, "Themistocles Gluck, Unrecognized Genius," *British Medical Journal*, 1992, vol. 305, pp. 1534–36.

3　R. A. Brand, M. A. Mont, and M. M. Manring, "Biographical Sketch: Themistocles Gluck (1853–1942)," *Clinical Orthopedics and Related Research*, 2011, 469, pp. 1525–27.

4　Ibid., p. 1527.

5　M. J. Bankes and R. J. Emery, "Pioneers of Shoulder Replacement: Themistocles Gluck and Jules Emile Péan," *Journal of Shoulder and Elbow Surgery*, 1995, vol. 4, pp. 259–62.

6　Ibid., p. 260.

7　M. N. Smith-Petersen, *Journal of Bone and Joint Surgery*, 1953, vol. 35, pp. 1042–44.

8　M. N. Smith-Petersen, "Evolution of mould arthroplasty of the hip joint," *Journal of Bone and Joint Surgery*, 1948, vol. 30B, pp. 59–75.

9　C. S. Venable, W. G. Stuck, and A. Beach, "The effects of bone of the presence of metals; based upon electrolysis, an experimental study," *Annals of Surgery*, 1937, vol. 105, pp. 917–38.

10　M. N. Smith-Petersen, "Arthroplasty of the hip, a new method," *Journal of Bone and Joint Surgery*, 1939, vol. 37, p. 269–88.

11　Ibid., p. 278.

12　E. D. McBride, "A femoral head prosthesis for the hip joint. Four years' experience and the results," *Journal of Bone and Joint Surgery*, 1952, vol. 34, pp. 989–96.

13　Ibid., p. 989.

14　M. J. Bankes and R. J. Emery, "Pioneers of Shoulder Replacement: Themistocles Gluck and Jules Emile Péan," *Journal of Shoulder and Elbow Surgery*, 1995, vol. 4, p. 262.

第十二章　疏忽与享有权

1　Sue Blevins, *Medicare's Midlife Crisis* (Washington, DC: Cato Institute, 2001), p. 25.

2　Ibid.

3　Ronald L. Numbers, ed., *Compulsory Health Insurance: The Continuing American Debate* (Westport, Conn.: Greenwood Press, 1982), p. 6.

4　R. Cunningham and R. M. Cunningham, *The Blues: A History of the Blue Cross and Blue Shield System* (Dekalb: Northern Illinois University, 1997), p. ix.

5　Ibid., p. 5.

6　Ibid., p. 4.

7　James E. Stuart, *The Blue Cross Story: An Informal Biography of the Voluntary Nonprofit Prepayment Plan for Hospital Care* (self-published), 1952, p. 18.

8　R. Cunningham and R. M. Cunningham, *The Blues: A History of the Blue Cross and Blue Shield System* (Dekalb: Northern Illinois University, 1997), p. 35.

9　Ibid., p. 59.

10　Ibid., p. 92.

11　Ibid., p. 118.

12　Oscar Ewing, press statement (Federal Security Agency, Washington, DC, June 25,

1951).

13  Julian E. Zelizer, "How Medicare Was Made," *New Yorker*, Feb. 15, 2015.

14  Paul Starr, *The Social Transformation of American Medicine: The Rise of a Sovereign Profession and the Making of a Vast Industry* (New York: Basic Books, 1982).

15  Howard, S. Berliner, "The Origins of Health Insurance for the Aged," *International Journal of Health Services* 3, no. 3 (1973): 465.

16  Sue Blevins, *Medicare's Midlife Crisis* (Washington, DC: Cato Institute, 2001), p. 42.

17  Julian Zelizer, "The Contentious Origins of Medicare and Medicaid," in *Medicare and Medicaid at 50, America's Entitlement Programs in the Age of Affordable Care*, Alan B. Cohen, David C. Colby, Keith A. Wailoo, and Julian Zelizer, eds. (Oxford, UK: Oxford University Press, 2015), p. 13.

18  James Morone and Elisabeth Fauquert, "Medicare in American Political History: The Rise and Fall of Social Insurance," in *Medicare and Medicaid at 50, America's Entitlement Programs in the Age of Affordable Care*, Alan B. Cohen, David C. Colby, Keith A. Wailoo, and Julian Zelizer, eds. (Oxford, UK: Oxford University Press, 2015), p. 299.

19  Ibid., p. 299.

20  Ibid.

21  Ibid., p. 300.

22  Ira Katznelson, *Fear Itself, The New Deal and the Origins of Our Time* (New York: Liveright, 2013)

23  Sue Blevins, *Medicare's Midlife Crisis* (Washington, DC: Cato Institute, 2001), p. 46.

24  Ibid.

25  D. B. Smith, "Civil Rights and Medicare, Historical Convergence and Continuing Legacy," in *Medicare and Medicaid at 50, America's Entitlement Programs in the Age of Affordable Care*, Alan B. Cohen, David C. Colby, Keith A. Wailoo, and Julian Zelizer, eds. (Oxford, UK: Oxford University Press, 2015), p. 35.

26  Ibid.

27  Nathaniel Wesley, *Black Hospitals in America: History, Contributions, and Demise* (Tallahassee, Fla., NRW Associates Publications, 2010).

28  Cited in Rick Mayes, "The Origins, Development, and Passage of Medicare's Revolutionary Prospective Payment System," *Journal of the History of Medicine* 62, Jan. 2007, p. 25.

29  Uwe Reinhardt, "Medicare Innovations in the War Over the Key to the US Treasury," in *Medicare and Medicaid at 50, America's Entitlement Programs in the Age of Affordable Care*, Alan B. Cohen, David C. Colby, Keith A. Wailoo, and Julian Zelizer, eds. (Oxford, UK: Oxford University Press, 2015), p. 172.

30  Ibid.

31  Ibid., p. 173.

32  Ibid.

33  Ibid., p. 174.

34  Ibid., p. 175.

35  American Medical Association, "History of the RBRVS," http://www.ama-assn.org //ama/pub/physician-resources/solutions-managing-your-practice/coding-billing-insurance/medicare/the-resource-based-relative-value-scale/history-of-rbrvs.page. Accessed October 9, 2019.

36  Uwe Reinhardt, "Medicare Innovations in the War Over the Key to the US Treasury," in *Medicare and Medicaid at 50, America's Entitlement Programs in the Age of Affordable Care*, Alan B. Cohen, David C. Colby, Keith A. Wailoo, and Julian Zelizer, eds. (Oxford, UK: Oxford University Press, 2015), p. 178.

37　Uwe Reinhardt, "Medicare Innovations in the War Over the Key to the US Treasury," in *Medicare and Medicaid at 50, America's Entitlement Programs in the Age of Affordable Care*, Alan B. Cohen, David C. Colby, Keith A. Wailoo, and Julian Zelizer, eds. (Oxford, UK: Oxford University Press, 2015), p. 179.

38　Kaiser Family Foundation, "10 Essential Facts About Medicare's Financial Outlook," Feb. 2, 2017, http://kff.org/medicare/issue-brief/10-essential-facts-about-medicares-financial-outlook/. Accessed October 9, 2019.

39　Uwe Reinhardt, "Medicare Innovations in the War Over the Key to the US Treasury," in *Medicare and Medicaid at 50, America's Entitlement Programs in the Age of Affordable Care*, Alan B. Cohen, David C. Colby, Keith A. Wailoo, and Julian Zelizer, eds. (Oxford, UK: Oxford University Press, 2015), p. 182.

## 第十三章　设备许可

1　Philip J. Hilts, *Protecting America's Health: The FDA, Business, and One Hundred Years of Regulation* (Chapel Hill: University of North Carolina Press, 2004), p. ix.

2　Ibid., p. 3.

3　Ibid., p. x.

4　Ibid., p. xi.

5　David Greenberg, "How Teddy Roosevelt Invented Spin," *Atlantic*, Jan. 24, 2016, https://www.theatlantic.com/politics/archive/2016/01/how-teddy-roosevelt-invented-spin/426699/. Accessed October 9, 2019.

6　Ibid.

7　Philip J. Hilts, *Protecting America's Health: The FDA, Business, and One Hundred Years of Regulation* (Chapel Hill: University of North Carolina Press, 2004), p. 24.

8　Ibid., p. 55.

9　Ibid.

10　Ibid., p. 93.

11　Ibid.

12　Carol Rados, "Medical Device and Radiological Health Regulations Come of Age," *FDA Consumer Magazine*, Jan.–Feb., 2006, https://www.fda.gov/aboutfda/whatwedo/history/productregulation/medicaldeviceandradiologicalhealthregulationscomeofage/default.htm. Accessed October 9, 2019.

13　Meryl Gordon, "A Cash Settlement, but No Apology", *New York Times*, Feb. 20, 1999, http://www.nytimes.com/1999/02/20/opinion/a-cash-settlement-but-no-apology.html. Accessed October 9, 2019.

14　I. D. Learmonth, C. Young, C. Rorabeck, "The Operation of the Century," *The Lancet*, 2007, 1508–19.

15　G. K. McKee, J. Watson-Farrar, "Replacement of arthritic hips by the McKee-Farrar prosthesis," *Journal of Bone and Joint Surgery*, 1966, 48 B:245, 59.

16　D. Cohen, "Out of joint: The Story of the ASR," *British Medical Journal*, May 14, 2011, 342:d2905.

17　https://www.depuysynthes.com/asrrecall/depuy-asr-recall-usen.html. Accessed October 9, 2019.

18　C. Delaunay, "Registries in Orthopaedics," *Orthopaedics & Traumatology: Surgery & Research*, 101 (2015), S69–S75.

19　P. Slatis and B. Veraart, "Goran Carl Harald Bauer: 1923–1994," *Acta Orthopaedica Scandinavica*, 65: 5, 491–8, 1994.

20　Barry Meier, "A Call for a Warning System on Artificial Joints," *New York Times*, July 29, 2008.

21　Australian Orthopedic Association. National Joint Replacement Registry, annual report 2007. AOA, 2008.

22　D. Cohen, "Out of joint: The Story of the ASR," *British Medical Journal*, May 14, 2011, 342:d2905.

23　Ibid.

24　Barry Meier, "A Call for a Warning System on Artificial Joints," *New York Times*, July 29, 2008.

25　Barry Meier, "House Bill Would Create Artificial Joints Registry," *New York Times*, June 10, 2009.

26　Barry Meier, "Concerns Over Metal on Metal Hip Implants," *New York Times*, March 3, 2010.

27　Ibid.

28　http://www.mcminncentre.co.uk/research-lectures-debate.html. Accessed October 9, 2019.

29　Barry Meier, "Doctors Who Don't Speak Out," *New York Times*, Feb. 15, 2013.

30　DePuy Orthopedics Inc. 2010. "DePuy Orthopedics Voluntarily Recalls Hip System," https://www.depuysynthes.com/about/news-press/qs/depuy-orthopaedics -voluntarily-recalls-asr-hip-system---depuy. Accessed October 9, 2019.

31　http://www.annualreports.com/HostedData/AnnualReportArchive/j/NYSE_JNJ_2013.pdf. Accessed October 9, 2019.

32　Barry Meier, "Frustrations from a Deal on Flawed Hip Implants," *New York Times*, Nov. 25, 2013.

33　Matthias Wienroth, et al., "Precaution, governance and the failure of medical implants: The ASR hip in the UK," *Life Sciences, Society and Policy*, 2014, 10:19.

34　Andrew Barry, *Political Machines: Governing a Technological Society* (London: Athlone Press, 2001).

35　Matthias Wienroth, et al., "Precaution, governance and the failure of medical implants: The ASR hip in the UK," *Life Sciences, Society and Policy*, 2014, 10:19.

36　D. Cohen, "How Safe are Metal-on-Metal Hip Implants?" *British Medical Journal*, Feb. 28, 2012, 344: e1410.

## 第十四章　医疗产业园区与医疗器械

1　William Henry Kellar, *Enduring Legacy: The M.D. Anderson Foundation and The Texas Medical Center* (College Station: Texas A&M University Press, 2014), p. 37.

2　Ibid., p. 41.

3　Ibid., p. xxi.

4　Ibid., p. 182.

5　Ibid., p. 196.

6　Society for Assisted Reproductive Technology, http://www.sart.org/globalassets/__sart /infographics/number-of-clinics-treatments-births.png. Accessed October 9, 2019.

7　G. S. Dawe, et al., "Cell Migration from Baby to Mother," *Cell Adhesion & Migration*, 1(1): 2007, pp. 19–27.

8　M. F. Maitz, "Applications of synthetic polymers in clinical medicine," *Biosurface and Biotribology*, vol. 1, 2015, pp. 161–76.

9　http://education.seattlepi.com/can-minerals-form-deep-within-earth-6008.html. Accessed October 9, 2019.

10　https://www.britannica.com/technology/chromium-processing. Accessed October 9, 2019.

11　http://www.mining.com/web/global-cobalt/. Accessed October 9, 2019.

12　https://www.theatlantic.com/health/archive/2017/11/placebo-effect-of-the-heart
　　/545012/. Accessed October 9, 2019.

13　https://globenewswire.com/news-release/2016/12/15/897773/0/en/Global-Cardiac
　　-Pacemaker-Market-will-exceed-USD-12-00-billion-by-2021-Zion-Market-Research.
　　html. Accessed October 9, 2019.

第十五章　心脏外科

1　Stephen Paget, *The Surgery of the Chest* (Bristol, England: John Wright, 1896), p. 121.

2　http://www.timesleader.com/news/local/455923/dr-victor-greco-operated-heart-lung
　　-machine-during-first-successful-open-heart-surgery. Accessed October 9, 2019.

3　William Stoney, *Evolution of Cardiopulmonary Bypass*, vol. 119, pp. 2844–53, 2009.

4　Vincent Gott, Lewis Lillehei, and Owen Wangensteen, "The Right Mix for Giant
　　Achievement in Cardiac Surgery," *Annals of Thoracic Surgery*, vol. 79, 2005, pp. S2210–13.

5　Ibid., p. S2211.

6　Ibid.

7　https://medicine.wright.edu/about/news-and-events/vital-signs/article/a-real-life
　　-macgyver-builds-a-medical-school. Accessed October 9, 2019.

8　Earl Bakken, *A Full Life, The Autobiography of Earl Bakken*. Self published, p. 32.

9　Ibid.

10　Ibid.

11　http://www.pbs.org/transistor/album1/. Accessed October 9, 2019.

12　http://www.pbs.org/transistor/background1/corgs/bellabs.html. Accessed October 9, 2019.

13　Earl Bakken, *A Full Life, The Autobiography of Earl Bakken*. Self published, p. 38.

14　http://www.medtronic.com/us-en/about/facts-stats.html. Accessed October 9, 2019.

15　Henry Ellis, and John W. Kirklin, "Aortic Stenosis," *Surgical Clinics of North America*,
　　Aug. 1955, p. 1033.

16　W. Bruce Fye, *Caring for the Heart: Mayo Clinic and the Rise of Specialization* (Oxford,
　　UK: Oxford University Press, 2015), p. 250.

17　Ibid., p. 253.

18　A. F. Crocetti, "Cardiac Diagnostic and Surgical Facilities in the United States," Public
　　Health Rep., 1965, 80: 1035–53.

19　W. Bruce Fye, *Caring for the Heart: Mayo Clinic and the Rise of Specialization* (Oxford,
　　UK: Oxford University Press, 2015), p. 323.

20　W. Bruce Fye, *Caring for the Heart: Mayo Clinic and the Rise of Specialization* (Oxford, UK:
　　Oxford University Press, 2015), p. 323, quoting Hurst, "History of Cardiac Catheteriza-
　　tion," in S. B. King III and J. S. Douglas, eds. *Coronary Arteriography and Angioplasty*
　　(New York: McGraw-Hill, 1985), pp. 5–6.

21　W. Bruce Fye, *Caring for the Heart: Mayo Clinic and the Rise of Specialization* (Oxford,
　　UK: Oxford University Press, 2015), p. 326, quoting D. B. Effler to F. A. LeFevre, Nov.
　　8, 1960, Effler Papers, CCA.

22　A. Roguin, *Cardiovascular Interventions*. Circulation: 2011;4:206–209.

23　https://www.theatlantic.com/technology/archive/2013/12/no-old-maps-actually
　　-say-here-be-dragons/282267/. Accessed October 9, 2019.

24　R. P. Hudson, "Eisenhower's heart attack: How Ike beat heart disease and held onto the
　　presidency," (review). *Bulletin of the History of Medicine*, vol. 72 (1), p. 161–62.

25　https://www.azquotes.com/quote/1267465. Accessed October 9, 2019.

## 第十六章　外科学的专科化

1　William Osler, "Why is it so? Is it so?" *Journal of the Tennessee State Medical Association*, 1919, 12: 222.

2　Paul Starr, *The Social Transformation of American Medicine: The Rise of a Sovereign Profession and the Making of a Vast Industry* (New York: Basic Books, 1982), p. 38.

3　Ibid.

4　US Bureau of the Census, *Historical Statistics of the United States: Colonial Times to 1970* (Washington, DC: US Department of Commerce, 1975), p. 78.

5　W. Bruce Fye, *Caring for the Heart: Mayo Clinic and the Rise of Specialization* (Oxford, UK: Oxford University Press, 2015), p. 9.

6　https://www.thoughtco.com/how-skyscrapers-became-possible-1991649. Accessed October 9, 2019.

7　https://www.spc.noaa.gov/faq/tornado/f-scale.html. Accessed October 9, 2019.

8　S. H. Severson, *Rochester: Mecca for Millions* (Rochester, MN: Marquette Bank & Trust, 1979).

9　W. W. Mayo, "Address," in Memorial of St. Mary's Hospital, (Rochester, Minn.: St. Mary's Hospital, 1894), pp. 7–8.

10　W. J. Mayo, "John[s] Hopkins, May 1895," handwritten notebook, MCA.

11　W. Bruce Fye, *Caring for the Heart: Mayo Clinic and the Rise of Specialization* (Oxford, UK: Oxford University Press, 2015), p. 16.

12　Ibid., p. 17.

13　Ibid., p. 19.

14　Ibid., p. 23.

15　Ibid., p. 29.

16　W. J. Mayo, "Commencement Address," in *Collected Papers of the Staff of St. Mary's Hospital, Mayo Clinic* (Philadelphia: W.B. Saunders, 1911), pp. 557–66.

17　Rosemary Stevens, *American Medicine and the Public Interest*, rev. ed., (Berkeley: University of California Press, 1998), p. ix.

18　David B. Levine, *Anatomy of a Hospital: Hospital for Special Surgery, 1863–2013* (New York: Hospital for Special Surgery, 2013), p. xi.

19　Ibid., p. 4.

20　M. M. Manning and J. H. Calhoun, "Royal Whitman, 1857–1946" *Journal of Bone and Joint Surgery American Vol.*, 1946, vol. 28, pp. 890–92.

21　Rosemary Stevens, *American Medicine and the Public Interest*, rev. ed., (Berkeley: University of California Press, 1998), p. ix.

22　David B. Levine, *Anatomy of a Hospital: Hospital for Special Surgery, 1863–2013* (New York: Hospital for Special Surgery, 2013), p. 185.

23　Ibid., p. 215.

## 第十七章　植入革命

1　H. P. Platt, Sir John Charnley in *Some Manchester Doctors* W. J. Elwood, A. F. Tuxford, eds. (Manchester, UK: Manchester University Press, 1985).

2　C. S. Neer, T. H. Brown, and H. L. McLaughlin, "Fracture of the neck of the humerus with dislocation of the head fragment," *American Journal of Surgery*, March 1953, pp. 252–58.

3　C. S. Neer, "Articular replacement for the humeral head," *Journal of Bone and Joint Surgery*,

1955, 37-A, pp. 215–28.

4    C. S. Neer, "Replacement arthroplasty for glenohumeral osteoarthritis," *Journal of Bone and Joint Surgery*, 1974, 56-A, pp. 1–13.

5    William Waugh, *John Charnley: The Man and the Hip* (Berlin: Springer-Verlag, 1990), p. 114.

6    John Charnley, "Arthroplasty of the hip—a new operation," 1961, *The Lancet* I:1129–32.

7    William Waugh, *John Charnley: The Man and the Hip* (Berlin: Springer-Verlag, 1990), p. 122.

8    Ibid.

9    C. S. Neer, "Recent experience in total shoulder replacement," *Journal of Bone and Joint Surgery*, 1982, 64-A, pp. 319–37.

## 第十八章　运动医学的诞生

1    https://www.forbes.com/forbes-400/list/3/#version:static. Accessed October 9, 2019.

2    Reinhold Schmieding, "Helping Surgeons Treat their Patients Better: A history of Arthrex's contribution to Arthroscopic Surgery" Arthrex publication, 2006, p. 12.

3    Reinhold Schmieding, Personal communication, June 2, 2017.

4    次日的《纽约论坛报》称："……太阳欢快地笑着，不时躲在云层后面，仿佛在橄榄球比赛中被打肿了眼睛……大家只想要一点温暖，因为有成千上万的虎队球迷和漂亮姑娘在11月的寒冷空气中瑟瑟发抖。"

5    考恩，一位长老会牧师，后来在北卡罗来纳大学和堪萨斯大学担任橄榄球教练，在堪萨斯大学时他曾指导明星球员约翰·奥特兰。考恩在三年后辞去了橄榄球总教练的职务，但继续担任了两年的体育教授，之后被新的教授取代。这位教授是篮球的发明者詹姆斯·奈史密斯。

6    http://drs.library.yale.edu:8083/HLTransformer/HLTransServlet?stylename=yul.ead2002.xhtml.xsl&pid=mssa:ms.0125&clear-stylesheet-cache=yes. Accessed October 9, 2019.

7    Ibid.

8    Zezima, Katie, May 29, 2014 *Washington Post* https://www.washingtonpost.com /news/the-fix/wp/2014/05/29/teddy-roosevelt-helped-save-football-with-a-white -housemeeting-in-1905. Accessed October 9, 2019.

9    几乎没人再这样做过了。我们通常使用来自同侧手臂的掌长肌，或来自同侧腿的较小的腘绳肌腱。

10   弗兰克·乔布医生在棒球名人堂里得到了特殊的认可。很难找到另一个对棒球产生如此深远影响的人物了。想想看，山迪·柯法斯在30岁就离开了赛场，而马里亚诺·里维拉还没有打过一场大联盟比赛就接受了乔布医生的肘部手术。

## 第十九章　计算影响

1    https://www.cbo.gov/about/products/budget-economic-data#2. Accessed October 9, 2019.

2    D. P. Rice, B. S. Cooper, National Health Expenditures, 1950–67, Bulletin, Jan. 1969, https://www.ssa.gov/policy/docs/ssb/v32n1/v32n1p3.pdf. Accessed October 9, 2019.

3    https://data.bls.gov/cgi-bin/cpicalc.pl?cost1=5500&year1=196712&year2=201712. Accessed October 9, 2019.

4　https://www.hcup-us.ahrq.gov/db/nation/nis/nisdbdocumentation.jsp. Accessed October 9, 2019.

5　Mark Coventry, "The History of Joint Replacement Arthroplasty,"*Joint Replacement Arthroplasty* (Philadelphia: Churchill Livingstone, 2003), p. 6.

6　S. Kurtz, et al., "Projections of Primary and Revision Hip and Knee Arthroplasty in the United States from 2005 to 2030," *Journal of Bone and Joint Surgery*, 2007, pp. 780–85.

7　K. McDermott, et al., "Overview of Operating Room Procedures During Inpatient Stays in U.S. Hospitals," 2014. Statistical Brief #233. December, 2017. Agency for Healthcare Research and Quality, Rockville, Md. HCUP-Operating-Room-Procedures-United-States-2014 (1).pdf. Accessed Jan. 13, 2018.

8　Ibid.

9　Ibid.

10　Ibid.

11　Ibid.

12　S. Kurtz, et al., "Projections of Primary and Revision Hip and Knee Arthroplasty in the United States from 2005 to 2030," *Journal of Bone and Joint Surgery*, 2007, pp. 780–85.

13　R. Westermann, "Reverse shoulder arthroplasty in the United States: A comparison of national volume, patient demographics, complications, and surgical indications," *Iowa Orthopedic Journal*, (35), 2015, pp. 1–7.

14　E. Melamed, et al., "Trends in the Utilization of Total Wrist Arthroplasty versus Wrist Fusion for Treatment of Advanced Arthritis," *Journal of Wrist Surgery*, 5 (3), 2016, pp. 211–16.

15　SmartTRAK, 2018 Orthopedic Industry report.

16　S. Raikin, "Trends in Treatment of Advanced Ankle Arthroplasty by Total Ankle Replacement or Ankle Fusion," *Foot Ankle International*, March, 35(3); 2014, pp. 216–24.

17　SmartTRAK, 2018 Orthopedic Industry report.

18　K. McDermott, et al., "Overview of Operating Room Procedures During Inpatient Stays in U.S. Hospitals," 2014. Statistical Brief #233. December, 2017. Agency for Healthcare Research and Quality, Rockville, Md. HCUP-Operating-Room-Procedures-United-States-2014 (1).pdf. Accessed Jan. 13, 2018.

19　Ibid.

20　SmartTRAK, 2018 Orthopedic Industry report.

21　K. McDermott, et al., "Overview of Operating Room Procedures During Inpatient Stays in U.S. Hospitals," 2014. Statistical Brief #233. December, 2017. Agency for Healthcare Research and Quality, Rockville, Md. HCUP-Operating-Room-Procedures-United-States-2014 (1).pdf. Accessed Jan. 13, 2018.

22　SmartTRAK, 2018 Orthopedic Industry report.

23　Ibid.

24　L. T. Buller, et al., "Trends in Anterior Cruciate Ligament Reconstruction in the United States," *Orthopedic Journal of Sports Medicine*, 3(1), 2015, pp. 1–8.

25　M. P. Leathers, "Trends and demographics in anterior cruciate ligament reconstruction in the United States," *Journal of Knee Surgery*, Oct. 28(5); pp. 390–94.

26　L. T. Buller, et al., "Trends in Anterior Cruciate Ligament Reconstruction in the United States," *Orthopedic Journal of Sports Medicine*, 3(1), 2015, pp. 1–8.

27　https://www.census.gov/popclock/. Accessed Feb. 22, 2018.

28　SmartTRAK, 2018 Orthopedic Industry report.

29    Ibid.

30    A. Chiang Colvin, et al., "National Trends in Rotator Cuff Repair," *Journal of Bone and Joint Surgery*, Feb. 94(3), 2012, pp. 227–33.

31    N. Bonazza, et al., "Trends in surgical management of shoulder instability," *Orthopedic Journal of Sports Medicine*, June, 5(6), 2017, pp. 1–7.

32    SmartTRAK, 2018 Orthopedic Industry report.

33    Ibid.

34    R. Lee, et al., "Fifteen-year outcome trends for valve surgery in North America," *Annals of Thoracic Surgery*; 91, 2011, pp. 677–84.

35    Ibid.

36    F. Algahtani, et al., "Contemporary trends in the use and outcomes of surgical treatment of tricuspid regurgitation," *Journal of the American Heart Association*, Dec., 6(12): e007597, pp. 1–10.

37    J. S. Gammie, et al., "Trends in mitral valve surgery in the United States: Results from the Society of Thoracic Surgeons Adult Cardiac Database," *Annals of Thoracic Surgery*; 87, 2009, pp. 1431–9.

38    A. R. Opotowsky, et al., "A shifting approach to management of the thoracic aorta in bicuspid aortic valve," *Journal of Thoracic and Cardiovascular Surgery*, Aug., 146(2), 2013, pp. 339–46.

39    K. McDermott, et al., "Overview of Operating Room Procedures During Inpatient Stays in U.S. Hospitals," 2014. Statistical Brief #233. December, 2017. Agency for Healthcare Research and Quality, Rockville, Md. HCUP-Operating-Room-Procedures-United-States-2014 (1).pdf. Accessed Jan. 13, 2018.

40    R. Lee, et al., "Fifteen-year outcome trends for valve surgery in North America," *Annals of Thoracic Surgery*; 91, 2011, pp. 677–84.

41    K. McDermott, et al., "Overview of Operating Room Procedures During Inpatient Stays in U.S. Hospitals," 2014. Statistical Brief #233. December, 2017. Agency for Healthcare Research and Quality, Rockville, Md. HCUP-Operating-Room-Procedures-United-States-2014 (1).pdf. Accessed Jan. 13, 2018.

42    Ibid.

43    S. Kurtz, et al., "Implantation trends and patient profiles for pacemakers and implantable cardioverter defibrillators in the United States: 1993–2006," *Pacing and Clinical Electrophysiology*, June 1, 2010.

44    M.J.P. Raatikainen, et al.; "Statistics on the use of cardiac electronic devices and electrophysiological procedures in the European Society of Cardiology countries: 2014 report from the European Heart Rhythm Association," *Europace* 17, 2015, i1–i75.

45    Anahad O'Connor, "Heart Stents Still Overused, Experts Say," *New York Times*, Aug. 15, 2013, https://well.blogs.nytimes.com/2013/08/15/heart-stents-continue-to-be-overused/. Accessed March 8, 2018.

46    L. Szabo, "Stents open clogged arteries of 1M Americans annually," Aug. 6, 2013. https://www.usatoday.com/story/news/politics/2013/08/06/bush-stent-heart-surgery/2623111/. Accessed March 8, 2018.

47    Ilene McDonald, "Half of cardiac stent procedures overused, unnecessary," *Fierce Healthcare*. https://www.fiercehealthcare.com/healthcare/half-cardiac-stent-procedures-overused-unnecessary. Accessed March 8, 2018.

48    R. Riley, et al., "Trends in coronary revascularization in the United States from 2001 to 2009, recent declines in percutaneous coronary intervention volumes," *Circulation: Cardiovascular Quality and Outcomes*, March 1; 4(2); 2011, pp. 193–97.

49　A. Epstein, "Coronary revascularization trends in the United States, 2001–2008," *JAMA*, May 4, vol. 305,(17), 2011, pp. 1769–776.

50　https://blog.mediligence.com/2009/05/05/drug-eluting-bare-metal-and-absorbable-stents-segment-growth-2009-and-2017/. Accessed March 8, 2018.

51　D. Buck, et al., "The Impact of endovascular treatment on isolated iliac artery aneurysm treatment and mortality," *Journal of Vascular Surgery*, Aug., 62(2), 2015, pp. 331–335.

52　https://www.healio.com/cardiac-vascular-intervention/aneurysm-repair/news/online/%7B51a14891-cdd4-439e-9dd5-368cc492e92a%7D/total-number-of-aaa-repairs-in-us-declining-annually-since-2005. Accessed March 6, 2018.

53　L. Mureebe, et al., "National trends in the repair of ruptured abdominal aortic aneurysms," *Journal of Vascular Surgery*, vol. 48 (5), Nov. 2008, pp. 1101–07.

54　R. Parwardhan, "Implanted ventricular shunts in the United States: the billion-dollar-a-year cost of hydrocephalus treatment," *Neurosurgery*, 56; 2005, pp. 139–45.

55　F. Khan, et al., "Factors affecting ventriculoperitoneal shunt survival in adult patients," *Surgical Neurology International* (6), 2015, p. 25.

56　J. Jalbert, "Clipping and coiling of unruptured intracranial aneurysms among Medicare beneficiaries, 2000 to 2010," *Stroke* (46); 2015, pp. 2452–457.

57　https://www.cms.gov/Research-Statistics-Data-and-Systems/Statistics-Trends-and-Reports/MedicareMedicaidStatSupp/Downloads/2011_Section2.pdf#Table2.1. Accessed March 11, 2018.

58　A. A. Brinjikji, et al., "Better outcomes with treatment by coiling relative to clipping of unruptured intracranial aneurysms in the United States, 2001–2008." *American Journal of Neuroradiology*, June 2011 vol. 32 (6), pp. 1071–75.

59　https://www.medicalalley.org/media/22695/neuromod_pages.pdf. Accessed March 11, 2018.

60　B. Youngerman, et al., "A decade of emerging indications: deep-brain stimulation in the United States," *Journal of Neurosurgery*, vol. 125 (2), 2016, pp. 461–71.

61　J. Prager, "Estimates of annual spinal cord stimulator implant rises in the United States," *Neuromodulation*, vol. 13 (1), 2010, pp. 68–9.

62　https://www.grandviewresearch.com/industry-analysis/neurostimulation-devices-industry. Accessed March 25, 2018.

63　https://www.nidcd.nih.gov/health/statistics/quick-statistics-hearing. Accessed March 11, 2018.

64　http://www.medel.com/cochlear-implants-facts/. Accessed March 9, 2018.

65　https://unos.org/data/transplant-trends/#transplants_by_organ_type+year+2014. Accessed March 9, 2018.

66　https://unos.org/data/transplant-trends/#transplants_by_donor_type+organ+All Organs. Accessed March 9, 2018.

67　https://www.cdc.gov/art/pdf/2015-report/ART-2015-National-Summary-Report.pdf#page=65. Accessed March 18, 2018.

68　Ibid.

69　https://www.forbes.com/sites/davidsable/2014/04/24/ivf-and-infertility-by-the-numbers/. Accessed March 18, 2018.

70　https://www.medpagetoday.com/urology/erectiledysfunction/52233. Accessed October 9, 2019.

71　S. MacDonald, "Waves of change: national trends in surgical management of male stress incontinence," *Urology*, vol. 108, October, 2017, pp. 175–79.

72　C. Steiner, et al., "Surgeries in Hospital-Based Ambulatory Surgery and Hospital Inpatient Settings, 2014," Statistical Brief #223. May, 2017. Agency for Healthcare Research and Quality, Rockville, MD. HCUP-Ambulatory-Inpatient-Surgeries-2014.

pdf, Accessed Jan. 13, 2018.

73    W. Stark, et al., "Trends in Intraocular Lens Implantation in the United States," *Archives of Opthalmology*, vol. 104, Dec., 1986, pp. 1769–70.

74    https://www.healio.com/ophthalmology/cataract-surgery/news/print/premier -surgeon/%7B6c74b954-0386-4638-957e-9f58eff91c3f%7D/refractive-surgery-and-iols --future-trends. Accessed March 25, 2018.

75    https://www.aao.org/eyenet/article/simultaneous-bilateral-cataract-surgery-debate-con. Accessed March 25, 2018.

76    https://www.sciencedaily.com/releases/2016/10/161018094928.htm. Accessed March 21, 2018.

77    K. Baylon, et al., "Past, present and future of surgical meshes: a review," *Membranes*, vol. 7(3), pp. 1–23.

78    https://emedicine.medscape.com/article/1534321-overview. Accessed March 21, 2018.

79    https://www.goremedical.com/conditions/hernia. Accessed March 21, 2018.

80    https://asmbs.org/resources/estimate-of-bariatric-surgery-numbers. Accessed March 18, 2018.

81    Ibid.

82    http://obgyn.ucla.edu/mesh-related-complications. Accessed March 21, 2018.

83    Ibid.

84    Ibid.

85    Michele Jonsson Funk, et al., "Trends in the surgical management of stress urinary incontinence," *Obstetrics & Gynecology*, April; 119(4), 2012, pp. 845–51.

86    Ibid.

87    https://d2wirczt3b6wjm.cloudfront.net/News/Statistics/2014/plastic-surgery-statistics -full-report-2014.pdf. Accessed March 21, 2018.

88    http://breastimplantinfo.org/fda-breast-implants/. Accessed March 21, 2018.

89    L. Gaviria, et al., "Current trends in dental implants," *Journal of the Korean Association of Oral and Maxillofacial Surgeons*, 40(2), 2014, pp. 50–60.

第二十章　脑植入物

1    J. W. Langston, "The MPTP Story," *Journal of Parkinson's Disease*, (7), pp. S11–S19, 2017.

2    R. Lewin, "Trail of Ironies to Parkinson's Disease," *Science*, (224), pp. 1083–5, 1984.

3    J. M. Harlow, "Recovery from the passage of an iron bar through the head," *Publications of the Massachusetts Medical Society*. 2(3), pp. 327–47, 1868.

4    Maria Konnikova, *Scientific American*, Feb. 8, 2013, https://blogs.scientificamerican.com /literally-psyched/the-man-who-couldnt-speakand-how-he-revolutionized-psychology/. Accessed July 15, 2018.

5    Aubertin, 1861, quoted by L. L. LaPointe, *Paul Broca and the Origins of Language in the Brain* (San Diego: Plural Publishing, 2012), p. 129.

6    A. P. Wickens, *A History of the Brain: From Stone Age Surgery to Modern Neuroscience* (London: Psychology Press, 2014), p. 171.

7    Bahar Gholipour, "A visual history of neurons," *Brain Decoder*, April 13, 2015. http://behdad .org/mirror/www.braindecoder.com/a-visual-history-of-neurons-1089282606.html. Accessed July 19, 2018.

8    A. B. Keener, "The first neuron drawings, 1870s," *The Scientist*. https://www.the-scientist. com/foundations/the-first-neuron-drawings-1870s-34751. Accessed July 19, 2018.

9    Stanley Finger, "Santiago Ramón y Cajal: From Nerve Nets to Neuron Doctrine," *Minds*

*Behind the Brain: A History of the Pioneers and their Discoveries* (New York: Oxford University Press, 2000), pp. 197–216.

10    E. A. Newman, A. Araque, and J. M. Dubinsky, eds., *The Beautiful Brain: The Drawings of Santiago Ramón y Cajal* (New York: Abrams, 2018), p. 12.

11    L. Swanson, in E. A. Newman, A. Araque, and J. M. Dubinsky, eds., *The Beautiful Brain: The Drawings of Santiago Ramón y Cajal* (New York: Abrams, 2018), p. 12.

12    M. Fessenden, Smithsonian.com, https://www.smithsonianmag.com/arts-culture/revel-these-wondrous-drawings-father-neuroscience-180961881/ Jan. 23, 2017, Accessed July 27, 2018.

13    Ibid.

14    E. V. Evarts, "Activity of neurons in visual cortex of the cat during sleep with low voltage fast EEG activity," *Journal of Neurophysiology* 25: 812–6, 1962.

15    E. V. Evarts, "Temporal patterns of discharge of pyramidal tract neurons during sleep and waking in the monkey," *Journal of Neurophysiology*, 27: 152–71, 1964.

16    E. V. Evarts, "Pyramidal tract activity associated with a conditioned hand movement in the monkey," *Journal of Neurophysiology*, 29: 1011–27, 1966.

17    W. T. Thach, *Edward Vaughan Evarts 1926–1985, A biographical memoir*. National Academy of Sciences. Biographical Memoirs, 2000, vol. 78, pp. 1–15.

18    Ibid., p. 6.

19    A. Mehta, Mahlon DeLong profile part 1. The Dana Foundation. http://www.dana.org/News/Details.aspx?id=42940. Accessed July 29, 2018.

20    Ibid.

21    M. R. DeLong, "Activity of pallidal neurons during movement," *Journal of Neurophysiology*,. 34: 414–27. 1971.

22    A. Mehta, Mahlon DeLong profile part 1. The Dana Foundation. http://www.dana.org/News/Details.aspx?id=42940. Accessed July 29, 2018.

23    https://med.emory.edu/gamechangers/researchers/delong/bio.html. Accessed July 29, 2018.

24    A. Mehta, Mahlon DeLong profile part 1. The Dana Foundation. http://www.dana.org/News/Details.aspx?id=42940. Accessed July 29, 2018.

25    Ibid.

26    http://www.dana.org/News/Details.aspx?id=42940. Accessed July 29, 2018.

27    H. Bergman, T. Wichmann, M. R. DeLong, "Reversal of experimental parkinsonism by lesions of the subthalamic nucleus," *Science*, vol. 249, Issue 4975, pp. 1436–1438, Sept. 1990.

28    Ibid.

29    J. L. Vitek, et al., "Randomized trial of pallidotomy versus medical therapy for Parkinson's disease," *Annals of Neurology*, vol. 53, 2003, pp. 558–569.

30    R. Williams, "Alim-Louis Benabid: Stimulation and Serendipity," *The Lancet Neurology*, vol. 9, Issue 12, Dec. 2010, p. 1152.

31    Ibid.

32    A. L. Benabid, P. Pollak, A. Louveau, S. Henry, and J. de Rougemont, "Combined (thalamotomy and stimulation) stereotactic surgery of the VIM thalamic nucleus for bilateral Parkinson disease," *Applied Neurophysiology*, vol. 50, 344–46, 1987.

33    G. E. Alexander, M. R. DeLong, P. L. Strick, "Parallel organization of functionally segregated circuits linking basal ganglia and cortex," *Annual Review of Neuroscience*, vol. 9, pp. 357–81, 1986.

34    https://www.epo.org/learning-events/european-inventor/finalists/2016/benabid.html. Accessed August 4, 2018.

35    Michael S. Okun, "Deep-Brain Stimulation—Entering the Era of Human Neural-Network Modulation," *New England Journal of Medicine*, vol. 371, Oct. 9, pp. 1369–73, 2014.

第二十一章　半机器人的未来与"电智人"

1　https://wondery.com/shows/dr-death/. Accessed October 9, 2019.

2　Yuval Noah Harari, *Homo Deus: A Brief History of Tomorrow* (New York: Harper Perennial, 2018), p. 21.

3　https://faculty.washington.edu/chudler/facts.html. Accessed Aug. 15, 2018.

4　T. James, et al., "BioMEMs—Advancing the Frontiers of Medicine," *Sensors*, 8(9): pp. 6077–107, 2008.

5　*Ex Machina* 2015—Behind the Scenes https://www.youtube.com/watch?v=nZcHPhGsNi0

6　Joe Rogan Experience #1169- Elon Musk https://www.stitcher.com/podcast/the-joe-rogan-experience/e/56151455. Accessed October 9, 2019.

7　M. Rozenfeld, "The future of medicine might be bioelectronic implants," http://theinstitute.ieee.org/technology-topics/life-sciences/the-future-of-medicine-might-be-bioelectronic-implants. Accessed October 9, 2019.

8　Ibid.

9　https://www.nextbigfuture.com/2017/03/elon-musk-has-gone-public-with-his.html. Accessed October 9, 2019.

10　Max Tegmark, *Life 3.0: Being Human in the Age of Artificial Intelligence* (New York: Vintage Books, 2017).

11　Ibid., p. 28.

12　Ibid., p. 29.

13　Ray Kurzweil, *The Singularity is Near: When Humans Transcend Biology* (New York: Penguin Books, 2005) p. 9.

14　Ibid., p. 311.

15　Ibid., p. 310.

16　Ibid., p. 298.

17　Charles Darwin, *On the Origin of Species*, (London: John Murray, 1885), p. 429.